W0254745

Fortschritte der operativen
und onkologischen Dermatologie, Band 10

Springer
Berlin
Heidelberg
New York
Barcelona
Budapest
Hongkong
London
Mailand
Paris
Santa Clara
Singapur
Tokio

W. Tilgen · D. Petzoldt · (Hrsg.)

Operative und konservative Dermato-Onkologie

Neue Ansätze und Strategien

Unter Mitarbeit von
W. Hartschuh · P.K. Kohl · D. Krahl

Mit 143 Abbildungen und 49 Tabellen

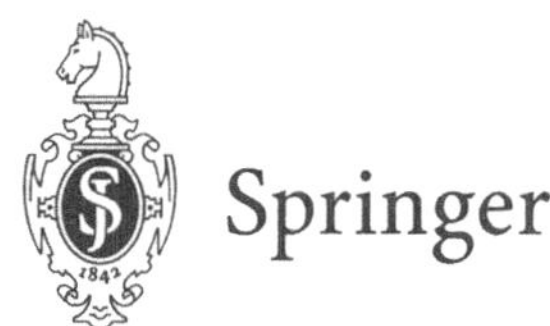

Springer

Prof. Dr. med. WOLFGANG TILGEN
Prof. Dr. med. DETLEF PETZOLDT
Priv.-Doz. Dr. med. WOLFGANG HARTSCHUH
Priv.-Doz. Dr. med. PETER K. KOHL
Dr. med. DIETER KRAHL

Universitäts-Hautklinik
Voßstraße 2
D-69115 Heidelberg

ISBN-13: 978-3-642-79337-0 e-ISBN-13: 978-3-642-79336-3
DOI: 10.1007/978-3-642-79336-3

Die Deutsche Bibliothek - CIP-Einheitsaufnahme

Operative und konservative Dermato-Onkologie / W. Tilgen; D. Petzold unter Mitarb. von ... - Berlin; Heidelberg; New York; Barcelona; Budapest; Hong Kong; London; Mailand; Paris; Tokyo : Springer, 1995
(Fortschritte der operativen und onkologischen Dermatologie; Bd.10) ISBN-13: 978-3-642-79337-0
NE: Tilgen, Wolfgang (Hrsg.); GT

Satz: Schneider-Druck GmbH, D-91541 Rothenburg ob der Tauber
SPIN: 10485082 23/3134 - 5 4 3 2 1 0 - Gedruckt auf säurefreiem Papier

Vorwort

Die Vereinigung für operative und onkologische Dermatologie hat sich die praxisnahe Fortbildung zur Aufgabe gesetzt. Die 17. Jahrestagung der Vereinigung wurde in Heidelberg abgehalten.

Ziel der Veranstaltung war eine Standortbestimmung der operativen und konservativen Dermato-Onkologie. Besondere Berücksichtigung fand der interdisziplinäre Grenzbereich mit seinen Möglichkeiten und Gefahren.

Das Spektrum diagnostischer Möglichkeiten in der Dermato-Onkologie hat sich mit der hochauflösenden Sonographie und der farbkodierten Duplexsonographie entscheidend erweitert. In der Therapie sind große Fortschritte auf dem Gebiet der Laserchirurgie mit verschiedenen Laserqualitäten und der fotodynamischen Therapie erzielt worden. In der konservativen Dermato-Onkologie versprechen neue Ansätze der Immunochemotherapie lebensverlängernde Erfolge. Die Beiträge über operative Phlebologie und Proktologie dokumentieren den hohen Standard dieser Subspezialitäten in unserem Fachgebiet.

Prof. Dr. med. D. Petzoldt
Tagungspräsident

Prof. Dr. med. W. Tilgen
Tagungsleiter

Zum Geleit

Während der operierende Dermatologe früher eher ein Außenseiter war, ist er heute ein integraler Bestandteil der Dermatologie in Klinik und Praxis. Landauf und landab sind die Hautkliniken mit modernen Operationssälen ausgestattet. Das Wissen wird auf die in Weiterbildung befindlichen Mitarbeiter übertragen. Auch in nicht wenigen dermatologischen Praxen wird dementsprechend heute eine leistungsfähige operative Dermatologie betrieben. Die qualifizierte Durchführung der operativen Dermatologie bringt zudem viele Erfolgserlebnisse mit sich: Erfolgserlebnisse von denen man nach einem Praxistag mit einer Häufung von chronischer Urticaria, dyshidrotischen Ekzmen oder Plantarpustulosen nur träumen kann.

Auch die konservative Dermato-Onkologie kann in ihrem diagnostischen Bereich mit vorzeigbaren Erfolgen aufwarten: in der Früherkennung des malignen Melanoms wurde sehr erfolgreich gearbeitet. Ein Ruck ist durch die Bevölkerung gegangen mit der Folge, daß die Zahl der Patienten mit prognostisch günstigen, dünnen Melanomen wächst und die Zahl der Patienten mit dicken Melanomen abnimmt. Einen großen Fortschritt der konservativen Dermato-Onkologie bedeuten auch die immunologischen und molekularbiologischen Methoden der Histologie. Sie erhöhen die diagnostische Treffsicherheit und erleichtern insbesondere die oft schwierige Abgrenzung maligner und benigner Infiltrate.

Im therapeutischen Bereich der konservativen Dermato-Onkologie sind Erfolgserlebnisse leider eher selten. Das gilt insbesondere für das maligne Melanom. Die nicht enden wollende Folge immer neuer Schemata der Immunochemotherapie allein ist Beweis dafür, daß ein überzeugendes Therapiekonzept bisher nicht zur Verfügung steht. Der langwierige und vielfach entmutigende Weg multizentrischer klinischer Prüfungen muß weiter begangen werden: jede Therapie außerhalb kontrollierter Studien fehlt dem Prozeß der wissenschaftlichen Erkenntnis.

Bei der Beschäftigung mit der operativen und konservativen Dermato-Onkologie sollten einige Gesichtspunkte nicht außer Acht gelassen werden.

→ Es muß ein hohes Maß von Eigenverantwortung und richtiger Selbsteinschätzung gepaart sein mit einer zeitgemäßen personellen und apparativen Ausstattung.

→ Der hohe Standard muß flächendeckend sein, ansonsten wären Schwierigkeiten in der Definition unseres Faches „Dermatologie" denkbar.
→ Ohne Maßnahmen der Qualitätskontrolle ist eine Tätigkeit auf dem Gebiete der Dermato-Onkologie langfristig nicht denkbar.
→ Die epikritische Beschäftigung mit der Effloreszenz als solcher und die Freude an der Diagnostik durch den klinischen Blick darf nicht beeinträchtigt werden. Die Morphologie muß auch in Zukunft Basis und Klammer unseres Faches bleiben.

Prof. Dr. Med. D. Petzoldt
Tagungspräsident

Inhaltsverzeichnis

Hauptthema IV
Neue Ansätze und Strategien der konservativen Dermato-Onkologie

Mitarbeiterverzeichnis

Abd-El-Raheem, Talal, Dr. med.
Department of Dermatology, El-Menia University,
El-Menia, Ägypten

Abels, C.
Institiut für Chirurgische Forschung,
Ludwig-Maximilians-Universität München,
Marchioninistraße 15, 81377 München

Ahlert, T., Dr. med.
Frauenklinik der Universität Heidelberg, Onkologisches Labor,
Voßstraße 9, 69115 Heidelberg

Algermissen, B., Dr. med.
Hautklinik, Hautpoliklinik und Asthmapoliklinik, Virchow-Klinikum,
Humboldt-Universität zu Berlin, Augustenburger Platz 1, 13344 Berlin

Altmeyer, Peter, Prof. Dr. med.
Dermatologische Klinik, Ruhr-Universität Bochum,
Gudrunstraße 56, 44791 Bochum

Arensmeier, Marlies, Dr. med.
Hautklinik der Otto-v.-Guericke-Universität,
Leipziger Straße 44, 39120 Magdeburg

Bahmer, F. A., Prof. Dr. med.
Hautklinik am Städt. Klinikum, St.-Jürgen-Straße, 28203 Bremen

Baumann, M., Dr. med.
Universitätsklinik für Dermatologie, Venerologie und Allergologie,
Hufelandstraße 55, 45122 Essen

Berthold, T.
Klinik für Nuklearmedizin, Universitätsspital CH-8091 Zürich, Schweiz

BLAHETA, H., Dr. med.
Institut für Pathologie, Universität Tübingen,
Liebermeisterstraße 8, 75076 Tübingen

BLASUM, C.
Klinik und Poliklinik für Hautkrankheiten,
Universitäts-Klinikum Carl Gustav Carus, Technische Universität Dresden,
Fetscherstraße 74, 01307 Dresden

BLUM, A., Dr. med.
Universitäts-Hautklinik Tübingen, Liebermeisterstraße 25, 72076 Tübingen

BOEHNCKE, W.-H., Priv.-Doz. Dr. med.
Hautklinik, Universitäts-Klinikum, Oberer Eselsberg 40, 89081 Ulm

BÖNI, R., Dr. med.
Dermatologische Klinik, Universitätsspital,
Gloriastraße 31, CH-8091 Zürich

BREUNINGER, H., Priv.-Doz. Dr. med.
Universitäts-Hautklinik, Liebermeisterstraße 25, 72076 Tübingen

BROCKMEYER, N. H., Priv.-Doz. Dr. med.
Universitätsklinik für Dermatologie, Venerologie und Allergologie,
Hufelandstraße 55, 45122 Essen

BRÖCKER, EVA-BETTINA, Prof. Dr. med.
Universitäts-Hautklinik, Josef-Schneider-Straße 2, 97080 Würzburg

BUCK, F.
Klinik für Nuklearmedizin, Universitätsspital, CH-8091 Zürich, Schweiz

BUDEUS, S. E.
Hautklinik, Städtische Kliniken Dortmund
und Lehrstuhl Dermatologie der Universität Witten/Herdecke,
Beurhausstraße 40, 44137 Dortmund

BURG, G., Prof. Dr. med.
Dermatologische Klinik, Universitätsspital, Gloriastraße 31, CH-8091 Zürich

CALONGE, H., Dr. med.
Hautklinik, Klinikum Minden, Portastraße 7–9, 32423 Minden

Carl, Marina, Dr. med.
Universitäts-Hautklinik, Liebermeisterstraße 25, 72076 Tübingen

Christophers, E., Prof. Dr. med.
Klinik für Dermatologie, Venerologie und Allergologie,
Universitäts-Hautklinik, Schittenhelmstraße 7, 24105 Kiel

Cornely, M.
Klinik und Poliklinik für Hautkrankheiten der Martin-Luther-Universität
Halle-Wittenberg, E.-Grube-Straße 40, 06097 Halle

Czarnetzki, B. M., Prof. Dr. med.
Hautklinik, Hautpoliklinik und Asthmapoliklinik,
Virchow-Klinikum, Humboldt-Universität zu Berlin,
Augustenburger Platz 1, 13344 Berlin

Darius, S.
Hautklinik, Klinikum Minden, Portastraße 7–9, 32423 Minden

Davis-Daneshfar, Azita
Dermatologische Klinik, Universitätsspital Zürich,
Gloriastraße 31, CH-8091 Zürich

Debus, J., Dr. Dr. med.
Abteilung Stahlentherapie, Radiologische Klinik, Universität Heidelberg,
Im Neuenheimer Feld 400, 69120 Heidelberg

Dietrich, J., Dr. med.
Hautklinik, Städtische Kliniken,
Heidelberger Landstraße 379, 64297 Darmstadt

Dill-Müller, Dorothee, Dr. med.
Universitäts-Hautklinik und Poliklinik, 66421 Homburg/Saar

Dirschka, T.
Dermatologische Klinik, Ruhr-Universität Bochum,
Gudrunstraße 56, 44791 Bochum

Dummer, R., Priv.-Doz. Dr. med.
Dermatologische Klinik, Universitätsspital,
Gloriastraße 31, CH-8091 Zürich

DUMMER, W., Dr. med.
Universitäts-Hautklinik, Josef-Schneider-Straße 2, 97080 Würzburg

DUNSCHE, A., Dr. Dr.
Klinik für Mund-, Kiefer- und Gesichtschirurgie,
Christian-Albrechts-Universität Kiel,
Arnold-Heller-Straße 16, 24105 Kiel

EL-GAMMAL, S., Dr. med.
Dermatologische Klinik, Ruhr-Universität Bochum,
Gudrunstraße 56, 44791 Bochum

ENGENHART, RITA, Priv.-Doz. Dr. med.
Abteilung Strahlentherapie, Radiologische Klinik, Universität Heidelberg,
Im Neuenheimer Feld 400, 69120 Heidelberg

ENTRESS, D.
Universitäts-Hautklinik Tübingen,
Liebermeisterstraße 25, 72076 Tübingen

FLEINER, B., Dr. med. dent.
Klinik für Mund-, Kiefer- und Gesichtschirurgie,
Christian-Albrechts-Universität Kiel,
Arnold-Heller-Straße 16, 24105 Kiel

FRANKE, K.
Klinik für Gynäkologie, Medizinische Fakultät,
Otto-von-Guericke-Universität Magdeburg, 39120 Magdeburg

FRANZ, S., Dr. med.
Universitäts-Hautklinik, Voßstraße 2, 69115 Heidelberg

FRATILA, ALINA, Dr. med.
Friedrichstraße 57 (Lufthansahaus), 53111 Bonn

FRICKERT, GABRIELE, Dr. med.
Dermatologische Universitäts-Klinik,
Hartmannstraße 14, 91052 Erlangen

FRITSCH, C., Dr. med.
Hautklinik, Heinrich-Heine-Universität Düsseldorf,
Moorenstraße 5, 40225 Düsseldorf

Frosch, P. J., Prof. Dr. med.
Hautklinik, Städtische Kliniken Dortmund
und Lehrstuhl Dermatologie der Universität Witten/Herdecke,
Beurhausstraße 40, 44137 Dortmund

Gademann, G., Prof. Dr. med.
Universitätsklinik für Strahlentherapie,
Otto-von-Guericke-Universität Magdeburg,
Leipziger Straße 44, 39120 Magdeburg

Garbe, C., Prof. Dr. med.
Universitäts-Hautklinik Tübingen,
Liebermeisterstraße 25, 72076 Tübingen

Geyer, Annette, Dr. med.
Hautklinik, Universitäts-Klinikum,
Friedrich-Schiller-Universität Jena,
Erfurter Straße 35, 07740 Jena

Goetz, A. E., Dr. med.
Institut für Anästhesiologie, Ludwig-Maximilians-Universität München,
Nußbaumstraße 20, 80336 München

Gollnik, H. P. M., Prof. Dr. med.
Klinik und Poliklinik für Dermatologie und Venerologie
der Medizinischen Fakultät der Otto-von-Guericke-Universität Magdeburg,
Leipziger Straße 44, 39120 Magdeburg

Goos, M., Prof. Dr. med.
Universitätsklinik für Dermatologie, Venerologie und Allergologie,
Hufelandstraße 55, 45122 Essen

Groth, W., Priv.-Doz. Dr. med.
Klinik und Poliklinik für Dermatologie und Venerologie der Universität
zu Köln, Joseph-Stelzmann-Straße 9, 50924 Köln

Grünert, J.
Gesichts- und Plastische Chirurgie,
Fachklinik Hornheide an der Universität Münster,
Dorbaumstraße 300, 48157 Münster/Westfalen

Gubisch, W., Priv.-Doz. Dr. med.
Klinik für Plastische und Wiederherstellungschirurgie,
Marienhospital Stuttgart, Böheimstraße 37, 70199 Stuttgart

HAAS, N., Dr. med.
Hautklinik, Hautpoliklinik und Asthmapoliklinik,
Virchow-Klinikum, Humboldt-Universität zu Berlin,
Augustenburger Platz 1, 13344 Berlin

HACH, W., Prof. Dr. med.
William-Harvey-Klinik, Am Kaiserberg 6, 61231 Bad Nauheim

HACKERT, INGRID, Dr. med.
Klinik und Poliklinik für Hautkrankheiten,
Universitäts-Klinikum, Carl Gustav Carus, Technische Universität Dresden,
Fetscherstraße 74, 01307 Dresden

HAGEDORN, M., Prof. Dr. med.,
Hautklinik, Städtische Kliniken,
Heidelberger Landstraße 379, 64297 Darmstadt

HAIDL, G., Prof. Dr. med.,
Hautklinik, Universitäts-Klinikum,
Sigmund-Freud-Straße 25, 53105 Bonn

HAMM, H., Prof. Dr. med.,
Universitäts-Hautklinik, Josef-Schneider-Straße 2, 97080 Würzburg

HANEKE, E., Prof. Dr. med.,
Hautklinik, Ferdinand-Sauerbruch-Klinikum, Kliniken der Universität
Witten/Herdecke, Akad. Lehrkrankenhaus der Universität Düsseldorf,
Arrenberger Straße 20–56, 42117 Wuppertal

HARDERS, SUSANNE,
Hautklinik der Städtischen Kliniken Kassel,
Akademisches Lehrkrankenhaus der Philipps-Universität Marburg,
Mönchebergstraße 41–43, 34125 Kassel

HARTMANN, R., Dr. med.,
Hautklinik, Universitäts-Klinikum, Oberer Eselsberg 40, 89081 Ulm

HARTSCHUH, W., Priv.-Doz. Dr. med.,
Universitäts-Hautklinik, Voßstraße 2, 69115 Heidelberg

HAUSCHILD, A., Dr. med.,
Klinik für Dermatologie, Venerologie und Allergologie,
Universitäts-Hautklinik, Schittenhelmstraße 7, 24105 Kiel

HAWLITSCHEK, EVELYN, Dr. med.,
Universitäts-Hautklinik, Liebermeisterstraße 25, 72076 Tübingen

HENGGE, U. R., Dr. med.,
Universitätsklinik für Dermatologie, Venerologie und Allergologie,
Hufelandstraße 55, 45122 Essen

HERMES, BARBARA, Dr. med.,
Hautklinik, Hautpoliklinik und Asthmapoliklinik,
Virchow-Klinikum, Humboldt-Universität zu Berlin,
Augustenburger Platz 1, 13344 Berlin

HESSE, G., Dr. med.,
Hautarztpraxis, Leopoldstraße 59, 80802 München

HOFFMANN, K., Dr. med.
Dermatologische Klinik, Ruhr-Universität Bochum,
Gudrunstraße 56, 44791 Bochum

HOHENLEUTNER, ULRICH, Priv.-Doz. Dr. med.
Dermatologische Klinik, Universitäts-Klinikum,
Franz-Josef-Strauß-Allee 11, 93053 Regensburg

HUCH-BÖNI, R. A.
Institut für Radiologische Diagnostik,
Departement Medizinische Radiologie, Universitätsspital,
CH-8091 Zürich, Schweiz

HUNDEIKER, M., Prof. Dr. med.
Dermatologie, Fachklinik Hornheide an der Universität Münster,
Dorbaumstraße 300, 48157 Münster

KAMANABROU D., Priv.-Doz. Dr. med.
Internistische Onkologie, Fachklinik Hornheide an der Universität Münster,
Dorbaumstraße 300, 48157 Münster

KARRER, S., Dr. med.
Dermatologische Klinik, Universitäts-Klinikum,
Franz-Josef-Strauß-Allee 11, 93053 Regensburg

KATSCH, J.
Dermatologische Klinik, Klinikum Lippe-Lemgo,
Rintelner Straße 85, 32657 Lemgo

KAUFMANN, ROLAND, Prof. Dr. med.
Zentrum der Dermatologie und Venerologie,
Klinikum der Johann-Wolfgang-Goethe Universität und Poliklinik,
Theodor-Stern-Kai 7, 60590 Frankfurt

KAUTZ, G., Dr. med.
Universitäts-Hautklinik und Poliklinik, Gebäude 35, 66421 Homburg/Saar

KLEIN, G., Dr. med.
Hautarztpraxis, Wettergasse 1, 35037 Marburg

KLUBA, J., Priv.-Doz. Dr. med.
Klinik für HNO-Heilkunde, Kopf- und Halschirurgie,
Städtische Kliniken, 39120 Magdeburg

KOHL, P. K., Priv.-Doz. Dr. med.
Universitäts-Hautklinik, Voßstraße 2, 69115 Heidelberg

KONZ, BIRGER, Dr. med.
Dermatologische Klinik, Ludwig-Maximilians-Universität,
Frauenlobstraße 9, 80337 München

KRAHL, D., Dr. med.
Universitäts-Hautklinik, Voßstraße 2, 69115 Heidelberg

KRAUßE, S., Dr. med.
Dermatologische Klinik, Klinikum Lippe-Lemgo,
Rintelner Straße 85, 32657 Lemgo

KRETSCHMER, L., Dr. med.
Klinik und Poliklinik für Hautkrankheiten der Martin-Luther-Universität
Halle-Wittenberg, E.-Grube-Straße 40, 06097 Halle

KRUSCHE, T., Dr. med.
Dermatologische Klinik und Poliklinik
der Technischen Universität München,
Biedersteiner Straße 29, 80802 München

KUBALE, R., Dr. med.
Abteilung für Radiologische Diagnostik, Universitäts-Klinik,
66421 Homburg/Saar

KÜHNE, K.-H., Prof. Dr. med.
Klinik und Poliklinik für Dermatologie und Venerologie der
Medizinischen Fakultät der Otto-von-Guericke-Universität Magdeburg,
Leipziger Straße 44, 39120 Magdeburg

KUHNLE, G. E. H.
Institut für Anästhesiologie, Ludwig-Maximilians-Universität München,
Nußbaumstraße 20, 80336 München

KURTE, A., Dr. med.
Hautklinik, Städtische Kliniken Dortmund
und Lehrstuhl Dermatologie der Universität Witten/Herdecke,
Beurhausstraße 40, 44137 Dortmund

LANDTHALER, M., Prof. Dr. med.
Dermatologische Klinik, Universitäts-Klinikum,
Franz-Josef-Strauß-Allee 11, 93053 Regensburg

LANGE-IONESCU, SABINE, Dr. med.
Hautklinik, Städtische Kliniken Dortmund
und Lehrstuhl Dermatologie der Universität Witten/Herdecke,
Beurhausstraße 40, 44137 Dortmund

LENTNER, A., Dr. med.
Abteilung Dermatologische Phlebologie, Hautklinik,
Medizinische Fakultät der RWTH Aachen, Pauwelsstraße 30, 52057 Aachen

LINSE, RUTHILD, Prof. Dr. med.
Klinik und Poliklinik für Hautkrankheiten, Klinikum Erfurt,
Arnstädter Straße 34, 99096 Erfurt

LUMPER, W.
Institut für Chirurgische Forschung,
Ludwig-Maximilians-Universität München,
Marchioninistraße 15, 81377 München

MACHER, E., Prof. Dr. med.
Ahausweg 27, 48161 Münster

MAHRLE, G., Prof. Dr. med.
Hautklinik, Universitäts-Klinikum, Joseph-Stelzmann-Straße 9, 50924 Köln

MAIER, C., Dr. med.
Klinik für Anästhesie und Operative Intensivmedizin,
Christian-Albrechts-Universität, Arnold-Heller-Straße 7, 24105 Kiel

MAIER, P.
Klinik für Plastische und Wiederherstellungschirurgie, Marienhospital, Böheimstraße 37, 70199 Stuttgart

MALEK, B., Dr. med.
Zentrum für Dermatologie und Andrologie, Gaffkystraße 14, 35392 Gießen

MEIER, FRIEDEGUND, Dr. med.
Universitäts-Hautklinik, Liebermeisterstraße 25, 72076 Tübingen

MERTINS, L., Dr. med.
Universitätsklinik für Dermatologie, Venerologie und Allergologie, Hufelandstraße 55, 45122 Essen

MEYER-BREMEN, H.
Universitäts-Hautklinik, Voßstraße 2, 69115 Heidelberg

MICHAEL, G., Dr. med.
Universitäts-Klinik für Strahlentherapie, Otto-von-Guericke-Universität Magedeburg, Leipziger Straße 44, 39120 Magdeburg

MILLER, ANYA
Fachklinik Hornheide an der Universität Münster, Dorbaumstraße 300, 48157 Münster-Handorf

MÖHRLE, M., Dr. med.
Universitäts-Hautklinik, Liebermeisterstraße 25, 72076 Tübingen

MÖSSLER, KLIO, Dr. med.
Hautklinik, Städtische Kliniken, Heidelberger Landstraße 379, 64297 Darmstadt

MÜLLER, R. P. A.
Dermatologische Klinik, Klinikum Lippe-Lemgo, Rintelner Straße 85, 32657 Lemgo

MÜLLER, S., Dipl. Ing.
Universitäts-Hautklinik und Poliklinik, 66421 Homburg/Saar

NEIDEL, F. G., Dr. med.
Klinik am Stadtpark GmbH, Fachklinik für Eigenhaartransplantation, Gudrunstraße 21, 44791 Bochum

NILLES, M., Priv.-Doz. Dr. med.
Zentrum für Dermatologie und Andrologie, Gaffkystraße 14, 35392 Gießen

NOBEL, J.
Klinik für Plastische und Wiederherstellungschirurgie, Marienhospital, Böheimstraße 37, 70199 Stuttgart

NOEBEL, A.
Patho-Dermato-Histologie, Fachklinik Hornheide an der Universität Münster, Dorbaumstraße 300, 48157 Münster

OBERDORFER, F., Dr. med.
Abteilung für Radiochemie und Radiopharmakologie,
Deutsches Krebsforschungszentrum Heidelberg,
Im Neuenheimer Feld 280, 69120 Heidelberg

OTTE, H.-G., Dr. med.
Hautklinik, Klinikum Minden,
Portastraße 7–9, 32423 Minden

PADBERG, MARGRET, Dr. med.
Hautklinik, Städtische Kliniken Dortmund
und Lehrstuhl Dermatologie der Universität Witten/Herdecke,
Beurhausstraße 40, 44137 Dortmund

PETRES, J., Prof. Dr. med.
Hautklinik, Städtische Kliniken,
Mönchebergstraße 41–43, 34125 Kassel

PETRES-DUNSCHE, C., Dr. med.
Klinik für Dermatologie, Venerologie und Allergologie,
Universitäts-Hautklinik, Schittenhelmstraße 7, 24105 Kiel

PREUßER, K.-P., Dr. med.
Chirurgische Klinik der Martin-Luther-Universität Halle-Wittenberg,
E.-Grube-Straße 40, 06097 Halle

PROEBSTLE, T. M., Dr. med.
Hautklinik, Universitäts-Klinikum,
Oberer Eselsberg 40, 89081 Ulm

RASSNER, G., Prof. Dr. med.
Universitäts-Hautklinik, Liebermeisterstraße 25, 72076 Tübingen

REIMANN, G., Dr. med.
Universitätsklinik für Dermatologie, Venerologie und Allergologie,
Hufelandstraße 55, 45122 Essen

REMY, W., Prof. Dr. med.
Dermatologische Klinik und Poliklinik der Technischen Universität München,
Biedersteiner Straße 29, 80802 München

ROMPEL, R., Dr. med.
Hautklinik, Städtische Kliniken, Mönchebergstraße 41/43, 34125 Kassel

ROSENDORFF, H.
Klinik und Poliklinik für Hautkrankheiten, Klinikum Erfurt,
Arnstädter Straße 34, 99096 Erfurt

ROSIN, C., Dr. med.
Klinik und Poliklinik für Dermatologie und Venerologie,
Medizinische Fakultät, Otto-von-Guericke-Universität Magdeburg,
Leipziger Straße 44, 39120 Magdeburg

RUSZCZAK, Z., Dr. med.
Hautklinik, Klinikum Minden, Portastraße 7–9, 32423 Minden

SALFELD, KURT, Prof. Dr. med. Dr. rer. nat.
Fachklinik Prof. Dr. Dr. Salfeld GmbH, Portastraße 33–35,
32545 Bad Oeynhausen

SATTLER, G., Dr. med.
Hautklinik, Städtische Kliniken, Heidelberger Landstraße 379,
64297 Darmstadt

SCHÄTZLE, M.
Zentrum für Dermatologie und Andrologie, Gaffkystraße 14, 35392 Gießen

SCHILL, W.-B., Prof. Dr. med.
Zentrum für Dermatologie und Andrologie, Justus-Liebig-Universität Gießen,
Ludwigstraße 23, 35390 Gießen

SCHMOECKEL, C., Prof. Dr. med.
Hautartzpraxis, Leopoldstraße 59, 80802 München

Schöpf, Erwin, Prof. Dr. med.
Universitäts-Hautklinik, Hauptstraße 7, 79104 Freiburg

Scholz, A., Prof. Dr. med.
Klinik und Poliklinik für Hautkrankheiten,
Universitätsklinikum Carl Gustav Carus, Technische Universität Dresden,
Fetscherstraße 74, 01307 Dresden

Schreiner, T., Dr. med.
Universitäts-Hautklinik, Liebermeisterstraße 25, 72076 Tübingen

Schulthess, G. H. von
Klinik für Nuklearmedizin, Universitätsspital, CH-8091 Zürich, Schweiz

Schwipper, V., Dr. med.
Gesichts- und Plastische Chirurgie,
Fachklinik Hornheide an der Universität Münster,
Dorbaumstraße 300, 48157 Münster

Schwürzer-Voit, M., Dr. med.
Universitäts-Hautklinik, Charité, Humboldt-Universität zu Berlin,
Schumannstraße 20/21, 10117 Berlin

Sebastian, G., Prof. Dr. med.
Klinik und Poliklinik für Hautkrankheiten,
Universitätsklinikum Carl Gustav Carus, Technische Universität Dresden,
Fetscherstraße 74, 01307 Dresden

Seidel, C., Dr. med.
Dermatologische Klinik, Universitäts-Klinikum,
Hartmannstraße 14, 91052 Erlangen

Stadler, R., Prof. Dr. med.
Hautklinik, Klinikum Minden, Portastraße 7–9, 32423 Minden

Stein, Annette, Dr. med.
Klinik und Poliklinik für Hautkrankheiten,
Universitäts-Klinikum Carl Gustav Carus, Technische Universität Dresden,
Fetscherstraße 74, 01307 Dresden

Steinert, H.
Klinik für Nuklearmedizin, Universitätsspital,
CH-8091 Zürich, Schweiz

STERRY, W., Prof. Dr. med.
Universitäts-Hautklinik, Charité, Humboldt-Universität zu Berlin,
Schumannstraße 20/21, 10117 Berlin

STREMPEL, H., Priv.-Doz. Dr. med.
Hautarztpraxis, Wettergasse 1, 35037 Marburg

SZEIMIES, R.-M., Dr. med.
Dermatologische Klinik, Universitäts-Klinikum,
Franz-Josef-Strauß-Allee 11, 93053 Regensburg

TATASCIORE, ULRIKE, Dr. med.
Universitäts-Hautklinik, Liebermeisterstraße 25, 72076 Tübingen

TERHEYDEN, H., Dr. med., Dr. med. dent.
Klinik für Mund-, Kiefer- und Gesichtschirurgie,
Christian-Albrechts-Universität Kiel,
Arnold-Heller-Straße 16, 24105 Kiel

THOME, M.
Universitäts-Hautklinik, Voßstraße 2, 69115 Heidelberg

TILGEN, W., Prof. Dr. med.
Universitäts-Hautklinik, Voßstraße 2, 69115 Heidelberg

TILKORN, H., Dr. med.
Gesichts- und Plastische Chirurgie,
Fachklinik Hornheide an der Universität Münster,
Dorbaumstraße 300, 48157 Münster

UHL, KIRSTEN, Dr. med.
Klinik und Poliklinik für Dermatologie
und Venerologie der Universität zu Köln,
Joseph-Stelzmann-Straße 9, 50924 Köln

ULRICH, J., Dr. med.
Klinik und Poliklinik für Dermatologie und Venerologie,
Otto-von-Guericke-Universität, Magdeburg,
Leipziger Straße 44, 39120 Magdeburg

ULRICH, K.-D.
Klinik für Gynäkologie, Otto-von-Guericke-Universität Magdeburg,
Leipziger Straße 44, 39120 Magdeburg

VANSCHEIDT, WOLFGANG, Priv.-Doz. Dr. med.
Universitäts-Hautklinik, Hauptstraße 7, 79104 Freiburg

WALTER, C., Prof. Dr. med.
Plastische und Wiederherstellungschirurgie,
Klinik am Rosenberg, CH-9410 Heiden

WANNENMACHER, M., Prof. Dr. Dr. med.
Abteilung Strahlentherapie, Radiologische Klinik, Universität Heidelberg,
Im Neuenheimer Feld 400, 69120 Heidelberg

WEIGAND, MARTINA
DKFZ Heidelberg, Abt. 0330, Im Neuenheimer Feld 280, 69120 Heidelberg

WEYERS, W., Dr. med.
Zentrum für Dermatologie und Andrologie, Gaffkystraße 14, 35392 Gießen

WICHMANN-HESSE, ASTRID, Dr. med.
Romanplatz 10a, 80639 München

WIEK, KATHRIN, Dr. med.
Universitäts-Hautklinik, Hauptstraße 7, 79104 Freiburg

WIENERT, V., Prof. Dr. med.
Abteilung Dermatologische Phlebologie, Hautklinik,
Medizinische Fakultät der RWTH Aachen,
Pauwelsstraße 30, 52057 Aachen

WIEST, L., Dr. med.
Residenzstraße 7, 80333 München

WINTER, H., Prof. Dr. med.
Universitäts-Hautklinik, Charité, Humboldt-Universität zu Berlin,
Schumannstraße 20/21, 10117 Berlin

WOLLINA, U., Priv.-Doz. Dr. med.
Hautklinik, Universitäts-Klinikum, Friedrich-Schiller-Universität Jena,
Erfurter Straße 35, 07740 Jena

WORRET, W.-I., Priv.-Doz. Dr. med.
Dermatologische Klinik und Poliklinik der Technischen Universität München,
Biedersteiner Straße 29, 80802 München

ZILLIKENS, D., Priv.-Doz. Dr. med.
Universitäts-Hautklinik, Josef-Schneider-Straße 2, 97080 Würzburg

ZOPPELT, MARTIN
Universitäts-Hautklinik, Hauptstraße 7, 79104 Freiburg

Gastvortrag
Das maligne Melanom – Fortschritt durch Forschung

E. Macher

Meine sehr verehrten Damen und Herren,
liebe Kolleginnen und Kollegen,
lieber Herr Professor Petzoldt!

Im folgenden möchte ich nicht den gegenwärtigen Wissensstand über das maligne Melanom – erreicht durch Forschung – erschöpfend darstellen, das entspricht weder meiner Absicht noch meinem Auftrag. Vielmehr werde ich mich auf drei Beispiele aus der Melanomforschung beschränken, die den Verständnisfortschritt deutlich machen und zugleich zeigen, daß Fortschritt immer erst im Rückblick erkennbar ist. Daher werde ich jedes Kapitel mit einem Resultat der älteren Melanomforschung einleiten, das damals Fortschritt bedeutete, inzwischen aber zu Humus geworden ist, und mit je einem neuen Forschungsergebnis beschließen, das daraus hervorgegangen ist.

Die Beispiele sind entnommen aus der Melanombiologie, in der das taktische Verhalten des Melanoms im Wirtsorganismus schrittweise dazu führt, daß sich der Tumor der Dominanz des Wirtes entzieht und Eigenleben entwickelt, aus der Melanomimmunologie mit den Wechselbeziehungen zwischen Tumor und Wirt, wie sie sich aus deren eigenartigem Verwandtschaftsverhältnis ergeben, und aus der Melanomtherapie mit von außen kommenden Bemühungen, auf jene subtile Zweierbeziehung einzuwirken.

Mit der Vergabe des Themas hatte die Tagungsleitung auch im Sinn, daraus die Entwicklung der Dermatoonkologie deutlich werden zu lassen. Als Zeitzeuge soll ich mich dazu äußern. Aber bitte bedenken Sie, was Zeugenaussagen wert sind: auch nach Ermahnung zur Wahrheit sind sie stets subjektiv gefärbt.

Zur Melanombiologie

Bis in die fünfziger Jahre war das maligne Melanom für Dermatologen überhaupt kein Thema. Daß es heute eins ist, das auf kaum einer Tagung ausgelassen wird, hängt nicht nur mit der offensichtlich gut belegten Zunahme seiner Häufigkeit zusammen. Es ist vor allem unserem beträchtlich gewachsenen Melanomverständnis zu verdanken, das diesen lebensbedrohenden Tumor in Hinsicht auf Diagnose, Therapie und Prävention in den Mittelpunkt dermatologisch-onkologischer Anstrengungen stellt.

Der erste Schritt auf diesem Wege, der noch weitgehend innerhalb der Dermatologie selbst vollzogen wurde, war die von Wallace Clark erkannte Gesetzmäßigkeit des Melanomwachstums in der Haut: erst in die Breite, dann in die Tiefe. Er definierte die bekannten fünf „Level", mit deren Durchschreiten von oben nach unten die Prognose immer ernster wird. Und er legte dafür die entsprechenden Verlaufsbeobachtungen vor. Sein Forschungswerkzeug war das Lichtmikroskop [4].

Die meisten von Ihnen sind in die Dermatoonkologie hineingewachsen, als diese Erkenntnis bereits etabliertes Wissen war. Ich entsinne mich noch gut, daß Clarks Befunde damals in Deutschland, und sicherlich auch anderswo, mit großer Reserve aufgenommen wurden. Denn alle Voraussetzungen für diese Entdeckung waren ja im Grunde schon zu Virchows Zeiten gegeben, warum also sollte etwas so Simples wie vordringendes Tumorwachstum etwas Neues aussagen. Die anfängliche Skepsis mochte auch daher rühren, daß der Pathologe Clark mit Hilfe des Mikroskops einen neuen klinischen Melanomtyp abgeleitet hatte, das superfiziell spreitende Melanom, den die Kliniker bis dahin nicht erkannt oder als Lentigo-maligna-Melanom am Stamm fehlinterpretiert hatten.

Es war die oft gescholtene Spezialisierung der Medizin, in diesem Falle sogar die Überspezialisierung in eine Pigmentsprechstunde, die Clark die erforderlichen Fallzahlen brachte und Verlaufsbeobachtungen in dokumentierter Form ermöglichte. Und selbstverständlich waren es die unzähligen Nachuntersuchungen, die Clarks und später auch Breslows Aussagen bestätigten, womit das Melanom aufhörte, ein völlig unberechenbarer Tumor zu sein.

Clarks Einsichten in die Melanombiologie besagen, daß Melanomzellen anfänglich niedrig maligne sind, und in dieser Phase ihr natürliches Biotop, die Epidermis, nur zögerlich verlassen. Erst im Laufe von Jahren (was früher einfach nicht für möglich gehalten wurde) entwickelt sich hohe Malignität, erkennbar an schrankenloser Invasion und Metastasierung. Daraus haben wir gelernt, daß es eine lange Warnzeit gibt, die für Frühdiagnose und Frühtherapie nutzbar ist.

Das maligne Melanom wird also mit der Zeit nicht nur größer, sondern „bösartiger". Erst im Zuge dieser schrittweisen Progression tritt das alles entscheidende Ereignis ein: die Erlangung der Metastasierungsfähigkeit. Erst damit wird der Tumor wirklich maligne. Aber auch Metastasierungsfähigkeit wird nicht schlagartig erlangt wie durch Umlegen eines Schalters, und schon gar nicht auf allen Melanomzellen zugleich. Metastasierungsfähigkeit ist das Ergebnis einer schrittweisen, kaskadenartig ablaufenden Aktivierung von Genen, die zur Expression von Wachstumsfaktoren, Motilitätsfaktoren, angiogenen Faktoren, Transkriptionsfaktoren, signalübertragenden Proteinen, Zytokinen, Enzymen und Adhäsionsmolekülen führt. Dabei spielen Onkogene einerseits und Suppressorgene andererseits eine Rolle.

Eine besondere strategische Bedeutung für den Metastasierungsvorgang kommt der extrazellulären Proteolyse zu. Hierbei lösen Komponenten des Plasminogenaktivator-Systems (Proteasen) die Basalmembranen und die extrazelluläre Matrix auf, wodurch die Melanomzellen freie Bahn erhalten. Ebenso wichtig für Metastasierung ist die Zell-Matrix-Interaktion, mit der die Melanomzellen an Endothelien, Basalmembranen und anderen Bindegewebsstrukturen adhärieren. Diese Fähigkeit wird durch Adhäsionsmoleküle aus der Integrin-Superfamilie vermittelt. Proteolyse und Adhäsion sind die essentiellen Voraussetzungen, damit im Zusammenspiel mit weiteren Faktoren heterotopes Wachstum zustande kommen kann.

Der Pathologe Dirk Ruiter und seine Gruppe in Nijmegen konnten an vier verschiedenen Melanomzellinien mit deutlich unterschiedlichem Metastasierungspotential zeigen, daß Plasminogenaktivator-Komponenten und Adhäsionsmoleküle ausschließlich bei den hochinvasiven und metastasierenden Linien exprimiert waren. Die gleiche Korrelation war auch an frischem Exzisionsmaterial nachweisbar. Nur fortgeschrittene Melanome und Melanommetastasen exprimierten jene Moleküle, nicht frühe Primärmelanome, atypische Naevi oder Naevuszellnaevi [8].

Mit dieser knappen Zusammenfassung von Ruiters sorgfältigen und systematischen Untersuchungen auf der zellulären und molekularen Ebene wird nicht nur mit modernen Methoden bestätigt, was Clark seinerzeit beobachtet und geschlossen hatte, sondern es gibt auch einen zuverlässigen Einblick in die Taktik der Tumorzellen und zeigt uns ihre Werkzeuge, mit denen sie zuwege gehen. Man sieht, daß es keine Horrorinstrumente sind, sondern sie benutzen ganz normales Instrumentarium, wie es beispielsweise auch bei der Wundheilung gebraucht wird. Daraus läßt sich ableiten, daß die Eskalation bis zur Metastasierung nicht unumkehrbar zu sein braucht. Die belegten, wenn auch seltenen Fälle von Spontanregression lassen an eine Deskalierung dieser Vorgänge denken. Und warum sollte nicht eines Tages eine therapeutisch gezielte Herunterregulierung und Abschaltung der beteiligten Gene möglich sein? Doch vor der Hand liegt der praktische Nutzen dieser Ergebnisse in einer verfeinerten Diagnostik und Prognostik, die über die bisher üblichen Parameter hinausgreift.

Zur Melanomimmunologie

Etwa zur gleichen Zeit, als Clark seine Befunde publizierte, wurde das maligne Melanom auch für Immunologen interessant. Es wurde über den Nachweis von Antikörpern im Blut von Melanomkranken berichtet, die mit den eigenen Melanomzellen reagierten [7]. Dies unterstützte die Vermutung, daß das Immunsystem an der Auseinandersetzung des Wirtsorganismus mit dem Tumor beteiligt ist, wozu auch klinische Phänomene wie Vitiligo bei Melanompatienten oder partielle Spontanregression gut paßten.

Es wurde postuliert, daß die Melanomzellen spezifische Antigene tragen, die sie für das Immunsystem erkennbar und zu Zielzellen immunologischer Reaktionen machen. Es wurde weiter postuliert, daß alle, die kein Melanom haben, dies der überwachenden Funktion des Immunsystems verdanken, welche die entarteten Melanozyten zerstört, und daß demzufolge die klinische Entwicklung eines Melanoms auf einem Immundefekt beruhen müsse, den es zu analysieren und zu korrigieren gelte.

Das Postulat melanomspezifischer Antigene in dem Sinne, daß sie immer auf allen Melanomzellen und nur auf diesen exprimiert werden, mußte nach einigen Jahren intensiver Forschung als nicht zutreffend fallen gelassen werden. Zwar konnten Antigene nachgewiesen werden, die auf normalen adulten Melanozyten nicht vorkommen, aber sie wurden auch auf einigen anderen malignen Tumoren exprimiert, und die dagegen gerichteten Antikörper fanden sich nicht nur bei Melanom- und anderen Tumorkranken, sondern auch bei augenscheinlich Gesunden, darunter auch schwangeren Frauen. Die Antigene gehören zum größten Teil in die Gruppe sogenannter fetaler Antigene, was zwar mit maligner Transformation nicht unvereinbar ist, aber alle Gedanken an eine spezifische immunologische Melanomtherapie in weite Ferne rückte.

In gleicher Weise konnte auch die Hypothese eines Immundefekts als der eigentlichen Ursache der Melanomentstehung nicht durch entsprechende Befunde gestützt werden. Der Melanomkranke ist, vom Finalstadium abgesehen, immunologisch völlig funktionstüchtig. Seine humoralen und zellulären Immunmechanismen arbeiten regelhaft, was aber nicht heißt, daß das maligne Melanom und das Immunsystem nichts miteinander zu tun haben. Die Affäre ist delikater, wie wir gleich sehen werden, und wir verstehen heute besser, warum das Melanom nicht abgestoßen wird wie das Organtransplantat eines nichtkompatiblen Spenders.

Transplantatabstoßung ist das Werk spezifisch sensibilisierter, zytotoxischer T-Lymphozyten, jedenfalls in der Hauptsache. Um sie zur Aktion zu bringen, müssen sie zwei Signale empfangen, und zwar gleichzeitig und unabhängig voneinander. Das erste Signal geht vom Antigen aus, das sich den passenden Lymphozyten gleichsam selbst aussucht. Das Antigen muß dazu jedoch in besonderer Weise von einer eigens darauf spezialisierten Zelle präsentiert werden. In der Haut haben die Langerhans-Zellen diese antigenpräsentierende Kapazität, es gibt aber im Gesamtkörper noch viele andere dendritische Zellen mit gleicher Fähigkeit.

Das unerläßliche Requisit für Antigenpräsentation ist das MHC-Molekül, das Histokompatibilitätsantigen, das jeden einzelnen von uns kennzeichnet und von allen anderen Mitmenschen unterscheidet. Nur in engstem räumlichem Verbund mit diesem MHC-Molekül, das unser Selbst repräsentiert, kann das Fremdantigen wirksam präsentiert werden, damit die T-Zelle mit dem passenden Rezeptor andocken kann. Das ist das Signal 1 (Abb. 1).

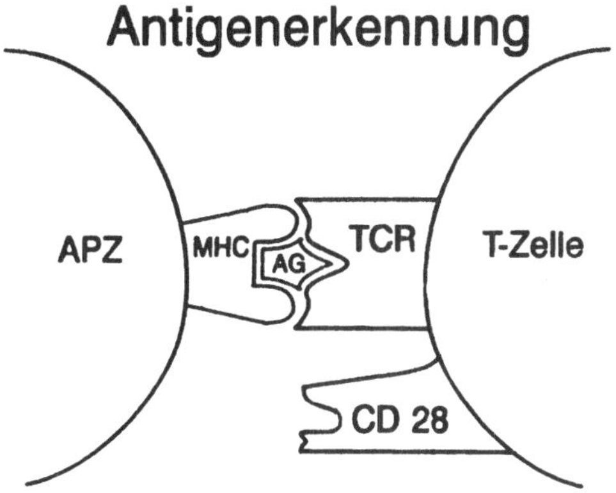

Antigenerkennung

APZ MHC AG TCR T-Zelle

CD 28

1

Abb. 1. Antigenerkennung: Signal 1. *APZ* Antigenpräsentierende Zelle, *MHC* Major Histocompatibility Complex, *AG* Antigenbruchstück (Peptid). *TCR* T-Zell-Rezeptor, *CD 28* T-Zell-Oberflächenprotein, Mitglied der Immunoglobulinsuperfamilie

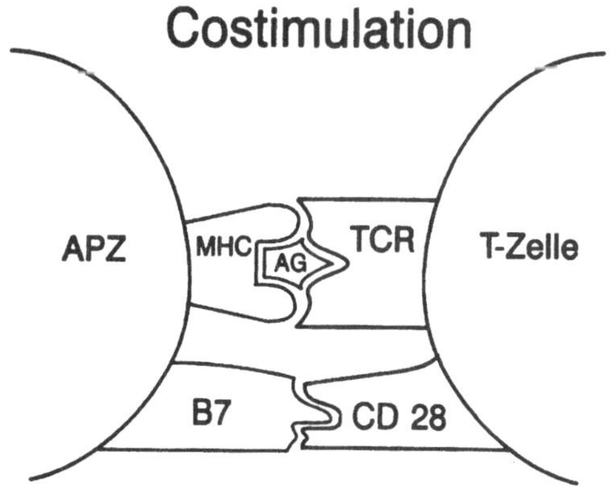

2

Abb. 2. Kostimulation: Signal 2. *B 7* = T-Zell-Aktivierungsantigen, Ligand von CD 28; Kostimulatorisches Signal löst Il-2-Produktion aus. Übrige Abkürzungen wie in Abb. 1.

Damit die T-Zelle zu voller Aktion gelangen kann, d.h. um zur Killer-Zelle zu werden, erwartet sie von der antigenpräsentierenden Zelle ein zweites Signal. Dazu streckt sie einen zweiten Arm aus, der die Laborbezeichnung CD 28 trägt. Wird dieser Arm nicht ergriffen, wird die T-Zelle nicht nur nicht aktiviert, sie wird sogar deaktiviert und toleriert fortan das Antigen. Nur wenn die antigenpräsentierende Zelle ihrerseits einen zweiten Arm reicht, wird die T-Zelle aktiviert.

Dieses ist das sogenannte kostimulatorische Signal, das zweite Signal, wozu das Molekül B 7 nötig ist, das aber mit dem Antigen als solchem nichts zu tun hat (Abb. 2).

Nun zurück zum Melanom. Melanomzellen, besonders frühe Melanomzellen, exprimieren MHC-Moleküle der Klasse I, also HLA-A, -B oder -C. Sie können daher antigene Peptide präsentieren, und zwar für Lymphozyten vom CD 8-Typ. Aber sie haben kein B7-Molekül, was an Mausmelanomen und auch an humanen Melanomzellinien nachgewiesen worden ist. Das zweite kostimulatorische Signal bleibt also aus, die T-Zelle wird nicht aktiviert, und die Melanomzellen bleiben ungeschoren. Daraus ergibt sich eine plausible Erklärung, warum sich das Melanom der spezifischen Tumorabwehr entzieht.

Die moderne Gentechnik ermöglicht es, die Richtigkeit dieses Konzepts im konkreten Fall zu prüfen. Gelänge es, das Gen für das B7-Molekül in das Genom der Melanomzelle einzuschleusen – zu transfizieren –, müßten die zytotoxischen T-Zellen das erforderliche zweite Signal erhalten und die Melanomzellen zerstören. Und das ist in der Tat so. Mit solcher Art Gentherapie konnten zwei Gruppen in den USA Ende 1992 und Anfang 1993 als erste zeigen, daß Mausmelanome in vivo zur Regression gebracht werden und die meisten Tiere tumorfrei überleben, während die Kontrollen alle am Melanom zugrunde gehen [3, 9]. Mit menschlichen Melanomzellen ist das bisher nur in vitro gemacht worden. Eine Arbeitsgruppe an der Hautklinik Würzburg berichtet, daß die Melanomzellen nach Transfektion des B7-Moleküls nunmehr das kostimulatorische Signal geben, d.h. zu perfekten antigenpräsentierenden Zellen geworden sind mit allen daraus folgenden Konsequenzen [1].

Trotzdem ist es nötig, vor voreiligen Erwartungen zu warnen. Die experimentelle Krebsforschung ist voll von Beispielen, wo Forschungsergebnisse in Tier- oder In-vitro-Modellen sich am Menschen nicht bestätigen ließen. Die kutanen Melanome des Menschen sind sogenannte Spontantumoren, die alle voneinander verschieden sind, vor allem hinsichtlich ihrer Antigenität und Immunogenität. Hinzu kommt eine starke Heterogenität der Tumorzellen, die um so größer wird, je länger der Tumor besteht. Gleichwohl hat die Entdeckung des B7-Moleküls unser Tumorverständnis wesentlich erweitert.

Zur Melanomtherapie

Auch hierzu möchte ich zunächst an einen zurückliegenden Fortschritt durch Forschung erinnern, der inzwischen so problemlos in unserem medizinischen Sprachgebrauch Verwendung findet, daß wir uns seines revolutionären Charakters gar nicht mehr bewußt sind, die sog. kontrollierten Therapiestudien.

Sie wurden in unserem Fach zum ersten Mal in der Melanomtherapie eingesetzt, und zwar bei der BCG-Behandlung von Melanompatienten. Wir sind uns heute einig, daß die BCG-Impfung nicht mehr in das heutige Therapierepertoire gehört. Aber woher kommt diese einhellige Meinung? Aus der Aussagekraft der prospektiven, randomisierten, kontrollierten Studien.

Welches war der Anlaß für die BCG-Therapie? In der experimentellen immunologischen Forschung kennt man seit langem den Gebrauch von Adjuvantien. Das sind empirisch entdeckte Substanzen oder Substanzgemische, die eine spezifische Immunantwort verstärken, wenn man sie zusammen mit dem Antigen verabreicht. Insbesondere gegen schwache Antigene kann auf diese Weise eine stärkere, und damit manchmal überhaupt erst meßbare Immunantwort zuwege gebracht werden. Eines der bekanntesten Adjuvantien ist das

Freund'sche Adjuvans, benannt nach dem in die USA eingewanderten ungarischen Immunologen Jules Freund. Als wirksamste Komponente enthält es abgetötete Mykobakterien, deren Wachshülle für den Adjuvans-Effekt verantwortlich ist.

Von hier ist es nur ein Gedankensprung zum Tuberkuloseimpfstoff BCG, der den Bazillus Calmette-Guérin enthält, ein durch viele Tierpassagen abgeschwächtes, aber lebendes Mycobacterium bovinum. Es war also im Grunde keine schlechte Idee, eine möglicherweise zu schwache Immunreaktion gegen die schwachen Melanomantigene fetalen Charakters adjuvantiv zu verstärken und somit in die regionären Lymphknoten abgesiedelte Melanomzellen immunologisch zu vernichten und das Auftreten von Lymphknotenmetastasen zu verhindern oder zumindest zu reduzieren.

Ich entsinne mich noch sehr genau der suggestiven Wirkung dieses Konzepts. Als wir im Verbund der EORTC die erste randomisierte, placebokontrollierte Studie begannen, um den klinischen Effekt dieser Maßnahme erfassen zu können, platzte die Studie nach einem halben Jahr, weil es einigen Teilnehmern unverantwortlich erschien, ihren Patienten die adjuvante BCG-Therapie vorzuenthalten, jedenfalls der Hälfte, die das Plazebo-Los gezogen hatte. Sie stützten sich dabei auf Publikationen, in denen der günstige Effekt dieser Maßnahme statistisch belegt war, allerdings im Vergleich zu sogenannten historischen Kontrollen [6].

Heute wissen wir, daß die BCG-Behandlung das Schicksal der Melanomkranken als Kollektiv nicht ändert, weder zum Guten noch zum Schlechten (5). Ohne diese relativ schnelle Klärung innerhalb von rund 10 Jahren würde die BCG-Behandlung vermutlich noch lange angewandt, denn gerade wirkungslose Therapiemaßnahmen haben ein ungemein zähes Leben.

Inzwischen ist es in der Onkologie zur Selbstverständlichkeit geworden, daß die Wirkung von Chemotherapeutika beim disseminierten Melanom, der Einsatz von Lymphokinen, ja selbst operative Maßnahmen wie Sicherheitsabstand bei der Exzision des Primärtumors, selektive Lymphknotendissektion, hypertherme Extremitätenperfusion mit Zytostatika in klinisch kontrollierten Studien wie im Experiment geprüft werden. Es ist ethisch nicht nur vertretbar, sondern geboten, eine möglicherweise unzureichende oder gar falsche Maßnahme mit diesem Forschungswerkzeug so früh wie möglich zu erkennen und durch eine evtl. wirkungsvollere zu ersetzen.

Heute sind wir dem Wunsch nach einer spezifischen Immuntherapie des malignen Melanoms ein deutliches Stück näher gerückt als seinerzeit mit der BCG-Impfung. Der Arbeitsgruppe um Thierry Boon vom Ludwig-Institut für Krebsforschung in Brüssel ist es kürzlich gelungen, auf Melanomzellen ein Antigen zu isolieren und zu charakterisieren, das von autologen T-Lymphozyten des Patienten erkannt wird. Auch das dafür kodierende Gen konnte isoliert werden, dem die Bezeichnung MAGE gegeben wurde. Inzwischen weiß man, daß es sich um eine ganze Familie von 14 nahe verwandten Genen handelt. Das vom Gen

MAGE-1 kodierte Antigen heißt MZ 2-E, es kommt auf 40% aller untersuchten Melanome vor und wird vom Klasse I-MHC-Molekül HLA-A 1 als Restriktionselement präsentiert [2].

Dieses Antigen kommt zu gewissen Prozentsätzen auch bei Brust- und Lungenkrebsen vor sowie auf Glioblastomen und Neuroblastomen, also Tumoren neuroektodermalen Ursprungs wie das Melanom. Im Normalgewebe wird es außer im Hodenepithel nicht exprimiert. MAGE ist also beileibe nicht melanomspezifisch im Sinne des ursprünglichen Postulats „immer, auf allen Zellen und nur auf diesen". Ist es deswegen im Hinblick auf eine spezifische Immuntherapie überhaupt von Bedeutung?

Es ist zuzugeben, daß zunächst nur eine Minderheit von Melanompatienten dafür in Betracht kommen wird, denn es findet sich, wie gesagt, nur bei 40% aller Melanome. Außerdem müssen die Patienten das MHC-Molekül HLA-A1 exprimieren, damit MZ 2-E präsentiert werden kann. Dann muß man auch erst lernen, das Antigen im Labor in der richtigen Weise zu handhaben, um daraus einen wirksamen Impfstoff zu machen, der spezifische CD 8-Killerzellen generieren kann. Viele Immunisierungsmodalitäten müssen dabei erprobt werden, sicherlich auch mit Transfektion des vorher genannten B7-Moleküls. Und dann muß in sorgfältig geplanten prospektiven, randomisierten, kontrollierten Studien gezeigt werden, welchen Nutzen die aktive Immunisierung gegen dieses Melanomantigen bringt.

In dieser Zeit aber wird die Forschung nicht stillstehen, denn jeder Zustand ist zugleich ein Übergang. Die von der Boon-Gruppe entwickelten Methoden haben zur Identifizierung des ersten menschlichen Gens geführt, das für Tumorabstoßungsantigene kodiert. Es wird nicht das einzige bleiben, wodurch die Zahl therapierbarer Patienten zunehmen wird. Trotzdem sind wir gut beraten, in der Dermato-Onkologie das Skalpell nòch für eine gute Weile scharf zu halten.

Literatur

1. Becker JC, Brabletz T, Czerny C, Termeer C, Bröcker E-B (1993) Tumor escape mechanisms from immunosurveillance: induction of unresponsiveness in a specific MHC-restricted $CD4^+$ human T cell clone by the autologous MHC class II^+ melanoma. International Immunology 5 : 1501–1508
2. Boon T (1993) Tumor antigens recognized by cytolytic T lymphocytes: Present perspectives for specific immunotherapy. Int J Cancer 54 : 177–180
3. Chen L, Ashe S, Brady WA, Hellström I, Hellström KE, Ledbetter JA, McGowan P, Linsley PS (1992) Costimulation of antitumor immunity by the B 7 counterreceptor for the T lymphocyte molecules CD28 and CTLA-4. Cell 71 : 1093–1102
4 Clark WH jr (1967) Classification of malignant melanoma in man correlated with histogenesis and biologic behaviors. Adv Biol Skin 8 : 621–647
5. Czarnetzki BM, Macher E, Suciu S, Thomas D, Steerenberg PA, Rümke P (1993) Longterm adjuvant immunotherapy in stage I high risk malignant melanoma, comparing

two BCG preparations versus non-treatment in a randomised multicenter study (EORTC protocol 18781). Eur J Cancer 29A : 1237–1242
6. Guttermann JU, McBridge C, Freireich EJ, Mavligit G, Frei E, Hersh EM (1973) Active immunotherapy with BCG for recurrent malignant melanoma. Lancet 1 : 1208–1212
7. Morton DL, Malmgren RA, Holmes EC, Ketcham AS (1968) Demonstration of antibodies against human malignant melanoma by immunofluorescence. Surgery 64 : 233-240
8. Muijen GNP van, Danen EHJ, Vries TJ de, Quax PHA, Verheijen JH, Ruiter DJ (1994) Properties of metastasizing and nonmetastasizing human melanoma cells. Resent Results in Cancer Research 139 : 105–122
9. Townsend SE, Allison JP (1993) Tumor rejection after direct costimulation of $CD8^+$ T cells by B7-transfected melanoma cells. Science 259 : 368–370

Hauptthema I
Prätherapeutische Diagnostik: Was gibt es Neues?

Neue Verfahren in der dermatoonkologischen Diagnostik

G. Burg und R. Böni

Zusammenfassung

Verbesserte diagnostische Verfahren in der Dermatoonkologie sind wünschenswert im Hinblick auf eine präzisere Artdiagnose, Information über die Tumorausbreitung und zum Nachweis von minimaler Resttumormasse nach klinisch scheinbar kompletter Remission.
Verfahren, die zum Teil derzeit noch als „experimentell" bezeichnet werden müssen, werden in der Zukunft aber möglicherweise von praktisch-klinischer Relevanz sein.
Die Positronenemissionstomographie hat eine Sensitivität von über 90%. Die Durchführung der Magnetresonanz bei Hauttumoren stellt besondere, technisch noch unzureichend gelöste Anforderungen an den Magnetkopf. Die Immunszintigraphie mit markierten LAK-Zellen hat in ihrer Aussagekraft bisher enttäuscht.
Im Mikrobereich können morphometrische, ultraschall- und lasermikroskopische Methoden weiter ausgebaut werden. Die Epilumineszenz ist eine wertvolle inzwischen auch in der Praxis etablierte Technik. Oberflächenstrukturanalytische Untersuchungen werden ihren primären Wert sicherlich nicht im Rahmen der Dermatoonkologie entfalten.
Die Immunhistochemie mit monoklonalen Antikörpern ist ebenso wie die Genotypisierung ein inzwischen etabliertes Verfahren, das zunehmend ausgebaut wird und möglicherweise auch in der Frühdiagnose und der Detektion von „minimal residual disease" eine wichtige Rolle spielen wird. Der Stellenwert serologischer Untersuchungen beim Melanom (5-S-Cysteinyldopa) und beim malignen Lymphom (Adenosindeaminase, Interleukin-2-Rezeptoren) ist noch nicht abzuschätzen.
Neue Analysen von Prognoseparametern beim malignen Melanom haben zu Empfehlungen von Tumordickengrenzen bei 1 und 2 mm geführt. Bei den kutanen T-Zell-Lymphomen ist die Bestimmung der „Tumormasse" (Tumor-Burden-Index) von wesentlicher prognostischer Bedeutung.

Schlüsselwörter

Dermatoonkologie – Diagnostik

Einleitung

Das therapeutische Vorgehen in der Dermatoonkologie wird, ebenso wie bei anderen Tumoren, von verschiedenen Faktoren bestimmt. Klinisch relevante Fragen, die im Rahmen der Tumordiagnostik zu beantworten sind, betreffen im wesentlichen die folgenden Punkte.

1. Artdiagnose: um welchen Tumor handelt es sich?

Die diagnostische Treffsicherheit beim malignen Melanom aufgrund des klinischen Bildes liegt bei zirka 66 % und kann durch Einsatz der Epilumineszenz deutlich gesteigert werden. Weitere Möglichkeiten bietet die Videomikroskopie, die bei entsprechender technischer Ausrüstung semiquantitative Ergebnisse liefert [12, 23].

2. Tumorausbreitung: wie ist die lokale oder systemische Ausdehnung – d. h. Metastasierung – des Tumors zu beurteilen? Dies beinhaltet Fragen nach der Proliferations- und Metastasierungstendenz.

3. „Residual disease“: läßt sich nach klinisch kompletter Remission mit speziellen Methoden noch Resttumormasse nachweisen, die Ausgang für ein Tumorrezidiv sein kann?

Bildgebende Verfahren im Makrobereich

Unter den modernen bildgebenden Verfahren im Makrobereich ist die *Positronen-Emissions-Tomographie (PET)* zu nennen, die eine neue Methode zur Funktionsdiagnostik maligner Tumoren darstellt und auf dem Prinzip beruht, daß Tumorzellen im Vergleich zu gesunden Zellen eine erhöhte Glykolyserate zeigen und deshalb das Glukoseanalogon 2-Fluorin-18-Fluoro2-Deox-D-Glucose (^{18}-F-FDG) vermehrt anreichern und somit die Möglichkeit eröffnet, mit einer nicht invasiven nuklearmedizinischen Technik den Tumormetabolismus in vivo [25] darzustellen. Dabei erlauben neuere Geräte eine Ganzkörpertomographie, die in Verbindung mit CT-Aufnahmen ein bisher nicht gekanntes Maß an Information zur lokalen oder systemischen Ausbreitung eines Tumors bringt [3, 22]. Neben dem Nachweis von Metastasen ermöglicht die PET-Untersuchung auch ihren Ausschluß bei mit anderen bildgebenden Verfahren falsch-positiv nachgewiesenen gutartigen Veränderungen.

Die Sensitivität der PET-Untersuchung für alle Metastasen betrug in einer Untersuchung bei 15 Patienten insgesamt 91%. Wurden nur Metastasen mit einer Größe über dem räumlichen Auflösungsvermögen des PET-Gerätes betrachtet, so liegt die Sensitivität bei 97 % [9]. Die Spezifität ist dadurch beeinträchtigt, daß entzündliches Gewebe (z. B. Wundinfekte) vermehrt FDG anreichert [13]; ein falsch-positiver Befund, der sich durch Einbezug klinischer Information leicht korrigieren läßt.

Der Einsatz weiterer Radionuklide (Somatostatin) oder von Tyrosinstoffwechsel und Dopamin-Rezeptor-Liganden eröffnet möglicherweise neue Perspektiven der PET-Diagnostik [1].

Ein Problem für den weitläufigen Einsatz der PET-Untersuchung bei der Darstellung von Metastasen besteht darin, daß ein solches Gerät zur Zeit nur in wenigen Zentren zur Verfügung steht und daß die Kosten der Untersuchung noch relativ hoch sind. Magnetresonanzverfahren (MRI) haben in der Diagnostik pigmentierter und anderer Hautveränderungen mit dem Ziel der Tumordickenbestimmung Anwendung gefunden. Dabei zeigte sich eine ausgezeichnete Korrelation zwischen der mit MRI vermuteten und histologisch verifizierten Tumordicke [27].

Die Immunszintographie mit markierten LAK-Zellen [18] ist eine elegante Methode, deren relativ geringe Sensitivität und Spezifität jedoch insgesamt enttäuscht hat. Sie ist ebenfalls wie die Thermographie vorerst mit großer Vorsicht und nur in Verbindung mit etablierten diagnostischen Methoden zu interpretieren.

Bildgebende Verfahren im Mikrobereich

Die Differenzierung maligner follikulärer Lymphome und lymphoider Hyperplasien der Haut ist besonders schwierig. Hierzu können automatisierte *morphometische Kernprofilmessungen* herangezogen werden [21], die jedoch nicht routinemäßig einsetzbar sind. Auch die Bestimmung des Apoptoseindex [14] bietet gewisse Möglichkeiten zur Differenzierung der beiden genannten Entitäten, ist aufgrund des erforderlichen Aufwandes jedoch nicht zum routinemäßigen Einsatz geeignet. Hochfrequente Ultraschallwellen können auch zur Darstellung histologischer Strukturen eingesetzt werden [2, 13]. Diese *Ultraschallmikroskopie* ist zwar hochinteressant, eröffnet zur Zeit aber keine neuen über die Routinehistologie hinausgehenden diagnostischen Perspektiven, wenngleich das Ziel einer in vivo-Beurteilung histologischer Strukturen mit

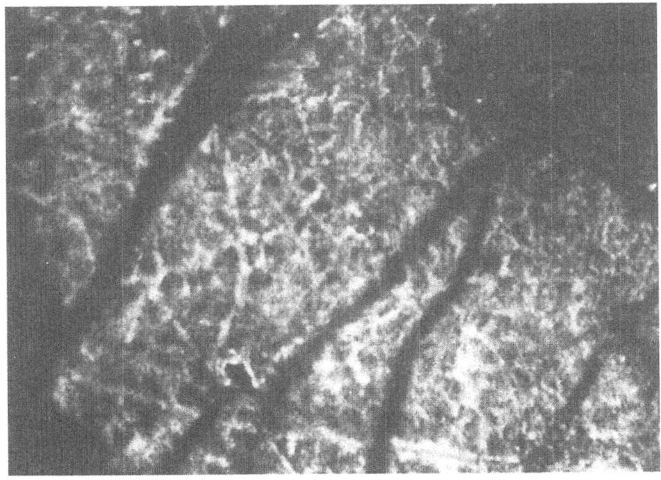

Abb. 1. In-vivo-Darstellung von Gefäßstrukturen in der Haut mit der konfokalen Lasermikroskopie

Tumordickenmessung von hohem praktisch-klinischem Nutzen wäre. Auch die konfokale *Lasermikroskopie* ermöglicht die Abbildung verschiedener Schnittebenen innerhalb des Gewebes (Abb. 1) und ist als experimentelles diagnostisches Verfahren interessant.

Die *Epilumineszenz* zur transkutanen Erfassung mikromorphologischer Strukturen hat in der Diagnostik pigmentierter Hautveränderungen innerhalb weniger Jahre einen hohen Stellenwert erhalten [12, 16, 20, 23]. Doch auch diese Methode hat ihre Grenzen, die im Auflösungsvermögen sowie in der Standardisierbarkeit und der Reproduzierbarkeit begründet liegen. Aus diesem Grunde ist versucht worden, die Aussagekraft der Methode durch Einsatz eines elektronischen Meßkopfes und digitaler Verarbeitung der Signale mit Errechnung eines Dermatoskopiescores zu verbessern [24].

Die Rauhigkeit der Haut kann mittels Laserstrahlen berührungslos gemessen werden und damit zu einer *computergestützten Strukturanalyse der Hautoberfläche* beitragen [17]. Wenngleich primär Veränderungen der epidermalen Strukturen mit diesem Verfahren erfaßt werden, so könnte auch die Oberflächenanalyse flacher Hauttumoren einen differentialdiagnostischen Hinweis erbringen.

Immunhistochemie

Bei Verlust zytomorphologischer Differenzierungskriterien wie z.B. Keratin- oder Pigmentbildung kann der Einsatz immunhistochemischer Methoden unter Verwendung Zellinien-spezifischer mono- (oder poly)klonaler Antikörper von entscheidender Hilfe bei der Klassifikation von Tumoren sein (Übersicht [6, 26]). Inzwischen stehen zahlreiche paraffingängige Antikörper zur Verfügung (Tabelle 1). Der immunhistochemische Nachweis von Proliferationsmarkern (Ki-67, PCNA), von Onkogenen und Tumorsuppressorgenen (p53, bcl-2, bcl-1) oder von Proteinen, die mit dem Metastasierungsverhalten in Verbindung gebracht werden (HLA-DR, MAGE-Klassen, S-100-Proteinklassen) können in der Zukunft möglicherweise wichtige prognostische Hinweise liefern.

Das Muster von Adhäsionsmolekülen ist bei primär nodalen und bei primär kutanen Lymphomen unterschiedlich und hat auch bei melanozytischen Läsionen prognostische Bedeutung [15].

Molekularbiologische Techniken

Der Nachweis eines klonalen *Rearrangements der T-Zellrezeptorketten-Gene* bei den kutanen T-Zell-Lymphomen und den schweren Immunglobulinketten bei den B-Zell Lymphomen ist unverzichtbar, wenn es darum geht, polyklonale

Tabelle 1. Immunohistochemische Differenzierung von Hauttumoren, (aus [26]) Wichtige Paraffingängige Antikörper

Antikörper	**Positivbeispiele**
Cytokeratin (CK)	Karzinom (Merkelzelltumor)
Vimentin (VIM)	Mesenchymale Tumoren
S 100-Protein/Leu 7	Melanom, neurogene Tumoren
Leucocyte common antigen (LCA)	Lymphome
Epithelial membrane antigen (EMA)	Lymphome
Carcinoembryonic antigen (CEA)	Ekkriner Schweißdrüsentumor
HMB 45, NKIC 3	Melanom
Ulex Europaeus/Faktor VIII	Gefäßtumoren
Faktor XIII	Histiozytom
CD 34	Dermatofibrosarcoma protuberans

reaktiventzündliche von monoklonal neoplastischen lymphoproliferativen Prozessen abzugrenzen. Die Polymerasekettenreaktion (PCR) erhöht vor allem die Sensitivität beim Nachweis einer im Vergleich zum polyklonalen reaktiven Infiltrat geringen Population monoklonaler Tumorzellen. Weitere Methoden zur exponentiellen Amplifikation von Nukleinsäuren finden zunehmend Einsatz.

Auch einzelne zirkulierende Tumorzellen als Bestandteil einer *„minimal residual disease" im peripheren Blut oder in Hautläsionen nach klinisch kompletter Remission können bei Vorhandensein entsprechender tumorspezifischer Primer hiermit nachgewiesen werden. Die hohe Sensitivität und Spezifität dieser Techniken eröffnet jedoch auch die Gefahr der Erhebung von Befunden, die klinisch nicht relevant sind.* Tyrosinase mRNA konnte mit Hilfe der RT/PCR im peripheren Blut bei 1 von 10 Patienten mit primärem malignem Melanom, bei 35 % der Patienten mit Melanom im Stadium II ($n = 17$) mit regionaler Lymphknotenmetastasierung und bei allen Patienten ($n = 29$) im Stadium III mit Fernmetastasierung nachgewiesen werden [4].

Biochemische Untersuchungstechniken

Die Bestimmung der Phäomelaninvorstufe *5-S-Cysteinyldopa* im Plasma von Patienten mit malignem Melanom ist aufgrund der hohen Spezifität ein vielversprechender Ansatz zur Detektion von Metastasen bzw. von „minimal residual disease" [9, 19].

Die *Adenosindeaminase (ADA)* ist mit dem T-Zellaktivierungsantigen CD 26 assoziiert und stellt eines der Schlüsselenzyme im Nukleinsäurestoffwechsel dar. ADA kann in hoher Aktivität besonders in T-lymphozytären Proliferationen nachgewiesen werden, so daß die Bestimmung der ADA-Aktivität im Serum als Parameter für die Tumorproliferation und beim therapeutischen Monitoring dienen kann [10].

Die Serumadenosindeaminase korreliert mit dem Grad der Krankheitsausbreitung bei Mycosis fungoides und kann als Progressionsmarker herangezogen werden [20]. Die Höhe des von lymphozytären Zellen abgelösten („shedding") (*löslichen Interleukin-2 Il-2)-Rezeptors* im Serum ist ein Maß für die Tumormasse [7], woraus sich sowohl für die prätherapeutische Prognosebeurteilung als auch für die Einschätzung des therapeutischen Ansprechens wichtige Informationen herleiten lassen.

Neue Entwicklungen in der Stadienklassifikation

Die Stadienklassifikation maligner Tumoren nach dem TNM-System ist als Standard weltweit akzeptiert.

Die TNM-Klassifikation des *malignen Melanoms* berücksichtigt Tumordickengrenzen von 0,75–1,5–3,0 und 4,0 mm. Neuere Untersuchungen lassen erkennen, daß eine Einteilung der Tumordicken in 1,0 und 2,0 mm praktikabler ist und eine bessere Diskriminierung der prognostischen Gruppen erlaubt [8].

Auch die malignen *T-Zell-Lymphome* der Haut werden auf der Basis des TNM-Systems klassifiziert, wobei die T-Kategorien zur Beurteilung der Hautveränderungen in sehr heterogener Weise entweder den Anteil befallener Hautfläche oder die Art des Hautbefalles wiedergeben. Wenngleich die Stadienkategorien T 1–T 4 von gewisser prognostischer Relevanz sind, so ergibt sich dennoch eine sehr viel bessere Korrelation zum Krankheitsverlauf, wenn die „Tumormasse" mit Hilfe des sog. Tumor Burden Index (TBI) wiedergegeben wird, der neben der Qualität der Hautveränderungen bei CTCL-Patch, Plaque, Tumor – auch die Ausdehnung des Tumorgeschehens erfaßt [5].

Literatur

1. Bares R, Galonska P, Dempke W, Handt S, Büll U, Osieka R (1993) Somatostatin Receptor Scintigraphy in Malignant Lymphoma: First Results and Comparison with Glucose Metabolism Measured by Positron-Emission Tomography. Hormone Metabolic Res [Suppl]27 : 56–58
2. Barr RJ, White GM, Jones JP, Shaw LB, Ross PA (1991) Scanning Acoustic Microscopy of Neoplastic and Inflammatory Cutaneous Tissue Specimens. J Invest Dermatol 96 : 38–42
3. Böni R, Huch Böni RA, Steinert H et al (in press) Staging of metastatic melanoma by whole-body positron emission tomography (PET) using 2-fluorine-18-fluoro-2-deoxy-D-glucose (FDG). Br J Dermatol

4. Brossart P, Keilholz U, Willhauck M, Scheibenbogen C, Möhler T, Hunstein W (1993) Hematogenous Spread of Malignant Melanoma Cells in Different Stages of Disease. J Invest Dermatol 101 : 887–889
5. Burg G, Dummer R, Kerl H (1994) Classification of cutaneous lymphomas. Derm Clin 12 : 213–217
6. Cerroni L, Smolle J, Soyer HP, Martinez AP, Kerl H (1990) Immunophenotyping of cutaneous lymphoid infiltrates in frozen and paraffin-embedded tissue sections: a comparative study. J Am Acad Dermatol 22 : 405–413
7. Dummer R, Posseckert G, Nestle F et al (1992) Soluble interleukin-2-receptors inhibit interleukin-2 dependent proliferation and cytotoxicity: explanation for diminished natural killer cell activity in cutaneous T-cell lymphomas. J Invest Derm 98 : 50–54
8. Häffner A, Garbe C, Burg G et al (1992) The prognosis of primary and metastasising melanoma. An evaluation of the TNM classification in 2.495 patients. Br J Cancer 66 : 856–861
9. Horikoshi T, Ito S, Wakamatsu K, Onodera H, Eguchi H (1994) Evaluation of Melanin-Related Metabolites as Markers of Melanoma Progression. Cancer 73 : 629–636
10. Kameoka J, Tanaka T, Nojima Y, Schlossman SF, Morimoto C (1993) Direct Association of adenosine deaminase with a T cell activation antigen, CD 26. Science 261 : 466–469
11. Koizumi H, Tomizawa K, Tanaka H, Kumakiri M, Ohkawara A (1993) Clinical Significance of Serum Adenosine Deaminase Activity in Patients with Mycosis Fungoides. J Dermatol 20 : 394–399
12. Kreusch J, Rassner G (1991) Auflichtmikroskopie pigmentierter Hauttumoren. Thieme, Stuttgart
13. Matthes U, Höxtermann S, Hoffmann K, el-Gammal S, Bruschke E, Altmeyer P. In: Altmeyer P, el-Gammal S, Hoffmann K (Hrsg) (1992) Ultrasound in dermatology. Springer, Berlin Heidelberg New York Tokyo, pp 328–340
14. Miracco C, Spina D, Santopietro R, Sforza V, Leoncini L, Pacenti L, de Santi MM, Lio R, Luzi P, Tosi P, Kraft R, Cottier H (1993) Apoptotic Index: Discriminant feature for the differentiation of cutaneous diffuse malignant follicular center cell lymphomas from lymphoid hyperplasia. J Invest Dermatol 100 : 699–704
15. Moretti S, Martini L, Berti E, Pinzi C, Giannotti B (1993) Adhesion molecule profile and malignancy of melanocytic lesions. Melanoma Res 3 : 235–239
16. Nilles M, Boedeker RH, Schill WB (1994) Surface microscopy of naevi and melanoms - clues to melanoma. Br J Dermatol 130 : 349-355
17. Saur R, Schramm U, Steinhoff R, Wolff HH (1991) Strukturanalyse der Hautoberfläche durch computergestützte Laser-Profilometrie. Hautarzt 42 : 499–506
18. Schäfer E, Dummer R, Eilles Ch, Börner W, Martin F, Rendl J, Burg G (1991) Imaging pattern of radiolabelled lymphokine-activated killer cells in patients with metastatic malignant melanoma. Eur J Nucl Med 18 : 106–110
19. Scheibl C, Kohl B, Fiehn W (1993) Bestimmung von 5-S-Cysteinyldopa mit der HPLC im Plasma von Patienten mit malignem Melanom. Klin Lab 39 : 377–379
20. Soyer HP, Smolle J, Hödl S, Pachernegg H, Kerl H (1989) Surface microscopy: a new approach to the diagnosis of cutaneous pigmented tumors. Am J Dermatopathol 11 : 1–10
21. Spina D, Miracco C, Santopietro R, Sforza V, Leoncini L, Pacenti L, Lio R, Luzi P, Tosi P, Kraft R, Cottier H (1993) Distinction between diffuse cutaneous malignant follicular center cell lymphoma and lymphoid hyperplasia by computerized nuclear image analysis. Am J Dermatopathol 15 : 415–422
22. Steinert H, Huch Böni RA, Buck A, Böni R, Berthold T, Marincek B, Burg G, von Schulthess GF von (im Druck) Malignant melanoma: Staging with whole-body positron emission tomography and (^{18}F)Fluorodeoxyglucose. Radiology

23. Stolz W, Braun-Falco O, Bilek P, Landthaler M, Cognetta AB (1994) Color atlas of dermatoscopy. Blackwell Scientific, Oxford
24. Stolz W et al (in press) ABCD rule of dermatoscopy: a new practical method for early recognition of malignant melanoma. Eur J Dermatol
25. Tilgen W, Strauss LG, Metz R, Helus F, Zierott U, Haberkorn U (1992) Die Positronenemissionstomographie: Ein neues Verfahren zur Individualisierung und Optimierung der Diagnostik und Therapie bei Melanompatienten. In: Burg G, Hartmann AA, Konz B (Hrsg) Onkologische Dermatologie. Springer, Berlin Heidelberg New York Tokyo, pp 121–128
26. Wick MR, Swanson PE, Ritter JH, Fitzgibbon JF (1993) The immunohistology of cutaneous neoplasia: A practical perspective. J Cutan Pathol 20 : 481–497
27. Zemtsov A, Lorig R, Thian C, Xue M, Bailing PL, Bergfeld WF, Larson K, Yetman R (1991) Magnetic resonance/imaging of cutaneous neoplasms: Clinocpathologic correlation. J Dermatol Surg Oncol 17 : 416–422

Subtile Untersuchung von Hauttumoren mittels 20-MHz-Sonographie: Strukturanalyse von 792 kutanen Tumoren

H.-J. BLAHETA, W. DUMMER und W. REMY

Zusammenfassung

Die hochfrequente Ultraschall-Technik wurde hinsichtlich ihres Wertes in der Differentialdiagnose von Hauttumoren untersucht. Hierfür wurden sonographische Charakteristika von 792 Hauttumoren bezüglich ihrer Sensitivität und Spezifität beurteilt. Darüber hinaus wurde die Tumordicke von 108 kutanen malignen Melanomen präoperativ sonographisch bestimmt. Der hochfrequente Ultraschall kann die diagnostische Sicherheit durch Zusatzinformationen über Vertikalinvasion und topographische Lokalisation eines Hauttumors erhöhen, wenngleich spezifische Aussagen zur Gewebedignität nur bedingt möglich sind. Die präoperative Tumordickenbestimmung, entsprechend der pT-Stadien, wurde in 85 % (Durchschnitt) der malignen Melanome exakt eingestuft. Es handelt sich somit um ein zuverlässiges präoperatives Untersuchungsverfahren zur Tumordickenbestimmung, das die stadiengerechte chirurgische Therapieplanung sinnvoll ergänzt.

Schlüsselwörter

Hauttumoren – Ultraschall – Tumordicke – Sonographische Charakteristika

Einleitung

Die moderne Ultraschalltechnik ermöglicht durch die Entwicklung hochauflösender Ultraschallsysteme neue Einsatzmöglichkeiten dieser nicht invasiven Untersuchungsmethode für subtile dermatologische Fragestellungen. Dieses bildgebende Verfahren hat sich insbesondere zur präopertiven Tumordickenbestimmung des malignen Melanoms als sehr präzise Meßmethode erwiesen [1, 2]. Daneben können charakteristische Ultraschallphänomene von Hauttumoren mitunter entscheidende differentialdiagnostische Hinweise zur Mikroanatomie eines Gewebeverbandes liefern [2–4].

Studienziele

Wir untersuchten an unserem Patientenklientel, inwieweit der 20 MHz-Ultraschall zur präoperativen Determinierung des maximalen vertikalen Tumordurchmessers des malignen Melanoms als zuverlässige prädiktive Meßmethode herangezogen werden kann (n = 108). Darüber hinaus wurden häufige Hauttumoren hinsichtlich der differentialdiagnostischen Wertigkeit wichtiger sonographischer Charakteristika subtil untersucht (n = 792).

Material und Methodik

Für die Untersuchungen wurde ein hochfrequentes (20 MHz), digitales Ultraschall-Bildsystem (DUB 20) der Fa. Taberna pro medicum, Lüneburg, verwendet. Der standardisierte Untersuchungsgang erfolgte in Anlehnung an den von Hoffmann et. al vorgeschlagenen [4]. Um eine repräsentative Schnittebene eines Hauttumors zu ermitteln, wurde jeder Tumor in mehreren parallelen sonographischen Ebenen untersucht. Für die präoperative Tumordickenbestimmung des malignen Melanoms (MM) konnte so die relevante Schnittebene mit der maximalen vertikalen Tumordicke ermittelt werden. Diese sonographische Schnittebene wurde photodokumentiert und die entsprechende Tumorebene anschließend auf der Haut farbmarkiert. Die Interpretation der sonographischen Befunde erfolgte durch exakte Gegenüberstellung der sonographischen mit der korrespondierenden histologischen Schnittebene. Das Patientengut rekrutierte sich aus den Polikliniken der Dermatologischen Klinik der TU München.

Ergebnisse

Im Falle eines malignen Melanoms war die Aussagekraft der präoperativen Tumordickenbestimmung von besonderem therapeutischen Interesse. Tabelle 1 stellt die Zuverlässigkeit dieser sonometrischen Meßmethode gegenüber der Histometrie dar. Hierbei zeigen unsere Untersuchungsergebnisse eine hohe Korrelation von präoperativ sonometrischer und postoperativ histometrischer Bestimmung der maximalen vertikalen Tumorinvasion des malignen Melanoms. Im Rahmen der MM-Klassifikation, entsprechend der pT-Stadieneinteilung, konnte die maximale vertikale Tumorextension in deutlich über 80% bereits sonometrisch exakt eingestuft werden.

Tabelle 1. Zuverlässigkeit der präoperativen Sonometrie (SM) für die MM-Klassifikation nach pT-Stadien (n = 108)

Tumorklassifikation	Histometrie (n)	Sonometrie (exakt) [%]	SM > pT [%]	SM < pT [%]
pT1 (< 0,76 mm)	45	84	16	0
pT2 (0,76–1,5 mm)	26	85	11	4
pT3 (1,51–4,0 mm)	24	88	12	0
pT4 (> 4,0 mm)	13	85	0	15

Tabelle 2. Prozentuales Auftreten sonographischer Charakteristika verschiedener Hauttumoren. *MM* (malignes Melanom), *NZN* (Nävuszellnävus)

Charakteristika	MM (n = 108) [%]	NZN (n = 307) [%]	Basaliom (n = 65) [%]
Tumorales Schallmuster:			
Echoreich[a]	0	0	0
Echoarm[a]	100	100	100
Binnenechos	17	68	93
Keine Binnenechos	83	32	7
Laterale Abgrenzung scharf	91	86	42
Laterale Abgrenzung unscharf	9	14	58
Basale Abgrenzung scharf	87	97	86
Basale Abgrenzung unscharf	13	3	14
Subtumorales Schallmuster:			
Dorsaler Schallschatten	0	0	0
Dorsale Schallabschwächung	3	30	18
Dorsale Schallverstärkung	3	2	28
Unverändertes Schallmuster	94	68	54

[a] Im Vergleich zum peritumoralen echoreichen Korium

Tabelle 3. Prozentuales Auftreten sonographischer Charakteristika verschiedener Hauttumoren. *SK* (Seborrhoische Keratose), *DF* (Dermatofibrom)

Charakteristika	SK (n = 211) [%]	DF (n = 54) [%]	Angiom (n = 47) [%]
Tumorales Schallmuster:			
Echoreich[a]	0	0	0
Echoarm[a]	100	100	100
Binenechos	31	94	91
Keine Binnenechos	69	6	9
Laterale Abgrenzung scharf	96	43	89
Laterale Abgrenzung unscharf	4	57	11
Basale Abgrenzung scharf	55	70	82
Basale Abgrenzung unscharf	45	30	18
Subtumorales Schallmuster:			
Dorsaler Schallschatten	11	0	0
Dorsale Schallabschwächung	65	11	17
Dorsale Schallverstärkung	0	4	0
Unverändertes Schallmuster	24	85	83

[a] Im Vergleich zum peritumoralen echoreichen Korium

Darüber hinaus wurden relevante sonographische Charakteristika der von uns untersuchten Hauttumoren hinsichtlich ihrer differentialdiagnostischen Aussagekraft beurteilt (Tabelle 2, 3). Die Auswertung der sonographischen Tumormuster zeigt, daß einige tumortypische Echomuster existieren, die zweifelsohne von zusätzlicher, mitunter entscheidender diagnostischer Bedeutung sein können. Dennoch ist eine subtile Artdiagnose, aufgrund fehlender, eindeutig tumorspezifischer Ultraschallphänomene, jedoch nicht möglich. Insbesondere die Differenzierung zwischen malignem Melanom und benignem Nävuszellnävus (NZN) ist hierbei von besonderem diagnostischen Interesse. Hinsichtlich der Ultraschallmerkmale Tumorabgrenzung sowie subtumoralem Schallverhalten wurden keine tumorspezifischen Echomuster gefunden. 83 % der MM zeigten keine oder nur vereinzelte Binnenechos, ein Ultraschallbild, welches ebenso in 32 % der NZN und 69 % der seborrhoischen Keratosen auftrat. Die ebenfalls differentialdiagnostisch abzugrenzende pigmentierte seborrhoische Keratose mit ihrem nahezu pathognomonischen dorsalen Schallschatten bzw. dorsalen Schallabschwächung kann nicht zuletzt durch zusätzliche Auflichtmikroskopie gut diagnostiziert werden. Nach Ausschluß der seborrhoischen Keratosen ergibt sich somit für das maligne Melanom eine Sensitivität von 83 % und eine Spezifität von 68 % für das sonographische Kriterium fehlender Binnenechos als ein zusätzlicher diagnostischer Indikator.

Darüber hinaus kann aufgrund der topographischen Lokalisation eines Hauttumors dieser weiter spezifiziert werden, so z.B. N. bleu, dermaler NZN in der Dermis oder Compound NZN, frühes MM in der dermoepidermalen Funktionszone.

Diskussion

Die Kenntnis der Tumordicke beim malignen Melanom gilt als prognostisch entscheidendes und therapierelevantes Kriterium. Mit hoher Genauigkeit konnte präoperativ die in-vivo Tumordickenbestimmung des kutanen malignen Melanoms durchgeführt werden. Unsere Studie zeigt, analog zu Ergebnissen vorangegangener Arbeitsgruppen, eine sehr hohe Korrelation zwischen Sonometrie und Histometrie. Damit konnten wir erneut die Präzision und Validität der präoperativen sonographischen Tumordickenbestimmung des malignen Melanoms aufzeigen. Dieser hohen Korrelation von Sonometrie und Histometrie entsprechend ist eine prognoseorientierte Optimierung der chirurgischen Therapiestrategie (Determinierung des minimalen seitlichen Exzisionsabstandes, gegebenenfalls en bloc Lymphknotendissektion) für das maligne Melanom durch unsere Untersuchungen erneut untermauert worden.

Dennoch bleibt kritisch anzumerken, daß die Sonometrie tendenziell größere in-vivo Tumordicken ermittelte als histometrisch verifiziert wurde. Ursächlich kommen hierfür unmittelbar subtumorale lymphozytäre Entzündungsinfiltrate oder koriale Nävusanteile an der Tumorbasis in Betracht. Beide Gewebestrukturen können sonographisch nicht vom eigentlichen Tumorgewebe differenziert werden [1]. Andererseits kann in einigen Fällen die tatsächliche vertikale Tumordicke auch unterschätzt werden. Insbesondere subtumorale Tumorzellnester oder invasive Tumorinseln im tiefen Korium, die einer sonographischen Detektion entgehen, zeigen sich hierfür verantwortlich. Trotz dieser Einschränkungen wird sich der hochfrequente Ultraschall als zuverlässiges präoperatives Meßverfahren für eine adäquate Therapieplanung des malignen Melanoms zweifelsohne durchsetzen.

Der differentialdiagnostische Nutzen des Ultraschalls konnte durch einige tumortypische Echomuster verdeutlicht werden. Somit ermöglicht die hochfrequente Sonographie eine Optimierung der diagnostischen Sicherheit in der Beurteilung von Hauttumoren aufgrund wichtiger Zusatzinformationen zu Mikroanatomie und Topographie eines Gewebeverbands.

Durch fortführende subtile Studien sowie modifizierte Ultraschallsysteme mit erweiterter Anwendung auch in höheren Frequenzbereichen müssen die entsprechenden tumorcharakteristischen Kriterien bezüglich ihrer Signifikanz und Spezialität, analog der Entwicklung in der Auflichtmikroskopie, validiert werden. Hierdurch kann gegebenenfalls eine präzisere sonographische Tumordiagnostik ermöglicht werden. Ebenso könnte die Differenzierung zwischen Tumorparenchym und peritumorösem Entzündungsinfiltrat erleichtert werden und damit die Präzision der Sonometric maximiert werden.

Insgesamt werden die Anwendungsmöglichkeiten der Sonographie in der dermatologischen Onkologie in naher Zukunft zweifelsohne eine Erweiterung erfahren.

Literatur

1. Gassenmeier G, Kiesewetter F, Schell H, et al. (1990) Wertigkeit der hochauflösenden Sonographie für die Bestimmung des vertikalen Tumordurchmessers beim malignen Melanom der Haut. Hautarzt 41 : 360–364
2. Harland C, Bamber J, Gusterson B, et al. (1993) High frequency, high resolution B-scan ultrasound in the assessment of skin tumors. Br J Dermatol 128 : 525–532
3. Hoffmann K, Stücker M, el Gammal S, et al. (1990) Digitale 20-MHz-Sonographie des Basalioms in B-scan. Hautarzt 41 : 333–339
4. Hoffmann K, el-Gammal S, Winkler K, et al. (1991) Skin tumors in high-frequency ultrasound. In: Altmeyer P, el-Gammal S, Hoffmann K (eds) Ultrasound in dermatology. Berlin: Springer, Berlin Heidelberg New York Toyko, pp 181–201
5. Hoffmann K, Jung J, el-Gammal S, et al. (1992) Malignant Melanoma in 20-MHz B-scan Sonography. Dermatology 185 : 49–55

Bedeutung der hochauflösenden Sonographie in der Primärdiagnostik und der Nachsorge beim malignen Melanom

D. Dill-Müller, G. Kautz, S. Müller, R. Kubale und F. A. Bahmer

Zusammenfassung

In der Primärdiagnostik und Nachsorge des malignen Melanoms der Haut steht vielfach noch die Palpation zum Ausschluß lokoregionärer Metastasierung im Vordergrund. Mit hochauflösenden Ultraschallsonden von 7,5–10 MHz wird die Früherkennung kleiner pathologischer Lymphknoten, Satelliten- und in-transit-Metastasen verbessert. Echomorphologie und Vaskularisation im Farbdopplermodus liefern wichtige differentialdiagnostische Informationen. Die Methode gibt so Entscheidungshilfen für den frühzeitigen Einsatz adjuvanter Therapien.

Schlüsselwörter

Malignes Melanom – Ausbreitungsdiagnostik – Lymphknotenmetastasen – B-Scan-Sonographie – Farbkodierte Duplexsonographie – Nachsorge

Einleitung

Das Metastasierungsmuster beim malignen Melanom ist sehr variabel. Die Absiedlung erfolgt in den meisten Fällen primär lymphogen. Satelliten-, In-transit- und regionäre Lymphknotenmetastasen gilt es frühzeitig zu erfassen. In der Nachsorge ist die klinische Untersuchung oft auf die Palpation der Haut und der Lymphknotenstationen beschränkt. Narbenzüge, z. B. Lymphknotendissektion oder hyperthermer Extremitätenperfusion, Lymphödeme und Adipositas erschweren die Beurteilung. Die Treffsicherheit von Lymphographie, Melanomszintigraphie, Computer- und Kernspintomographie in der Ausbreitungsdiagnostik ist variabel und bei kleinvolumigen Weichteilveränderungen unzureichend [4].

In onkologischen Disziplinen und wenigen dermatologischen Zentren ist die Lymphknotensonographie fest etabliert [2, 8]. Hochauflösende Sonden von 7,5–10 MHz verbessern die Auflösung kutaner und subkutaner Gewebsstrukturen. (Die Nomenklatur der Schallfrequenzen ist uneinheitlich: 7,5–15 MHz-Sonden gelten in traditionellen Disziplinen als hochfrequent, seit Einführung der 20 MHz-Sonden in der Dermatologie nur als mittelfrequent.)

Tabelle 1. Stadieneinteilung zu Beginn der sonographischen Kontrolle

pTNM-Klassifikation	Klinisches Stadium	Anzahl der Patienten (n)
pTis		13
$pT_1N_0M_0$	Ia	39
$pT2N_0M_0$	Ib	49
$pT3N_0M_0$	IIa	52
$pT4N_0M_0$	IIb	17
$pTa^a,pTb^bN_0M_0$	IIIa	14
$pTxN_{1,2}M_0$	IIIb	35
$pTxNxM_1$	IV	13
		232

[a] *pTa:* Satellitenmetastase innerhalb 2 cm von Primärtumor bzw. Lokalrezidiv.
[b] *pTb:* In-transit-Metastase vor regionärer LK-Station.

Methode

Von September 1992 bis April 1994 wurden 232 Patienten mit malignem Melanom [93 Männer, 139 Frauen, Altersdurchschnitt 54,9 Jahre (19–81 Jahre)] bei der Erstdiagnose bzw. in 3monatigen Intervallen in der Nachsorge klinisch und sonographisch untersucht. Die prozentuale Verteilung der histopathologischen Melanomtypen ist nach Vergleich mit dem Zentralregister Malignes Melanom repräsentativ. Die klinische Stadieneinteilung bei Aufnahme in die sonographische Kontrolle zeigt Tabelle 1.

Die Sonographie von Primärtumorregion, Transitstrecke und regionären Lymphknoten erfolgte mit den Geräten Quantum 2000 (Siemens, Erlangen) mit 7,5 MHz-Sonde (ggf. mit Gelvorlaufstrecke) oder mit dem Ultramark 9 HDI (atl, Solingen) mit multifrequenter 5–10 MHz-Sonde. Die intranodale Vaskularisation von Lymphknoten oder Metastasen wurde farbkodiert dopplersonographisch dargestellt. Ziel dieser Studie war es, die Ergebnisse von Palpation und Sonographie zu vergleichen und sonographische Kriterien zur Früherkennung lokoregionärer Metastasierung zu erarbeiten. Als Kontrollgruppe dienten 60 gesunde Probanden, 40 Patienten mit entzündlich vergrößerten Lymphknoten und 15 Patienten mit malignen Lymphomen der Haut oder granulomatösen Erkrankungen.

Ergebnisse

Lymphknotenmetastasen eines Melanoms kommen sonographisch als vergrößerte oder runde, meist glatt begrenzte, gut demarkierte, homogen echoarme bis echofreie Tumore, häufig mit einer dorsalen Schallverstär-

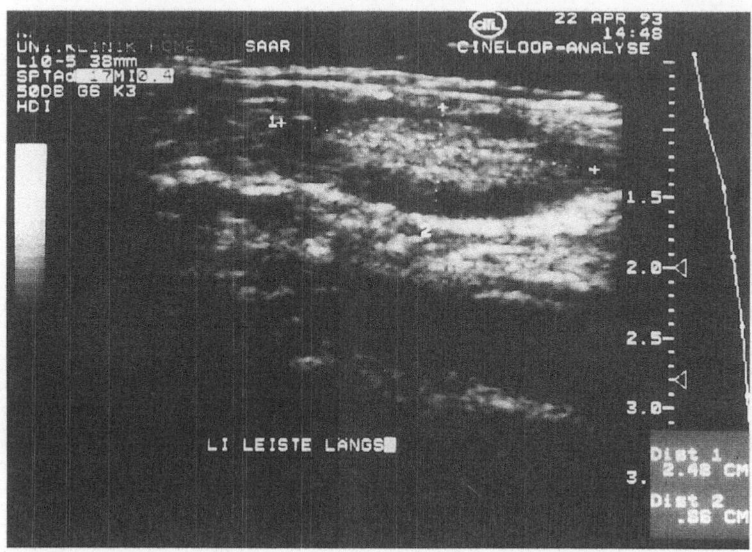

Abb. 1. Regressiver inguinaler Lymphknoten. B-Scan: ovale, glatt begrenzte Form, heterogen echoreiches Zentrum, schmaler echoarmer Randsaum

kung zur Darstellung (Abb. 2). Physiologische, vielfach regressive Lymphknoten sind meist längsoval, ebenfalls glatt abgegrenzt, weisen ein heterogen echoreiches ovales Zentrum und einen schmalen echoarmen Randsaum auf. In der inguinalen Lymphknotenstation finden sich bei jedem Probanden solche Lymphknoten, zwischen ca 1,0–2,0 cm Längsdurchmesser; der Randsaum beträgt 2–5 mm (Abb. 1). Am Hals sind die Lymphknoten wesentlich kleiner, in den Axillae und Kniekehlen sonomorphologisch nur selten abgrenzbar. Erst die Infiltration mit Entzündungs- oder Tumorzellen verändert die Echogenität und damit die Abgrenzung zur Umgebung. Unspezifisch entzündliche LK zeigen einen > 0,5 cm breiten, echoarmen Randsaum (Abb. 3), bei starker Reaktivität ebenfalls eine homogen echoarme, rundovale Form im B-Scan.

Diese echomorphologischen Form- und Strukturkriterien und Grauwertanalysen geben Informationen zur Dignität, doch sie sind nicht malignitätsspezifisch [2, 4]. Flüssigkeitsansammlungen in Zysten, Seromen, frischen Hämatomen sind neben den unspezifisch entzündlichen Lymphknoten auch durch Echoarmut gekennzeichnet. Die Zuschaltung des farbkodierten Duplexmodus zur Darstellung der intranodalen Vaskularisation verbessert die Differenzierung. Melanommetastasen, mit einem Durchmesser ≥1 cm, zeigen einen exzentrischen Gefäßpol oder ein randständiges Gefäßkonvolut mit girlandenförmiger Verzweigung an der äußeren Zirkumferenz der Metastase (Abb. 2). Kleinere Herde, besonders Satelliten- und In-transit-Filiae, erkennbar als kugelige echoarme Strukturen ab 3 mm Größe in der Dermis oder Subkutis zei-

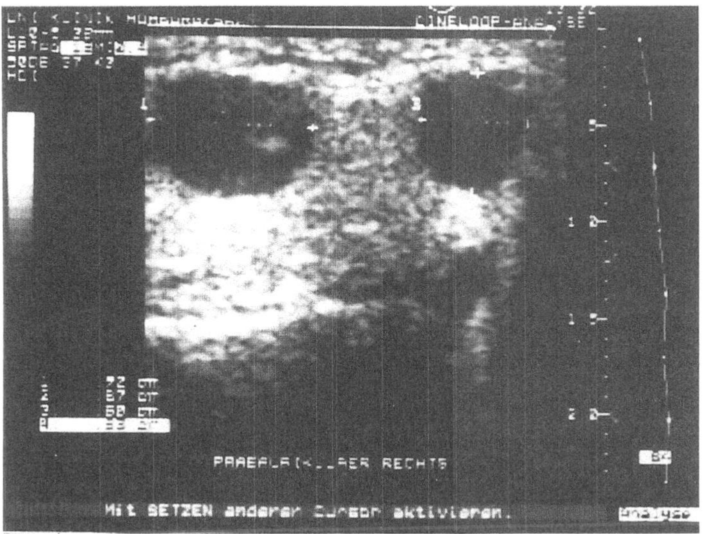

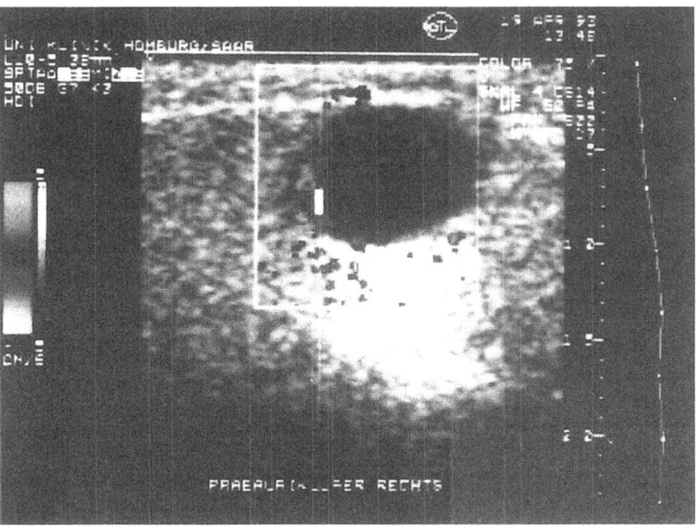

Abb. 2. Zwei präurikuläre Melanommetastasen. B-Scan (oberer Bildteil): rundovale, relativ glatt begrenzte, echoarme Tumore von 9 bzw. 6 mm Durchmesser. Dorsale Schallverstärkung. Farbduplex (unterer Bildteil) Ausschnitt: segmentale, randständige Vaskularisation

gen nur einzelne randständige Farbpixel bei der Vorwahl niedriger Strömungsgeschwindigkeiten. Die randständige Durchblutung ist Folge metastatischer Wachstumskinetik: Der histologische Schnitt der Lk-Metastase von Abb. 2 in der S100-Markierung zeigt einen subtotal von Tumorzellen austamponierten Lymphknoten, dessen gefäßführendes Bindegewebe an den Rand abgedrängt wurde (Abb. 3).

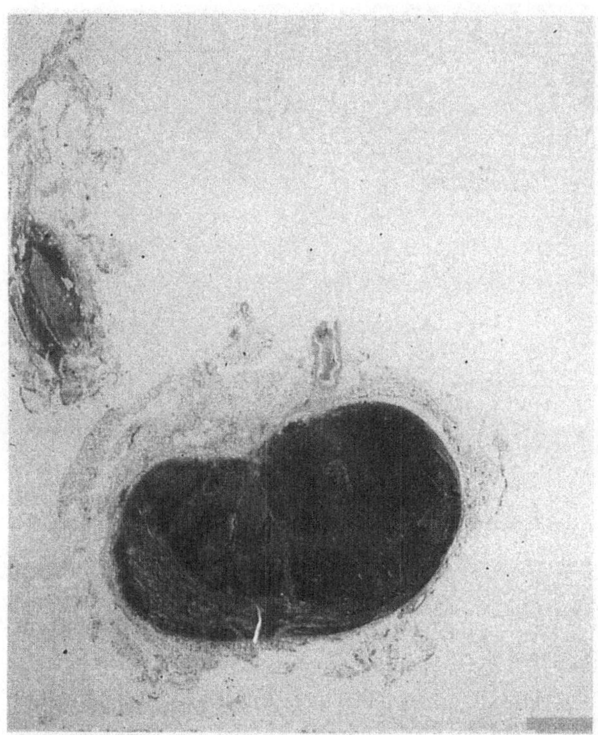

Abb. 3. Holoptischer histologischer Schnitt der Lymphknotenmetastase von Abb. 2. S100-Färbung. Gefäßführendes Bindegewebe an den Rand gedrängt

Tabelle 2. Ergebnisse von Sonographie und Palpation

Klinischer Befund n = 232	Palpation negativ n = 163		Palpation positiv n = 69	
Sonographische Diagnose	Metastase	suspekt	Metastase	anatom.o.a. Struktur
	25	17	34	35
Histologie positiv	21	6	23	
Verlauf progredient	4	4	8	
Histologie unspezifisch	0	4	3	
Verlauf regredient	0	3		

Im Gegensatz dazu imponieren unspezifisch entzündlich veränderte Lymphknoten oder infiltrierte Lymphknoten bei malignen Lymphomen durch einen im echoarmen Zentrum lokalisierten, kräftigen Gefäßstamm, der sich in mehrere, meist stark vaskularisierte Äste aufzweigt (Abb. 4, 5). Tabelle 2 stellt die Ergebnisse von Palpation und Sonographie summarisch dar.

76 von 232 Patienten wiesen sonographisch Lymphknoten-, Satelliten- oder In-transit-Metastasen bzw. tumorsuspekte Veränderungen auf. Diese wurden bei 66 Patienten (28,4 %) histologisch oder aufgrund der klinischen Progredi-

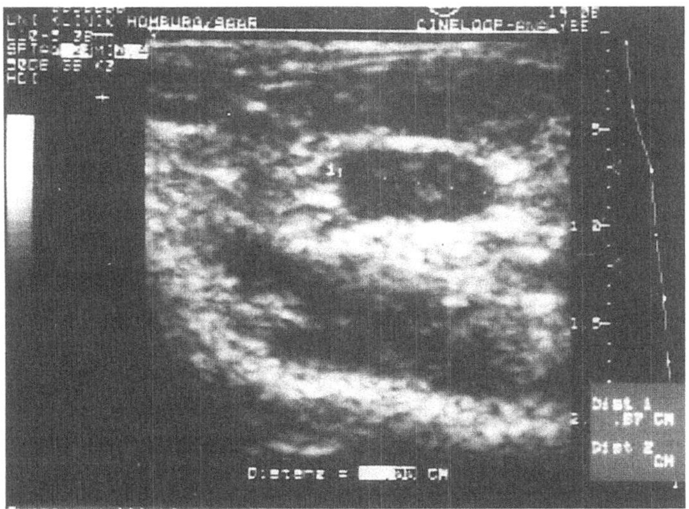

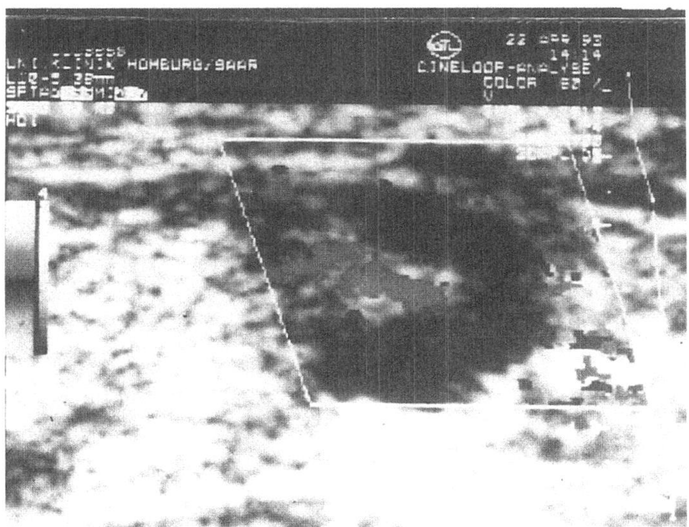

Abb. 4. Unspezifisch entzündlicher, inguinaler Lymphknoten. 2,0 · 0,9 cm. B-Scan (oberer Bildteil): plumpe, längsovale, glatt begrenzte Form. Heterogen schwach echogenes Zentrum. Farbduplex (unterer Teil) Ausschnitt: starke Vaskularisation im Zentrum, breiter, echoarmer Randsaum

enz gesichert. Sonographisch suspekte, z. T. auch palpatorisch positive Befunde nach Lymphadenektomie waren in 7 Fällen histologisch unspezifisch.

50 % der sonographisch nachgewiesenen Metastasen waren der Palpation noch entgangen. Es handelte sich hierbei entweder um beginnende Lymphknoteninfiltration ohne Größenzunahme oder um kleine 2–10 mm messende Metastasen in der Transitstrecke, mehrfach unter Hauttransplantaten oder

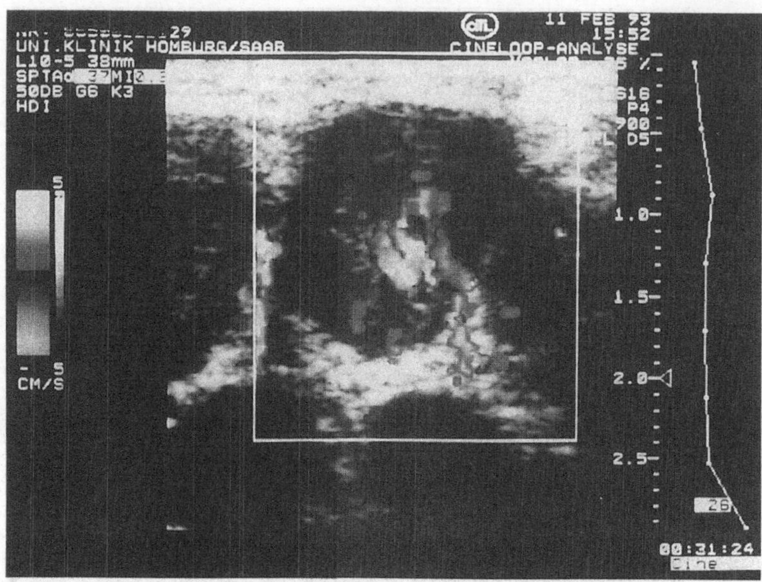

Abb. 5. Axilläre Lymphknoteninfiltration bei Mykosis fungoides. Farbduplex: heterogen echoarmes Zentrum mit kräftiger zentraler Perfusion, Aufzweigung in mehrere kleine Gefäße

Lymphadenektomienarben verborgen. Bei 30 dieser 35 Patienten mit unverdächtigem klinischen Tastbefund und primär unauffälliger Sonographie wurde die Tumorprogression bei routinemäßigen Sonographien in der Nachsorge frühzeitig entdeckt. Zu dieser Gruppe zählten 12 Patienten mit low risk-Tumoren: 2 Patienten mit In-situ-Melanom, 6 Patienten im klinischen Stadium Ia, 4 Patienten im Stadium Ib mit Tumordicke ≤1,0 mm.
Bei 35 weiteren, mit suspektem Tastbefund vorgestellten Patienten, konnten sonographisch physiologische anatomische Strukturen, z. B. Glandula submandibularis, benigne Tumore, z. B. glatt begrenzte, heterogen echoreiche Lipome, Hämangiome, Hämatome oder Lymphozelen als Korrelat identifiziert werden.

Diskussion

Die vorliegenden Ergebnisse stehen in Einklang mit anderen Arbeitsgruppen [2, 6, 8] und belegen die besondere Bedeutung der Sonographie von Primärtumorregion und drainierenden Lymphabflußwegen bis mit 7,5–10 MHz-Sonden für den Nachweis kleinster, klinisch noch nicht erfaßbarer oder aus anatomischen Gründen erschwert palpabler Melanommetastasen. Im Rahmen der Ausbreitungsdiagnostik bei primären Melanomen werden so mögliche Metastasen (derzeit ab 3 mm Größe) frühzeitig entdeckt. Patienten mit niedrigem Metastasierungsrisiko bzw. Tumordicken unter 1,5 mm, die primär keine adjuvante Therapie erhalten [3], werden bei sonographisch tumorsuspekten Veränderungen einer elektiven Lymphknotendissektion zugeführt. Der positive Effekt auf die Verlängerung der rezidivfreien Überlebenszeit bei primären Melanomen mit Tumordicken von 1,5–4,0 mm ist in der Literatur dokumentiert [1, 9]. Es ist zu hoffen, daß die sonographische Früherkennung auch zu einem Vorteil für das allgemeine Überleben bei sog. Low-risk-Melanomen führt.

In der Nachsorge erleichtert die Sonographie im Vergleich zum dokumentierten Ausgangsbefund die Beurteilung der Weichteiltopographie unter Narbenzügen oder Hauttransplantaten in der Primärtumorregion.

Für die präoperative Planung vor Eingriffen an Satelliten und/oder In-transit-Metastasen liefert die Methode im dynamischen Bild wichtige Hinweise auf mögliche Infiltration von Muskeln, großen Blutgefäßen oder Nervenplexus. Bei nicht narkosefähigen Patienten werden kleinste in-transit-Metastasen präoperativ sonographisch markiert und in Lokalanästhesie minimal exzidiert.

Mit Hilfe des farbkodierten Duplexverfahrens sind nicht vaskularisierte Raumforderungen wie Lymphozelen oder Hämatome leicht abzugrenzen. Lymphknotenvergrößerungen bei nicht voroperierten Patienten können anhand des Vaskularisationsmusters als unspezifisch entzündlich oder tumorsuspekt eingestuft werden. Vergleichbare Perfusionsmuster sind für zervikale Lymphknotenmetastasen von Plattenepithelkarzinomen beschrieben [7]. Generell ist zu beachten, daß es keine tumorartspezifische Sonomorphologie einzelner Metastasen gibt. Axilläre Lymphknotenmetastasen eines Mammakarzinomas gleichen Melanommetastasen. Vorausgegangene Strahlen- oder Chemotherapie führt zu einer verstärkten Echogenität der Lymphknotenmetastasen. Unter hochdosierter Immuntherapie (Interleukin 2/Interferon α) entstehen verbreiterte echoreiche Randzonen in Lymphknotenmetastasen.

Bei suspekten Tastbefunden jenseits der regionären Lymphknotenstation(en) erlaubt die Sonographie vor allen anderen, meist strahlenbelasteten, bildgebenden Verfahren nicht pathologische Veränderungen abzugrenzen und hilft unnötige chirurgische Eingriffe zu vermeiden.

Als nicht invasive Methode ist die hochauflösende (farbkodierte Duplex-) Sonographie unverzichtbarer Bestandteil in der Primärdiagnosik und der Nachsorge des malignen Melanoms. Die farbkodierte Darstellung der Perfusionsmuster scheint die Treffsicherheit in der Früherkennung von Metastasen zu erhöhen.

Literatur

1. Drepper H, Köhler CO, Bastian B et al (1993) Benefit of elective node dissection in subgroups of melanoma patients – results of multicenter study in 3616 patients. Cancer 72 : 741–749
2. Eichhorn TH, Schwerk WB, Schroeder HG (1985) Hochauflösende Real-time Sonographie von Tumoren der Halsweichteile. Laryngol Rhinol Otol 64 : 506–512
3. Garbe C, Stadler R, Orfanos CE (1989) Lokalrezidive und Metastasierung bei dünnen malignen Melanomen (≤1 mm). Hautarzt 40 : 337–343
4. Gritzmann N, Czembirek H, Hajek P et al (1987) Sonographie bei cervicalen Lymphknoten-Metastasen. Radiologie 27 : 118–122
5. Kaufmann R, Weber L, Rodermund OE (1988) Kutane Melanome, Klinik und Differentialdiagnose. Editiones Roche, Basel
6. Prayer L, Winkelbauer F, Gritzmann N, Weislein H, Helmer M, Pehambeger H (1989) Untersuchung der primären Lymphknotenstationen beim malignen Melanom mittels hochauflösender Real-time-Sonographie – Stellenwert und Indikationen. Fortschr Röntgenstr 151 : 294–297
7. Schreiber J, Mann W, Lieb W (1993) Farbduplexsonographische Messung der Lymphknotenperfusion: Ein Beitrag zur Diagnostik zervicaler Metastasierung. Laryngol Rhinol Otol 72 : 187–192
8. Stutte H, Erbe S, Rassner G (1989) Lymphknotensonographie in der Nachsorge des malignen Melanoms. Hautarzt 40 : 344–349
9. Veronesi U, Adamus J, Bandiera DC et al (1982) Delayed regional lymph node dissection in stage I melanoma of the skin of the lower extremities. Cancer 49 : 2420–2430

Die Bedeutung silbergefärbter Nukleolus organisierender Regionen (AgNOR) für die histologische Diagnostik von Bindegewebstumoren der Haut und angrenzender Weichgewebe

R. Linse und H. Rosendorff

Zusammenfassung

Zur Beurteilung der Dignität von Bindegewebstumoren wurde die differentialdiagnostische Aussagekraft der AgNOR-Analyse bei Einsatz eines PC-gesteuerten Bildanalysesystems geprüft. Die Bestimmung von fünf AgNOR-Parametern zeigt, daß nur Zahl und Größe der AgNOR für Trennung von benignen und malignen Bindegewebstumoren von Bedeutung sind. Im Einzelfall und bei Borderline-Tumoren bringt die AgNOR-Morphologie keine diagnostische Trennschärfe. Die AgNOR-Methode ist lediglich als Marker für eine erhöhte Zellproliferation zu werten.

Schlüsselwörter

Bindegewebstumoren – AgNOR-Methode – Proliferationsmarker

Einleitung

Bindegewebstumoren der Haut und angrenzender Weichgewebe sind morphologisch außerordentlich vielgestaltig und können daher für die Bestimmung der Dignität erhebliche Probleme mit sich bringen. Die besondere Schwierigkeit der Diagnostik liegt darin, daß das mikroskopische Bild oft die Reflexion des biologischen Verhaltens versagt.

Bindegewebstumoren der Haut und angrenzender Weichgewebe sind bisher in der Literatur mit Hilfe der AgNOR-Methode nur vereinzelt untersucht worden [3, 5, 8].

Nukleolus organisierende Regionen (NOR) stellen Abschnitte der DNA dar, in denen ribosomale RNA codiert ist. Sie befinden sich während der Zellteilung auf den kurzen Armen der 5 akrozentrischen Metaphasechromosomen im Bereich der sekundären Konstriktionen. Im Interphasekern lassen sich NORs vorwiegend im Nukleolus über eine spezielle Versilberungstechnik darstellen, die durch argyrophile NOR-assoziierte Proteine vermittelt wird [1, 2]. Derart silbergefärbte Strukturen werden kurz als AgNORs bezeichnet.

Ziel der eigenen Untersuchung war es, an einer Serie von fibrohistiozytären und fibrösen Tumoren die differentialdiagnostische Aussagekraft der AgNOR-Analyse bei Einsatz eines PC-gesteuerten Bildanalysesystems zu überprüfen.

Dabei kam der Abgrenzung der Borderline-Tumoren gegenüber benignen und malignen Zellproliferationen eine besondere Bedeutung zu. Weiterhin untersuchten wir, ob die Bestimmung verschiedener AgNOR-Parameter eine verbesserte diagnostische Trennschärfe am histologischen Schnitt ergibt.

Material und Methode

Aus dem histologischen Routinematerial wurden 96 Proliferationen fibröser und fibrohistiozytozytärer Differenzierung ausgewählt. Die histologische Klassifikation der Tumoren erfolgte nach Katenkamp und Stiller [4].

Für die AgNOR-Silberfärbung kam die von Crocker und Nar beschriebene Methode zur Anwendung [2]. So konnten die AgNORs als schwarzbraune, vorwiegend intranukleolär gelegene Strukturen in den gelbbraunen Zellkernen dargestellt werden.

Die morphometrische Auswertung erfolgte bei 4000facher Vergrößerung mit Hilfe eines PC-gesteuerten Bildanalysesystems. Als diagnostische AgNOR-Parameter wurden bestimmt:

die mittlere AgNOR-Zahl pro Zellkern: N,
die mittlere Fläche einer AgNOR: A,
den AgNOR-Quotienten: $C = N/A$,
die AgNOR-Gesamtfläche eines Zellkerns: $A_{ges} = N \times A$ und
die AgNOR-Rate: $R = N/A_{ges}$, die das Verhältnis von AgNOR-Zahl pro Zellkern und Gesamt-AgNOR-Fläche eines Zellkerns repräsentiert.

Ergebnisse

Bei den fibrohistiozytären Tumoren lassen sich die malignen und benignen Proliferationen statistisch signifikant in folgenden Parametern unterscheiden: AgNOR-Zahl pro Kern, in der Fläche eines AgNOR, im AgNOR-Quotienten und in der AgNOR-Rate.

Die Gruppe der Borderline-Tumoren wie das Dermatofibrosarkoma protuberans und atypische Fibroxanthome sind gegenüber malignen und benignen fibrohistiozytären Tumoren nur in der AgNOR-Zahl und im AgNOR-Quotienten statistisch signifikant abgrenzbar. Die AgNOR-Rate und die Fläche eines AgNOR zeigen zwar einen signifikanten Unterschied zu den benignen fibrohistiozytären Tumoren, sind aber annähernd identisch mit denen der malignen fibrösen Histiozytomen.

Die Gesamtflächenbestimmung der einzelnen AgNOR pro Zellkern läßt keine differenzierende Aussage zu (Abb. 1).

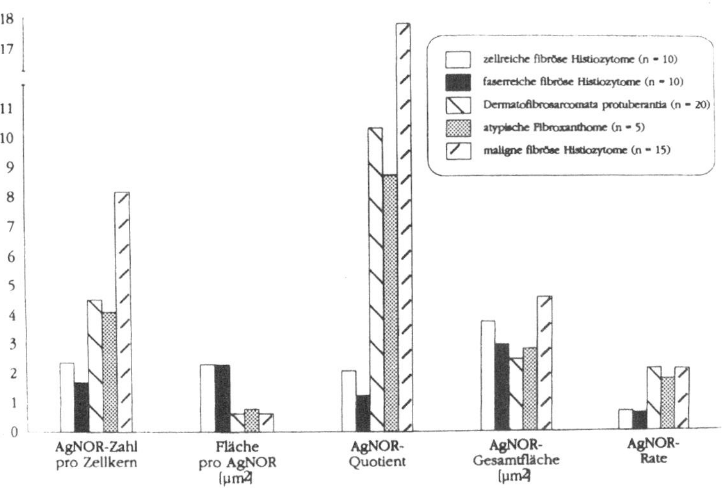

Abb. 1. Vergleich der Gruppen fibrohistiozytärer Tumoren in bezug auf die AgNOR-Parameter

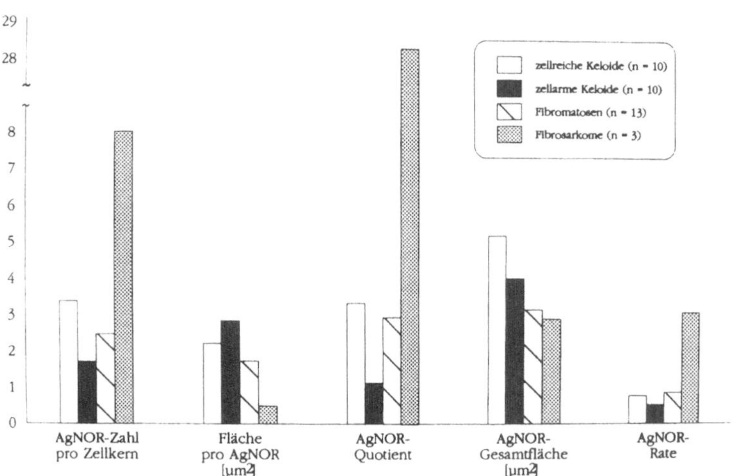

Abb. 2. Vergleich der Gruppen fibröser Tumoren in bezug auf die AgNOR-Parameter

Wie in Abb. 2 dargestellt wird, zeigen auch die fibrösen Weichgewebstumoren signifikante Unterschiede zwischen benignen und malignen Proliferationen in der Parametern AgNOR-Zahl pro Kern, in der Fläche einer AgNOR, im AgNOR-Quotienten und in der AgNOR-Rate.

Wenn man die Fibromatosen zu den Borderline-Läsionen zählt, ist auffallend, daß sich bei diesen Proliferationen die wesentlichen AgNOR-Parameter im Bereich der benignen fibrösen Tumoren befinden. In dieser Gruppe lassen sich die Borderline-Proliferationen statistisch signifikant von den Fibrosarkomen hinsichtlich der AgNOR-Zahl pro Kern, Fläche einer AgNOR, im AgNOR-Quotienten und in der AgNOR-Rate abgrenzen.

Die AgNOR-Gesamtflächenbestimmung ist auch bei fibrösen Weichgewebstumoren ohne wesentliche differentialdiagnostische Aussagekraft.

Diskussion

Für fibrohistiozytäre und fibröse Tumoren konnte durch die morphometrische Auswertung der AgNORs ein Grundprinzip des AgNOR-Verhaltens bestätigt werden: Gutartige Tumoren zeigen wenige und große AgNORs maligne Proliferationen sind durch viele und kleine AgNORs gekennzeichnet (Abb. 3). Hohe AgNOR-Zahlen und kleine AgNOR-Flächen können aber auch in allen Geweben mit hoher Proliferationstendenz und in Zellen mit sekretorischer Funktion gefunden werden und stellen keinen Marker für die biologische Wertigkeit von Tumoren dar [6, 7].

Die Einzelwerte der 5 definierten AgNOR-Parameter überschneiden sich bei den untersuchten Bindegewebstumoren in unterschiedlichem Umfang. So kann im Einzelfall anhand der Größe der AgNOR-Parameter keine sichere Aussage hinsichtlich der Dignität des Tumor getroffen werden.

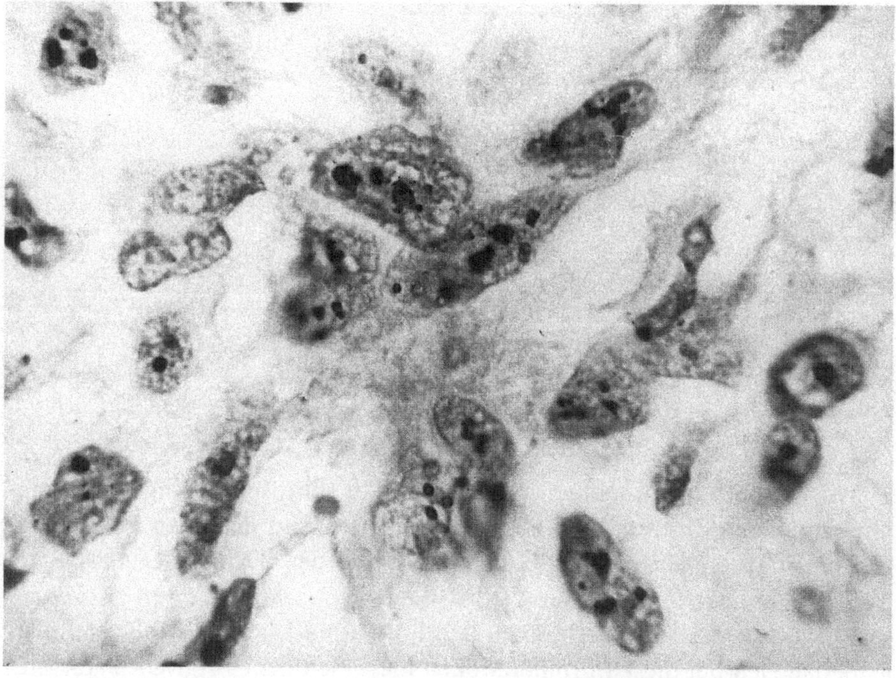

Abb. 3. Malignes fibröses Histiozytom. Zellkerne mit vielen, kleinen intra- und extranukleolär abgrenzbaren AgNORs. (AgNOR-Versilberung)

Zusammenfassend ist festzustellen, daß die AgNOR-Methode auch bei Einsatz eines PC-gesteuerten Bildanalysesystems für die histologische Diagnostik von Bindegewebstumoren der Haut und angrenzender Weichgewebe keinen wesentlichen Informationsgewinn für die Einschätzung der Dignität dieser Proliferationen bringt. Diese aufwendige morphometrische Auswertung bietet keine über die AgNOR-Zahl pro Zellkern hinausreichende diagnostische Trennschärfe am histologischen Schnitt. Nach unseren Untersuchungen stellt die AgNOR-Morphologie lediglich einen Marker für eine erhöhte Zellproliferation dar.

Literatur

1. Crocker J (1990) Nucleolar organizer regions. In: Underwood JCE (ed) Pathology of the nucleus. Current topics in pathology. Bd 82. Springer, Berlin Heidelberg New York Tokyo, pp 91–149
2. Crocker J, Nar P (1987) Nucleolar organizer regions in lymphomas. J Pathol 151 : 111–118
3. Egan MJ, Raafat F, Crocker J, Smith K (1988) Nucleolar organizer regions in fibrous proliferations of childhood and infantile fibrosarcoma. J Clin Pathol 41 : 31–33
4. Katenkamp D, Stiller D (1990) Weichgewebstumoren: Pathologie, histologische Diagnostik und Differentialdiagnose. Barth, Leipzig
5. Kuratsu S, Aozasa K, Myoui A, Tsujimoto M, Ueda T, Uchida A, Hamada H, Ono K, Matsumoto K (1991) Prognostic significance of argyrophilic nucleolar organizer staining in soft tissue sarcomas. Int J Cancer 48 : 211–214
6. Linse R, Phillipp I (1992) Möglichkeiten und Grenzen der AgNOR-Methode in der Diagnostik melanozytärer Tumoren. In: Burg G, Hartmann AA, Konz B (Hrsg) Fortschritte der operativen und onkologischen Dermatologie, Bd. 7. Springer, Berlin Heidelberg New York Tokyo, S 106–110
7. Plate KH, Rüschoff J, Mennel HD (1992) Application of the AgNOR technique to neurooncology. Acta Histochem [Suppl] XLII : 171–178
8. Wrba F, Augustin I, Fertl H (1991) Nucleolar organizer regions in soft tissue sarcomas. Oncology 48 : 66–170

Nahlappenplastiken des Granulationsgewebes bei Wundkonditionierungsproblemen

H. Winter

Zusammenfassung

Aus unterschiedlichen Gründen kann es trotz fachgerechter Wundkonditionierung unter Anwendung geeigneter Wundauflagen zu Störungen bei der Entwicklung eines gleichmäßigen und transplantationsgerechten Granulationsrasens kommen. Meist handelt es sich dabei um tiefreichende Exzisionsdefekte mit freiliegenden Knochen-, Knorpel-, Faszien- oder Sehnenanteilen am Wundgrund oder um lokale Störungen der Gewebetrophik. Neben Wundgebieten mit normal entwickeltem Granulationsrasen zeigen sich auch nach längeren Konditionierungsversuchen umschriebene Areale mit fehlender oder nur unzureichender Granulationsgewebsbildung. Nach Mobilisierung des umgebenden, normal entwickelten Granulationsrasens und entsprechender Verlagerung desselben mittels nahlappenplastischer Verfahren lassen sich derartige umschriebene Störungen der Granulationsgewebsbildung erfolgreich beseitigen. Von 1991–1994 wurden an der Universitäts-Hautklinik der Charité in Berlin insgesamt 14 Patienten mit erheblichen Wundkonditionierungsproblemen behandelt. Mit Hilfe dieser neuartigen, einfachen und den Patienten kaum belastenden Operationstechnik konnte bei allen Patienten in relativ kurzer Zeit ein gleichmäßiger und transplantationsgerechter Granulationsrasen erzielt werden.

Schlüsselwörter

Granulationsgewebe – Wundkonditionierungsprobleme – Wundauflagen – Granulationsgewebeplastiken – Hauttransplantation

Einleitung

Die Wundkonditionierung mit anschließender sekundärer Deckung mittels Hauttransplantation zählt zu den bewährten Methoden der Dermatochirurgie [1, 4, 8–10]. Aus unterschiedlichen Gründen kann es trotz fachgerechter Wundbehandlung unter Anwendung geeigneter Wundauflagen zu Störungen bei der Entwicklung eines gleichmäßigen und transplantationsgerechten Granulationsrasens kommen (Tabelle 1). Meist handelt es sich dabei um tiefreichende Exzisionsdefekte mit freiliegenden Knochen-, Knorpel-, Faszien- oder Sehnenanteilen am Wundgrund oder um lokale Störungen der Gewebetrophik. Neben Wundgebieten mit normal entwickeltem Granulationsrasen zeigen sich auch

Tabelle 1. Ursachen für eine Störung der Granulationsgewebsbildung

Allgemeine Ursachen	Lokale Ursachen
Alter	Fehler bei der Wundbehandlung
Stoffwechselstörungen	Ungünstige Wundverhältnisse
Begleiterkrankungen	Topographische Besonderheiten
Eiweißmangel	Trophische Störungen
Vitaminmangel	Infektionen
Granulationshemmende Medikamente	Nekrosen
	Fremdkörper
	Tumoren

nach längeren Konditionierungsversuchen umschriebene Areale mit fehlender oder nur unzureichender Granulationsgewebsbildung. Bei derartigen Wundverhältnissen ist eine Hauttransplantation kontraindiziert, und häufig ist auch eine Deckung mittels nahlappenplastischer Verfahren [1] evtl. auch unter Einsatz der Hautexpander [2] aufgrund der Wundverhältnisse, der topographischen Gegebenheiten oder der Wundumgebung nicht möglich. Nur durch die aufwendige Methode des mikrochirurgischen Haut- bzw. Haut-Muskellappentransfer gelingt in ausgewählten Fällen eine erfolgversprechende plastische Deckung dieser Defektwunden [6]. Ausgehend von derartigen Wundkonditionierungsproblemen wurde eine einfache und erfolgssichere Operationsmethode entwickelt, mit deren Hilfe es in relativ kurzer Zeit gelingt, einen gleichmäßigen transplantationsgerechten Granulationsrasen zu erzielen.

Patienten

Von 1991–1994 wurden an der Universitäts-Hautklinik der Charité in Berlin insgesamt 14 Patienten mit erheblichen Wundkonditionierungsproblemen behandelt. Es handelte sich um 6 Männer und 8 Frauen im Alter zwischen 47 und 99 Jahren. Meist waren es Patienten mit ausgedehnten Exzisionsdefekten nach Entfernung größerer Basaliome (5 Patienten) oder Plattenepithelkarzinome (4 Patienten). Jeweils bei einem Patienten zeigte sich eine mangelhafte Granulationsgewebsbildung nach Exzision eines malignen Histiozytoms bzw. eines großflächigen Spiegler-Tumor-Feldes. Nach Exzision eines Strahlenulkus bzw. eines ausgedehnten Radioderms kam es bei 2 Patienten nur zu einer partiellen Ausbildung eines transplantationsgerechten Granulationsrasens.

Die Lokalisation der Exzisiondefekte mit unzureichender Granulationsgewebsbildung ist in der Tabelle 2 zusammengestellt. Überwiegend handelte es sich um Defektwunden am Capillitium mit besonderer Problematik (7 Patienten). Sowohl bei Tumoren am Capillitium als auch an der Stirn (3 Patienten)

Tabelle 2. Lokalisation der Exzisionsdefekte mit unzureichender Granulationsgewebsbildung (n = 14)

Lokalisation	n
Capillitium	7
Stirn	3
Unterarm	2
Unterschenkel	2
Gesamt	14

war aus Gründen der Radikalität (Mikrochirurgie) partiell das Periost mitentfernt worden. Demzufolge mußte bei diesen Patienten schon prinzipiell mit Wundkonditionierungsproblemen gerechnet werden. Die Ursachen für die unzureichende Granulationsgewebsbildung bei den Defektwunden am Unterarm (2 Patienten) und am Unterschenkel (2 Patienten) waren freiliegende Knochen, Sehnen- oder Faszienanteile bzw. Störungen der Mikrovaskularisation nach Radiatio.

Chirurgisches Therapiekonzept, Ergebnisse und Diskussion

Zeigt sich nach 3- bis 4wöchigen intensiven Konditionierungsversuchen mit geeigneten Wundauflagen (feuchte Wundbehandlung) kein gleichmäßiger transplantationsgerechter Granulationsrasen, so sollten andere Therapiealternativen geprüft werden. Bei freiliegender Schädelkalotte wurde früher in Übereinstimmung mit den Empfehlungen im Schrifttum die Lamina externa meist mit der Fräse abgetragen oder die Diploe angebohrt [3, 7]. Nach Eröffnung der gefäßführenden Diploe war nach längerer Zeit der Konditionierung meist ein ausreichender Granulationsrasen zu erzielen. Dieses Vorgehen ist aber langwierig und für den Patienten belastend. Darüber hinaus besteht die Gefahr der Verletzung von Gefäßen in den Emissarien und größerer Diploe-Gefäße. Auch die von einigen Autoren propagierte Abdeckung des Kalottenbereiches mit einem umgedrehten Koriumtransplantat [5] dürfte bei derartigen Problemfällen nicht immer zum Erfolg führen.

Bei Wundflächen, die nach längeren Konditionierungsversuchen neben Gebieten mit normal entwickeltem Granulationsgewebe partiell fehlende oder unzureichende Granulationen zeigen, werden in den letzten Jahren Nahlappenplastiken des Granulationsgewebes durchgeführt. Es handelt sich um eine überaus einfache, den Patienten kaum belastende und erfolgssichere Operationstechnik. Aus den umgebenden, normal entwickelten Anteilen des Granula-

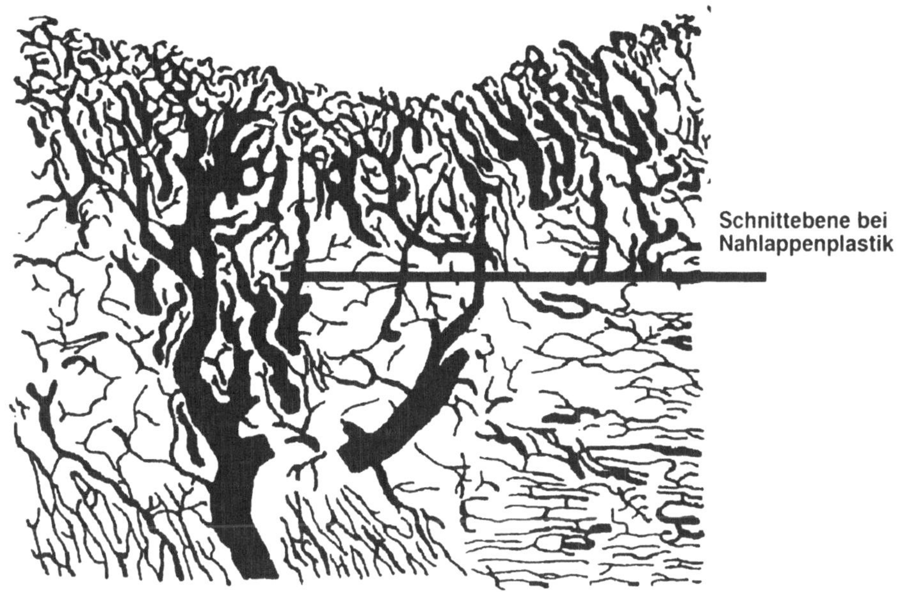

Abb. 1. Gefäßinjektionspräparat des Granulationsgewebes (nach Thoma). Granulationsgewebslappen mit optimaler Vaskularisation

tionsrasens werden unterschiedliche Nahlappen (Verschiebe-, Rotations- oder Transpositionslappen) umschnitten. Nach Umschneidung werden die Lappen von der Unterlage unter sorgfältiger Schonung der Lappenbasis abgetrennt. Dabei ist darauf zu achten, daß die Schnittebene oberhalb des Periostes bzw. der Muskelfaszie liegt (Abb. 1). Aufgrund der optimalen Vaskularisation des Granulationsgewebes mit zahlreichen Kollateralen können die Lappen dünn gewählt werden; und auch bei relativ schmaler Lappenbasis ist eine ausreichende Ernährung des Granulationsgewebslappens zu erwarten. Bei richtiger Präparationstechnik ist selbst bei einem Verhältnis zwischen Lappenbasis und Lappenlänge von 1 : 3 nicht mit einer Nekrose im Bereich der Lappenspitze zu rechnen. Nach Mobilisation lassen sich die präparierten und mobilisierten Lappen relativ einfach in den Bereich der gestörten Granulationsgewebsbildung bzw. auf die freiliegenden Gewebeanteile (Knochen, Knorpel, Sehne, Faszie) verlagern. Nach kurzem und leichtem Druck auf die verlagerten Lappen werden diese infolge Eigenfibrinverklebung in ihrer neuen Lage fixiert; Nähte sind dabei nicht erforderlich. Handelt es sich um größere Granulationsgewebsdefekte die zu decken sind, haben sich kombinierte Lappenplastiken, besonders aber mehrfache Rotationslappenplastiken bewährt. Alle Nahlappenplastiken wurden ohne Anästhesie ausgeführt, da Umschneidungen und Präparationen innerhalb des Granulationsgewebes meist schmerzlos sind. Stärkere Blutungen aus den Schnitträndern bzw. der Schnittfläche des Granulationsgewebes wur-

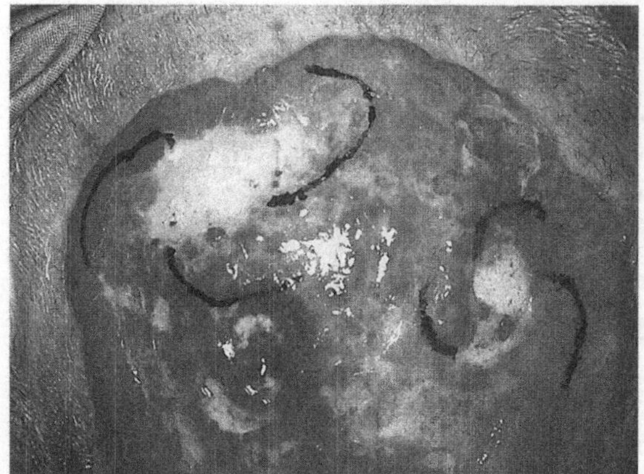
a

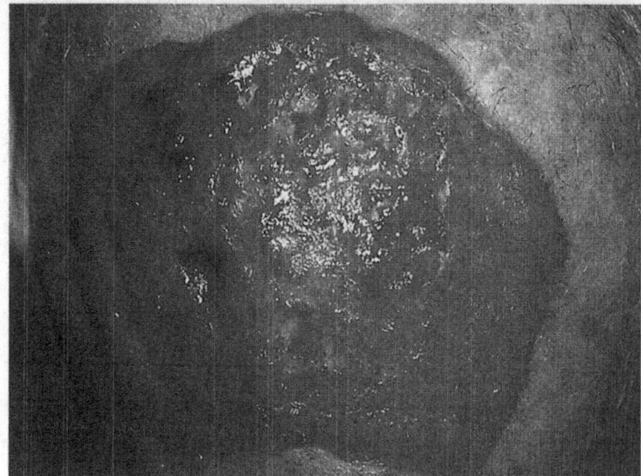
b

Abb. 2. a 99jährige Patientin mit Defektwunde am Capillitium bei Zustand nach Exzision eines ausgedehnten Basaliomrezidivs nach strahlentherapeutischer Behandlung und 4wöchiger Wundkonditionierung. Stellenweise freiliegender Schädelknochen ohne Periostbedeckung. Nahlappenbildung im Bereich des umgebenden Granulationsgewebes, eingezeichnete Schnittführung. **b** Transplantationsgerechter Granulationsrasen 2 Wochen nach Nahlappenplastiken des Granulationsgewebes und zwischenzeitlicher Konditionierung mit Hydrogel-Kompressen

den nicht beobachtet. Störende Blutungen können evtl. durch kurzzeitige leichte Kompression oder durch feuchte Kompressen, die mit Thrombinlösung getränkt sind, problemlos gestillt werden.

Anhand klinischer Beispiele mit Wundkonditionierungsproblemen nach Tumorexzisionen am Capillitium (Abb. 2a, b; Abb. 3a, b) sowie an der Stirn (Abb. 4a, b) wird die neuartige Operationsmethode vorgestellt. Bei den Patienten konnte 1–2 Wochen nach der Nahlappenplastik des Granulationsgewebes ein gleichmäßiger transplantationsgerechter Granulationsrasen erzielt werden. Zur Konditionierung wurden ausschließlich Hydrogel-Kompressen verwendet, die ein feuchtes Wundmilieu garantieren und somit ein Austrocknen des verlagerten Granulationsgewebes wirksam verhinderten. In allen Fällen sind die Nahlappen problemlos auf der Unterlage, selbst bei freiliegendem Knochen, angewachsen. Lappennekrosen wurden nicht beobachtet. Im Bereich der Hebedefekte entwickelte sich in kurzer Zeit auf dem gut durchbluteten Periost bzw. auf der Faszie ein optimaler Granulationsrasen. Bei Bedarf können derartige Nahlappenplastiken mehrfach wiederholt werden. Ohne Ausnahme konnte bei

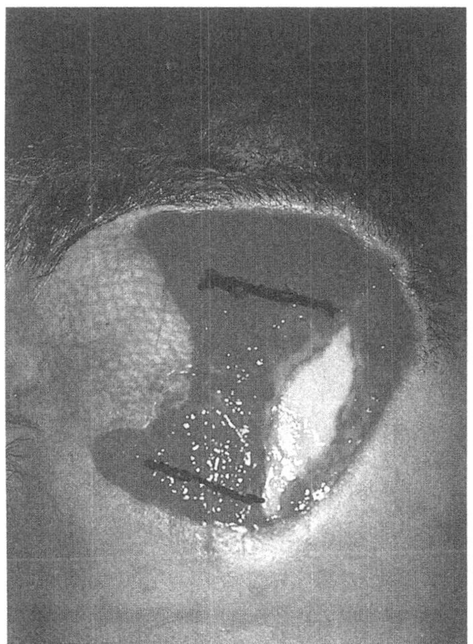
a

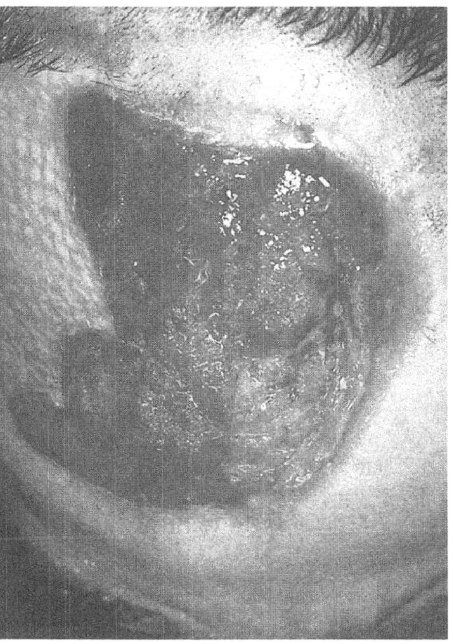
b

Abb. 3. a 58jähriger Patient mit Wundfläche an der Stirn-Haar-Grenze rechts nach Exzision eines Angiosarkomrezidivs. 3 Wochen nach Wundkonditionierung nur partielle Ausbildung eines gleichmäßigen Granulationsrasens. Dezentral lokalisiertes Areal mit freiliegendem Knochen ohne Periostbedeckung. Eingezeichnete Schnittführung zwecks Bildung eines Verschiebelappens aus dem umgebenden Granulationsgewebe. **b** Transplantationsgerechter Granulationsrasen, auch den Schädelknochen bedeckend, 2 Wochen nach Verschiebelappenplastik des Granulationsgewebes und zwischenzeitlicher Konditionierung mit Hydrogelkompressen

den 14 Patienten nach Nahlappenplastiken des Granulationsgewebes mit anschließender Konditionierung mit Hydrogelkompressen in einem Zeitraum von 1–2 Wochen ein gleichmäßiger transplantationsgerechter Granulationsrasen erzielt werden. Die abschließende definitive Deckung mit einem Spalthauttransplantat (Mesh-graft-Technik) war erfolgreich und der postoperative Verlauf ohne Komplikationen.

Neben den beschriebenen Vorteilen dieser Operationsmethode in Vorbereitung auf die Hauttransplantation muß einschränkend hervorgehoben werden, daß dieses Verfahren nur bei partiellen Granulationsdefekten anwendbar ist. Der in Defektnähe befindliche Granulationsrasen muß von ausreichender Größe und entsprechender Qualität sein.

Insgesamt ist diese einfache und neuartige Operationsmethode bei bestimmten Patienten mit Wundkonditionierungsproblemen eine wertvolle und erfolgssichere Behandlungsalternative, da in relativ kurzer Zeit ein transplantationsgerechter Granulationsrasen erzielt werden kann.

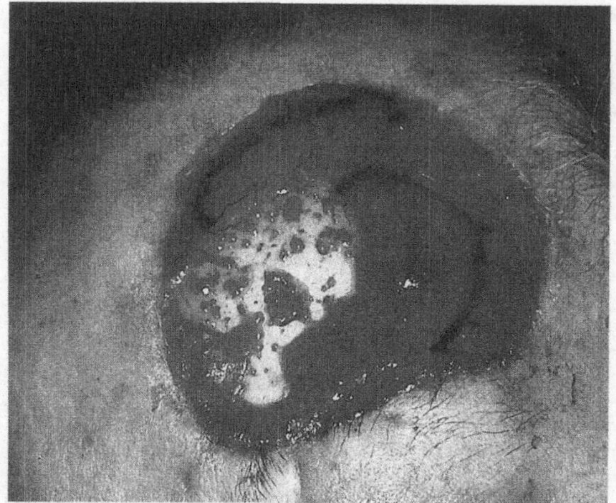

a

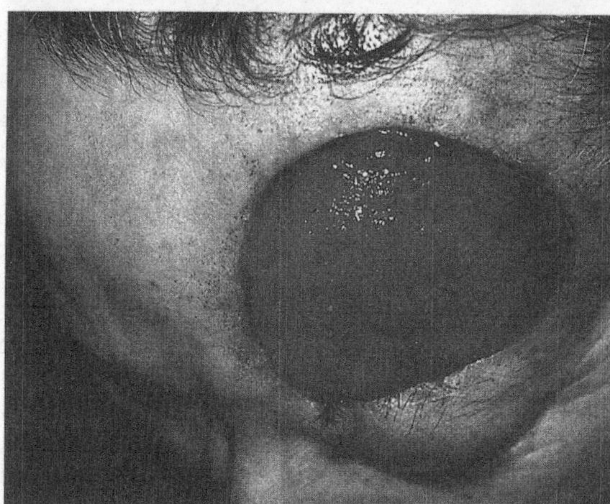

b

Abb. 4. a 73jährige Patientin mit unvollständiger Granulationsgewebsbildung trotz 4wöchiger Wundkonditionierung nach Exzision eines tiefreichenden Basalioms an der Stirn links. Bildung von Nahlappenplastiken des Granulationsgewebes zwecks Deckung der freiliegenden Knochenanteile. Eingezeichnete Schnittführung. **b** Gleichmäßiger transplantationsgerechter Granulationsrasen annähernd in Hautniveau 2 Wochen nach doppelter Rotationslappenplastik des Granulationsgewebes und zwischenzeitlicher Konditionierung mit Hydrogelkompressen

Literatur

1. Kaufmann R, Landes E (1992) Dermatologische Operationen: Farbatlas und Lehrbuch der Hautchirurgie. 2. Aufl Thieme, Stuttgart New York. S 56–146
2. Konz B (1991) Hautexpander: Erfahrungen in der operativen Dermatologie. Z Hautkr (Suppl 3) 66 : 61–64
3. Knapp U (1981) Die Wunde: Pathophysiologie, Behandlung, Komplikationen. Thieme, Stuttgart New York. S 76–77
4. Neukam D (1988) Primäre oder sekundäre Defektdeckung? Darstellung der Vor- und Nachteile des zweizeitigen operativen Procedere. In: Haneke E (Hrsg) Gegenwärtiger Stand der operativen Dermatologie. Fortschr Operat Dermatol Bd 4. Springer, Berlin Heidelberg New York London Paris Tokyo. S 122–125
5. Pleier R, Schwantes H, Balda B-R (1988) Das „gemeshte“ umgedrehte Koriumtransplantat. In: Haneke E (Hrsg) Gegenwärtiger Stand der operativen Dermatologie. Fortschr Operat Dermatol Bd 4. Springer, Berlin Heidelberg New York London Paris Tokyo. S 126–129

6. Steinau HU, Jaeger K, Soeder H, Enke A, Reuther J, Schnabel K (1984) Mikrochirurgischer Muskellappentransfer zur Deckung ausgedehnter Strahlenulzera. In: Lemperle G, Koslowski L (Hrsg) Chirurgie der Strahlenfolgen. Urban und Schwarzenberg, München Wien Baltimore. S 71–79
7. Tönnis W, Krenkel W, Nittner K (1973) Verletzungen der Kopfschwarte. In: Derra E, Huber P, Schmittler (Hrsg) Chirurgische Operationslehre Bd 2 ½. Barth, Leipzig. S 60–62
8. Winter H, Sönnichsen N, Lehnert W (1987) Operationstaktische Besonderheiten bei der Behandlung von Hauttumoren. In: Petres J (Hrsg) Aktuelle Behandlungsverfahren. Fortschr Operat Dermatol Bd 3. Springer, Berlin Heidelberg New York London Paris Tokyo. S 96–105
9. Winter H, Neuendorf D (1991) Wundkonditionierung mit Calciumalginat-Kompressen nach Hauttumoroperationen. Praxis. 10 : 18–23
10. Winter H (1994) Konditionierung von Defektwunden in der operativen Dermatologie. WundForum spezial. Ro-Med Medical Information, Heidenheim. S 23–25

Die Chirurgie des varikösen Beins. Präoperative Diagnose und postoperative Befundkontrolle

R. Stadler, S. Darius und H.-G. Otte

Zusammenfassung

103 Patienten mit chronischer venöser Insuffizienz II. und III. Grades nach Widmer, die sich zwischen Mai 1990 und September 1991 einem varizenchirurgischen Eingriff unterzogen hatten, wurden eineinhalb bis zwei Jahre post operationem nachuntersucht. Unter den angewandten, meist in Leitungsanästhesie durchgeführten, selektiven Eingriffen dominierte die modifizierte Babcock-Operation vor Teilexhairesen und Crossektomien. Unter Berücksichtigung kosmetischer Aspekte wurde möglichst radikal operiert.
88,7 % der nachuntersuchten Extremitäten wiesen sehr gute und gute, 9,7 % befriedigende Resultate auf. Unbefriedigende Ergebnisse fanden sich lediglich bei 1,6 % der Gesamtzahl von 186 operierten Extremitäten.
Pseudorezidive betrafen überwiegend die Vena saphena magna accessoria lateralis und medialis. Bei einem Patienten wurde ein Hauptstammrezidiv festgestellt, ein Rezidivulkus wurde bei 2 Patienten gefunden.
Frühkomplikationen kamen in 2 Fällen vor. Als Spätkomplikationen imponierten in 11,8 % der Fälle geringe Sensibilitätsstörungen, die von den Patienten als nicht beeinträchtigend empfunden wurden.
Die Untersuchungsergebnisse zeigten eindeutig, daß ein höheres Lebensalter keine Kontraindikation für varizenchirurgische Eingriffe darstellt, sofern diese differenziert unter sorgfältiger Berücksichtigung von Vorerkrankungen und Vorbehandlungen durchgeführt werden.
Es wird auf die Bedeutung regelmäßiger Nachuntersuchungen und einer frühzeitig einsetzenden Prophylaxe hingewiesen.

Schlüsselwörter

Phlebochirurgie – Chronische venöse Insuffizienz – Therapieergebnisse

Einleitung

Venenleiden sind sehr verbreitet. Insgesamt haben 30–40 % aller Mitteleuropäer pathologische Venenbefunde [5]. 1981 gab es in der Bundesrepbulik 5,3 Mio. Venenkranke, unter ihnen 1 Mio. Ulkusträger, bei denen es sich überwiegend (75 %) um Berufstätige handelte [3].

Eine kausale Therapie gibt es bis heute nicht. Absolut indiziert ist chirurgisches Vorgehen bei schwerer Stammvarikose der Vena saphena magna und parva, bei variköser Vena saphena magna accessoria, wenn sie über 7 mm dick ist, und bei Seitenastvarizen mit einem Lumen von mehr als 7–10 mm. Da die Chirurgie des varikösen Beines allgemein anerkannt als wichtigste therapeutische Maßnahme angesehen wird, haben wir in der vorliegenden Arbeit 103 Patienten (186 operierte Beine mit fortgeschrittener chronischer venöser Insuffizienz), die an der Hautklinik Minden operiert wurden, im Mittel 24 Monate postoperativ nachuntersucht und hierbei folgende Fragen aufgeworfen:

- Ist unter Berücksichtigung des präoperativen Befundes radikal genug vorgegangen worden?
- Bei wieviel Patienten zeigen sich Restvarizen oder haben sich Rezidive ausgebildet?
- Worin können – abgesehen von der angewandten Operationsmethode – die Ursachen für die Rest- oder Rezidivvarizen bestehen?
- Welche vermeidbaren Komplikationen sind aufgetreten?
- Von welchem Alter an sollte nicht mehr operiert werden?

Patienten und Methodik

Untersuchungsmaterial und -methodik

Von den 103 Patienten waren 59 Frauen und 44 Männer, die sich zwischen Mai 1990 und September 1991 an der Mindener Hautklinik einer Varizenoperation unterzogen haben.

Alters- und Geschlechtsverteilung

Die Gruppe setzte sich zusammen aus 59 Frauen mit einem Durchschnittsalter von 55,3 Jahren und 44 Männern, die durchschnittlich 54,5 Jahre alt waren, wobei der Anteil der 50- bis 60jährigen mit 46,7 % gegenüber den 20- bis 30jährigen (1,9 %), den 30- bis 40jährigen (6,8 %) und den 40- bis 50jährigen mit 18,4 % deutlich überwog. 24,3 % der Patienten war 60–70 Jahre alt, 1,9 % 70–80 Jahre alt.

Gruppierung nach Schweregrad der Erkrankung

Nach der Widmerschen Einteilung zeigten 64 Patienten eine chronische venöse Insuffizienz des Stadiums II, 39 des Stadiums III. Von den letztgenannten hatten 24 ein Ulkus oder mehrere durchgemacht, in 2 Fällen eindeutig postthrombotischer Genese. 15 Patienten mußten wegen eines floriden Ulkus behandelt werden. Bei einigen von ihnen war zweizeitiges Vorgehen indiziert, indem zunächst das Ulkus lokal oder durch Transplantation saniert und wenige Wochen später die Varikosis operiert wurde.

Operationstechniken

Häufigstes Operationsverfahren war die modifizierte Varizenexhairese nach Babcock (Tabelle 1).

Die klinische und apparative Vor- und Nachuntersuchung

Diese umfaßt die Erhebung eines eingehenden Venenstatus, das Ergebnis der Ultraschall-Doppler-Untersuchung, Lichtreflexionsrheographie und Phlebodynamometrie.

Tabelle 1. Art der operativen Eingriffe

Operationsverfahren	Operierte Beine (Männer)		Operierte Beine (Frauen)		Summe der operierten Extremitäten (n = 186)	
	(n)	[%]	(n)	[%]	(n)	[%]
Totalexhairese Vena saphena magna ein- oder beidseitig und lokale Phlebektomie (meist zweiseitig)	59	31,7	84	45,2	143	76,9
Crossektomie	1	0,5	–	–	1	0,5
Totalexhairese Vena saphena magna und Vena saphena parva	5	2,7	15	8,1	20	10,7
Vena saphena magna total und Fasziotomie nach Hach	1	0,5	–	–	1	0,5
Teilexhairese Vena saphena magna	4	2,2	3	1,6	7	3,8
Totalexhairese Vena saphena magna	1	0,5	1	0,5	2	1,0
Lokale Phlebektomien	3	1,6	9	4,8	12	6,5

Ergänzende Maßnahme war in einigen Fällen eine farbkodierte Duplex-Sonographie, mit der konventionell-dopplersonographische Befunde der Leistenregion nochmals überprüft werden sollten. Es wurde die Vena femoralis und die Crossenregion aufgesucht und etwaige nach distal abgehende insuffiziente Seitenäste dargestellt.

Ergebnisse

Definition der Operationsergebnisse

- Gruppe 1 sehr gut: Kein Rezidiv, keine Beschwerden, allenfalls diskrete retikuläre Varizen;
- Gruppe 2 gut: Kein Rezidiv, keine oder im Vergleich zum präoperativen Befund gebesserte Beschwerden, nicht relevante Restvarizen;
- Gruppe 3 befriedigend: Kein Rezidiv, unveränderte Beschwerden, neu aufgetretene Seitenastvarikose;
- Gruppe 4 unbefriedigend: Rezidivvarikose, Rezidivulkus.

Anhand dieser Definition wurden die Operationsergebnisse an 186 Beinen in 51,6 % als sehr gut, in 37,1 % als gut, in 9,7 % als befriedigend und in 1,6 % als unbefriedigend eingestuft, wobei zwischen Frauen und Männern kein signifikanter Unterschied festgestellt werden konnte.

Prozentuale Besserung bei postoperativer Phlebodynamometrie und Licht-Reflexionsrheographie

Bei der Phlebodynamometrie zeigten 58,5 % eine leichte bzw. deutliche Besserung, während 33,3 % der Extremitäten lediglich eine Besserung bis 10 mm Hg aufwiesen. Lichtreflexionsrheographisch ergaben sich ganz ähnliche Werte. 57 % der Extremitäten waren geringfügig bis erheblich gebessert, 27,1 % der Extremitäten waren hinsichtlich des venösen Rückflusses praktisch unverändert (Abb. 1 und 2).

Vergleich von prä- und postoperativen Beschwerden

Mit Ausnahme von 5 Patienten hatten alle übrigen Untersuchten präoperativ Beschwerden und ließen sich aus diesem Grunde operieren. Kosmetische Aspekte waren demgegenüber zweitrangig. Das Spektrum der Beschwerden umfaßte spezifische und unspezifische. Sehr häufig wurde die Kombination von

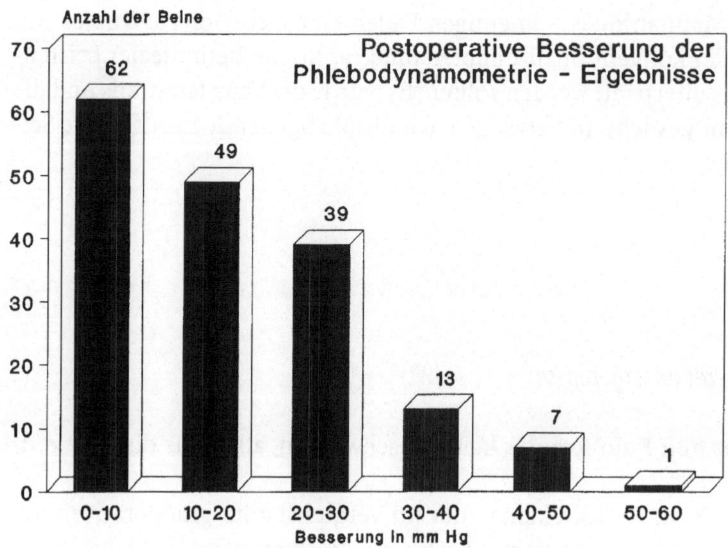

Abb. 1. Postoperative Besserung der Phlebodynamometrie-Ergebnisse

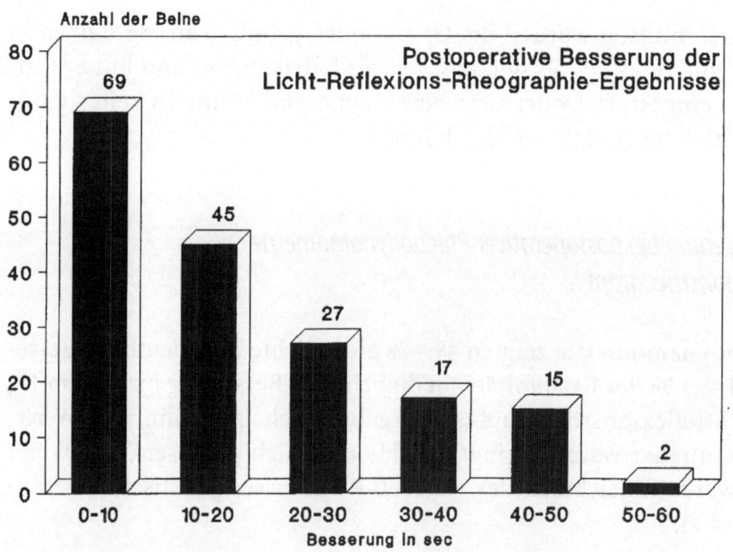

Abb. 2. Postoperative Besserung der Lichtreflexionsrheographie-Ergebnisse

Schweregefühl, Ödem und Schmerzen genannt (Tabelle 2). Unter den präoperativen spezifischen Beschwerden dominierte die Thrombophlebitis (49 Beine) neben Ulcera cruris (43 Beine) und Varizenblutung (5 Beine). An 41, d. h. 22 % aller nachuntersuchten Extremitäten machten sich unterschiedlich ausgeprägte

Tabelle 2. Beschwerden prä- und postoperativ (n = Anzahl der Beine, 186)

Beschwerden	Präoperativ		Keine		Postoperativ					
					Gebessert		Unverändert		Neu	
	(n)	[%]	(n)	[%]	(n)	[%]	(n)	[%]	(n)	[%]
Schweregefühl	149	80,1	83	44,6	57	30,6	9	4,8	–	–
Ödem	138	74,2	44	23,7	78	42,0	15	8,1	1	0,5
Schmerzen	93	50,0	52	27,9	34	18,2	4	2,1	3	1,6
Juckreiz	77	41,3	27	14,5	41	22,0	6	3,2	3	1,6
Wadenkrämpfe	68	36,6	32	17,2	31	17,7	4	3,2	1	1,6
Stauungsekzem	14	7,5	8	4,3	–	–	4	2,1	2	1,0
Kontakekzem	8	4,3	7	3,8	–	–	–	–	1	0,5

Sensibilitätsstörungen bemerkbar, fast ausschließlich in der Ausbreitungszone des Nervus saphenus, in 3 Fällen betrafen sie den Nervus suralis, in einem Fall den Nervus peronaeus superficialis. Den Angaben der Patienten zufolge wurde differenziert zwischen ständiger Gefühlsminderung und Berührungsempfindlichkeit der betroffenen Hautareale. In beiden Gruppen wurden zeitweilig Kribbelparästhesien der Unterschenkel oder Füße angegeben. Zusätzlich berichteten einige Patienten über Störungen der Thermästhesie (Tabelle 3).

Tabelle 3. Postoperative Beschwerden – Gefühlsstörungen (n = Anzahl der Beine, 186)

Lokalisation	Ständige Gefühlsminderung		Reiz-erscheinungen		Abgeklungene Gefühlsstörung		Gesamt
	(n)	[%]	(n)	[%]	(n)	[%]	(n)
Nervus saphenus – malleolus medialis	6	3,2	9	4,8	–	–	15
Mittleres und distales Drittel des medialen Unterschenkels	13	7,0	7	3,8	2	1,0	22
Nervus suralis – lateraler Fußrand	2	1,0	1	0,5	–	–	3
Nervus peronaeus superficialis – Fußrücken distales Schienbein	1	0,5	–	–	–	–	1
Gesamt	22	11,8	17	9,1	2	1,1	41

Postoperative Früh- und Spätkomplikationen

Als chirurgisch relevante Frühkomplikationen waren zu verzeichnen: ein Ulkus nach paratibialer Fasziotomie, das nach Spalthautdeckung rasch abheilte und im weiteren Verlauf geschlossen blieb. Es manifestierten sich außerdem jeweils an 3 Extremitäten infizierte Hautschnitte und Serome. Vier Wochen post operationem kam in einem Fall ein Leistenabszeß vor, in einem anderen eine tiefe Beinvenenthrombose. Insgesamt waren 9, d. h. 4,8 % der Extremitäten betroffen.

Bis auf hyperpigmentierte Narben an 8 Extremitäten (4,3 %) ließen sich keine kosmetisch störenden Veränderungen feststellen. Nahezu alle Patienten hatten die verordneten Kompressionsstrümpfe regelmäßig nach Anweisung getragen.

Rezidive und Pseudorezidive

In der Gruppe 3 (n = 64) fanden sich die Patienten mit relevanten Pseudorezidiven. Sie betrafen an 6 Beinen die Vena saphena accessoria lateralis, an 2 Beinen die Vena saphena accessoria medialis, an 2 weiteren Beinen die Vena saphena accessoria lateralis und medialis. An 4 Beinen waren weitere Seitenäste der Vena saphena magna varikös verändert. 4 Patienten zeigten außerdem eine neu aufgetretene Vena-saphena-parva-Insuffizienz. Bei einer Patientin mit einem Rezidiv der Vena saphena magna bei Doppelung des Gefäßes sowie bei 2 Patienten mit ulcusrezidiv bzw. nicht abgeheiltem Ulcus cruris wurde das Behandlungsergebnis als unbefriedigend bewertet.

Diskussion

Die Chirurgie des varikösen Beins steht unter sämtlichen therapeutischen Möglichkeiten im Vordergrund. Die mit dieser Arbeit erhobenen Daten bestätigen den Stellenwert der Varizenchirurgie in der Behandlung des varikösen Symptomenkomplexes. Im folgenden sollen die eingangs gestellten Fragen anhand der erhobenen Daten diskutiert werden.

In welchem Ausmaß radikal operiert werden darf, hängt vom Gesundheitszustand ab. Bei koronarer Herzkrankheit ist der Eingriff möglichst selektiv durchzuführen, damit in jedem Fall nicht varikös veränderte Transplantatvenen erhalten bleiben. Je höher das Alter der Behandelten, desto häufiger kommen komplikationsträchtige chronische Erkrankungen hinzu, die die postoperative Erholung verzögern können.

Die Frage, ob unter Berücksichtigung des präoperativen Befundes radikal genug vorgegangen wurde, schließt die der korrekt gestellten Indikation ein.

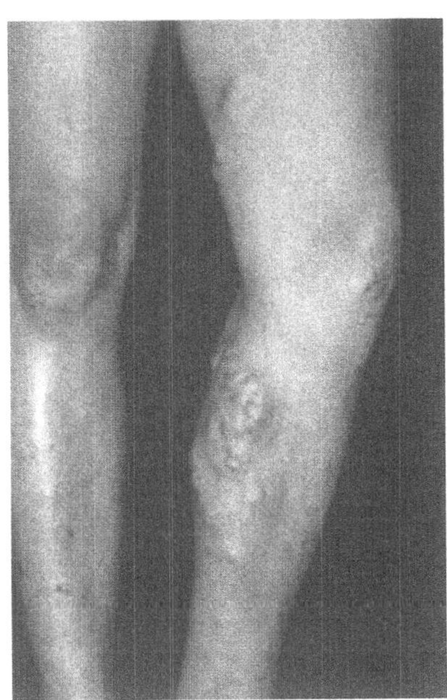

Abb. 3. Patient S. H., 53 Jahre. Stammvarikosis und chronische venöse Insuffizienz, Stadium II des linken Beines mit mehrfacher Perforansinsuffizienz, betreffend Doddsche, Boydsche Perforantes sowie die Cockett-Gruppe. Hämosiderose des distalen medialen Unterschenkels, ausgedehnte Corona phlebectatica paraplantaris

Operiert wurden Patienten, bei denen sich präoperativ eine „besserbare" chronische venöse Insuffizienz nachweisen ließ. Allerdings war dieses Kriterium dort nicht vorrangig, wo es um die Behandlung von Patienten mit floriden Ulzera ging.

Wegen einer fortgeschrittenen kompletten Stammvarikose und damit verbundener chronischer venöser Insuffizienz ergab sich für die weitaus größte Zahl der 103 Patienten die Indikation zur Totalexhairese einschließlich Phlebektomie von Nebenästen und Dissektion von Venae perforantes. In welchem Ausmaß dies geschah, richtete sich nach hämodynamischen und kosmetischen Kriterien. Ein radikales Vorgehen hat den Nachteil zahlreicher Narben und ist damit kosmetisch ungünstig. May [14] plädiert aus Gründen eines möglichst guten kosmetischen Resultats für eine nicht allzu radikale Operation und hält regelmäßige, möglichst jährliche Kontrolluntersuchungen für sinnvoll, im gegebenen Fall mit nachfolgender Entfernung von Rest- oder Pseudovarizen. Leu [13] zufolge sind auch nach „gefäßchirurgisch einwandfreier Operation retikuläre Rezidive durchaus zu erwarten".

Wenn es um die Beurteilung des Operationserfolges geht, muß zwischen Rezidiven, d. h. an identischer Stelle persistierenden Varizen und Pseudorezidiven, d. h. neu gebildeten Krampfadern unterschieden werden (Abb. 3 und 4 zeigen ein gutes Operationsergebnis).

Bei den nachuntersuchten Patienten fanden sich echte Rezidive in einem Fall: ein Hauptstammrezidiv in Form einer gedoppelten Vena saphena magna. In den übrigen Fällen lagen Pseudo-Rezidive vor sowie Seitenäste der

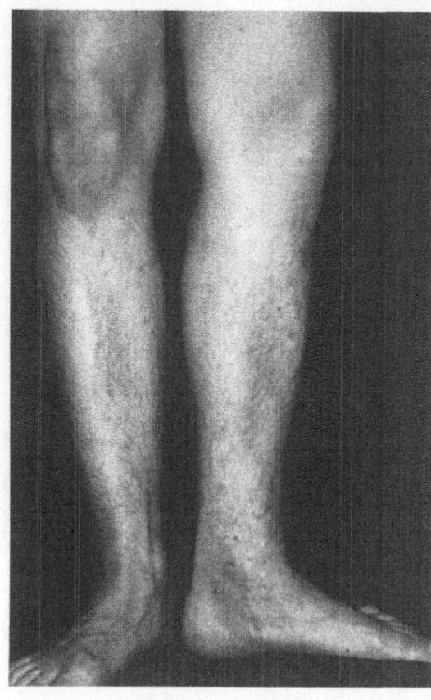

Abb. 4. Patient S. H., 53 Jahre. Zustand 2 Jahre postoperativ, nach kompletter Exhairese der Vena saphena magna, Entfernung von Nebenästen, Dissektion der insuffizienten Venae perforantes

Vena saphena magna am Ober- und Unterschenkel. Zehnmal (5,3 %) imponierte eine varikös entartete Vena saphena magna accessoria. Dabei überwogen die Frauen mit 5 : 1. Wenn auch die kleine Anzahl von Patienten keine absolute Aussage zuläßt, so liegt doch die Vermutung nahe, daß dieser Seitenasttyp bei Frauen häufiger auftritt, wie auch von anderen Untersuchern bestätigt [20]. Die Häufigkeit von Pseudorezidiven einer accessorischen Vena saphena magna wird mit 3,9–22 % angegeben [11]. Je nach Weite des Gefäßes kann eine Varikosis der Vena saphena magna accessoria hämodynamisch relevant sein. Die Möglichkeit, bei einer Crossektomie einen Seitenast zu übersehen, ist besonders dann gegeben, wenn das Gefäß atypisch mündet, z. B. in einen erweiterten Saphena-Mündungstrichter proximal der Mündungsklappe, womit eine direkte Verbindung zur Vena femoralis hergestellt ist [7]. Haeger [8] weist darauf hin, daß es einen unmittelbaren Zusammenhang zwischen Varizenrezidiven und langem Rest der Vena saphena magna gibt, da akzessorische Saphena-Äste oftmals weit distal münden. Dies ist der Grund, weshalb die Ligatur möglichst nahe der Vena femoralis gelegt werden muß.

Eine weitere Variable, die in das Operationsergebnis eingeht, sind voroperierte Patienten, bei denen häufiger Rezidive auftreten können als bei Erstoperierten. In diesem Zusammenhang ist eine zweifach – durch Verödung und Operation – vorbehandelte Patientin zu erwähnen, die nach eingehender, farbkodierter duplexsonographischer Nachuntersuchung ein Vena saphena magna-Rezidiv zeigte, wobei es sich um eine übersehene Doppelung handelte.

Bei 4 der 103 Patienten manifestierte sich innerhalb von zwei Jahren eine Vena-saphena-parva-Insuffizienz. Diese Zahl entspricht nicht einmal einem Viertel der Vena-saphena-parva-Operierten. Järvinen [11] beobachtete bei Nachuntersuchungen prozentual mehr Vena-saphena-parva-Insuffizienzen als bei Erstbehandlungen. Die Ergebnisse der apparativen Nachuntersuchungen – Phlebodynamometrie und Lichtreflexionsrheographie –, die ziemlich genau korrelieren, beweisen, daß mehr als ein Drittel der Extremitäten hämodynamisch erheblich gebessert werden konnte. Etwa 30 % zeigten eine leichte Zunahme des venösen Rückflusses, der Rest war nahezu unverändert. Die fehlende Besserung betraf Patienten mit floriden oder rezidivierenden Ulzera, denen bereits aufgrund der apparativen Voruntersuchungen eine wesentliche Besserung der Funktion nicht vorhergesagt werden konnte. Bei ihnen ging es vor allem um die Sanierung der Ulzera und Beseitigung permanenter Beschwerden.

Ulkusrezidive traten in 2 Fällen auf. Bei primärer Varikose mit und ohne Perforansveneninsuffizienz liegt die Fünfjahresheilung des Ulcus cruris venosum nach Totalexhairese und Perforansligatur bei 85 %. Wenn das tiefe Venensystem zerstört ist, kann man nach operativer Ulkussanierung mit einer Rezidivfreiheit von 60 % zwei Jahre post operationem rechnen [23]. Die in der Literatur angegebenen Zahlen, die Rezidive und Pseudo-Rezidive betreffen, lassen sich kaum zu einem Vergleich heranziehen, weil die ihnen zugrundeliegenden Untersuchungen unterschiedliche Ausgangs- und Zielpunkte hatten und weil die untersuchten Patientengruppen sich hinsichtlich Alter, Geschlechtsverteilung und Dauer des postoperativen Status erheblich unterscheiden. So berichtet Pirner [16] über 0,6 % Varizen-Pseudo-Rezidive, die er 1–3 Jahre post operationem fand, während Järvinen [11] je nach Länge der Beobachtungszeit (maximal 7 ½ Jahre) und angewandter Operationstechnik von einer Rezidiv-Frequenz zwischen 2 und 36 % ausgeht. Billeter [2] untersuchte durchschnittlich 5 ½ Jahre postoperativ und erwähnt Rezidive nur insofern, als sie in den meisten Fällen „gering waren und in ihrer Auswirkung keine wesentliche Rolle spielten". Ein Vergleich zwischen radikalem und nicht radikalen Vorgehen schlägt bei Haeger [8] eindeutig zugunsten des ersteren aus. Er hat dabei eine Rezidivfrequenz von 5–6 % verzeichnet, bei nicht radikaler Methode 16–46 %. Vonholdt [21] berücksichtigt Rezidivhäufigkeit in Abhängigkeit von der Krankheitsdauer, vom Alter der Erstmanifestation der Varikosis und von der angewandten Operationsmethode. Sie hat eine deutliche Korrelation zwischen Rezidivhäufigkeit und Krankheitsdauer gefunden und daraus gefolgert, daß möglichst frühzeitig operiert werden müsse.

Wesentliche postoperative Frühkomplikationen waren, abgesehen von einem Ulkus und einer Phlebothrombose, nicht zu verzeichnen.

Als Spätkomplikationen ließen sich Sensibilitätsstörungen überwiegend im Versorgungsgebiet des Nervus saphenus nachweisen. Hellerer [10] hat anhand von anatomischen Präparaten die Lagebeziehung von Vena saphena magna und Nervus saphenus untersucht und ist zu dem Schluß gekommen, daß es wesentlich vom Wadenumfang abhängt, ob die Varizenexhairese Sensibilitätsstörungen auslöst. Seinen

Untersuchungsbefunden zufolge ist bei proximalem Stripping noch eher mit nervalem Ausfall zu rechnen als bei Varizenexhairese nach distal. Er fordert deshalb, die Babcock-Operation konsequent mit Exhaireserichtung nach distal durchzuführen. Umgekehrt sieht Wuppermann [23] eine nervale Schädigung eher durch retrograde Exhairese gegeben, weil die Sonde in kraniokaudaler Richtung aufgeladen wird und besonders medialseitig oberhalb des Innenknöchels das umgebende Gewebe und damit den Nervus saphenus durch Druck schädigt. Vonholdt [21] berichtet über Sensibilitätsstörungen mit nur geringer Rückbildungstendenz an 40 % der operierten Extremitäten. Eine Angabe der Exhaireserichtung findet sich bei dieser Autorin nicht. Flora u. Hilbe [4] fanden nach 296 Varizenoperationen in 14 Fällen Sensibilitätsstörungen im Gebiet des Nervus saphenus, ohne diese weiter zu spezifizieren. Bei den 103 für diese Arbeit nachuntersuchten Patienten wurde mit Exhaireserichtung nach distal operiert.

Die Sensibilitätsstörungen waren unterschiedlich ausgeprägt. In 11,8 % der Fälle gingen sie mit ständiger Gefühlsminderung einher, ohne daß dies für die Mehrzahl gravierend gewesen wäre. Zwei Patienten fühlten sich dadurch in ihrem Befinden beeinträchtigt. Ob sich Rezidive oder Pseudo-Rezidive ausbilden – und dies betrifft die vierte Frage – hängt entscheidend von der Erfahrenheit des Operateurs ab. In der vorliegenden Arbeit ist dieser Aspekt bei der Durchsicht der Krankenunterlagen nicht berücksichtigt worden, doch sei erwähnt, daß in der Literatur wiederholt dazu Stellung genommen wird. Salfeld [17] hat in einer entsprechenden Studie je nach Erfahrenheit des Operateurs eine Rezidivhäufigkeit zwischen 10 und 31 % gefunden. Leu berichtet von 34 % Rezidiven, wenn der Eingriff von Operateuren ohne gefäßchirurgische Ausbildung vorgenommen wurde, von 6,5 % Rezidiven, sofern ausgebildete Gefäßchirurgen operiert hatten (zit. nach [7]).

Etwa 24 % der nachuntersuchten Patienten waren zwischen 60 und 70 Jahre alt, 1,9 % über 70 Jahre. Alle beurteilten den Operationserfolg aufgrund der gebesserten Beschwerden als gut bis sehr gut. Abgesehen von einer tiefen Beinvenenthrombose, die eine Patientin 4 Wochen später erlitt, kamen keinerlei Komplikationen unter den Älteren vor.

Unter dem Aspekt, daß eine Behandlungsmethode die speziellen Bedingungen der jeweiligen Altersstufe zu berücksichtigen habe, hat sich Salfeld [18] mit der Frage beschäftigt, wie man Krampfadern bei Patienten höheren Alters behandeln kann, zumal, wenn konservative Therapie ausscheidet, weil Kompressionsstrümpfe nicht mehr angezogen oder elastische Binden nicht mehr angelegt werden können. Er schlägt aus Gründen eines möglichst schonenden Verfahrens vor, die Varizenexhairese „fraktioniert" vorzunehmen.

Der Intention dieses Autors, möglichst schonend vorzugehen, kann nur beigepflichtet werden. Es hat sich aber im Zuge der Nachuntersuchungen für diese Arbeit gezeigt, daß eine komplette Varizenexhairese in Periduralanästhesie auch von Patienten zwischen 65 und 75 Jahren sehr gut vertragen wurde und nicht mit verzögerter Rekonvaleszenz oder vermehrten Komplikationen einherging. Ob der erzielte Operationserfolg anhält, hängt bei diesen Patienten besonders von der weiteren phlebologischen Betreuung ab.

Eine adäquate und zeitgemäße Varizenchirurgie muß folgende Kriterien zeigen: selektive Operationsverfahren, wo erforderlich in Leitungsanästhesie, wodurch die Komplikationsrate so gering wie möglich gehalten wird - dies auch, indem man sich der Erfordernis des jeweiligen Patienten anpaßt, d. h. Vorbehandlung, Vorerkrankung und Alter berücksichtigt. Eine zweite Forderung gilt regelmäßiger Nachuntersuchungen mit Beratung, ohne die das Operationsergebnis gerade während der ersten fünf Jahre, in denen die meisten Rezidive auftreten, gefährdet wäre.

Literatur

1. Beuchel G, Stadler R (1994) Wertigkeit farbkodierter Duplexsonographie in der Diagnostik der epifaszialen Beinvenen. H + G 69 : 227–232
2. Billeter A (1965) Resultate der radikalen Varizenoperation. Zentralbl Phlebol 4 : 205–218
3. Fischer H (1981) Venenleiden. Tübinger Studie. Urban und Schwarzenberg, München
4. Flora G, Hilbe G (1967) Komplikationen nach Varizenoperation durch Stripping, ihre Verhütung und Therapie, Zentralbl Phlebol 6 : 330–335
5. Glaus L, Widmer LK et al (1970) Venenerkrankungen in der Baseler Studie II (Ergebnisse der Angiologie 4). F. K. Schattauer Verlag, Stuttgart
6. Hach W (1976) Ursache und Therapie der Rezidiv-Varikose (Ergebnisse der Angiologie 14). F. K. Schattauer Verlag, Stuttgart
7. Hach W, Trautner B et al (1982) Hundert Jahre Chirurgie der Venen (Ergebnisse der Angiologie 25). F. K. Schattauer Verlag, Stuttgart
8. Haeger K (1971) Spezielle Probleme der Varizenchirurgie, Zentralbl Phlebol 10 : 80–89
9. Helmig L, Stelzer G (1982) Häufigkeit von Verödungen und Operationen bei der Erstbehandlung der primären Varikosis, VASA 11 : 46–50
10. Hellerer O, Brückner WL et al (1982) Klinik und morphologisches Korrelat der sensiblen Störungen nach Exhairese der Vena saphena magna (Ergebnisse der Angiologie 25). F. K. Schattauer Verlag, Stuttgart
11. Järvinen P (1978) Rezidiv-Varikose, VASA 7 : 61–65
12. Leu HJ (1990) Chronisch-venöse Insuffizienz heute (eine Standortbestimmung), VASA 19 : 195–202
13. Leu HJ (1969) Die phlebologische Sprechstunde. Verlag Hans Huber, Bern
14. May R (1977) Die chirurgische Behandlung der Varizen (Ergebnisse der Angiologie 16) F. K. Schattauer Verlag, Stuttgart
15. Partsch H (1981) Venendruckmessung in der Phlebologie Hautarzt 32 : 53–58
16. Pirner F (1975) Erfahrungen und Ergebnisse bei 3500 Babcock-Operationen. Phlebol Proktol 4 : 192–197
17. Salfeld K (1973) Vergleich der Behandlungsresultate nach unterschiedlichen operativen Eingriffen bei Varikosis. (Ergebnisse der Angiologie 6). F. K. Schattauer Verlag, Stuttgart

18. Salfeld K (1987) Varizenoperationen beim älteren Menschen. Zschr Hautkr 62, 2 : 103–107
19. Thulesius O, Gjöres JE et al (1984) Mechanische und biochemische Voraussetzungen der chronisch-venösen Insuffizienz VASA 13 : 195–200
20. Trautner B (1988) Seitenastvarikose der Vena saphena accessoria lateralis Phlebol Prokol 17 : 118-119
21. Vonholt CR (1981) Rezidiv-Häufigkeit und Komplikation nach operativer Therapie der primären Varikosis Med Dissertation, Med Hochschule Hannover
22. Weber J, May R (1990) Funktionelle Phlebologie. Georg Thieme Verlag, Stuttgart
23. Wuppermann T (1986) Varizen, Ulcus cruris und Thrombose. Springer, Berlin

Hodenbiopsie und Varikozelenbehandlung Zwei umstrittene Aspekte der operativen Andrologie

G. Haidl und W.-B. Schill

Zusammenfassung

Trotz zahlreicher Verbesserungen der andrologischen Diagnostik durch die Einführung von Spermatozoenfunktionstests hat die Hodenbiopsie nach wie vor ihren Platz in der Abklärung männlicher Fertilitätsstörungen. Sie ist indiziert bei Diskrepanzen zwischen klinischem, spermatologischem und hormonellem Befund und dient zur Abgrenzung einer normalen Spermatogenese bei Verschlußazoospermie von entzündlichen Hodenveränderungen und anlage- bzw. tumorbedingten Störungen der Spermatogenese. Vor Durchführung einer Hodenbiopsie sollten Spermatozoentransportstörungen ausgeschlossen sein. Kontrovers diskutiert wird der Wert der Sklerosierungstherapie bzw. der operativen Beseitigung einer Varikozele im Hinblick auf eine Verbesserung der männlichen Fertilität sowie eine Zunahme der Schwangerschaftsrate. Eine eigene Studie an 48 Patienten mit ein- oder beidseitiger Varikozele ergab, daß bei Patienten mit pathologischem GnRH-Test die nachfolgende Behandlung der Varikozele zu einer deutlichen Verbesserung der Spermaparameter führte, während bei einer Kontrollgruppe mit pathologischem GnRH-Test ohne Varikozelenbehandlung eine weitere Verschlechterung der Spermaparameter zu verzeichnen war. Die verbesserte Spermaqualität ging vor allem mit einer Abnahme von Überstreckungsformen der Spermatozoen einher; die Bestimmung des Nebenhoden-Markers Alpha-Glucosidase im Seminalplasma vor und nach Varikozelenbehandlung zeigte keine signifikanten Veränderungen.

Schlüsselwörter

Männliche Fertilitätsstörungen – Hodenbiopsie – Varikozele – GnRH-Test – Spermatozoenmorphologie

Einleitung

Operative Maßnahmen in der Andrologie umfassen Refertilisierungsoperationen wie Epididymo- und Vasovasostomie oder die mikrochirurgische Gewinnung von Spermatozoen aus dem Nebenhoden oder den ableitenden Samenwegen bei Verschlüssen oder anderweitigen Abflußhindernissen bzw. die Vasektomie zu kontrazeptiven Zwecken (Vasektomie). Die Indikationen zur Hodenbiopsie und Varikozelenbehandlung sind dagegen nicht so eindeutig und sollen im folgenden näher besprochen werden.

Hodenbiopsie

In Verbindung mit Hormonanalysen bzw. Hormonbelastungstests ist die diagnostische Maßnahme der Hodenbiopsie in den Hintergrund getreten, dies um so mehr, da mit den neuen Techniken der Mikromanipulation und Mikroinjektion nur noch wenige Spermatozoen benötigt werden. Dennoch behält die Hodenbiopsie nach wie vor ihren Platz in der andrologischen Diagnostik. Sie ermöglicht nicht nur die Identifizierung unbehandelbarer Fertilitätsstörungen, sondern vermag auch entsprechende Therapiestrategien zu eröffnen. Eine Hodenbiopsie ist indiziert bei Diskrepanz zwischen hormonellem, klinischen und spermatologischen Befund, z.B. bei normaler Hodengröße und -konsistenz, normalen Hormonwerten und hochgradiger Einschränkung der Spermatozoenzahl. Nur mit einer Hodenbiopsie ist in diesem Fall eine normale Spermatogenese bei Verschlußazoospermie von z.B. entzündlichen Veränderungen oder anlagebedingten Störungen der Spermatogenese abzugrenzen [10]. Bei Spermatozoenzahlen unter 10 Mio/ml liegen in ca. 7–10% genetische Störungen vor, so daß in diesen Fällen auch eine chromosomale Untersuchung zu empfehlen ist. Selten wird im Zuge der Fertilitätsabklärung ein beginnender Hodentumor, ein Carcinoma in situ, aufgedeckt (Abb. 1). Da eine deutliche Verminderung der Spermatozoenzahl auch durch Spermatozoentransport-

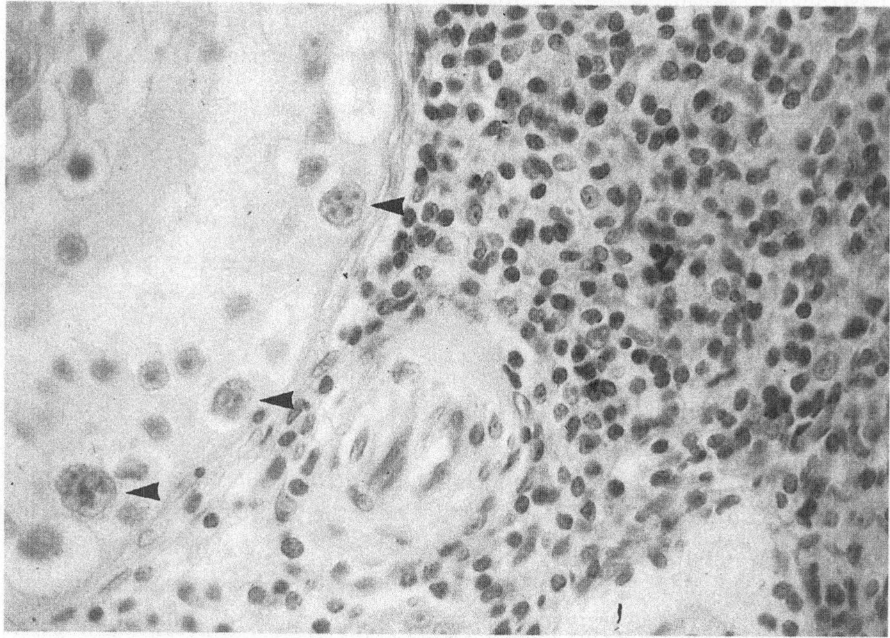

Abb. 1. Hodenbiopsie: Tubulus seminiferus mit atypischen Keimzellen (Pfeile, Carcinoma in situ) und deutlich entzündlicher Umgebungsreaktion. (HE)

störungen (z.B. retrograde Ejakulation) bedingt sein kann, sind vor Durchführung einer Hodenbiopsie solche Störungen durch Analyse des postejakulatorischen Urinsediments, auch mittels des sogenannten Gutron-Tests, auszuschließen, wobei vor der Ejakulatabgabe 15 mg des α-Sympathomimetikums Midodrin (Gutron) i.v. appliziert werden [6].

Behandlung der Varikozele

Die Häufigkeit der Varikozele bei Fertilitätspatienten wird mit 20–40% angegeben, im Vergleich zu 1,9–14,7% bei unselektionierten Männern [11]. Nimmt man die subklinische Varikozele (nur durch Ultraschall-Doppler-Untersuchung oder Thermographie diagnostizierbar) hinzu, liegt der Anteil der Patienten mit Varikozele noch deutlich höher. Bei Kindern und Jugendlichen wird ihre Häufigkeit mit 5–25% angegeben [9]. Bei 5–17% der Patienten mit Varikozele ist diese beidseitig zu beobachten [11]. Sicherlich führt nicht jede Varikozele zu einer Fertilitätsstörung; es ist jedoch evident, daß bei bestimmten Patienten durch eine Varikozele eine erhebliche Beeinträchtigung der Fertilität hervorgerufen wird. Daher gilt es, Kriterien herauszuarbeiten, um zu entscheiden, ob eine Varikozele behandlungsbedürftig ist oder nicht. Diese Frage wird seit vielen Jahren kontrovers diskutiert, und nur wenige prospektive Studien haben sich dieses Problems angenommen [7]. U.a. werden endokrinologische Untersuchungen empfohlen. Es wurde gezeigt, daß bei Patienten mit überschießender Reaktion im GnRH-Test die Varikozelenbehandlung zu einer Verbesserung der Spermaqualität führte, im Gegensatz zu Patienten mit normalen Hormontests [5]. Darüber hinaus wiesen Patienten mit Varikozelenorchipathie einen erhöhten Anteil an fehlgeformten Spermatozoen, sogenannten Überstreckungsformen, auf [4].

Diese zwei Konzepte wurden in einer eigenen Studie überprüft; zusätzlich wurde der Wert der Bestimmung des Nebenhoden-Markerenzyms α-Glucosidase [1] als prognostischer Parameter der Varikozelenbehandlung untersucht. Bei 48 Patienten mit ein- oder beidseitiger Varikozele wurde vor Behandlung ein GnRH-Test durchgeführt. Zudem erfolgte neben der Untersuchung der klassischen Spermaparameter die Bestimmung der α-Glucosidase im Seminalplasma. Die Spermatozoenmorphologie wurde nach der Düsseldorfer Klassifikation ausgewertet [4]. Bei 35 Patienten wurde die Varikozele sklerosiert, 13 blieben vorerst unbehandelt. Bei 75% der behandelten Patienten lag ein pathologischer GnRH-Test vor. Nach Beseitigung der Varikozele durch Sklerotherapie trat bei 70% eine Verbesserung der Spermaqualität ein, bei 30% der Männer normalisierte sich der GnRH-Test.

Verbesserte Spermaparameter wurden jedoch auch bei 77% der Patienten mit anfänglich normalem GnRH-Test beobachtet. Etwa 80% der unbehandelten Patienten wiesen initial und bei Kontrolle nach 6–7 Monaten einen pathologischen GnRH-Test auf. In dieser Gruppe war eine weitere Verschlechterung

Tabelle 1. Verschlechterte Spermaparameter bei 10 Patienten ohne Varikozelenbehandlung (pathologischer GnRH-Test, n = 10)

	Anfänglich		Nach 6–10 Monaten		
	Median	Bereich	Median	Bereich	
Volumen [ml]	4	2– 7	4	1,6– 6,5	n.s.
Spermienzahl (Miol./ml)	41,3	10–228	20,6	4,8–156,8	p < 0,01
Gesamtmotilität [%]	43,5	24– 60	38,5	15 - 55	n.s.
Progr. Motilität [%]	26,5	8– 50	13,0	2 - 48	p < 0,05
Normalformen [%]	21,5	0– 32	19,5	0 - 41	n.s.
Überstreckungsformen [%]	33,4	10– 95	30,5	12 - 88	n.s.
α-Glucosidase (mU/Ej.)	55,6	39–72	44,2	29,2– 59,0	n.s.

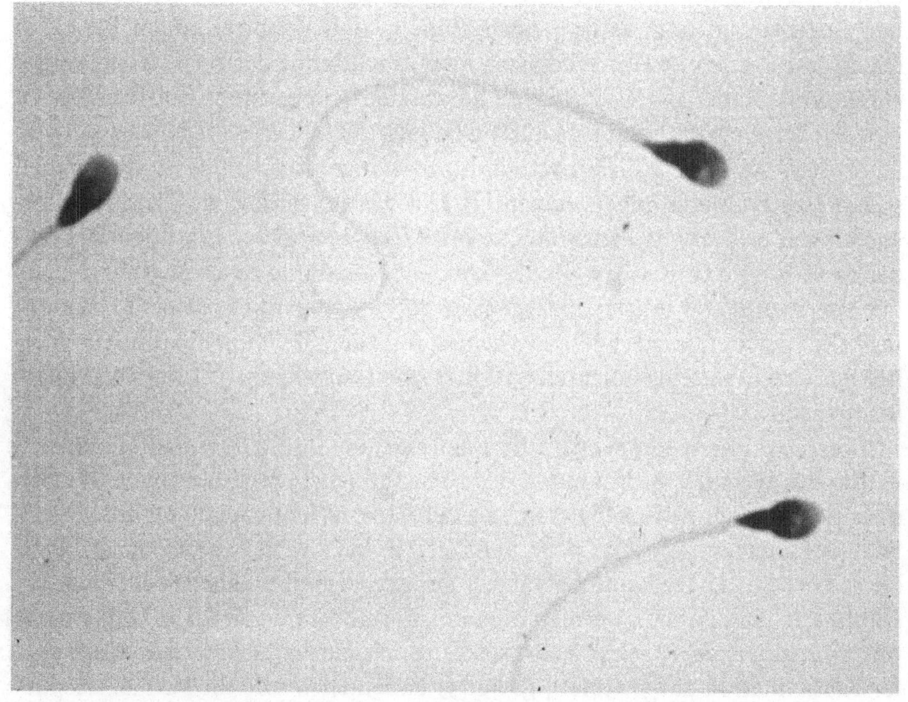

Abb. 2. Spermaausstrich: Spermatozoen mit Überstreckung des postakrosomalen Segments. (Papanicolaou)

der Spermaparameter zu verzeichnen (Tabelle 1). Die Verbesserung der Spermaparameter ging nicht nur mit einer Zunahme von Zahl und Beweglichkeit der Spermatozoen einher, sondern auch häufig mit einer Abnahme der oben angeführten überstreckten Spermatozoen (Abb. 2). Bei den erfolgreich behan-

Tabelle 2. Verbesserte Spermaqualität bei 18 Patienten nach Varikozelenbehandlung (pathologischer GnRH-Test, n = 26)

	Vor Behandlung		Nach Behandlung		
	Median	Bereich	Median	Bereich	
Volumen [ml]	3	0,3- 5	4,25	0,8- 6,5	n.s.
Spermienzahl (Miol./ml)	20,9	5,2- 61,6	60,4	12,0–228,0	$p < 0,01$
Gesamtmotilität [%]	25	10 - 44	30,5	12 - 48	n.s.
Progr. Motilität [%]	12,5	5 - 30	14,5	5 - 28	n.s.
Normalformen [%]	11,0	1 - 27	19,0	4 - 44	$p < 0,05$
Überstreckungsformen [%]	59	27 - 71	42	17 - 74	$p < 0,05$
α-Glucosidase (mU/Ej.)	42,9	8,5–114,4	68,4	14,7–112,5	n.s.

delten Patienten wurde gleichzeitig ein Anstieg der α-Glucosidase beobachtet, wobei allerdings die Ausgangswerte meistens schon im Normbereich lagen. (> 20 mU/Ejakulat) (Tabelle 2; ausführliche Darstellung der Ergebnisse in [3]).

Der Wert des GnRH-Tests als prognostischer Parameter wird durch unsere Ergebnisse relativiert, da sich sowohl bei Patienten mit normalem als auch bei solchen mit pathologischem Ausfall dieses Tests eine Befundbesserung zeigte. Da sich andererseits bei allen Patienten mit pathologischem GnRH-Test, die nachfolgend nicht behandelt wurden, eine weitere Verschlechterung der Befunde einstellte, teilen wir die Ansicht, Varikozelen in jedem Falle zu behandeln, wenn ein pathologischer GnRH-Test vorliegt.

Typische Veränderungen der Spermatozoenmorphologie bei Varikozelenpatienten werden kontrovers beurteilt; wir sind jedoch mit anderen Autoren der Auffassung, daß Überstreckungen des postakrosomalen Segments, sogenannte tapering forms, gehäuft bei Patienten mit Varikozelenorchipathie zu beobachten sind [8]. Diese Überstreckungsformen sind auf eine Schädigung der Sertolizellen zurückzuführen, die allerdings auch andere Ursachen als eine Varikozelenorchipathie haben kann [4]. Die deutliche Abnahme der Überstreckungsformen bei erfolgreich behandelten Patienten unterstreicht die Bedeutung der Spermatozoenmorphologie als prognostischen Faktor.

Um den möglichen Einfluß einer Varikozele auf die Nebenhodenfunktion zu untersuchen, wurde das Nebenhodenmarkerenzym α-Glucosidase vor und nach Behandlung bestimmt.

Es ließ sich keine Korrelation zwischen Alpha-Glucosidasewerten und Behandlungserfolg herstellen, was auch von anderen Studien bestätigt wird [1].

Bezüglich der Schwangerschaftsraten erlauben unsere eigenen vorläufigen Ergebnisse keine verbindliche Stellungnahme. Bisher wurden in der behandelten Gruppe vier Schwangerschaften berichtet, während in der unbehandelten Patientengruppe keine Gravidität zu verzeichnen ist. In einer WHO-Studie, die weltweit 9034 Fertilitätspatienten umfaßte, zeigte die spontane Konzeptionsrate keine Unterschiede zwischen den Paaren mit und ohne Varikozele [11]. Dagegen wurde in einer anderen Studie bei Paaren eine Schwangerschaftsrate von knapp 60 % ermittelt, bei denen sich die Männer ein Jahr zuvor einer Varikozelenbehandlung unterzogen hatten. Im Gegensatz dazu lag die Schwangerschaftsrate bei 10 %, wenn keine Varikozelenbehandlung durchgeführt wurde. In der letzteren Gruppe stieg die Schwangerschaftsrate nach einem weiteren Jahr auf 44 %, nachdem bei allen Männern die Varikozele beseitigt worden war [2].

Nach den Ergebnissen der Literatur und unserer eigenen Studie können folgende Empfehlungen gegeben werden: Die Behandlung der Varikozele ist in erster Linie bei Patienten angezeigt, bei denen der GnRH-Test pathologisch ausfällt und die einen hohen Anteil (> 50 %) an überstreckten Spermatozoen aufweisen. Die Beurteilung der Spermatozoenmorphologie ist zur Untersuchung nützlich, ob abnorme Spermaparameter mit großer Wahrscheinlichkeit auf eine Varikozele zurückzuführen oder durch andere Ursachen bedingt sind, z. B. anlagebedingte Störungen der Spermiogenese. Bei Patienten mit normaler Hodengröße und normalen Spermaparametern ist eine abwartende Haltung gerechtfertigt. So konnte bisher noch nicht an größeren Kollektiven von Varikozelenträgern untersucht werden, inwieweit sich primär normale Spermiogrammwerte nach mehreren Jahren verschlechtern. Es empfehlen sich regelmäßige Spermiogrammkontrollen (einmal jährlich) und ein GnRH-Test. Die Indikation zur Beseitigung einer Varikozele bei Kindern und Heranwachsenden, bei denen noch keine Samenuntersuchung möglich ist, sollte großzügig gestellt werden, solange keine einschlägigen prospektiven Studien zur Entwicklung der Spermaqualität bei langjährig bestehender Varikozele existieren.

Literatur

1. Cooper TG, Yeung CH, Nashan D, Nieschlag E (1988) Epididymal markers in human infertility. J Androl 9: 91–101
2. Glezerman M (1994) Varicocele: questions and answers on etiology, pathophysiology, and management. In: Colpi GM, Balerna M (eds) Diagnosing male infertility. Karger, Basel, pp 87–98
3. Haidl G, Schill W-B (1994) When to treat varicocele. Acta Chir Acad Sci Hung 34: 309–314
4. Hofmann N, Haider SG (1985) Neue Erkenntnisse morphologischer Diagnostik der Spermatogenesestörungen. Gynäkologe 18: 70–80
5. Hudson RW, Perez Marrero RA, Crawford VA (1986) Hormonal parameters in incidental varicoceles and those causing infertiliy. Fertil Steril 45: 692–700
6. Köhn FM, Schill W-B (1994) The alpha-sympathomimetic midodrin as a tool for diagnosis and treatment of sperm transport disturbances. Andrologia 26: 283–287
7. Marsman JWP, Schats R (1994) The subclinical varicocele debate. Hum Reprod 9: 1–8
8. Naftulin BN, Samuels SJ, Hellstorm WJ, Lewis EL, Overstreet JW (1991) Semen quality in varicocele patients is characterized by tapered sperm cells. Fertil Steril 56: 149–151

9. Peyret C, Loffmann H, Melin Y (1991) Varicocele in children and adolescents: Review of a series of 58 cases. Ann Pediat Paris 38: 336–340
10. Schill W-B (1992) Faktoren von seiten des Mannes. In: Zander J, Breckwoldt M (Hrsg) Geschlechtsreife, Sterilität, Frühschwangerschaft, Alter, Psychosomatik, 2. Aufl. Thieme, Stuttgart, S 830–899
11. WHO (1992) The influence of varicocele on parameters of fertility in a large group of men presenting to infertility clinics. Fertil Steril 57: 1289–1293

Component Skin Equivalent – Ein neues Therapieverfahren zur Konditionierung und Heilung von oberflächlichen und tiefen Hautdefekten*

Z. Ruszczak, H. Calonge und R. Stadler

Zusammenfassung

Die meisten in der Literatur veröffentlichten Modelle des Hautersatzes sind in der Herstellung und Handhabung kompliziert und zeigen nur geringe Einheilungsraten. Aus diesem Grunde wurde ein vereinfachtes Konzept zur Hautsubstitution entwickelt, um gleichzeitig die Dermis und die Epidermis zu rekonstruieren. Als Dermissubstitut wurde eine native, hochgereinigte, biologisch sichere Rinderkollagenmembran eingesetzt. Zur temporären Epidermissubstitution und als biologische Wachstumsfaktorquelle wurden humane, adulte, allogene, in vitro kultivierte basale/suprabasale Keratinozyten verwendet. In einem klinischen Pilotprojekt wurden Patienten mit chronischen, therapieresistenten Beinulzera bei CVI III° und mit tiefen Hautdefekten nach Radioderm oder Basaliomexzision behandelt. Bei allen Patienten wurde eine starke Stimulation der Granulation und Reepithelisierung mit Heilungsgeschwindigkeit von 1,03–1,86 cm^2/Tag beobachtet. Bei Patienten nach Radiodermexzision konnte eine Spalthauttransplantation schon am 4.–6. Tag nach Kollagenimplantation im Hautniveau durchgeführt werden. Die mit Hilfe dieses Komponentensystems rekonstruierte Haut zeigte in einer Nachbeobachtungszeit von mehr als 24 Monaten eine sehr gute Qualität, Stabilität und Elastizität ohne Narbenbildung.

Schlüsselwörter

Hautequivalent – Epidermisersatz – Dermissubstitution – Kollagenimplantation – Wundheilung

Es gibt bis heute keine etablierte Alternative zur Hauttransplantation, um Verluste der gesamten Haut vollständig wiederherzustellen. Ein idealer Hautersatz soll folgende Eigenschaften besitzen: 1. Vermeidung von Wundkontrakturen, 2. Korrektur von Wundkonturdefekten, 3. schnelle Entwicklung einer Basalmembranzone zwischen Epidermis und Dermis, 4. Infektions- und Sensibilisierungsfreiheit, 5. vollständige Einheilung ohne Fremdkörper- und Abstoßreak-

---

* Die Arbeit wurde mit dem Posterpreis der Vereinigung für Operative und Onkologische Dermatologie, 17. Jahrestagung der Vereinigung für Operative und Onkologische Dermatologie, Heidelberg, 15.–17. April 1994 ausgezeichnet.

tion, 6. gute physikalische Eigenschaften (Stabilität, Permeabilität), 7. sofortige und unbegrenzte Verfügbarkeit, 8. geringe Herstellungs- und Anwendungskosten.

Ziel unserer Entwicklung war es, ein vereinfachtes Konzept zur Hautsubstitution zu entwickeln, das die meisten Eigenschaften eines „idealen" Hautäquivalentes besitzt.

Es wurde davon ausgegangen, daß sowohl die Epidermis als auch die Dermis substituiert werden soll und daß ein Dermissubstitut eine Übergangsstruktur darstellen soll, die durch autologes Bindegewebe des Wirtes rasch und ohne Notwendigkeit aus der Wunde entfernt werden zu müssen ersetzt wird. Aus diesem Grunde wurde eine native, hochgereinigte, luftpermeable und nur begrenzt wasserdurchlässige, transparente, sterile Rinderkollagenmembran (Kollagen Typ-I, 5,6 mg/cm^2) eingesetzt (Hersteller: Innocoll GmbH, Saal/Donau). Als temporärer Epidermisersatz und gleichzeitig als biologische Wachstumsfaktorquelle wurden humane, adulte, allogene, basale/suprabasale Keratinozyten aus eigener Zellkulturbank, die mittels eigener Modifizierung der Green-Technik [12] in serumfreiem Wachstumsmedium in vitro kultiviert wurden, benutzt. Um allen Sicherheitsbestimmungen der Verwendung von Human- und Tiermaterial bei Menschen zu entsprechen, wurden sowohl Spender als auch das allogene Zellmaterial auf HIV-1/HIV-2, HSV, HAV, HBs-Ag, HCV und HPV untersucht. Das xenogene Kollagen wurde nach den Richtlinien der „Bekanntmachung der Sicherheitsanforderungen an Arzneimittel aus Körperbestandteilen von Rind, Schaf oder Ziege zur Vermeidung des Risikos einer Übertragung von BSE bzw. Scrapie" (Bundesgesundheitsministerium, 16. 02 1994) für sicher erklärt.

Das neue zweistufige Wundheilungsverfahren wurde bei 17 Patienten mit chronischen, therapieresistenten Ulzera bei CVI III. Grades (Ulkusdauer: 2–10 Jahre, Durchschnitt: 4,5 Jahre) sowie bei 4 Patienten mit tiefen Hautdefekten nach Radioderm- oder Basaliomexzision im Alter von 54 bis 76 Jahren (Durchschnitt: 67,5 Jahre) in einer klinischen Pilotstudie eingesetzt. Alle Patienten wurden über einen experimentellen Charakter der Behandlung ausführlich aufgeklärt und hatten ihr Einverständnis erklärt. Nach enzymatischer und mechanischer Wundsäuberung wurde die xenogene Kollagenmembran implantiert. Der temporäre, allogene Epidermisersatz erfolgte jeweils am 4. Tag nach Dermisersatzimplantation. Die Keratinozytentransplantationen wurden in 7tägigen Abständen wiederholt, um die maximale biologische Aktivität der Zellen auszunutzen.

In zeitdefinierten Hautbiopsen wurde der Umbau des xenogenen Kollagens, die Reife der entstehenden autologen Epidermis und die Entwicklung einer Basalmembranzone mit Hilfe von monoklonalen Antikörpern am Paraffin- und Gefriermaterial untersucht. Durch den Einsatz von xenogener Kollagenmembran konnte eine sofortige Wundabdeckung erfolgen. Dadurch wurde bei allen Patienten nicht nur eine schnelle Wundschmerzreduktion erreicht, sondern

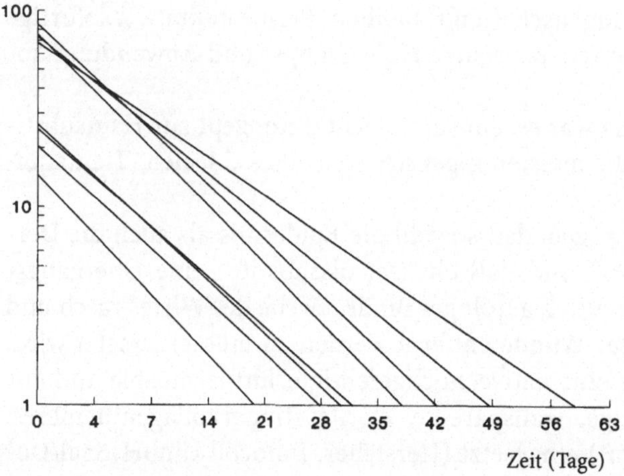

Abb. 1. Wundheilungsgeschwindigkeit (Auswahl)

auch eine infektionssprophylaktische Wirkung durch das implantierte Material beobachtet. Bei allen Patienten wurde eine starke Stimulation der Granulation und Reepithelisierung beobachtet. Die Heilungsgeschwindigkeit betrug bei wöchentlicher Konditionierung der Wunde mit allogenen Keratinozytentransplantaten 1,03–1,86 cm^2/Tag (Abb. 1).

Bei Patienten mit frischen Wunden nach Basaliomexzision wurde die Kollagenmembran direkt nach Tumorentfernung implantiert. Der endgültige Wundverschluß konnte schon am 4.–6. Tag nach der Implantation mittels einer Spalthauttransplantation im Hautniveau durchgeführt werden.

Die mit Hilfe des xenogenen Dermisersatzes rekonstruierte Haut zeigte feingeweblich ab dem 14. Tag ein kollagenes Bindegewebe und eine epidermale Keratinexpression, die der der normalen Haut ähnlich war. Es konnte eine unspezifische Entzündungsreaktion in den frühen Phasen der „Neodermisentwicklung" – ohne eine Fremdkörper- und Abstoßreaktion – festgestellt werden.

Die Entwicklung einer kompletten Basalmembranzone zeigte sich 21 bis 28 Tagen nach Kollagenimplantation (Tabelle 1a, b).

Die mit Hilfe des von uns eingesetzten Zweikomponentensystems (implantierbarer xenogener Dermisersatz kombiniert mit einem allogemen tremporären Epidermisersatz – Component Skin Equivalent) rekonstruierte Haut zeigte in einer Nachbeobachtungszeit von 12–26 Monaten eine sehr gute Qualität, Stabilität und Elastizität ohne Narbenbildung.

Basierend auf langjährigen Tierexperimenten, wurde in der Vergangenheit zunehmend versucht, in vitro kultivierte humane autologe und allogene Keratinozytentransplantate zu verwenden, um Hautverluste abzudecken [6, 8–11, 14, 15]. Die auf diese Weise rekonstruierte Haut war jedoch instabil, zeigte spontane Blasenbildung und Wundkontrakturen ohne Wundkonturdefekte zu korrigieren [8, 10]. Aus diesem Grunde wurde versucht, auch die Dermis bei der Haut-

Tabelle 1. a Phänotyp der rekonstruierten Haut

		Tage nach Keratinozytentransplantation			
		7	14	21	28
Keratin	5		±		
	10	+	+/++	++	++
	14			+	+/++
Kollagen	I–III			+	+
	IV	+	++	+++	+++
	VII	+	+/++	++	++/+++
Laminin		+	+/++	++	+++
Fibronectin		±	+	+	+
Desmosomalen Proteine			±	+/++	++/+++

Tabelle 1. b

		Tage nach Keratinozytentransplantation			
		7	14	21	28
T-Lymphozyten	CD 4	+	++/+++	++/+	+
	CD 8	+	++/+++	++/+	+
Histiozyten		++	++/+	+	+
Makrophagen		+/++	++	++/+	+
Fibroblasten		+/++	++	++/+	+
Endotheliozyten		++	++	+++	+++
LFA-1 (CD 11a)		+	++	+	+
ICAM-1 (CD 54)		++/+++	++	++	++/+

Zeit inklusive 4 Tage der Kollagenimplantation

defektdeckung zu ersetzen [1–4, 7]. Die komplexe Dermisstruktur stellte jedoch ein Hindernis in der Entwicklung eines effektiven Hautäquivalentes dar [3, 5, 13]. Die bis heute veröffentlichten Modelle der Hautsubstitution sind in der Herstellung und Handhabung kompliziert und zeigen geringe Einheilungsraten [1–3, 5–7, 9, 11, 15].

Component Skin Equivalent und Einsatz einer xenogenen, hochgereinigten, nativen Kollagenmembran zur Dermissubstitution eröffnet die Möglichkeit, die Heilung von oberflächlichen und tiefen Hautdefekten verschiedener Größe und Ursache ohne oder in der Kombination mit allo- oder autologen Keratinozytentransplantaten oder dünnen Spalthauttransplantaten deutlich zu beschleunigen. Eine immunologische Abstoßreaktion wurde nicht beobachtet, das xenogene Material wurde schnell und ohne Fremdkörperreaktion abgebaut und durch das Gewebe des Wirtes ersetzt. Das implantierte Kollagen stimuliert die Wiederherstellung einer stabilen Epidermis-Dermis-Verbindung mit schneller und kompletter Entwicklung der Basalmembranzone. Das Component Skin Equivalent besitzt auch die meisten Eigenschaften eines „idealen" Hautersatzes [16].

Die hier vorgestellte Technik gibt weiterhin die Möglichkeit, Dermisersatz mit granulations- und epithelisierungsfördernden Substanzen (z. B. Zytokinen und/oder Wachstumsfaktoren) zu kombinieren. Ein entsprechendes Wundheilungsmodell befindet sich zur Zeit im Stadium der klinischen Vorbereitung.

Literatur

1. Bell E, Ehrlich HP, Sher S, Merril C, Sarber R, Hull B, Nakatsuji T, Church D, Buttle D (1981) Development and use of a living skin equivalent. Plast Reconstr Surg 67 : 386–392
2. Bell E, Sher S, Hull BE, Merril C, Rosen S, Chamson A, Asselineau D, Dubertret L, Coulomb B, Lapiere C, Nusgens B, Neveux Y (1983) The reconstruction of living skin. J Invest Dermatol. 81[Supl] : 2s–10s
3. Bell E, Rosenberg M, Kemp P, Gay P, Green GD, Muthukumaran N, Nolte C (1991) Recipes for reconstructing skin. J Bioch Eng 113/2 : 113–119
4. Burke JF, Yannas IV, Quinby Jr WC, Bondoc CC, Jung WK (1981) Successful use of a physiologically acceptable artificial skin in the treatment of extensive burn injury. Ann Surg 194 : 413–428
5. Burke KE, Naughton G, Cassai N (1985) A histological, immunological and electron microscopic study of bovine collagen implants in human. Ann Plast Surg 14/6 : 515–522
6. Cuono CB, Langdon R, McGuire J (1986) Use of cultured epidermal autografts and dermal allografts as skin replacement after burn injury. Lancet 1/8490 : 1123–1124
7. Cuono CB, Langdon R, Birchall N, Bartelbort S, McGuire J (1987) Composite autologous-allogenic skin replacement: developes and clinical application. Plast Reconstr Surg 80/4 : 626–635
8. Gallico III GG, O'Connor NE (1985) Cultured epithelium as a skin substitute. Clin Plast Surg 12/2 : 149–157
9. Hansbrough JF, Boyce St, Cooper MI, Foreman TJ (1989) Burn wound closure with cultured autologous keratinocytes and fibroblasts attached to a collagen-glycosaminoglycan substrate. JAMA 262/15 : 2125–2130
10. Hefton JM, Caldwell D, Biozes DG, Balin AK, Carter DM (1986) Grafting of skin ulcers with cultured autologous epidermal cells. J Am Acad Dermatol 14 : 399–405
11. Herzog SR, Meyer A, Woodley D, Peterson HD (1988) Wound coverage with cultured autologous keratinocytes: Use after burn wound excision, including biopsy follow-up. J Trauma 28/2 : 195–198
12. Green H, Kehinde O, Thomas J (1979) Growth of cultured human epidermal cells into multiple epithelia suitable for grafting. Proc Natl Acad Sci USA 76/11 : 5665–5668
13. Nanchal J, Ward CM (1992) New grafts for old? A review of alternatives to autologous skin. Br J Plast Surg 45/5 : 354–363

14. Ramme K, Ruszczak Zb, Stadler R (1992) Allogene Keratinozytenkulturen - ein biologisches Wunddressing zur Wundkonditionierung und Förderung der Epithelisierung langjährig bestehender Ulcera cruris venosa. Phlebol 21 : 157–160
15. Stadler R, Detmar M, Orfanos CE (1989) Autologe Keratinozytenkulturen als Hautersatz bei langjährig bestehenden Ulcera cruris venosa. Akt Dermatol 15 : 91–95
16. Yanas IV (1984) What criteria should be used for designing artificial skin replacements and how well do current grafting materials meet these criteria? J Trauma 24 [Suppl 9] : S29–S39

„Halb zog sie ihn, halb sank er hin...“[4] Spannungsverhältnisse bei Hautplastiken

D. KRAHL, P. K. KOHL und W. HARTSCHUH

Zusammenfassung

Die chirurgische Forderung nach spannungsfreiem Wundverschluß wurde bei verschiedenen dermatologischen Wundverschlußverfahren überprüft. Mit einer sterilisierbaren Präzisionsfederwaage wurden die zu verschiebenden Wundränder bei unterschiedlichen Arten von Defektverschlüssen nach Tumorexzisionen unter Verlagerung in die Position bei Wundverschluß auf die entstehende Spannung hin untersucht. Im einzelnen wurden 5 Dehnungsplastiken, 2 U-Lappen, 4 subkutan gestielte Lappen, 3 Rotationslappen und 2 Transpositionslappen einbezogen. Spannungen zwischen 700 und über 1 000 mp traten bei Gewebeverschiebungen mit überwiegend longitudinalem Spannungsvektor (Dehnungsplastik, U-Lappen, subkutan gestielter Lappen) auf. Bei Gewebeverschiebungen im Sinne einer Kreissektorbewegung (Rotationslappen, Transpositionslappen) waren die erforderlichen Spannungen mit 300–500 mp geringer. Offensichtlich ist die Forderung nach spannungsfreiem Wundverschluß unrealistisch und sollte durch die erfüllbare Forderung einer möglichst geringen Spannung ersetzt werden. Möglichkeiten, über vorliegende semiquantitative Aussagen zu verfeinerten Ergebnissen zu kommen, sind an speziell angepaßte Meßapparaturen gebunden. Die Berücksichtigung von zu erwartender Spannung bei Wundverschlüssen kann helfen, Komplikationen wie Lappenspitzennekrosen, Dehiszenzen oder hypertrophische Narben zu vermeiden.

Schlüsselwörter

Wundnaht – Spannung – Elastizität – Hautplastik

Einleitung

Die traditionelle chirurgische Forderung nach „spannungsfreiem Wundverschluß“ wird auch in der operativen Dermatologie erhoben, wie sich an zahlreichen Lehrbüchern belegen läßt [3, 6, 8, 9]. Demgegenüber werden die meisten Dermatochirurgen Wundverschluß unter mehr oder weniger Spannung in ihrer operativen Praxis schon erlebt haben. Auch unsere eigenen praktischen Erfahrungen stehen im Widerspruch zu oben genanntem Postulat und waren Anstoß, zunächst in einer Pilotphase semiquantitativ Messungen der elastischen Rückstellkräfte durchzuführen, die auf zu verschließenden Rändern von Operationsdefekten ruhen.

Die Biomechanik bedient sich zunächst der physikalischen Gesetze aus der Mechanik deformierbarer Körper. Die sogenannte „elastische Deformation" impliziert eine Rückkehr des deformierten Körpers in seine ursprüngliche Form nach Ende der mechanischen Belastung. Nur im Bereich kleiner Zugspannungen ist diese Rückkehr möglich aus Deformierungen, die durch das Hookesche Gesetz beschrieben werden: Spannung und Dehnung sind einander proportional [5]. Der Gültigkeitsbereich des Hookeschen Gesetzes ist bei elastischen makromolekularen Stoffen relativ breit und hängt direkt ab von den biomechanischen Eigenschaften der betroffenen Bindegewebsfasern. Neben deren Zusammensetzung und geometrischer Architektur spielen auch Umgebungsfaktoren wie die Temperatur eine Rolle [1]. Oberhalb der Proportionalitätsgrenze schließt an elastische Verformung nach der sogenannten Fließgrenze die plastische Verformung an. Hier übertrifft die Zunahme der Dehnung den Zuwachs an Spannung erheblich. In diesem Bereich arbeitet z. B. das Prinzip des „Hautexpanders". Dieser Vorgang bewirkt über morphologische molekulare Umlagerungen eine bleibende Formänderung. Im angewandten medizinischen Bereich heißt dieses Phänomen auch „stress relaxation" und ist z. B. dafür verantwortlich, daß eine Wundnaht nach Verschluß unter deutlicher Spannung schon am nächsten Tag „entspannter" ist [2]. Die plastische Kompensationsfähigkeit ist schließlich am Maximum der „Zugfestigkeit" erschöpft, und es folgt der Bruch bzw. die Zerreißung.

Material und Methode

Zur näherungsweisen Messung von elastischen Spannungen bei Wundverschlüssen verwendeten wir eine sterilisierbare Präzisionsfederwaage (Abb. 1), die maximal 1 000 mp in 10 mp-Intervallen erfassen kann. Durch Situationsnaht wurde der Bereich der erwarteten maximalen Spannung (Lappenspitze bei Verschiebeplastiken bzw. zentraler Wundrandbereich bei primärer Naht/Dehnungsplastik) an das ringförmige Ende der Waage fixiert. Sodann wurde der angeschlungene Lappen- bzw. Wundrand über die Federwaage in die vorgesehene Position (Empfängerareal) dirigiert und in dieser Einstellung der maximal auftretende Kraftvektor registriert (Abb. 1).

Ergebnisse

Messungen wurden durchgeführt bei Dehnungsplastiken zum Verschluß größerer Defekte nach Exzisionen am Rumpf. Darüber hinaus wurden verschiedene Verschiebe- und Rotationslappenplastiken nach Tumorexzisionen fazial ausgemessen (Tabelle 1, Abb. 1, 2a, b).

Die größten Spannungen mit über 1 000 mp traten bei einfachen Wundverschlüssen am Rumpf durch Dehnungsplastik auf. Mittlere Wundspannungen

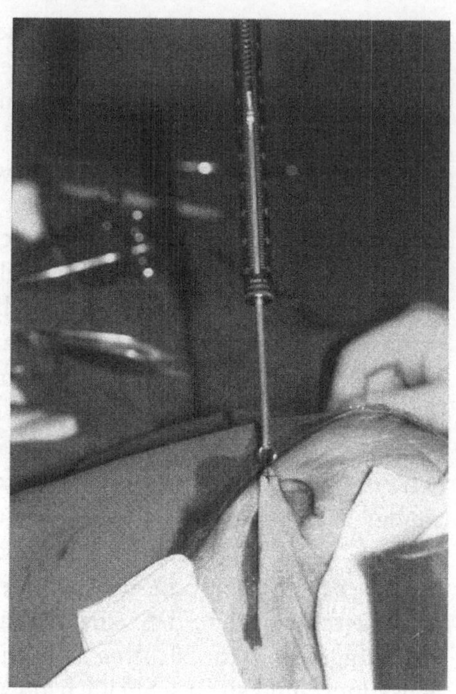

Abb. 1. Rotationslappen mit Meßanordnung

bis zu 800 mp wurden bei Verschiebe- und Rotationslappenplastiken gemessen, während Transpositionslappen lediglich bis 300 mp Spannung erzeugten.

Besprechung

Unsere semiquantitativen Untersuchungen wurden zunächst an einer kleinen Zahl der unterschiedlichen Defektverschlußvarianten als Pilotprojekt durchgeführt. Ein absolut spannungsfreier Wundverschluß war in keinem der unter-

Tabelle 1. Messungen bei Dehungsplastiken und verschiedenen Lappenplastiken

Art der Plastik	Zahl	Lokalisation	Gemessene Spannung [mp]
Dehnungsplastik	5	Rumpf	> 1 000
U-Lappen	2	Nase, Glabella	bis 700
Subkutan gestielte Lappen	4	Stirn, nasolabial	bis 700
Rotationslappen	3	Schläfe, Glabella	bis 500
Transpositionslappen	2	Nasolabial/Nasenflügel	bis 300

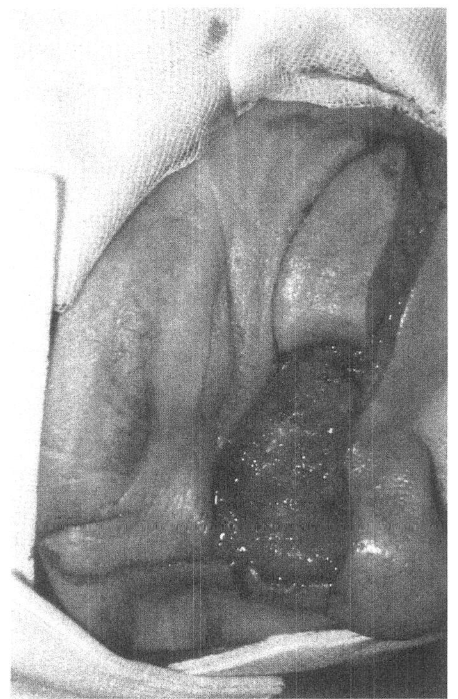

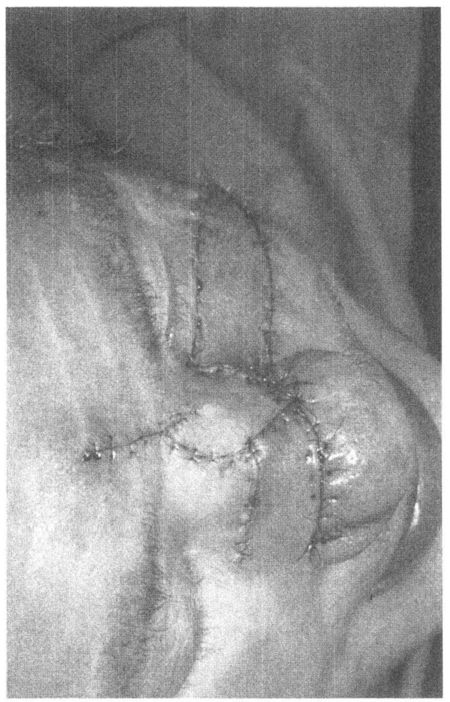

a b

Abb. 2 a, b. Kombinierte Lappenplastik nach Basaliomexzision. **a** Operationsdefekt, **b** am Ende der Operation

suchten Fälle möglich. Das Ausmaß der gemessenen Spannungen hing von der gewählten Verschlußart ab.

Danach können Defektverschlüsse unterschieden werden, die im wesentlichen longitudinal verlaufende Kraftlinien erzeugen (Dehungsplastik, U-Lappen, subkutan gestielter Lappen) im Unterschied zu Lappen, deren Mechanismus einen Kreissektor umfaßt (Rotationslappen, Transpositionslappen). Die Rückstellkräfte bei longitudinal verlaufendem Hauptvektor wurden durchschnittlich höher gemessen als die komplexen, zum Teil transversalen Kräfte bei Rotation und Transposition.

Unsere Meßanordnung unterschied sich in soweit wesentlich von den in situ-Verhältnissen, als die Wundränder des Empfängerareals insbesondere nach Mobilisierung ihrerseits erhebliche Spannungsanteile übernehmen können. Diese gegenüber der primären Gewebebewegung des Lappens sekundäre Gewebebewegung des Empfängerbezirks führt gewissermaßen zu einem „Entgegenkommen" gegenüber dem primären Lappen. Dieser Mechanismus vermag zwar Spannungskräfte zu reduzieren, nicht jedoch aufzuheben. Entsprechende Wundrandmobilisierung durch „Debridement" wird denn auch routinemäßig bei zu erwartender Spannungsentwicklung vorgenommen. Die

Mobilisierung wird begrenzt durch mögliche Vitalitätseinbuße der betroffenen Hautbezirke infolge Durchtrennung von Leitungsbahnen.

Für die tägliche operative Praxis hat die Berücksichtigung von Spannung bei Wundverschlüssen praktische Bedeutung zur Verhütung von Komplikationen wie Dehiszenzen, Lappenspitzennekrosen und hypertrophischen Narben [7]. Die Forderung nach spannungsfreiem Wundverschluß ist nach unseren Ergebnissen offensichtlich unrealistisch und sollte durch ein eher praktikables Postulat wie „möglichst spannungsarmer Wundverschluß“ ersetzt werden.

Das Zusammenwirken von primärer und sekundärer Gewebebewegung mit dem resultierenden Kraftvektor ist am ehesten durch eine spiegelbildlich ausgebildete Doppelwaageeinrichtung zu erfassen, die die prospektiven Wundränder zugleich erfaßt und unter die Spannung setzt, die für den Wundverschluß aufgebracht werden muß.

Mit entsprechend verbesserten Apparaturen sollte es möglich sein, den tatsächlichen biomechanischen Verhältnissen auch unter Berücksichtigung der „relaxed skin tension lines“ bei Planung und Durchführung von Hautplastiken besser gerecht zu werden und z. B. Prognosen zur Gewebevitalität bei aufwendigen kombinierten Lappenplastiken (Abb. 2 a, b) zu stellen.

Literatur

1. Daly CH (1982) Biomechanical Properties of Dermis. J Invest Dermatol 79 : 17s–20s
2. Dunn MG, Silver FH (1983) Viscoelastic behavior of human connective tissues: relative contribution of viscous and elastic components. Connective Tissues Res 12 : 59–70
3. Epstein E (1970) Skin surgery. Thomas, Illinois, p 49
4. Goethe JW von (1978, 1784) Balladen: Der Fischer. In: Haselbach H (Hrsg) Deutsche Balladen. Neuer Kaiser, Klagenfurt, S 57–58
5. Haase G (1973) Physikalische Grundlagen. 2. Aufl. Akade Frankfurt am Main, S 167–169
6. Kaufmann R, Landes E (1987) Dermatologische Operationen. Thieme, Stuttgart, S 21
7. Konz B (1984) Lappenplastiken. Vermeidbare Fehler und Komplikationen (1984, 1994). In: Braun-Falco, O Konz B (Hrsg) Komplikationen in der operativen Dermatologie. Springer, Berlin Heidelberg New York Tokyo, S 94
8. Schulz K (1988) Operative Dermatologie im Gesicht. Diesbach, S 144
9. Wilhelm K (1984) Komplikationen bei dermatochirurgischen Eingriffen an den Extremitäten. In: Konz B, Braun-Falco O (Hrsg) Komplikationen in der operativen Dermatologie. Springer, Berlin Heidelberg New York Tokyo, S 112

Lückenlose, dreidimensionale Darstellung von Exzisatschnitträndern

Indikation für das Gefrierschnitt- bzw. Paraffinschnittverfahren

M. Möhlre und H. Breuninger

Zusammenfassung

Verfahren der mikrographischen Chirurgie haben sich im operativ onkologischen Bereich der Universitäts-Hautklinik Tübingen fest etabliert. Dabei kommen sowohl die Paraffintechnik („Tübinger Torte") als auch die Kryostattechnik („Tübinger Flunder") zum Einsatz. Es werden spezifische Vor- und Nachteile der beiden Methoden, deren Abgrenzung und ihre Indikationen diskutiert.

Schlüsselwörter

Mikrographische Chirurgie – Kryostathistologie – Paraffinhistologie – 3D-Histologie

Einleitung

Bekannterweise können maligne epitheliale Hauttumoren feinstrangige, zum Teil weitreichende subklinische Ausläufer bilden [1, 2]. Prätherapeutisch sind solche Ausläufer mit modernen diagnostischen Methoden, wie z.B. der hoch auflösenden B-Scan-Sonographie nicht darstellbar [5].

In funktionell und kosmetisch wichtigen Regionen werden Exzisionen mit geringst möglichem Sicherheitsabstand angestrebt. Während Verfahren wie die Strahlentherapie und Kryochirurgie „blind" oder Techniken wie konventionelle Chirurgie und Kürettage ohne Kontrolle aller Tumorschnittränder therapieren, kann durch eine dreidimensionale, lückenlose Darstellung der Nachweis tumorfreier Exzisatschnittränder geführt werden. Zahlreiche Modifikationen der mikrographisch kontrollierten Chirurgie („Mohs' surgery") konnten sich durchsetzen [7].

Mit den bekannten Verfahren der Randstreifenmethode („Tübinger Torte") und der Klapptechnik („Tübinger Flunder") lassen sich solche 3D-Histologien einfach durchführen. Hierbei kommen das Paraffinschnittverfahren und das Kryostatschnittverfahren zum Einsatz [3, 4]. Im folgenden werden die Vor- und Nachteile beider Methoden, deren Abgrenzung und Indikationen vorgestellt.

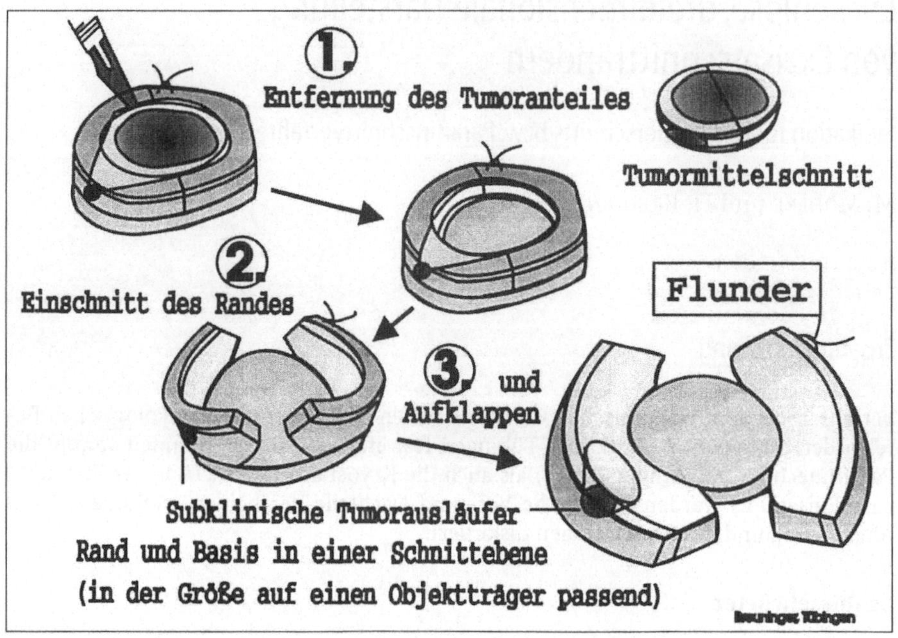

Abb. 1. „Flundertechnik"

Methoden

Die „Flundertechnik" (Abb. 1) wird bei allen Tumorexzisaten angewandt, die mit ihrem Rand und Unterseitenanteil von der Größe her auf einen Objektträger passen.

Die „Tortentechnik" (Abb. 2) wird vorteilhafterweise bei allen Tumorexzisaten angewandt, die von ihrer Größe her nicht auf einen Objektträger passen. Das erste Verfahren läßt sich besser im Kryostat- letzteres besser im Paraffinverfahren durchführen.

Paraffinverfahren

Die Paraffintechnik ist im Routinebetrieb mit geringem Aufwand durchführbar. Einsendehistologie ist möglich. Die Qualität der Schnitte ist gut und die Blöcke stehen zu weiteren, wie immunhistologischen Fragestellungen zur Verfügung. Die Bearbeitung des Gewebes erfordert im Klinikbetrieb mindestens ca. 20 Stunden Wartezeit, d.h. tägliche Operationsschritte sind möglich. Der Operateur wählt je nach Vorgeschichte (Rezidiv), Größe und Lokalisation des Tumors zwischen einer mehrzeitigen Operation mit temporärem Offenlassen des Defektes bis zum Vorliegen der Histologie oder dem sofortigen Defektver-

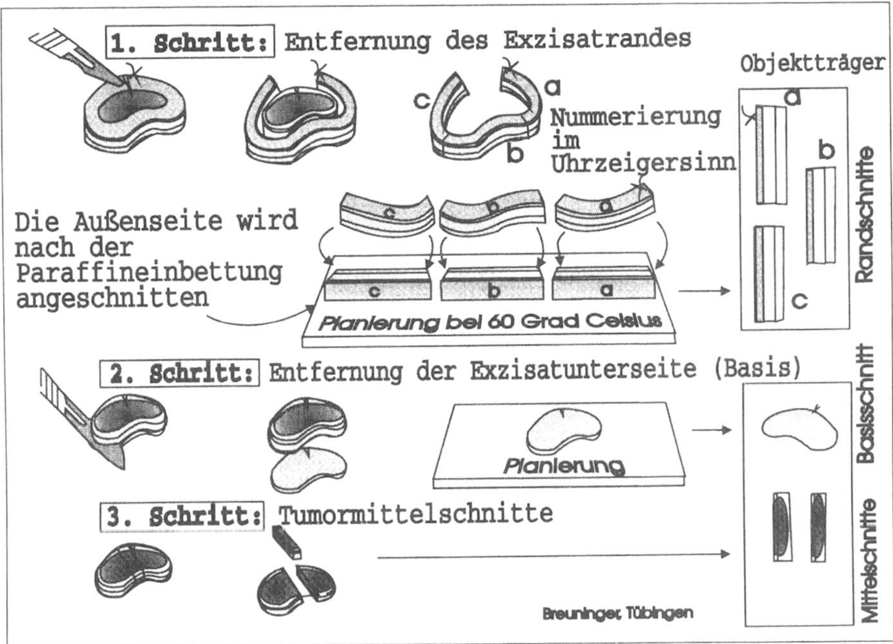

Abb 2. „Tortentechnik"

schluß mit ggf. einer erforderlichen Nachexzision, die nach Abheilung der Wunde erfolgt.

Durch die spezielle Aufarbeitungstechnik an formalinfixiertem Gewebe ist auch mittels Einsendehistologie die Zusammenarbeit zwischen Operateur und Pathologen gut möglich. Es bedarf dazu lediglich einer genauen methodischen Absprache. Dadurch wird die Mikrographische Chirurgie einem breiten Kreis von niedergelassenen Kollegen eröffnet, ohne daß spezielle histopathologische Kenntnisse erworben werden müssen.

Kryostatverfahren

Wichtigstes Merkmal dieser Technik ist die Realisierbarkeit im OP-Bereich und die geringe Wartezeit. Der Operateur, der die Aufarbeitung vornimmt, ist hierbei noch besser über die Topographie der Schnitte informiert. Für weiterführende Fragestellungen muß das Gewebe jedoch eingebettet, tiefgefroren oder fixiert werden. Der Zeitaufwand ist höher.

Tabelle 1. Vor- und Nachteile des Paraffin- bzw. Kryostatverfahrens

	Paraffintechnik	Kryostattechnik
Vorteil	• Im Routinebetrieb mit geringem Arbeitsaufwand durchführbar • Bessere Schnitte • Einsendehistologie möglich	• Geringe Wartezeit
Nachteil	• ca. 20 h Wartezeit	• Höherer Arbeitsaufwand • Schlechtere Schnittqualität

Tabelle 2. Anwendung von Paraffin- und Kryostatverfahren

Paraffintechnik	Kryostattechnik
• Kleine Tumoren, wenn ein einfacher Defektverschluß möglich ist • Große Tumoren • Plattenepithelkarzinome • Rezidive der oben genannten Tumoren • Lentigo maligna bzw. Lentigo maligna-Melanom • Tumorexzisate aus niedergelassenen Praxen	• Kleine Basaliome (bis ca. 10–14 mm Durchmesser) • Zentrofazial gelegen • Wenn komplexere Deckungsmethoden notwendig sind

Auswahlkriterien

- *Paraffinverfahren (Tabelle 1 und 2):*

1. Bei kleinen Tumoren, bei denen ein einfacher Defektverschluß möglich ist. Nach Vorliegen der Paraffinschnitte kann ggf. gezielt nachexzidiert werden.
2. Tumoren, die sich nicht in „Flundertechnik“ aufarbeiten lassen, d.h. welche die Breite eines Objektträgers überschreiten, werden in „Tortentechnik“ dem Paraffinverfahren zugeführt.
3. Plattenepithelkarzinome, Rezidivbasaliome, Lentigo maligna und Lentigo maligna-Melanome sowie Tumorexzisate aus niedergelassenen Praxen werden ebenso am Paraffinschnitt beurteilt.

- *Kryostatverfahren (Tabelle 1 und 2):*

Die Domäne des Gefrierschnittverfahrens sind kleine Basaliome (bis ca. 10–14 mm Durchmesser) in ungünstiger Lokalisation. Meist liegen sie zentrofazial in funktionell und kosmetisch bedeutsamen Regionen. Für den Defektverschluß sind komplexere Deckungsmethoden nötig.

Beispiele:

- *Beispiel 1 (Flundertechnik)*

  Ein 67jähriger Patient mit (bioptisch gesichertem) soliden Basaliom level V von 14 x 11 mm Größe am Nasenrücken. Der Tumor wurde mit 2 mm Sicherheitsabstand und *senkrecht* geschnittenen Wundrändern exzidiert. Das Exzisat wurde als Kryostatflunder mit Mittelschnitt so präpariert, daß die gesamten Schnittflächen in einer Ebene zu liegen kommen. Der HE gefärbte Schnitt ist nach 20 min fertig. Die Untersuchung ergab eine Entfernung „in sano". Der Defektverschluß erfolgte unmittelbar danach durch eine Verschiebelappenplastik.

- *Beispiel 2 (Tortentechnik)*

  Eine 47jährige Patientin mit (bioptisch gesichertem) solidem Basaliom von 82 x 84 mm Größe parietal links mit Übergang auf die linke obere Helix. Die Exzision des Tumors erfolgte in Lokalanästhesie mit 6 mm Sicherheitsabstand. Vom markierten Exzisat wurde der gesamte Schnittrand zur mikrographischen Schnittrandkontrolle mit einer Schere im Uhrzeigersinn entfernt und in entsprechende Kapseln zur Weiterverarbeitung gelegt (Abb. 3a). Die lückenlos dargestellten Schnittränder waren in diesem Fall tumorfrei.
  Der Defekt (Abb. 3b) wurde bis zum Erhalt der Paraffinhistologie (nach 20 h) offen gelassen. Der Defektverschluß erfolgte durch eine große Rotationslappenplastik von der rechten Kopfseite in Kombination mit Spalthauttransplantaten, die sekundär nach Lockerung der Haut wieder entfernt werden konnten. Das postoperative Ergebnis ist in Abb. 3c dargestellt.

Beurteilung

In der modernen dermatologischen Onkologie konnten sich verschiedene Verfahren der mikrographisch kontrollierten Chirurgie etablieren. Verschiedene Untersucher berichten über extrem niedrige Rezidivraten [4]. Sie hängen im wesentlichen von der Erfahrung der in mikrographischer Chirurgie geschulten Operateure ab. Deren Beurteilungsfähigkeit der Tumorpräparate muß denen von Pathologen entsprechen. Fehler können vermieden werden, gerade weil der Operateur persönlich in die Verarbeitung, Orientierung und Interpretation des histologischen Materials eingebunden ist [6].

Ähnlich gute Ergebnisse können aber auch mittels der Einsendehistologie durch die Zusammenarbeit zwischen Operateur und Pathologen erzielt werden. Es bedarf dazu aber einer genauen methodischen Absprache. Der Vorteil dieses Kooperationsmodelles liegt darin, daß keine spezielle langjährige Ausbildung erforderlich ist.

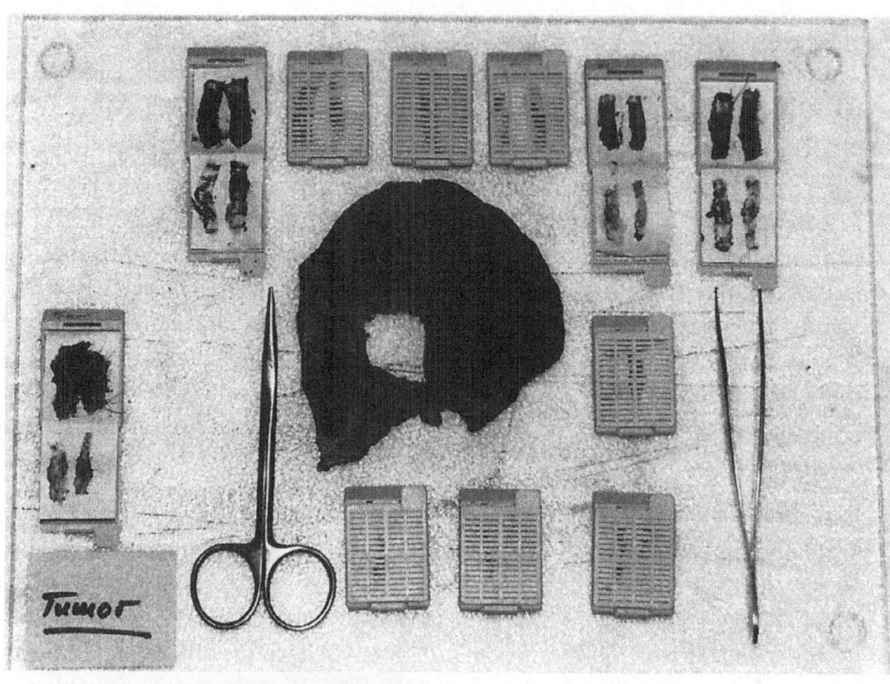

a

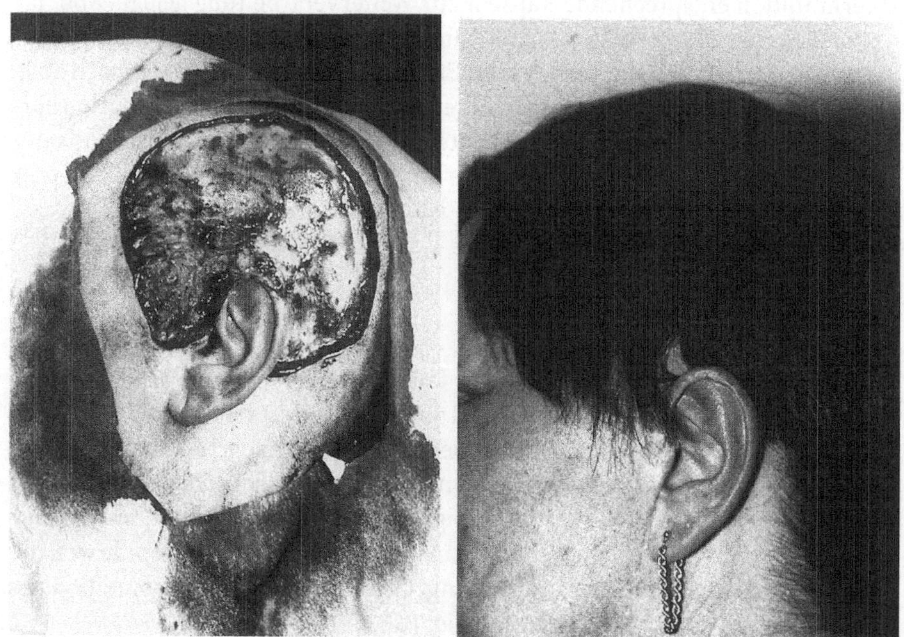

b c

Abb. 3. a Exzisat nach der Präparation sämtlicher Ränder (nur 17 Schnitte), die hier schon in den Kassetten zur Weiterverarbeitung liegen. Die lückenlos dargestellten Schnittränder waren in diesem Fall tumorfrei. **b** Defekt nach Exzision. Er wurde temporär offenbelassen bis zum Erhalt der Paraffinhistologie (nach 20 h). **c** Postoperatives Ergebnis

An der Universitäts-Hautklinik Tübingen kommen alle Techniken zum Einsatz. Neben dem klassischen Paraffinschnittverfahren verwenden wir in ca. 20% auch das Gefrierschnittverfahren. In den letzten 1,5 Jahren konnten wir unter Berücksichtigung der bekannten Vor- und Nachteile der beiden Methoden die oben genannten Indikationen festsetzen. Der relativ kurze Beobachtungszeitraum erlaubt jedoch keine abschließende Bewertung der Rezidivraten der jeweiligen Methoden.

Für das Paraffinverfahren liegt die Rezidivrate bei mehr als 5 000 behandelter Primärbasaliome mit einer Nachbeobachtungszeit von durchschnittlich 6 Jahren nur bei 0,3%. Rezidive und gewöhnliche Plattenepithelkarzinome haben eine Rezidivrate von 0,5–3% je nach Typ und Größe des Tumor. Lediglich beim desmoplastischen Karzinom zeigte sich, wie in einer weiteren Publikation in diesem Buch dargestellt, eine hohe Lokalrezidivrate, die mit der spezifischen Infiltrationsart dieses Tumor zusammenhängt.

Literatur

1. Breuninger H (1990) Die Notwendigkeit und Begründung einer dreidimensionalen histologischen Kontrolle bei malignen Hauttumoren. Schrifttum und Praxis, Heft 2: 61–64
2. Breuninger H, Anargyrou S (1993) Kann die 20 MHz-Sonographie die subklinische Infiltration von malignen epithelialen Tumoren prätherapeutisch erkennen? Zbl Hautkr 162: 196
3. Breuninger H, Holzschuh J (1994) Die lückenlose histologische Darstellung der Schnittränder eines Hauttumorexzisates (3-D-Histologie) in einer Schnittebene mittels der „Flunder-Technik". Akt Dermatol 20: 7–10
4. Breuninger H, Rassner G, Schaumburg-Lever G, Steiz A (1989) Langzeiterfahrungen mit der Technik der histologischen Schnittrandkontrolle (3-D-Histiologie). Hautarzt 40: 14–18
5. Breuninger H, Dietz K, Rassner G (1992) Das subklinische Infiltrationsverhalten von Basaliomen. Akt Dermatol 18: 129–132
6. Grabski WJ, Salasche SJ, Mc Collough ML, Berkland ME, Gutierrez JA, Finstuen K (1989) Interpretation of Mohs' micrographic frozen sections: a peer revue comparison study. J Am Acad Dermatol 20: 670–674
7. Swanson NA (1983) Moh's surgery. Arch Dermatol 119: 761–773

Histologische Schnittrandbeurteilung von Basaliomen

M. Nilles, B. Malek, M. Schätzle und W. Weyers

Zusammenfassung

Die histologische Beurteilung eines Exzisatrandes ist mit verschiedenen Methoden möglich [1, 2, 5]. Für eine präzise mikroskopische Zuordnung können Gewebefärbungen eingesetzt werden, um die Ränder des Exzisates zu markieren. Diese Färbungen müssen die Formalinfixierung und die Färbung mit Hämatoxylin und Eosin überstehen. Sie sind nützlich, um bzgl. der Schnittränder histologische Irrtümer zu verhindern.

Schlüsselwörter

Schnittränder – Histologische Beurteilung – Farbmarkierung

Einleitung

Die histologische Schnittrandkontrolle bei Basaliomen kann mit unterschiedlichen Methoden erfolgen [1, 2, 5]. An diese Beurteilung sind folgende Forderungen zu stellen: Intraoperativ entstandene Schnittkanten müssen sicher von späteren artefiziellen Gewebeabrissen unterschieden werden; auch kleine randständige Tumoranteile sollen erkannt werden und für die Nachoperation genau lokalisiert werden; besonders zur Abgrenzung von follikelähnlichen Basaliomanteilen und Follikelanschnitten sollte stets eine hohe histologische Schnittqualität vorliegen.

Material und Methode

50 Basaliome (davon 3 Rezidivbasaliome) wurden postoperativ mit einem Faden an einer definierten Stelle am apikalen Exzisatpol (12.00 Uhr) markiert. Nach Formalinfixierung wurde die gesamte subkutane rechte Unterseite des Gewebes einschließlich der epidermalen und dermalen Schnittränder (entsprechend 12.00 bis 6.00 Uhr) mit einem festhaftenden schwarzen Farbstoff (Delasco, Iowa) markiert.

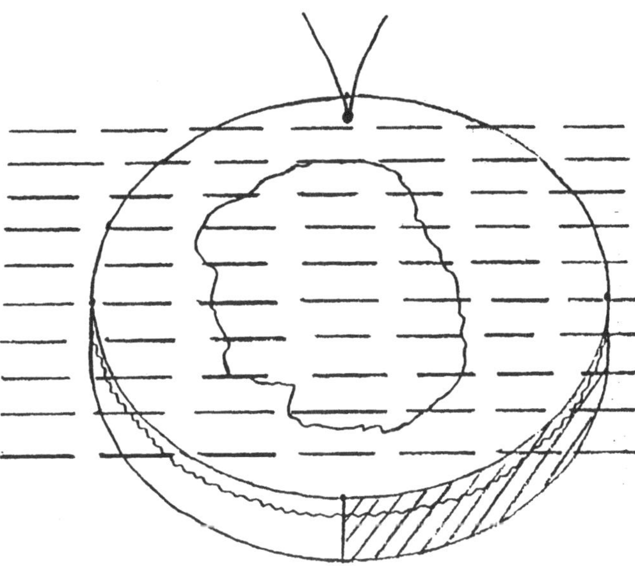

Abb. 1. Bei 12 Uhr fadenmarkiertes Exzisat. Nach Formalinfixierung wird die gesamte rechte Unterseite des Gewebes einschließlich der epidermalen und dermalen Schnittränder schwarz markiert. Die linke Gewebeseite wird in gleicher Weise blau markiert

In gleicher Weise wurde die gesamte linke subkutane Gewebeunterfläche einschließlich der epidermalen und dermalen Schnittränder (6.00 bis 12.00 Uhr) blau gefärbt. Anschließend wurde der gesamte Tumor in bis 2 mm breite Streifen geschnitten (Abb. 1).

Dabei entsprach das erste Schnittpräparat dem apikalen fadenmarkierten, das letzte dem kaudalen Pol des Exzisates. Bei jeder dieser Schnittebenen konnte daher die linke, die tiefe und die rechte Seite im histologischen Präparat unterschieden werden (Abb. 2). Damit sollte es möglich werden, auch kleine Tumorausläufer genau zu lokalisieren. Die Patienten wurden mindestens 2 Jahre nachbeobachtet und klinisch auf Tumorfreiheit bzw. Rezidive untersucht. Das mittlere Alter der Patienten zum Zeitpunkt der Exzision lag bei 65,5 Jahren und schwankte zwischen 28 und 89 Jahren.

Ergebnisse

Von 50 Basaliomen waren 38 im Gesicht bzw. am Kopf lokalisiert. Die meisten Tumoren (n = 37) zeigten histologisch einen soliden Basaliomtyp, seltener waren superfizielle (n = 8), sklerosierende (n = 3) und adenoide (n = 2) Varianten.

Nach primärer Exzision des Tumor und histologischer Aufarbeitung mit der oben beschriebenen Methode konnten in 11 von 50 Fällen randständige Ba-

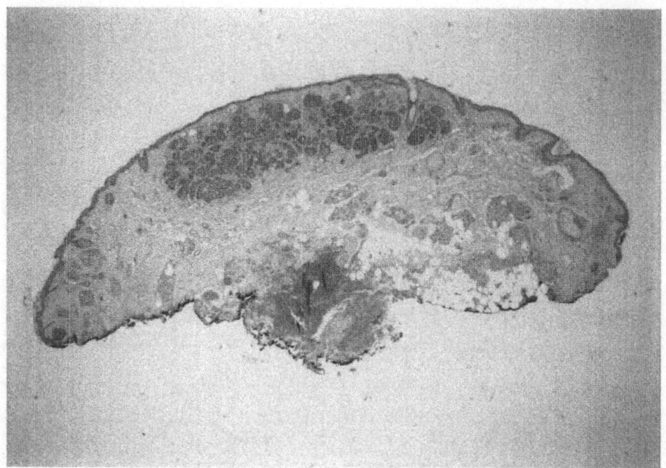

Abb. 2. Solides Basaliom, Schnittränder mit Abstand tumorfrei. Durch die zweifarbige Markierung sind rechter und linker Exzisatrand mikroskopisch sicher zu unterscheiden. (HE, × 20)

saliomverbände festgestellt werden. Die Randbildung war in 5 Fällen an einer Seite, in 3 Fällen an beiden Seiten, in einem Fall zur Tiefe und in 2 Fällen zur Seite und Tiefe.

Bei diesen Tumoren wurden Nachexzisionen durchgeführt, bis die Schnittränder histologisch tumorfrei waren. Mit Quadrantenangaben wurden randständige Tumorverbände histologisch lokalisiert. Nachexzisionen erfolgten entsprechend der histologischen Lokalisation der Randbildung (z. B. bei Randbildung im rechten unteren Quadranten von 3.00 bis 6.00 Uhr mit erneuter Fadenmarkierung). Bei 8 Patienten war eine Nachoperation ausreichend, bei 3 Patienten waren zwei Nachexzisionen notwendig. Im Rahmen regelmäßiger Nachkontrollen von jeweils mindestens 2 Jahren trat bisher kein Lokalrezidiv auf.

Diskussion

Die vorgestellte Methode der Schnittrandkontrolle ermöglicht nach Meinung der Autoren die einfache und zuverlässige Lokalisation von Tumorverbänden. Nur durch eine Gewebemarkierung mit Farbstoff können intraoperative Schnittkanten von späteren artefiziellen Gewebeabrissen sicher unterschieden werden [5]. Nur durch Farbmarkierung kann eine tangentiale Schnittführung des Gewebes mikroskopisch erkannt werden, die bei schräger Lage des Gewebestückes innerhalb des Paraffinblockes entstehen kann [5, 6]. Durch die makroskopisch schmalen, bis 2 mm breiten fortlaufenden Schnittpräparate werden auch kleine, zur Seite oder zur Tiefe randständige Tumorareale erfaßt und dem Operateur mit Quadrantenangabe zur Nachexzision lokalisiert. Weil keine unebenen, inhomogenen, ausschließlich basalen oder ausschließlich seitlichen Schnittränder angefertigt werden mußten, war stets eine ausreichende histologische Schnittqualität gewährleistet, was prinzipiell und besonders für die Abgrenzung von Follikeln und follikelähnlichen Basaliomanteilen wichtig ist. Rezidive traten bei einer Nachkontrollzeit von 2 Jahren bisher nicht auf.

Schlußfolgerung

- Die vorgestellte Methode der Schnittrandmarkierung mittels Faden und Farbstoffen ermöglicht eine genaue Abgrenzung und Lokalisation peripherer Tumorausläufer. Auch andere Methoden der mikroskopisch kontrollierten Dermatochirurgie gewährleisten eine genaue Kontrolle von Schnitträndern [2–4].

- Das in der eigenen Arbeit vorgestellte Verfahren erfordert dermatochirurgisch sowie dermatohistologisch einen geringen Aufwand und ermöglicht einfache und eindeutige Informationen bei inkompletten Exzisionen.

- Es handelt sich nach den bisherigen Erfahrungen um eine außerordentlich zuverlässige Methode.

Literatur

1. Ackerman AB, Kamino H, Mondragon G (1988) Dermatopathology laboratory standard procedure manual. Unveröffentlicht
2. Breuninger H (1993) Mikrografische Chirurgie: Die Therapie, die dem lokalen Infiltrationsverhalten des Basalioms gerecht wird. In: Petres J, Lorisch I (Hrsg) Das Basaliom. Springer, Berlin Heidelberg New York Tokyo, S 157–168
3. Breuninger H, Rassner G, Schaumburg-Lever G, Steitz A (1989) Langzeiterfahrungen mit der Technik der histologischenen Schnittrandkontrolle (3D-Histologie). Hautarzt 40: 14–18
4. Breuninger H, Dietz K, Rassner G (1992) Das subklinische Infiltrationsverhalten von Basaliomen. Akt Dermatol 18: 129–132
5. Paterson DA, Davies JD, Mc Laren KM (1992) Failure to demonstrate the true resection margins of excised skin tumours: a case for routine marking. Br J Dermatol 127: 119–221
6. Smolle J (1984) Anmerkungen zur Histotechnik in der Dermatologie. Z Hautkr 59/15: 990–1004

Hauptthema II
Der postoperative Verlauf: Komplikationen und Nachsorge

Der postoperative Verlauf

G. Sebastian

Zusammenfasung

Zur Minimierung postoperativer Risiken sind übersichtliche Checklisten für häufige Eingriffe erforderlich. Allgemeine postoperative (p.o.) Maßnahmen (z. B. p.o. Monitoring, Laborkontrollen, Infusionstherapie und Ernährung sowie Thromboembolie-Pneumonie-Prophylaxe, Schmerztherapie, Antibiotikagaben, wundimmobilisierende Maßnahmen) sind ebenso zu berücksichtigen wie lokale p.o. Maßnahmen (Wundimmobilisierung, Schmerztherapie, erstes Aufstehen, Wasserkontakt mit der Wunde, Entfernung von Drainagen, Ziehen von Fäden). Die Ursachen p.o. Komplikationen in der frühen, intermediären und späten p.o. Phase müssen erkannt und umgehend beseitigt werden.

Schlüsselwörter

Allgemeine postoperative Maßnahmen – Lokale postoperative Maßnahmen – Postoperative Komplikationen

Einleitung

Der Weg zum Erfolg (oder Mißerfolg) wird in der Zeit vor, während und nach dem Eingriff von folgenden Maßnahmen bestimmt, die eine untrennbare Einheit bilden:

1. Präoperative diagnostische Maßnahmen (präoperatives Staging)
2. Vorbereitende ärztliche und pflegerische Maßnahmen (Operationsplanung und Patientenvorbereitung)
3. Maßnahmen im Operationssaal (Operationsvorbereitung und -durchführung)
4. Postoperative ärztliche und pflegerische Maßnahmen (postoperative Nachsorge)

Die postoperative Nachsorge begleitet und greift aktiv in den postoperativen Verlauf ein. Für die notwendigen Maßnahmen in der p.o. Phase eignet sich eine entsprechende Checkliste.

Checkliste von Maßnahmen während des postoperativen Verlaufs

Zur Minimierung abzusehender Risiken während des p.o. Verlaufs sind, nicht zuletzt vor dem Hintergrund der Zunahme ambulanter Eingriffe und juristischer Konsequenzen, übersichtliche Checklisten für die häufigsten Eingriffe sinnvoll und erforderlich [1].

Bewährt hat es sich, allgemeine p.o. Maßnahmen von den lokalen getrennt aufzuführen.

Allgemeine postoperative Maßnahmen

Postoperatives Monitoring

In die entsprechenden Überwachungsbögen werden für Patienten nach Regional- und Allgemeinanästhesie sowie für gefährdete Patienten nach Eingriffen in Lokalanästhesie die Puls- und Blutdruckwerte sowie die Temperaturen in den ersten sechs p.o. Stunden bzw. bis zur Stabilisierung des Kreislaufes dokumentiert. Bei Säuglingen und Kleinkindern ist der Atmung besondere Aufmerksamkeit zu widmen.

Labor

Am ersten p.o. Tag empfiehlt es sich, das kleine Blutbild zu kontrollieren. Zwingend notwendig wird die Kontrolle nach intra- bzw. postoperativen Blut-Flüssigkeits-Substitutionen.

Infusionstherapie und Ernährung

Nach größeren Eingriffen in Allgemein- und Regionalanästhesie werden bis zu 6 Stunden p.o. 5 % Glukose- und Elektrolytlösungen infundiert. Danach nimmt der Patient Tee zu sich, und ein entsprechender Kostaufbau erfolgt. Bei plastisch-rekonstruktiven Eingriffen im unteren Gesichtsbereich wird die Infusionstherapie über 24 Stunden geführt, danach flüssige Kost bis zum Ende des 2. p.o. Tages gegeben. Ziel dieser Maßnahme ist es, eine effektive Wundimmobilisation bei Operationen im Gesicht unterhalb einer gedachten Verbindungslinie zwischen den Gehörgängen zu erzielen.

Tabelle 1. Starke Analgetika und Narkoanalgetika

Postoperative Analgetikadosierungen	
Analgetikaklasse	Vertreter und Dosierung
Narkoanalgetika	Piritramid *i.m.* (Dipidolor) Erwachsene: 15–30 mg = 1–2 Amp. Kinder: 0,1 mg/kg KG Buprenorphin-HCl *sublingual* (Temgesic) Erwachsene: 0,2–0,4 mg = 1–2 Tbl. (8stündlich)
Starke Analgetika	Tramadol-HCl (Tramal) Erwachsene: 100 mg bis 90 min p.o. *i.m.* 50 mg bis 3mal Wiederholung Kinder: 1 mg/kg KG *i.v.*

Thromboembolie-/Pneumonieprophylaxe

Nicht in jedem Fall ist bei operativen Eingriffen an den unteren Extremitäten die Patientenimmobilisation vermeidbar. Werden große Hauttransplantate in der Fuß- und Unterschenkel-Knieregion auf nichtkonditionierten Wundgrund notwendig, wird eine bis zu 5 Tage dauernde Immobilisation und damit die low dose Heparinisierung mit niedermolekularem Heparin in Kombination mit Antithrombosestrümpfen bzw. Dauerkompressionsverbänden der Beine erforderlich. Die Heparinisierung wird erst nach definitiver Mobilisation abgesetzt.

Systemische Schmerztherapie

Wichtig ist der „rechtzeitige" Beginn einer postoperativen Schmerztherapie. Dabei sind die Auffassungen des „wann" einer Analgetikagabe fließend. Wir praktizieren ein Konzept der präventiven Gabe bei Kindern, bei Erwachsenen tendieren wir ebenfalls dazu.

Empfehlungen für die „richtige" Dosierung sind schwer zu standardisieren, da Schmerzen sehr individuell empfunden werden. Die Dosierungsspielräume werden deshalb neu überdacht. Empfehlungen für Piritramid beispielsweise liegen nicht mehr bei 30 mg/Tag, sondern reichen bis zu 80 oder 100 mg/Tag [2]. Bei niedrigpotenten Analgetika, z. B. bei Tramadol, werden heute im Bereich der postoperativen Analgesie patientenadaptiert 200 mg/die bis zu ca. 700 mg/die verabreicht [5]. Bewährt hat sich die Bolusgabe mit einem initialen Bolus (Loading-dose), der den Patienten ausreichend von seinen Schmerzen befreit.

Abhängig vom Umfang und der Lokalisation des Eingriffes in besonders schmerzintensiven Zonen kommen Narkoanalgetika (Piritramid, Buprenorphin-HCL), starke Analgetika (Tramadol) und andere Analgetika (Paracetamol, Acetylsalicylsäure, Metomizol) zum Einsatz (Tabelle 1).

Chemotherapie

Während sog. „saubere" Wunden keiner, kontaminierte („kolonisierte") Wunden selten einer perioperativen Antibiotikaprophylaxe bedürfen, ist sie bei „infizierten" Wunden angezeigt. Wir bevorzugen dabei die systemische Gabe eines Antibiotikums am Vorabend und morgens vor dem operativen Eingriff. Diese Therapie kann als gezielte Chemotherapie fortgeführt werden. Entsprechend einem retrospektiv ermittelten Spektrum nosologisch relevanter Erreger und deren Verhalten gegenüber verschiedenen Antibiotika empfehlen wir die in Tabelle 2 aufgeführten Präparate.

Tabelle 2. Für eine kalkulierte Chemotherapie bevorzugte Antibiotika

Klinik und Poliklinik für Hautkrankheiten Dresden

Infektionstyp	Antibiotikaempfehlung	
Leichte und mittelschwere akute Primärinfektionen	Ampicillin & Sulbactam (Unacid) Amoxicillin & Clavulansäure (Augmentan) Ofloxacin (Tarivid)	
	Bei Penicillinallergie:	Tetracyclin Erythromycin
Leichte chronische Mischinfektionen	Ciprofloxacin (Ciprobay) Ofloxacin (Tarivid)	
Mittelschwere bis schwere Mischinfektionen	Piperacillin (Pipril) Cefoperazon (Cefobis) evtl. kombiniert mit β-Laktamasehemmer	

Lokale postoperative Maßnahmen

Wundimmobilisation

In Abhängigkeit von der Lokalisation, dem Charakter der lokalen Erkrankung und der Patientencompliance eignen sich zur Ruhigstellung folgende Maßnahmen:

Im Bereich der *unteren Gesichtshälfte* (sog. intensiv bewegte Teile):

- immobilisierender (Kopf)verband für 48 h
- Sprechverbot für 48 h
- Kühlakku für 6 h
- flüssige Kostform (Infusionstherapie 24 h) für 48 h.

Am Stamm

Eine ausreichend gute Wundimmobilisation ist am Stamm nur schwer möglich. Zirkuläre Verbände mit elastischem Verbandmaterial, die innerhalb von 8–12 Stunden korrigiert werden (müssen), können Abscherbewegungen von Transplantaten nicht sicher ausschließen.

Im Extremitätenbereich

Während die Immobilisation der Arme mit Hilfe einer sog. fixierten Mitella durchaus genügen kann, Finger mit biegsamen Schienen in Funktionsstellung ruhiggestellt werden, müssen bei der Immobilisation der unteren Extremitäten verschiedene Faktoren bedacht werden. Die Lagerung sollte die Funktionsstellung des Beines berücksichtigen [4]. Eine Beinhochlagerung ist bei Verdacht auf Mikro- und Makroangiopathien (Diabetiker) kontraindiziert. Pütterverbände bedürfen keines hohen Ruhedruckes. Gipslonguetten sollten in Schalenform konzipiert werden. Maßnahmen für eine Thromboseprophylaxe sind bei jeder, auch zeitlich eng limitierten, Immobilisation unbedingte Pflicht.

Erstes Aufstehen

In Anbetracht der geübten präoperativen Gabe eines sedierenden Präparates bei stationär behandelten Patienten auch für Eingriffe in Lokalanästhesie ist die p.o., im Durchschnitt dreistündige Überwachung im Rahmen einer Bettruhe sinnvoll und vom Gesetzgeber vorgeschrieben. Am Abend des Operationstages steht der Patient auch bei umfangreichen Eingriffen mit Hilfe der Schwester auf und bewegt sich aktiv außerhalb des Bettes.

Lokale Schmerztherapie

Zur Minimierung lokaler Schmerzen haben sich die zusätzliche Infiltrationsanästhesie oder umschriebene Blockaden im Rahmen von Allgemeinanästhesien sehr gut bewährt.

Für die Infiltrationsanästhesie und die Penisblockade (bei Kindern) ist Bupivacainhydrochlorid das Mittel der Wahl. Für die Penisblockade bei Kindern wird folgende Dosierung bevorzugt: Bupivacainhydrochlorid 0,25 % ohne Adrenalin (0,15 ml/kg KG, maximal 5 ml). Nicht selten genügt das p.o. berührungsfreie (wiederholbare) Auftragen von Lidocain-Spray (10 %) auf die Wunde, um eine genügende Schmerzreduktion zu erreichen.

„Wasserkontakt"

Werden aus medizinischen Gründen therapeutische Bäder, z. B. mit desinfizierenden Zusätzen erforderlich, können diese bereits nach 24 Stunden angewendet werden. Gegen das Duschen und Baden zur Körperhygiene bestehen aus unserer Sicht ab dem 3. p.o. Tag keine Bedenken.

Wunddrainagen

Abhängig von der geförderten Sekretmenge sollten Redon-Drainagen zwischen dem 1. und 3. p.o. Tag entfernt werden.

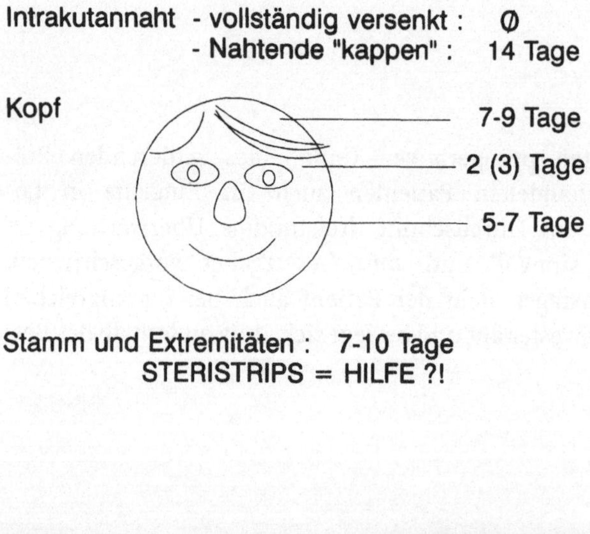

Intrakutannaht - vollständig versenkt : Ø
- Nahtende "kappen" : 14 Tage

Kopf
7-9 Tage
2 (3) Tage
5-7 Tage

Stamm und Extremitäten : 7-10 Tage
STERISTRIPS = HILFE ?!

Abb. 1. Richtgrößen für die Entfernung von Nahtmaterial

Tabelle 3. Komplikationen in verschiedenen p.o. Phasen

Postoperative Komplikationen	
Postoperative Phase	Komplikationen
Früh (bis maximal 1. p.o. Tag)	Nachblutungen Hämatome
Intermediär (1.–7. p.o. Tag)	Lymphflüssigkeitsansammlung (Serom) nosokomiale Wundinfektionen Gewebenekrosen Nahtdehiszenzen
Spät (ab 8. p.o. Tag)	Fisteln umschriebene oder Extremitätenlymphödeme Stufenbildung („trap doors") im Lappenbereich hypertrophe Narben und Keloide Neuralgien/Neurome

Entfernen von Nähten

Abhängig von der Lokalisation, dem verwendeten Nahtmaterial, der Nahttechnik und bestehenden Grundleiden (systemische Langzeitbehandlung z. B. mit Zytostatika und/oder Kortikosteroiden) werden die in Abb. 1 angegebenen Richtwerte angestrebt.

Postoperative Komplikationen

Trotz optimaler Vorbereitung des Patienten für den speziellen Eingriff, reibungsloser Arbeit im Operationssaal sowie einer entsprechenden Nachsorge sind Komplikationen, betont lokalen Charakters, nicht vollständig ausgeschlossen [3]. Auf unseren Erfahrungen basierend, unterscheiden wir Komplikationen nach dem Zeitpunkt ihres p.o. Auftretens (Tabelle 3).

Die diskutierten allgemeinen und lokalen Maßnahmen im Rahmen des postoperativen Verlaufs können nur empfehlenden Charakter haben. Jede dermatochirurgische Abteilung wird abhängig von ihrem operativen Spektrum den Umfang der p.o. Nachsorge festlegen.

Literatur

1. Beisse R (1991) Handbuch der Op-Vorbereitung und Nachbehandlung in der Chirurgie. Gedon & Reuss, München
2. Beyer D (1993) Qualitätssicherung in der postoperativen Schmerztherapie. Klinikarzt 22 : 3–6
3. Hobsley M (1991) Head and neck surgery. In: Pollock AV, Evans M(Hrsg) Postoperative complications in surgery. Blackwell Scientific, Oxford London Edinburgh Boston Melbourne Paris Berlin Wien, pp 169–185
4. Jorke D, Schröder H (1989) Nachsorge nach chirurgischen Eingriffen. Ein Leitfaden für den nachbehandelnden Arzt. Volk Gesundheit, Berlin
5. Lehmann KA (1990) Der postoperative Schmerz. Bedeutung, Diagnose und Behandlung. Springer, Berlin Heidelberg New York Tokyo

Mikrofilmdokumentation in der Verlaufskontrolle von melanozytären Tumoren

G. Hesse, C. Schmoeckel und A. Wichmann-Hesse

Zusammenfassung

Die Mikrofilmdokumentation ermöglicht eine kartenähnliche Dokumentation von melanozytären Hautveränderungen. Das Problem der Lokalisation entfällt, da das Bild abgefahren werden kann, die Übersichtsaufnahmen können 24- bis 48-fach vergrößert werden. Der Vergleich des vergrößerten Dias und des Patienten ist bei Tageslicht möglich. Die Erfassung von Veränderungen in der horizontalen Wachstumsphase sollte die 5-Jahres-Überlebensrate verbessern.

Schlüsselwörter

Mikrofilmdokumentation – Nävus-Zell-Nävi – Verlaufskontrolle

Einleitung

Seit sieben Jahren verwenden wir bei Patienten mit multiplen Nävus-Zell-Nävi (NZN) die Mikrofilmfotodokumentation wie früher beschrieben [4]. Masri et al. [5] haben in einer Untersuchung über 555 Patienten nachgewiesen, daß bei den Verlaufsuntersuchungen 23 % aller erneuten Nävusexzisionen wegen subtiler Veränderungen im Fotovergleich durchgeführt wurden. Den Wert der exakten Dokumentation bei Risikopatienten haben Halpern et al. [3] in ihrer Untersuchung nachgewiesen. Epilumineszenzmikroskopie und das Dermatoskop verbessern die klinische Diagnose melanozytärer Hautveränderungen von 64 auf 84 % [6]. Es erscheint möglich, daß diese Treffsicherheit durch die Kombination mit der Mikrofilmdokumentation noch verbessert werden kann.

Technik

Das Verfahren wurde mit Mikrofilmdokumentation bezeichnet, da die hochauflösenden Farbdias von vollständigen Körperregionen in Mikrofilmjackets abgelegt werden und wie Mikrofilme bei Tageslicht betrachtet werden. Die Spiegelreflexkamera Canon 1000 NF hat ein 50 mm Makroobjektiv, das eingebaute

Blitzlicht ist ausreichend. Filmmaterial: Diafilm, Kodachrome 25. Die Betrachtung erfolgt auf einem Mikrofilmlesegerät (Vergrößerung des Dias 24 : 1 und 48 : 1 AGFA-Gevaert COPEX LD 75D, grauer Bildschirm). Das Dia kann auf dem Lesegerät in dem Mikrojacket (Microfilm H. Hübner, Nürnberg) wie eine Landkarte abgefahren werden. Die Zuordnung kleinster Hautveränderungen ist hierdurch sofort möglich. Die Größe wird durch einen Aufkleber mit Millimetermaßstab (Dermatologic Lab & Supply, 608 13th Avenue, CouncilBluffs, USA) dokumentiert.

Der Aufkleber wird in eine Region ohne NZN aufgebracht, durch das Abfahren des Films in dem Mikrofilmlesegerät kann dann dieser Maßstab auf alle abgebildeten NZN übertragen werden. Dies erklärt, warum in der Nähe der veränderten NZN keine Aufkleber dokumentiert sein müssen.

Fallbeispiel

Alle Exzisionen erfolgten in Lokalanästhesie, gegebenenfalls mit den entsprechenden Sicherheitsabständen (Histologische Beurteilung jeweils C. Schmoeckel, München).

Der Patientin E. U. wurden bereits multiple Nävi exzidiert. In der histologischen Untersuchung waren alle früher exzidierten Nävi benigne, ohne Zeichen von Dysplasie. An den Narben erkennt man die früheren Exzisionen. Bei unserer Erstuntersuchung mehrere unregelmäßig begrenzte, aber gleichmäßig pigmentierte Nävi. Zusammen mit den früheren histologischen Befunden keine Indikation für weitere Exzisionen. Fotodokumentation des Stammes mit 6 Übersichtsaufnahmen. Nach 12 Monaten deutliches Wachstum eines vorher unauffälligen Nävus von 2 mm (Abb. 1a) auf 5 mm (Abb. 1b) rechts paravertebral BWK 6.

Histologie: Initiales invasives malignes Melanom auf vorbestehendem epidermodermalen Nävuszellnävus.

Diskussion

Direkt während der Untersuchung macht der Arzt selbst die Mikrofilmdokumentation bei den Patienten. Somit müssen kleine, aber auffällige Pigmentierungen nicht sofort exzidiert werden, sondern können sehr genau für 2–4 Monate kontrolliert werden. Dies ist im Bereich von Hand, Fuß und Gesicht vorteilhaft, da hier selbst kleine Exzisionen häufig von Patienten abgelehnt werden. Nach unseren Erfahrungen wird bei photographisch dokumentierten Veränderungen die Exzision dann rasch akzeptiert.

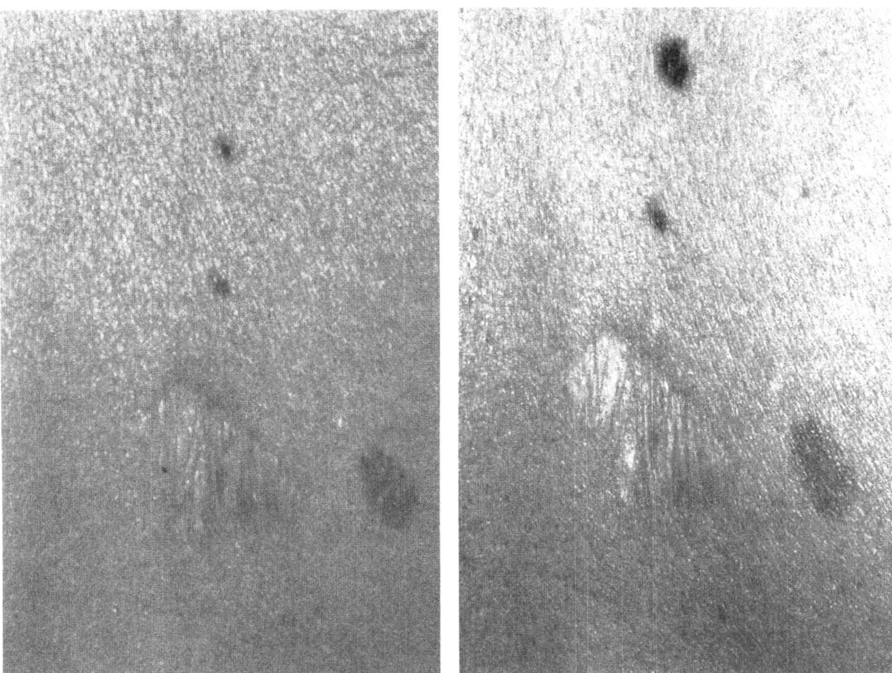

Abb. 1. a Entsprechend der 24fachen Vergrößerung auf dem Mikrofilmlesegerät, Stand Januar 1991 (s. Fallbeispiel). **b** Photodokumentation Dezember 1991, vor Exzision wegen des Wachstums

Wie das Fallbeispiel und die Untersuchung von Masri et al. [5] zeigten, können damit die Veränderungen in der horizontalen Melanomwachstumsphase erfaßt werden, was für die 5-Jahres-Überlebensrate sehr wichtig ist. Bei Patienten mit multiplen Nävi ist die Verlaufskontrolle wesentlich vereinfacht, der Vergleich Patient/Bild läßt neu aufgetretene/veränderte Nävi sofort deutlich werden. Shriner u. Wagner [8] haben die Bedeutung der normalen Photodokumentation bearbeitet und zeigten, daß hierdurch dermatochirurgische Eingriffe reduziert werden können. Exzisionen möglichst gezielt durchzuführen, vermindert die Kosten und ist für die Führung des Patienten wichtig. Der Vorteil dieses Verfahrens gegenüber der Makrophotographie nach Bahmer u. Kohrer [1] liegt darin, daß das Problem der genauen Lokalisation durch das Abfahren des Mikrofilms gelöst ist. Bei Aufnahmen von Gesicht, Hand oder Fuß ist am Mikrofilmlesegerät eine Vergrößerung entsprechend der Diaskopie (10fach) möglich. Bei Übersichtsaufnahmen des Stammes können einzelne Nävi 2- bis 3fach größer als das Original dargestellt werden. Nävusveränderungen werden bei Verlaufskontrollen somit leicht festgestellt und mit einer zweiten Aufnahme dokumentiert.

Klinisch werden 62 % der Melanome mit einer Sensitivität von 81 % richtig diagnostiziert [2]. Diese Zahlen wurden durch Diaskopie (Epilumineszenzmikroskopie) auf ca. 80 % verbessert [6, 9, 10]. Das Mikrofilmverfahren erscheint sehr geeignet, die Treffsicherheit der Diaskopie nochmals zu verbessern, da Veränderungen über den Beobachtungszeitraum deutlich hervortreten. Die Ergänzung der Diaskopie mit dem Sichtbarmachen von geringsten Pigmentveränderungen durch die Mikrofilmdokumentation erscheint als wichtiger Fortschritt in der Früherkennung von Melanomen.

Die Kosten für die Ausrüstung liegen bei ca. DM 2 500,–, 6 Aufnahmen in einem Mikrofilmjacket kosten insgesamt ca. DM 5,–. Dieser Aufwand ist gerechtfertigt, um die Zahl von Exzisionen zu vermindern [8] und Verlaufskontrollen zu verbessern. Bei den Verlaufskontrollen von Risikogruppen für das Melanom hat sich gezeigt, daß mit Photographien kontrollierte Patienten frühzeitiger mit dünneren Melanomen behandelt werden [5]. Dies ist ein wichtiger Fortschritt in der Behandlung des Melanoms. In unserer Arbeit wurden die Möglichkeiten der Photodokumentation verdeutlicht, mit dem Ziel, daß auch bei uns die Photodokumentation vermehrt eingesetzt wird.

Literatur

1. Bahmer F, Rohrer C (1986) Rapid and simple macrophotography of the skin. Br J Dermatol 114: 135–136
2. Grin C, Kopf A, Welkowich B, Bart R, Levenstein M (1990) Accuracy in the clinical diagnosis of malignant melanoma. Arch Dermatol 126: 763–766
3. Halpern A, DuPont G, Elder D, Trock B, Synnestvedt M, Humphreys T (1993) Natural history of dysplastic nevi. JAAD 29: 51–57
4. Hesse G (1989) Mikrofilm-Photodokumentation der Haut in der Praxis. Dtsch Derm 1024 : 1237
5. Masri G, Clark W, Guerry D, Halpern A, Thompsin J, Elder D (1990) Screening and surveillance of patients at high risk for malignant melanoma result in detection of earlier disease. JAAD 22: 1042–1048
6. Pehamberger H, Binder M, Steiner A, Wolff K (1993) In vivo epiluminescence microscopy: Improvement of early diagnosis of melanoma. J Invest Derm 100: 356–362
7. Shaw H, McCarthy W (1992) Small-diameter malignant melanoma: A common diagnosis in New South Wales, Australia. JAAD 27: 679–682
8. Shriner D, Wagner R (1992) Photographic utilization in dermatology clinics in the United States: A survey of university-based dermatology residency programs. JAAD 27: 565–567
9. Steiner A, Pehamberger H, Binder M, Wolff K (1992) Pigmented Spitz nevi: Improvement of the diagnostic accuracy by epiluminescence microscopy. JAAD 27: 697–701
10. Stolz W, Bilek P, Landthaler M et al. (1989) Skin surface microscopy. Lancet II: 864–865

Änderung der viskoelastischen Eigenschaften von Keloiden in vivo während Behandlung mit intraläsionalem Triamcinolonacetonid

T. Krusche und W.-I. Worret

Zusammenfassung

Mit Hilfe eines nichtinvasiven Hautelastizitätsmeßgerätes (Cutometer SEM 474, Courage and Khazaka, Köln) wurden die mechanischen Eigenschaften von 17 Keloiden bei 9 Patienten vor und während Behandlung mit intraläsionalem Triamcinolonacetonid untersucht. Die Keloide wurden je dreimal in 3wöchigen Intervallen mit intraläsionaler Injektion von Triamcinolonacetonid 10 mg/ml (Volon A 10 Kristallsuspension) behandelt. Pro Keloid wurden 4 Messungen durchgeführt, und zwar vor Therapie sowie jeweils 3 Wochen nach der ersten, zweiten und dritten Behandlung. Folgende von der Hautdicke unabhängige relative Parameter wurden errechnet: Uv/Ue (Anteil der viskösen Komponente an der Hautdeformation) und Ur/Uf (biologische Elastizität). Nach 3 Behandlungen zeigte sich eine hochsignifikante Abnahme von Uv/Ue, des Parameters der Viskosität, sowie ein geringer Anstieg der biologischen Elastizität Ur/Uf. Die deutliche Abnahme von Uv/Ue weist darauf hin, daß die Behandlung mit intraläsionalem Triamcinolonacetonid zu einer Verminderung der Viskosität der Keloide führt, als Folge einer Rückbildung der viskösen Grundsubstanz. Die vorgestellte Meßmethode ist unserer Meinung nach für weitere Studien zur Objektivierung der Effektivität verschiedener Narbentherapeutika geeignet.

Schlüsselwörter

Keloide - Narben - Elastizität - Viskosität - Triamcinolonacetonid

Einleitung

Obwohl eine Vielzahl von Behandlungsmethoden wie Exzision, Druckverbände, Kryotherapie, Röntgenweichstrahltherapie, Silkongelfolien und intraläsionale Steroidinjektionen zur Verfügung steht, stellen Keloide nach wie vor ein großes therapeutisches Problem dar. In früheren Untersuchungen wurde die Effektivität dieser Behandlungsmethoden meist nur qualitativ, allenfalls anhand klinischer Scores beurteilt. Der Einsatz moderner nichtinvasiver biophysikalischer Meßverfahren ermöglicht es neuerdings mit den entsprechenden Meßgeräten klinisch relevante Eigenschaften wie z. B. Elastizität, Dicke oder Farbe und deren Änderungen unter Behandlung quantitativ zu erfassen.

Ziel dieser Studie war, mit einem nichtinvasiven Hautelastizitätsmeßgerät die Effekte eines bewährten Therapieverfahrens, der Behandlung mit intraläsionalem Triamcinolonacetonid, auf die mechanischen Eigenschaften von Keloiden zu untersuchen.

Methodik

17 Keloide bei 9 Patienten (Alter zwischen 16 und 37 Jahren, 6 männlich, 3 weiblich) wurden untersucht. Die Keloide waren im Durchmesser zwischen 2 und 5 cm groß und überwiegend an Brust, Rücken und Oberarmen lokalisiert. Die Mehrzahl der untersuchten Keloide trat nach einer Acne conglobata auf.

Die Keloide wurden mit intraläsionalen Injektionen von Triamcinolonacetonid 10 mg/ml (Volon A 10) ohne Zusatz eines Lokalanästhetikums behandelt, wobei die Behandlungen in 3wöchigen Intervallen durchgeführt wurden, bis eine deutliche Abflachung der Läsion erreicht war.

Die Messungen der mechanischen Eigenschaften wurden mit einem kürzlich entwickelten nichtinvasiven Hautelastizitätsmeßgerät (Cutometer SEM 474, Courage and Khazaka, Köln) durchgeführt. Das Meßprinzip des Cutometers ist in der Arbeit von Cua et al. [3] ausführlich beschrieben. In Anlehnung an frühere Veröffentlichungen zu diesem Thema [1, 3, 4, 6] wurden folgende, von der Hautdicke unabhängige Parameter errechnet: Uv/Ue (Anteil der viskösen Komponente an der Hautdeformation) und Ur/Uf (biologische Elastizität).

Die Messungen wurden jeweils vor der ersten Behandlung (Messung 0) sowie 3 Wochen nach der ersten, zweiten und dritten Injektion (Messungen 1–3) durchgeführt. Bei jeder Sitzung wurden pro Keloid 3 benachbarte Stellen vermessen und die arithmetischen Mittelwerte dieser 3 Einzelmessungen für die weitere Auswertung verwendet.

Ergebnisse

Die Abbildungen 1 und 2 zeigen den Verlauf von Uv/Ue bzw. Ur/Ue von 17 Keloiden vor und während Behandlung: Nach 3 Behandlungen zeigte sich im Vergleich zu den Ausgangswerten vor Behandlungsbeginn eine hochsignifikante Abnahme von Uv/Ue, des Parameters der Viskosität ($0{,}57 \pm 0{,}20$ vs. $1{,}12 \pm 0{,}39$; $P < 0{,}001$, Wilcoxon-Test), hingegen nur ein geringer Anstieg der biologischen Elastizität Ur/Uf ($0{,}38 \pm 0{,}08$ vs. $0{,}26 \pm 0{,}07$; $P < 0{,}001$).

Klinisch zeigte sich 3 Wochen nach der dritten Injektion bei allen Keloiden deutliche Besserung, d. h. Abflachung, Konsistenzabnahme und Abblassung im Vergleich zum Ausgangsbefund. Um jedoch klinisch zufriedenstellende Ergebnisse zu erreichen, mußten in den meisten Fällen mehr als drei Injektionen verabreicht werden.

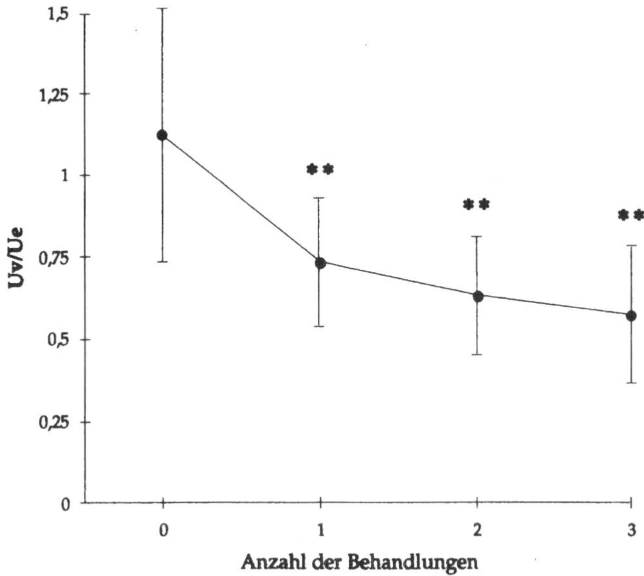

Abb. 1. Uv/Ue (Relation zwischen visköser und elastischer Deformation) bei 17 Keloiden vor und während Behandlung mit Triamcinolonacetonid (Mittelwert ± Standardabweichung). ** $P \leq 0{,}001$ (Wilcoxon-Test): Statistisch signifikante Unterschiede zwischen Werten nach Behandlung (1, 2, 3) und Ausgangswerten (0)

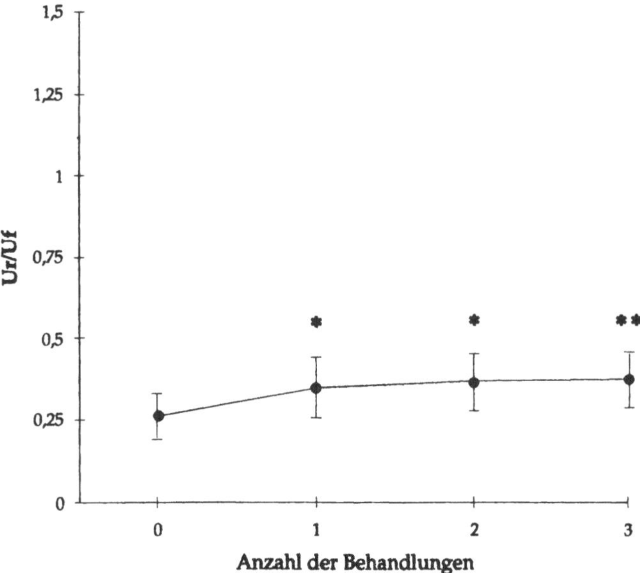

Abb. 2. Ur/Uf (biologische Elastizität) bei 17 Keloiden vor und während Behandlung mit Triamcinolonacetonid (Mittelwert ± Standardabweichung). * $P \leq 0{,}01$, ** $P \leq 0{,}001$ (Wilcoxon-Test): Statistisch signifikante Unterschiede zwischen Werten nach Behandlung (1, 2, 3) und Ausgangswerten (0)

Diskussion

In dieser Studie benutzten wir ein kommerzielles Hautelastizitätsmeßgerät, das Cutometer SEM 474, zur Untersuchung der mechanischen Eigenschaften von Keloiden. Dieses Meßinstrument registriert die durch Unterdruck erzeugte Auslenkung eines relativ kleinen Hautareals ($\approx 3\ mm^2$) rechtwinklig zur Hautoberfläche. Hierdurch ist es möglich, auch kleine Narben zu vermessen, wohingegen andere Elastizitätsmeßgeräte, die die Haut horizontal auslenken, größere Hautareale benötigen. In Anlehnung an frühere Publikationen [1, 3, 4, 6] verwendeten wir folgende, von der Hautdicke unabhängige Parameter zur Charakterisierung der mechanischen Eigenschaften von Keloiden: Uv/Ue (Ausdruck der viskösen Komponente an der Hautdeformation) und Ur/Uf (biologische Elastizität).

Die Ergebnisse unserer Untersuchung zeigen, daß die Behandlung mit Triamcinolonacetonid im Wesentlichen zu einer Abnahme des Parameters Uv/Uf, also zu einem Rückgang der Viskosität der Keloide führt.

Die visköse Komponente der mechanischen Eigenschaften der Haut wird als Ausdruck der hauptsächlich aus Glykosaminoglykanen und Wasser bestehenden Grundsubstanz der Dermis angesehen [3]. Es wurde gezeigt, daß die Viskosität von Rattenhaut korreliert ist mit dem Gehalt an Glykosaminoglykanen in der Grundsubstanz [8]. Glukokortikoide hemmen in vitro die Synthese von Glykosaminoglykanen [7] und führen in vivo an normaler Haut zu einem deutlichen, elektronenmikroskopisch nachweisbaren Rückgang der viskösen Grundsubstanz [5].

Im Bindegewebe von Keloiden ist der Gehalt an visköser Grundsubstanz, in welche die kollagenen und elastischen Fasern eingebettet sind, erhöht [2]. Aufgrund unserer Ergebnisse folgern wir, daß bei Keloiden der Haupteffekt von intraläsionalem Triamcinolonacetonid auf einer Verminderung der überschüssigen Grundsubstanz beruht. Dies führt zu einem Rückgang der Viskosität und zu einer Abnahme der Dicke des Keloids. Möglicherweise ist auch die Wirkung von anderen Behandlungsmethoden wie Druckverband oder Silkongelfolie auf eine Reduktion der Grundsubstanz zurückzuführen.

Die vorgestellte nichtinvasive Messung der mechanischen Eigenschaften mit Hilfe des Cutometers ist unserer Meinung nach gut geeignet, um in zukünftigen Studien die Wirksamkeit verschiedener Behandlungsmethoden bei Keloiden zu objektivieren. Um neben den mechanischen Eigenschaften weitere Parameter quantitativ beurteilen zu können, sollte diese Methode kombiniert werden mit anderen nichtinvasiven biophysikalischen Meßmethoden, wie der Hautdickenmessung mittels Hochfrequenz-Ultraschall oder der Farbmessung z. B. mit dem Chromameter.

Literatur

1. Agache P, Monneur C, Monneur C, de Rigal J et al. (1980) Mechanical properties and Young's modulus of human skin in vivo. Arch Dermatol Res 269: 221–232
2. Blackburn WR, Cosman B (1966) Histologic basis of keloid and hypertrophic scar differentiation. Arch Pathol 82: 65–71
3. Cua AB, Wilhelm K-P, Maibach HI (1990) Elastic properties of human skin: relation to age, sex, and anatomical region. Arch Dermatol Res 282: 283–288
4. Elsner P, Wilhelm D, Maibach HI (1990) Mechanical properties of human forearm and vulvar skin. Br J Dermatol 122: 607–614
5. Lehmann PL, Zheng P, Lavker RM, Kligman AM (1983) Corticosteroid atrophy in human skin. A study by light, scanning, and transmission electron microscopy. J Invest Dermatol 81: 169–176
6. Pierard GE (1986) The liege experience in the assessment of the variability in the mechanical properties of skin. Bioeng Skin 2: 227–234
7. Saarni H, Hopsu-Havu VK (1978) The decrease of hyaluronate synthesis by anti-inflammatory steroids in vitro. Br J Dermatol 98: 445–449
8. Vogel HG (1985) Age dependence of viscoelastic properties in rat skin; directional variations in relaxation experiments. Bioeng Skin 1: 157–174

Das Mikrostaging des Plattenepithelkarzinoms der Haut und Lippen

Lichtmikroskopisch erfaßbare Prognosefaktoren

H. Breuninger und E. Hawlitschek

Zusammenfassung

Zwischen klinischen sowie histologischen Tumordaten des Plattenepithelkarzinomas der Haut und Lippen und dessen Metastasierungspotenz besteht ein enger Zusammenhang. Nach dieser prospektiven Untersuchung von 594 Tumoren mit einer Nachuntersuchungszeit von mindestens 3 Jahren (maximal 10 Jahre) fanden wir eine hochsignifikante Korrelation zwischen Tumordicke und Malignität des Tumors sowie des histologischen Typs (die letzteren Ergebnisse werden gesondert dargestellt). Die Metastasierungsrate beträgt für Tumoren bis 2 mm Dicke 0 % („no risk"), von 2 bis 5 mm Dicke 5,6 % („low risk") und bei mehr als 5 mm Dicke 20,8 % „high risk"). Als weitere eigenständige Faktoren für die Metastasierung, jedoch mit geringerer Signifikanz, stellen sich die Eindingtiefe, die Lokalisation und die Mitoserate heraus. Nicht signifikant sind der Grad der Verhornung und die Art des mononukleären Infiltrates.

Schlüsselwörter

Plattenepithelkarzinom der Haut – Mikrostaging – Prognosefaktoren

Einleitung

Zwischen klinischen sowie histologischen Tumordaten des Plattenepithelkarzinoms der Haut und Lippen und dessen Metastasierungspotenz besteht eine Korrelation.

Gesichert ist ein Zusammenhang zwischen Tumordicke und Malignität des Tumors sowie des histologischen Typs.
Der Einfluß weiterer histologischer Parameter auf diese Metastasierungspotenz des Tumors wird in dieser Arbeit dargestellt.

Material

Es handelt sich um 509 Patienten, welche 445 histologisch gesicherte primäre spinozelluläre Karzinome der Haut und 149 Karzinome der Lippen aufwiesen.

Insgesamt wurden in dieser Untersuchung 594 Tumoren erfaßt und im Mittel (minimal 3, maximal 6) 6 Jahre lang nachbeobachtet.

Methode

An klinischen Tumordaten werden die Bestandsdauer des Tumors verwertet sowie die Einschätzung, ob es sich um einen exophytischen, ulzerierenden oder planen Tumor handelt. Von den histologischen Daten sind neben der Tumordicke und der Eindringtiefe besonders von Interesse: die Mitoserate, der Grad der Verhornung, der Grad der Entdifferenzierung der Zellen, die Ausprägung und Lokalisation des entzündlichen Infiltrats am Tumor sowie die Lokalisation des Tumors selbst.

Die statistische Auswertung erfolgte mit Hilfe des Institutes für Medizinische Dokumentation und Datenverarbeitung der Universität Tübingen.

Ergebnisse

Im Zeitraum der Nachbeobachtung von durchschnittlich 6 Jahren sind bei 34 Patienten Metastasen aufgetreten. Dies entspricht einer Metastasierungsrate von 5,7 % (Hautkarzinome 5,6 % Lippenkarzinome 7,3 %).

Um Prognosefaktoren festlegen zu können, wurden die Daten dieser metastasierenden Tumore mit denen des Gesamtkollektivs verglichen. Im Hinblick auf einen eventuell zu postulierenden Prognoseindex wurden 3 Risikogruppen festgelegt, und zwar nach Tumordickenklassen. Tumorklasse 1: no-risk bis 2 mm Dicke, Tumorklasse 2: low-risk von 2–5 mm Dicke und Tumorklasse 3: high-risk über 5 mm Dicke.

Tumordicke

Es verteilen sich 40 % aller Karzinome auf die Klasse unter 2 mm, weitere 45 % bis zu 5 mm, während nur wenige, ca. 15 %, dicker als 5 mm sind.
Die Tumore über 5 mm Dicke haben jedoch am häufigsten zu Metastasen geführt (Metastasierungsrate 20,9 %), während kein einziger metastasierender Tumor unter 2 mm Dicke vertreten war (Abb. 1).

Eindringtiefe

Ein hoher Anteil der Karzinome (n = 494) zeigt eine geringe und mittlere Eindringtiefe bis Level 5. Die Metastasierung beginnt erst bei Tumoren, die in das tiefe Korium (Level 3 nach Clark) infiltrieren. Mit tiefer Infiltrationstiefe nimmt

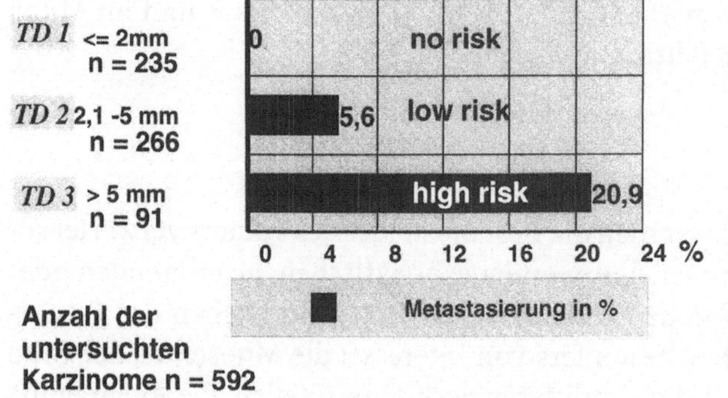

Abb. 1. Metastasierungsrisiko von Plattenepithelkarzinomen entsprechend Tumordickenklassen (TD, p = 0,001)

die Metastasierungsrate deutlich zu (Level 6–8 = 11,5 %). Es zeigte sich außerdem eine positive Korrelation der Eindringtiefe mit der Tumordicke.

Histologischer Differenzierungsgrad: Zellpolymorphie und Verhornung nach Broders

Die meisten Karzinome (n = 527) haben eine geringe bis mäßige Zellpolymorphie mit geringer Metastasierungsrate (3,6 %). Deutlich höher ist die Metastasierungsrate für die stark polymorphen Tumore (18,3 %), (Abb. 2).

Die Bedeutung des Verhornungsgrades allerdings, der laut Broders einen Einfluß auf die Metastasierungsrate haben und mit der Zellpolymorphie korrelieren soll, konnte durch unsere Untersuchungen nicht bestätigt werden. Es zeigt sich keine signifikante Korrelation des Verhornungsgrades mit der Zellendifferenzierung oder der Metastasierungsrate.

Mitoserate

Die positive Korrelation einer hohen Mitoserate mit einer hohen Tumordicke ist signifikant. In Tumorklasse 1, in der Plattenepithelkarzinome bis zu 2 mm

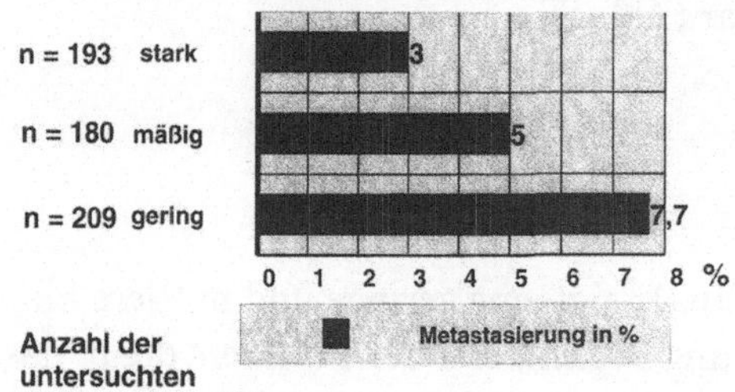

Abb. 2 Metastasierungsrisiko von Plattenepithelkarzinomen entsprechend dem Verhornungsgrad (n.s.)

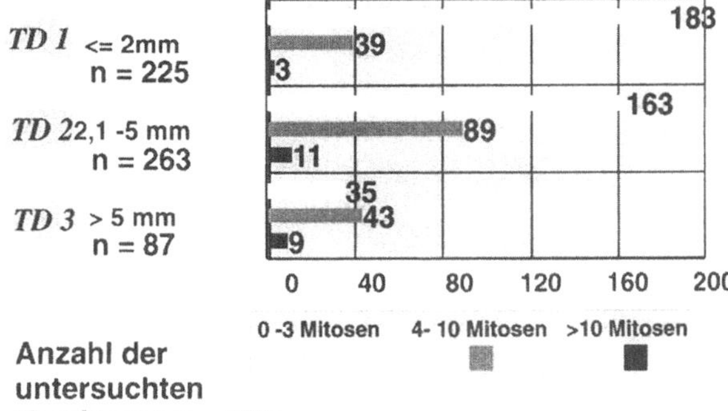

Abb. 3. Mitoserate in Beziehung zur Tumordicke

Dicke vertreten sind, häufen sich prozentual die meisten Tumore mit einer geringen Mitoserate, während sich in Tumorklasse 3 (über 5 mm Dicke) mehr Tumore mit höherer Mitoserate finden (Abb. 3). Tumore mit hoher Mitoserate sind deutlich verstärkt bei den metastasierenden Tumoren vertreten. Somit stellt die Mitoserate einen weiteren Hinweis zur Einschätzung des Metastasierungsrisikos dar.

Entzündliches Infiltrat

Im Gegensatz zu den vorherigen Ergebnissen konnte weder beim peritumoralen noch beim intratumoralen entzündlichen Infiltrat eine signifikante Beziehung zur Metastasierungsbereitschaft des Tumors beobachtet werden. Die Verteilung ist hier vollkommen zufällig.

Tumorlokalisation

Unter den Tumoren der Unterlippe (7,6 %) und des Ohres (11,6 %) traten prozentual viel mehr metastasierende Tumore auf als in anderen Regionen. Tumore der Unterlippe und des Ohrs sind also von einer höheren Malignität gekennzeichnet.

Diskussion

Im vorliegenden Krankengut läßt sich eine relativ günstige Metastasierungsrate von 5,7 % feststellen. Diese Rate deckt sich mit Angaben der Literatur [3, 8, 9]. Gegenüber einer eigenen früheren eigenen Publikation [2] ist die Metastasierungsrate des Gesamtkollektives von 3,3 % auf 5,7 % angestiegen. Dies ist durch den prospektiven Charakter dieser Untersuchung mit verbesserter Nachsorge zu erklären. Die damals gemachten Aussagen haben allerdings nach wie vor Gültigkeit.

Als wichtiger prognostischer Index hat sich wie beim Melanom [1] die Tumordicke erwiesen. Auch in der Literatur wurde die Bedeutung der Tumordicke bereits vermutet, jedoch nicht weiter durch Untersuchungen verifiziert [4–6, 9]. Die Tumordicke anstatt des klinischen Tumordurchmessers einzuführen, bietet außerdem den Vorteil, daß der Pathologe anhand des histologischen Präpatates auch ohne klinische Angabe eine Risikoklassifizierung durchführen könnte. Der Einfluß der Eindringtiefe auf die Metastasierungsrate wird in der Literatur ebenfalls bejaht [4, 10]. Die Metastasierung beginnt bei Tumoren, die in das tiefe Korium (Level 3) infiltrieren und steigt mit zunehmender Eindringtiefe. Da die Eindringtiefe mit der Tumordicke korreliert, ist sie nur in Einzelfällen ein eigenständiger Faktor.

Wie in der Literatur [4, 6, 7, 9] dargestellt wird, bestätigen auch wir die Bedeutung des histologischen Differenzierungsgrades, jedoch nicht nach dem von Broders angegebenen. Definitionsgemäß korreliert laut Broders ein geringer Verhornungsgrad mit starker Entdifferenzierung der Zellen. In dem vorliegenden Tumorkollektiv konnte keine signifikante Korrelation des Verhornungsgrades im Tumor und der Metastasierungsrate gefunden werden. Es können somit keine Rückschlüsse vom Verhornungsgrad des Tumors auf dessen Metastasierungspotenz gezogen werden. Sehr wohl ist dies jedoch von der Zellpolymorphie möglich. Allerdings liegen hierzu auch gegensätzliche Meinungen vor. Dinehart u. Pollack [3] fanden eine doppelt so hohe Metastasierungsrate unter den hoch differenzierten als unter den stark entdifferenzierten Tumoren.

In einer weiteren im vorliegenden Buch publizierten Arbeit stellen wir den desmoplastischen Karzinomtyp als eigenständige Entität mit hohem Malignitätsgrad heraus. Er unterscheidet sich vom gewöhnlichen Plattenepithelkarzinom hauptsächlich durch einen besonderen morphologischen Wachstumstyp und weniger durch den Grad der Entdifferenzierung der Zellen.

Die Mitoserate ist ein weiterer wichtiger Hinweis zur Einschätzung des Metastasierungsrisikos. Tumore mit hoher Mitoserate waren weitaus verstärkt unter den metastasierenden Tumoren zu finden. Literaturangaben bezüglich der Mitoserate beim spinozellulären Karzinom sind unseres Wissens nicht vorhanden.

Beim entzündlichen Infiltrat des Tumors konnte keine signifikante Beziehung zur Metastasierungsbereitschaft des Tumors beobachtet werden. Weder das intratumorale noch das peritumorale Infiltrat scheinen eine Rolle für die Malignität eines Tumors darzustellen. Auch Dinehart u. Pollack [3] schließen sich dieser Meinung an.

Wie die anderen Kriterien stellt auch die Tumorlokalisation einen bedeutenden Prognoseindex dar. Tumoren der Unterlippe oder des Ohres weisen eine deutlich höhere Metastasierungsrate auf als Tumoren anderer Körperregionen.

Dieses Ergebnis deckt sich mit den in der Literatur beschriebenen Resultaten [3, 6, 9]. Ob dies allein der Lokalisation zuzuschreiben ist oder der an diesen Lokalisationen anatomisch bedingten tieferen Infiltration (Knorpel, Muskel) kann anhand des noch relativ kleinen Kollektives nicht abschließend beurteilt werden.

Schlußbemerkung

Wie aus den Ergebnissen zu erkennen ist, ermöglicht die Auswertung der Tumordicke, Eindringtiefe und den anderen genannten histologischen Parametern eine gute Einschätzung des Metastasierungsrisikos. Deshalb schlagen wir eine Klassifizierung nach diesen Parametern vor. Diese Ergebnisse sollen die Grundlage für eine Verbesserung der therapeutischen Möglichkeiten bei der Behandlung des Platenepithelkarzinoms bilden, da sie nach unseren Berechnungen wertvolle Hinweise zur Prognoseeinschätzung geben.

Literatur

1. Breslow A (1970) Thickness, cross sectional areas and depth of invasion in the prognosis of cutaneous melanomas. Ann Surg 172: 902–908
2. Breuninger H, Black B, Rassner G (1990) Microstaging of squamous cell carcinomas. Am J Clin Pathol 624–627
3. Dinehart S, Pollack S (1989) Metastases from squamous cell carcinoma of the skin and lip. J Am Acad Dermatol 21: 241–248
4. Friedman H, Cooper P, Wanebo H (1985) Prognostic and therapeutic use of microstaging of cutaneous squamous cell carcinoma of the trunk and extremities. Cancer 56: 1099–1105
5. Frierson HF, Cooper P (1986) Prognostic factors in squamous cell carcinoma of the lower lip. Hum Pathol 17: 346–354
6. Johnson T, Rowe D, Nelson B, Swanson N (1992) Squamous cell carcinoma of the skin (excluding lip and oral mucosa). J Am Acad Dermatol 1992, 26: 467–484
7. Lund H (1965) How often does squamous cell carcinoma of the skin metastasize? Arch Dermatol 92: 635–637
8. Moller R, Nielsen A, Reymann F, Hou-Jensen K (1979) Metastses in dermatological patients with squamous cell carcinoma. Arch Dermatol 115: 703–705
9. Rowe D, Carroll R, Day C (1992) Prognostic factors for local recurrence, metastasis, and survival rates in squamous cell carcinoma of the skin, ear, and lip. J Am Acad Dermatol 26: 976–990
10. Turk LL, Winder PR (1980) Carcinomas of the skin and their treatment. Semin Oncol 7

Rezidivprophylaxe beim Ulcus cruris venosum durch eine umfassende Ausschöpfung operativer Therapiemöglichkeiten

L. Kretschmer, M. Cornely und K.-P. Preußer

Zusammenfassung

41 Patienten mit venösem Ulcus cruris wurden phlebochirurgisch durch eine Krossektomie, die Exhairese der Saphena magna, die Ausschaltung aller klinisch oder phlebographisch erfaßbaren Perforantes sowie in 20 Fällen durch eine paratibiale Fasziotomie versorgt. Im Vergleich zum präoperativen Verlauf, der durch therapieresistente Ulcera sowie häufige Rezidive geprägt war, trat postoperativ bei einer Nachbeobachtungszeit von 1–5 Jahren nur ein einziges Rezidiv auf. Nach Angaben der Patienten waren die Schwellungen, die Beinschmerzen sowie die Arbeitsfähigkeit postoperativ deutlich gebessert. 17 von 41 Patienten benötigten postoperativ keine Kompressionstherapie mehr.

Schlüsselwörter

Ulcus cruris venosum – Krossektomie – Saphena-magna-Stripping – Perforansvenen – Paratibiale Fasziotomie – Spalthaut – Postoperative Resultate

Einleitung

Das Ulcus cruris venosum hat eine sehr komplexe Pathogenese, jedoch sind letztlich zwei Faktoren stets obligat: insuffiziente Perforansvenen und venöse Refluxe im epifaszialen Venensystem. Das Symptom Ulkus tritt sowohl bei Patienten mit einer schweren Primärvarikose als auch nach einer Thrombose auf (Abb. 1). Landläufig wird die Ansicht vertreten, daß eine operative Therapie beim postthrombotischen Syndrom kontraindiziert sei. Da einerseits ca. 90 % aller Thrombosen der tiefen Beinvenen komplett oder partiell rekanalisieren, andererseits insuffiziente Perforansvenen und venöse Refluxe in oberflächlichen Venenstämmen die trophischen Hautschäden verursachen, muß jedoch auch hier eine operative Sanierung gefordert werden.

Patienten und Methoden

Von Januar 1989 bis Dezember 1992 wurden 41 Patienten mit venösen Beingeschwüren an der Universitätshautklinik Halle phlebochirurgisch versorgt.

Das mediane Alter der Patienten betrug 49 (27–72) Jahre. Alle Patienten mit einem venösen Beingeschwür wurden einer aszendierenden Preßphlebographie unterzogen, im Zweifelsfall wurde die Operationsindikation mit Hilfe der Phlebodynamometrie gestellt. Die operative Strategie war auf die möglichst vollständige Beseitigung aller Insuffizienzpunkte und Refluxstrecken ausgerichtet und umfaßte neben der radikalen Krossektomie, einem kompletten oder partiellen Stripping der Saphena magna, der Exhairese größerer, insuffizienter Venenkonvolute die gesonderte Ausschaltung der Perforantes im Bereich der hinteren Bogenvene. Bei prämalleolären Geschwüren und Gamaschenulzera wurde eine paratibiale Fasziotomie (n = 20) mit einem speziellen Fasziotom durchgeführt (Abb. 2), zweimal erfolgte eine radikale Ausschneidung der Ulcera wegen erheblicher Dermatosklerose, zweimal wegen der Entwicklung eines Spinalioms. Größere Geschwüre wurden nach 10–14 Tagen mit Spalthaut gedeckt. Patienten, bei denen die operative Versorgung mehr als ein Jahr zurücklag, wurden mit Hilfe eines Fragebogens retrospektiv nach präoperativer Anamnese und postoperativem Verlauf befragt. Die mediane Nachbeobachtungszeit betrug 30 (12–59) Monate.

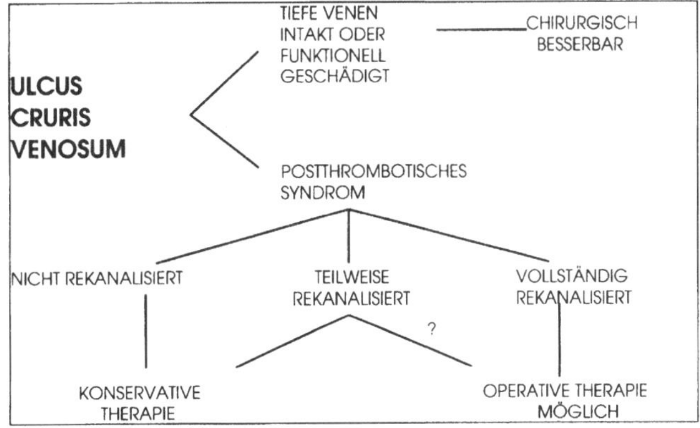

Abb. 1. Einteilung des Ulcus cruris venosum hinsichtlich der operativen Behandlungsmöglichkeit am Venensystem (stark vereinfacht)

Abb. 2. Paratibiale Durchtrennung der Unterschenkelfaszie mit einem Fasziotom nach Vollmar. Vom gesunden Gewebe in Unterschenkelmitte aus wird die Fascia cruris eröffnet und nach kaudal und kranial soweit wie möglich gespalten. Es resultieren eine klaffende Faszienlücke sowie eine heftige venöse Blutung

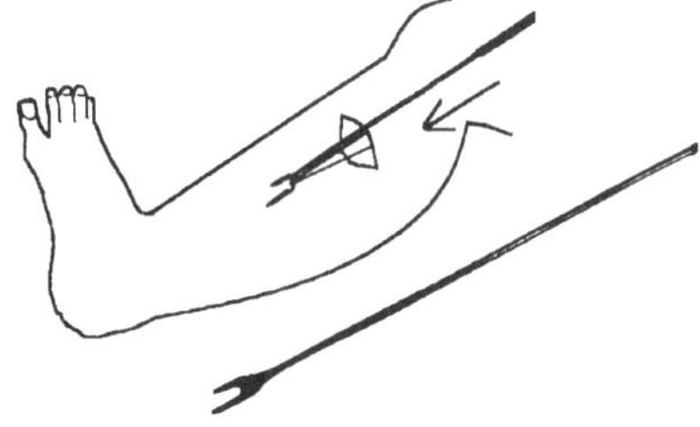

Ergebnisse

Präoperative Anamnese

Die mittlere Zeit zwischen dem ersten Aufbruch des Beingeschwürs und der operativen Versorgung betrug 9,2–7,2 Jahre (6 Monate – 39 Jahre). Nur bei sechs Patienten gelang durch eine Kompressionstherapie allein eine präoperative Abheilung ohne Rezidive, bei 22 Patienten war der Verlauf durch Abheilungen und Rezidive gekennzeichnet, 13 Patienten hatten ein seit mehr als zwei Jahren therapieresistentes Ulcus cruris. 32 Geschwüre waren zum Zeitpunkt der OP floride. 24 Patienten hatten eine Thromboseanamnese, 23 berichteten über Thrombophlebitiden. In zwei Fällen war das venöse Beingeschwür durch die Entwicklung eines Spinalioms kompliziert. 39 der 41 Patienten berichteten über Beinschmerzen, 38 über Schwellungen. Von den 36 Berufstätigen gaben 31 eine Beeinträchtigung ihrer Arbeitsfähigkeit durch das Ulcus an.

Postoperativer Verlauf

Eine Abheilung ohne Wiederaufbruch wurde bei 30 der 32 zum Zeitpunkt der Operation floriden Ulcera erreicht, in einem Fall mit begleitender Rheumatoidarthritis kam es zu einer deutlichen, dauerhaften Verkleinerung des Geschwürs, in einem Fall brach ein bereits geschlossenes Ulkus postoperativ wieder auf und konnte nach der Verödung einer Cockett-Perforansvene erneut zur Abheilung gebracht werden. Die mittlere Zeit von der Operation bis zur Abheilung des Ulcus cruris betrug 8 ± 5,3 Wochen. Bei den 6 Patienten, die nach einer vollständigen Abheilung ihres venösen Beingeschwürs operiert wurden, traten keine Rezidive auf. 36 Patienten registrierten eine deutliche Besserung der Beinschmerzen, 3 Patienten hatten nach wie vor Schmerzen. Die Schwellungen seien bei 26 Patienten zurückgegangen, bei 12 dagegen nicht. Von den 36 Berufstätigen hatten 31 eine postoperativ verbesserte Arbeitsfähigkeit. Vier Patienten beendeten die Kompressionstherapie innerhalb von 3 Monaten nach der Operation, 13 innerhalb eines Jahres. Die restlichen 24 Patienten führten auch postoperativ eine permanente Kompressionstherapie durch. An den operierten Beinen wurden während des Nachbeobachtungszeitraumes keine Thrombosen oder Thrombophlebitiden beobachtet.

Besprechung

Bei konsequenter Anwendung einer Kompressionstherapie mit Kurzzugbinden dürften die meisten venösen Unterschenkelgeschwüre zunächst abheilen. Wie an unserem problematischen Patientengut sichtbar wird, kommt es in der Praxis jedoch immer wieder zu Rezidiven bzw. Therapieversagern. Bei 35 Patienten wurde trotz „Kompressionstherapie" eine Dauerheilung nicht erreicht. Die Gründe hierfür sind nicht nur ein Mangel an Compliance, sondern auch Schmerzen durch die Anwendung der Kompressionstherapie, Adipositas, Gelenkversteifungen, begleitende arterielle Mikro- und Makroangiopathien etc. Bei einem erheblichen Teil der Patienten dürften auch die kritiklose Anwendung der Palette sensibilisierender Externa sowie vegetierende Infektionen zu Befundverschlechterungen beigetragen haben. Die Lokaltherapie des Ulcus ist jedoch eher nebensächlich und sollte wegen der erhöhten Sensibilisierungsrate bei CVI hypoallergen sein.

Bei Geschwüren, die gut auf eine Kompressionstherapie ansprechen, sollte zunächst die präoperative Abheilung des Ulkus angestrebt werden, ansonsten muß eine präoperative Konditionierung des Ulkus bis zur Entwicklung sauberer Granulationen erfolgen. Wenn eine lange präoperative Heilungsdauer abzusehen ist, kann ohne Nachteile auch bei floridem Ulkus operiert werden. Dann erfolgte bei uns eine perioperative antibiotische Abschirmung. Die Krossektomie und die Exhairese der Saphena magna wurden wie bei jeder Varizenoperation durchgeführt. Durch die Saphenaexhairese werden zwar gegebenenfalls die Huntersche, Doddsche und Boydsche Perforansvene ausgeschaltet, nicht aber die pathogenetisch wichtigen Unterschenkelperforantes. Die Perforantes der hinteren Bogenvene (Sherman, Cockett I–III) wurden von kleinen Hautschnitten angegangen, indem sie epifaszial durch ein Meniskotom zerrissen wurden. Ein in der Bisgaard-Kulisse befindliches Ulkus wurde in der Regel vollständig unterminiert. Bestand der Verdacht, daß ein Ulkus durch paratibiale Perforantes [1] unterhalten wird (prämalleoläre Ulcera, Gamaschenulkus) führten wir die paratibiale Fasziotomie [2] durch. Die Eröffnung der Unterschenkelfaszie führt nicht nur zur Ausschaltung von insuffizienten Perforansvenen neben der Tibiakante, sondern auch zu einer breiten Kommunikation zwischen Muskulatur und Subkutangewebe, wodurch die Trophik möglicherweise verbessert wird. Im Falle einer unzureichenden Rekanalisation der tiefen Venen ist die Zerstörung der relevanten Perforantes die einzig mögliche operative Maßnahme. Eine Ausschneidung des Ulkus ist indiziert, wenn der Ulkusgrund nach langjähriger Anamnese aus einer fibrösen Schwiele besteht und eine Heilung zusätzlich durch pathogenetische Mechanismen behindert wird, die für das Narbenulkus typisch sind. Auch bei ausgedehnten subkutanen Ossifikationen und maligner Entartung wird das Ulkus exzidiert. Kleine und mittelgroße Ulzera im Hautniveau bedürfen keiner Hauttransplantation. Große und tiefe Ulzera werden mit Spalthaut in Mesh-graft-Technik versorgt. Die plastische Ulkusdeckung findet 10–14 Tage nach der Operation am Venensystem statt. Zu diesem Zeitpunkt ist das Bein entstaut, und der Ulkusgrund ist mit frischen Granulationen bedeckt. Während wir den Patienten nach der Varizenoperation sofort mobilisieren, so daß auf eine Heparinprophylaxe verzichtet werden kann, führen wir nach der Hauttransplantation eine Ruhigstellung des Beines unter Heparinschutz durch.

Die folgenden Ergebnisse verdeutlichen, daß beim venösen Beingeschwür die äthiologisch orientierte, operative Therapie einer alleinigen Kompressionstherapie überlegen ist:

- Die Beinschmerzen, die Schwellungen sowie die Arbeitsfähigkeit waren nach der Operation wesentlich gebessert.
- Patienten ohne Klappenschäden im tiefen Venensystem werden definitiv geheilt und können meist postoperativ von der Kompressionstherapie loskommen. Diese Therapieentscheidung fällt unter Berücksichtigung des präoperativen Phlebographiebefundes und des klinischen Bilds ca. 6 Monate postoperativ. Hier besteht eine absolute, nicht dringliche Operationsindikation. Patienten mit phlebographisch nachweisbaren Klappen- und Gefäßwandschäden im tiefen Venensystem bedürfen auch postoperativ einer dauernden Kompressionstherapie.
- Bei unserem Patientenkollektiv mit einer durchschnittlichen neunjährigen Ulkusanamnese vor der operativen Sanierung (bei wahrscheinlich ähnlicher Qualität der Kompressionstherapie prä- und postoperativ) traten nach der Operation nahezu keine Rezidive auf.
- Wir haben im postoperativen Beobachtungszeitraum keine tiefen Beinvenenthrombosen gesehen, möglicherweise wird durch die Ausschaltung von Rezirkulationskreisläufen das Thromboserisiko sogar vermindert.

Die Möglichkeit der Durchführung einer Operation am Venensystem sollte daher bei jedem Ulcus cruris venosum geprüft werden.

Literatur

1. Fischer R, Sattler G, Vanderpuye R (1993) Die endoskopische Perforantensanierung (EPS). Heutiger Stand. VASA 22 : 3–7
2. Hach W, Vanderpuye R (1985) Operationstechnik der paratibialen Fasziotomie zur Behandlung des chronisch-venösen Stauungssyndroms bei schwerer primärer Varikose und beim postthrombotischen Syndrom. Med Welt 36 : 1616

Möglichkeiten und Grenzen der postoperativen Kompressionstherapie

G. FRICKERT, I. NOBEL, P. MAIER und W. GUBISCH

Zusammenfassung

Transplantatschrumpfungen, polsterförmige Lappen und verdickte Narben können postoperativ stören und die Beurteilung hinsichtlich von Rezidiven beeinträchtigen. Die Kenntnis der Dauerkompression bei der Verbrennungsnarbenbehandlung führte zur Erweiterung der Indikation: So kamen verschiedenste Möglichkeiten der postoperativen Kompressionsbehandlung zur Anwendung. Durch deren gezielten Einsatz konnten die postoperativ nicht erwünschten Veränderungen beeinflußt werden. Wir haben deshalb bei Patienten, bei denen eine rein manuelle Kompression nicht ausreichte, mit verschiedensten Druckanordnungen gearbeitet.

Schlüsselwörter

Narben - Keloide - Transplantatschrumpfung - Polsterförmige Lappen-Kompression

Aus der Verbrennungschirurgie und Behandlung sind Kompressionsanzüge nicht mehr wegzudenken und sind umstritten.

Ist der Reflex auf die Verdickung der Narbe oder schon vorher prophylaktisch mit Kompression zu reagieren eigentlich berechtigt?

Zum Zeitpunkt, zu dem eine Narbe dick wird, ist es oft noch gar nicht klar, ob sich hier ein Keloid oder nur eine hypertrophe Narbe entwickelt, die auch ohne unser Zutun - vielleicht etwas langsamer - aber letztendlich flach und blaß geworden wäre. Ähnliches gilt für Narbengewebe unter Transplantaten oder Lappen. Engmaschige Kontrollen zeigen, wie sich die Narbe entwickelt und wie sie gepflegt wird. Hilfreich ist hierbei der von den Baseler Kollegen entworfene und getestete Aufklärungsbogen [1].

Meist zeigt sich in den ersten 2–3 Wochen, ob eine manuelle Druckmassage ausreicht oder ob eine zusätzliche Dauerkompression (über 3–6 Monate) notwendig und sinnvoll ist [2, 4–7].

Der Teufel bei der Druckbehandlung steckt im Detail: Wesentlich ist die Kooperation mit Orthopädietechniker und/oder Zahntechniker-Epithetiker.

1 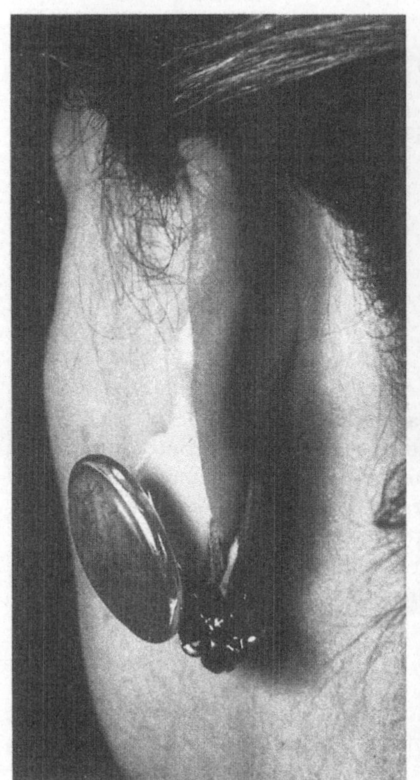

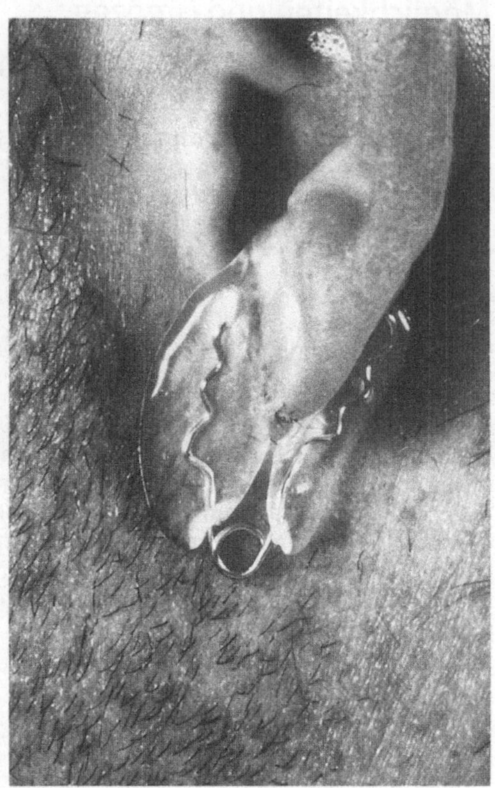 2

Abb. 1. Hosenträgerklipp (Orthopädietechniker)

Abb. 2. Klipp nach Abdruck (Zahntechniker-Epithetiker)

Am Ohrläppchen bieten sich gepolsterte Hosenträgerklipps (evtl. verziert mit Button) oder Klipps vom Zahntechniker zur Keloidbehandlung bzw. Prophylaxe nach Exzision an (Abb. 1 und 2).

Nach Abdruck gefertigte Pelotten sind wesentlich besser zu reinigen, der Druck leicht durch Verstellen der Feder zu variieren.

Bewährt ist Kompression auch bei der Hämangiombehandlung. Auch nach Lymphangiomexzision ist hier ein Dauerdruck erfolgt: Tags mit Kunststoffpelotte, nachts mit weicher Kompressionsbandage (Abb. 3 und 4).

An diesem Beispiel zeigte sich die notwendige Kooperation mit beiden: Epithetiker und Orthopädietechniker. Letzterer ist leichter erreichbar, seine Druckanordnungen, da weicher oft angenehmer zu tragen.

Hilfreich und oft als ausreichend hat sich die Silikongelfolie erwiesen, die, wenn auch als „non pressure treatment“ inauguriert, einen geringen, aber ausreichenden Druck ausübt [3, 8].

Bewährt hat sich seit Jahren die konsequente Kompressionsbehandlung bei regelmäßiger Kontrolle nicht nur bei Verbrennungsnarben, sondern bei allen

3 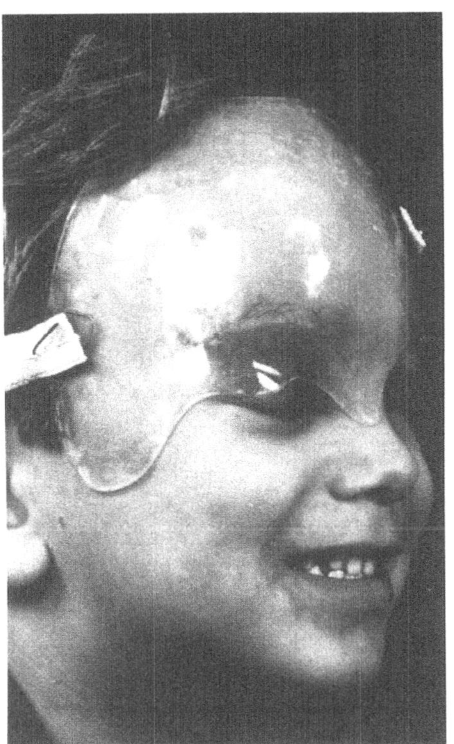

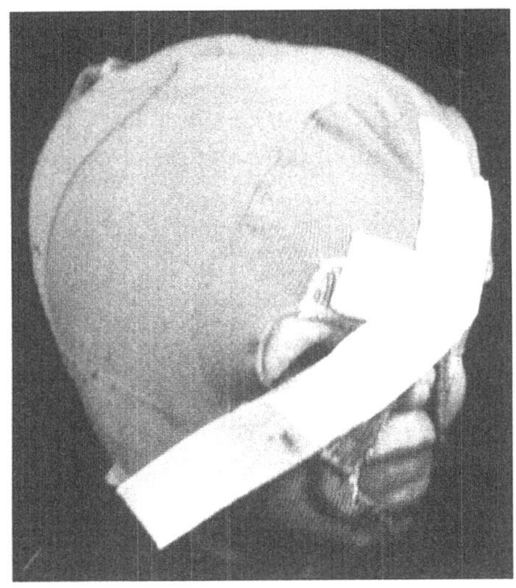 4

Abb. 3. Kunststoffdruckpelotte nach Abdruck – tags (Epithetiker)

Abb. 4. Kompressionsmaske mit Schaumstoffpelotte – nachts (Orthopädietechniker)

Narben einschließlich Transplantaten und Lappenplastiken, die Verdickungstendenz zeigten. Geduld bei Patient und Arzt haben dann meist auch zur Zufriedenheit beider mit dem Endresultat geführt.

Literatur

1. De Roche R, Lüscher NJ (1993) Ein neues Konzept der Narbenpflege. Chir Praxis 46 : 43–49
2. Eckert P (1991) Die schwierige Narbe. In: Greulich M, Wangerin K, Gubisch W (Hrsg) Konturen der plastischen Chirurgie. Marseille Verlag, München, S 197–206
3. Hirshowitz B (1993) Silikon occlusive sheeting (SOS) in the management of hypertrophic and keloid scarring, including the possible mode of action of silicone, by static electricity. Eur J Plast Surgery 16 : 5–9
4. Janssen de Limpens AMP (1986) A comparison of the treatment of keloids and hypertrophic scars. Eur J Plast Surg 9 : 18–21
5. Ketchum LD (1979) Hypertrophic scars and keloids. In: Grabb WC, Smith JW (eds) Plastic Surgery, Little Brown, pp 552–558

6. Kischer CW (1978) Mast cell analyses in hypertrophic scars, hypertrophic scars treated with pressure and mature scars. J Invest Dermat 70 : 355–357
7. Linares HA(1993) Historical notes on the use of pressure in the treatment of hypertrophic scars and keloids. Burns 19 : 17–21
8. Quinn KJ (1985) Non-pressure treatment of hypertrophic scars. Burns 12 : 102–108

Darstellung von Melanommetastasen mittels Ganzkörperpositronenemissionstomographie (PET)

R. Böni, R. A. Huch Böni, H. Steinert, G. Burg, R. Dummer, F. Buck, T. Berthold und G. K. von Schulthess

Zusammenfassung

Maligne Zellen haben eine erhöhte Glykolyserate im Vergleich zu gesunden Gewebe. Die Positronenemissionstomographie (PET) mit dem Glucosanalogon (18F)FDG wird deshalb erfolgreich zur Darstellung von Tumoren verwendet. Die Ganzkörper-PET ermöglicht es erstmals, diese Methode auch zur Metastasensuche einzusetzen. Das Ziel unserer Studie war es, die Wertigkeit der Ganzkörper-PET beim „Staging" des malignen Melanoms zu untersuchen. 15 Patienten (Durchschnittsalter 54,8 Jahre) mit Verdacht auf Melanommetasen wurden mit der PET untersucht.

Die Ganzkörper-PET stellte 30 Metastasen im Gehirn, Lunge, Pankreas, Weichteilen und Lymphknoten dar. Die Sensitivität für Metastasen, die über dem Auflösungsvermögen des PET-Gerätes (> 0,5 cm) lagen, betrug 97 %. Zwei falsch-positive PET-Befunde ergaben sich bei einem Patienten mit 2 Wundinfekten. Bei 4 Läsionen, die aufgrund anderer Untersuchungstechniken als Metastasen klassifiziert worden waren, konnte die PET korrekterweise eine Malignität ausschließen.

Schlüsselwörter

Positronenemissionstomographie – Melanom – Metastase

Einleitung

Die Inzidenz des malignen Melanoms hat in den letzten Jahren stark zugenommen [3]. Da Melanome nur schlecht auf systemische Immun- und Chemotherapien ansprechen, haben frühzeitiges Erkennen und chirurgisches Entfernen von Metastasen einen großen Einfluß auf den weiteren Verlauf der Erkrankung. Eine Kombination verschiedener bildgebender Verfahren, wie Sonographie und Computertomographie, werden heute zum Metastasennachweis benutzt. Es wäre jedoch wünschenswert, eine Technik zu haben, die den ganzen Körper in einer einzigen Untersuchung darstellen kann und außerdem Informationen über die Malignität entdeckter Läsionen gibt.

Verschiedenste Tumoren, unter anderem auch das Melanom, wurden in letzter Zeit mittels PET und 18F-2-fluoro-2-deoxy-D-Glukose (FDG) dargestellt [1, 4–6, 8, 10]. FDG eigent sich zum Nachweis von malignen Zellen, da diese mehr Glukose verbrauchen als normales Gewebe oder einen aktivierten Glukosetransportmechanismus besitzen [11], was auf den PET-Aufnahmen zu einer Mehrspeicherung an Orten mit Tumorherden führt.

Eine relativ neue Entwicklung ist die Möglichkeit, mit einer Ganzkörper PET nicht nur einzelne transaxiale Schichten, sondern den ganzen Patienten während einer Sitzung zu untersuchen, womit sich diese Methode zur „Staginguntersuchung" des malignen Melanoms anbietet. Hoh et al. stellten mit der PET-Untersuchung alle bekannten Metastasen bei 3 Melanompatienten dar [8]. Über unsere eigenen Ergebnisse haben wir kürzlich berichtet [2].

Patientengut und Methodik

Zwischen Dezember 1993 und März 1994 wurden konsekutiv 15 Patienten (Alter: 28 und 73 Jahre, Durchschnittsalter 54,8 Jahre) mit der Ganzkörper-PET untersucht. Die 9 Frauen und 6 Männer hatten alle ein histologisch gesichertes Melanom (Breslow > 1,5 mm) und bekannte oder anhand der Klinik vermutete Metastasen. Gemäß der in unserer Klinik üblichen Abklärungsstrategie wurden bei allen Patienten konventionelle Lungenröntgenbilder sowie eine Sonographie des Abdomens und der Lymphknotenstationen durchgeführt. In Regionen mit vermuteten Metastasen wurden zusätzliche Aufnahmen mittels Computertomographie (Somatom Plus, Siemens Medizinische Technik, Erlangen, Deutschland) und/oder Magnetresonanztomographie (Signa, GE Medical Systems, Milwaukee, Wisconsin, USA) angefertigt. Fragliche Befunde wurden durch Biopsie oder Histologie nach chirurgischer Entfernung gesichert.

Für die PET-Untersuchung mußten die Patienten wenigstens 12 h vorher nüchtern bleiben. 40 Minuten vor Untersuchungsbeginn wurde den Patienten 260–370 MBq (18F) FDG (Paul Scherrer Institut, Villigen, Schweiz) injiziert. Alle Untersuchungen wurden an einem GE Signa Advance PET Scanner (GE Medical Systems, Milwaukee, Wisconsin, USA) durchgeführt. Die Aufnahmezeit betrug 65 Minuten. Der Datensatz wurde in der transaxialen, sagittalen und koronalen Ebene rekonstruiert. Die Auswertung der PET-Aufnahmen erfolgte zuerst ohne Kenntnis der anderen Befunde und wurde dann mit den weiteren Untersuchungsmethoden verglichen.

Resultate

Bei allen Patienten zeigt sich eine FDG-Anreicherung im Gehirn, da Glukose die einzige Energiequelle für den zerebralen Stoffwechsel darstellt. Da FDG renal ausgeschieden wird, reichert sich die Substanz in Nieren, Harnleitern und Blase an. In einigen Patienten kommt es außerdem zu einer FDG-Speicherung im Herzen, obwohl bei nüchternen Patienten das Herz meist nur Fettsäuren verstoffwechselt (Abb. 1). Bei Patienten, welche kurz vor oder zwischen FDG-Injektion und Aufnahmebeginn körperlich aktiv waren, findet man eine physiologische FDG-Anreicherung in den betätigten Muskelgruppen. Metastatische Läsionen kommen als fokale FDG-Anreicherungen zur Darstellung (Abb. 2 und 3).

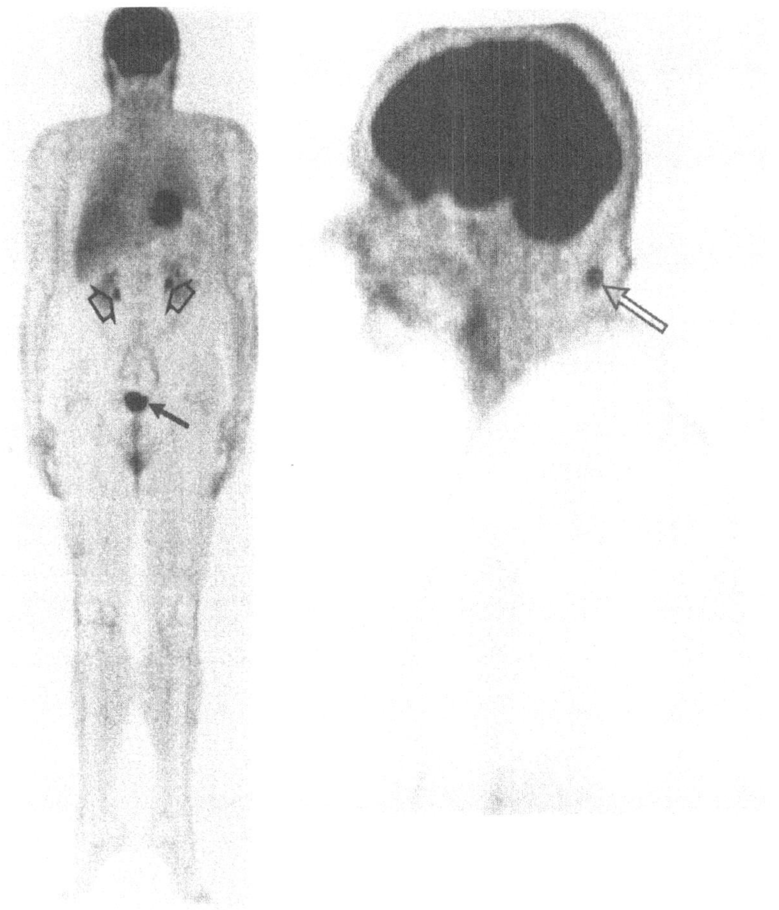

Abb. 1. Ganzkörper-PET: 45jähriger Patient, Status nach Entfernung eines Primärtumors im Bereich der rechten Skapula, Breslow 0,81 mm, nichtpathologische PET-Untersuchung ohne Nachweis von Metastasen: physiologische FDG-Anreicherung in Gehirn, Nierenbecken *(offener Pfeil)*, Uretheren und Harnblase *(Pfeil)*. Außerdem erkennt man eine FDG-Aufnahme im Bereich des Herzmuskels

Abb. 2. Laterale Projektionsaufnahme („Sinogramm“, Ausschnitt): 73jährige Patientin, Primärtumor unbekannt. Durch die PET-Untersuchung neu entdeckte Melanommetastase okzipital links *(Pfeil)*. Die Metastase wurde in der Folge entfernt und histologisch verifiziert

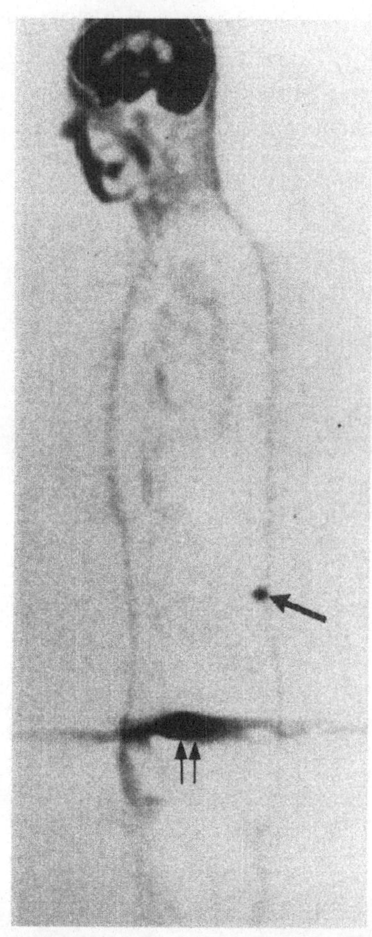

Abb. 3. 42jähriger Patient, Primärtumor unbekannt. Narbenrezidiv 4 Monate nach Entfernung einer Melanommetastase präsakral. Sagittales PET-Bild: fokale FDG-Mehrspeicherung bei Lokalrezidiv *(Pfeil)*, physiologische FDG-Anreicherung in der Harnblase mit Artefaken *(Doppelpfeil)*

Mit der PET-Untersuchung ließen sich alle von anderen radiologischen Untersuchungsmethoden bekannten Melanommetastasen darstellen. Insgesamt stellte die Untersuchung 30 Metastasen dar. Davon befanden sich 2 Metastasen im Pankreas, eine im Gehirn, 4 in der Lunge, eine in der Nasenhöhle und 5 in der Haut bzw. Subkutis. Außerdem wies die PET-Untersuchung 17 Lymphknotenmetastasen nach, wobei mehrere benachbarte Lymphknoten innerhalb einer Region als eine Läsion gezählt wurden. Die Untersuchung verfehlte bei 2 Patienten je eine etwa 3 mm messende Hautmetastase. Dies ist dadurch zu erklären, daß die Metastasen unter dem räumlichen Auflösungsvermögen des PET-Gerätes von 5 mm lagen. Bei einem Patienten entdeckte die PET-Untersuchung korrekterweise ein bisher unbekanntes Lokalrezidiv präsakral, zeigte jedoch keine Anreicherung in einem palpablen, ultrasonographisch grenzwertig vergrößertem Lymphknoten. Die Feinnadelpunktion zu diesem Zeitpunkt zeigte ebenfalls keine

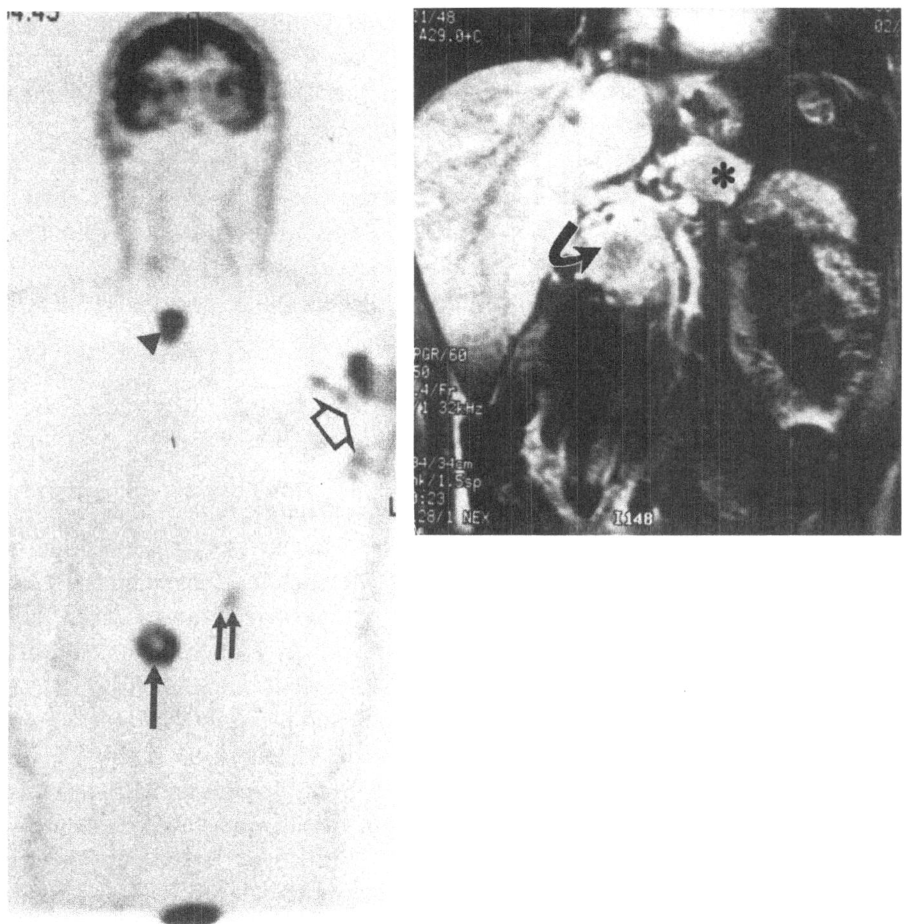

Abb. 4 a, b. 45jähriger Patient. Zweites Lokalrezidiv eines malignen Melanoms bei Primärtumor pektoral links, Metastasen in den paratrachealen Lymphknoten und im Pankreas. **a** Koronales PET-Bild: FDG-Anreicherung im Bereich des ausgedehnten Lokalrezidivs pektoral links *(offener Pfeil)* sowie in den Lymphknotenmetastasen paratracheal rechts *(Pfeilkopf)*. Melanommetastase mit zentraler Nekrose (FDG-Minderspeicherung) im Pankreaskopf *(Pfeil)* sowie kleinere Metastase im Pankreasschwanz *(Doppelpfeil)*. **b** Magnetresonanztomographie, koronales Bild: Metastase im Pankreaskopf *(gebogener Pfeil)* und Pankreasschwanz (*). Die MRT ermöglicht eine bessere Organzuordnung als die PET-Untersuchung

Malignität. Bei der prophylaktischen inguinalen Lymphknotenausräumung 6 Wochen später war die Histologie des befallenen Lymphknotens jedoch positiv (Abb. 4a und b). Zwei falsch-positive PET-Befunde ergaben sich bei einem Patienten mit zwei infizierten Wunden nach frischer Melanomexzision. Klinisch konnten Metastasen ausgeschlossen werden. Die FDG-Anreicherungen in diesem Patienten waren nicht fokal, sondern flächenhaft und nur von mäßiger Intensität.

Bei 4 Läsionen, die aufgrund der anderen Untersuchungstechniken als Metastasen klassifiziert worden waren, zeigte die PET-Untersuchung korrekterweise keine Mehranreicherung. Der benigne Charakter dieser Läsionen wurde in der Folge durch Biopsie oder chirurgische Exzision bestätigt.

Die Sensitivität der PET-Untersuchung für alle Metastasen betrug 91 %. Für alle Metastasen über dem räumlichen Auflösungsvermögen des PET-Gerätes, betrug die Sensitivität 97 %. Wegen der zwei FDG-anreichernden Wundinfekte, betrug die Spezifität nur 66,7 %. Bezieht man jedoch die klinische Information mit ein, waren Metastasen eindeutig auszuschließen. Die diagnostische Sicherheit der PET-Untersuchung betrug 92 %.

Diskussion

Bildgebende Verfahren wie konventionelle Lungenröntgenbilder, Sonographie, Computertomographie und in einzelnen Fällen Magnetresonanztomographie werden in den meisten Kliniken zur „Staginguntersuchung" des malignen Melanoms benutzt. Diese Methoden stellen morphologische Veränderungen dar, so zum Beispiel Vergrößerung von Lymphknoten; der Nachweis von Tumorzellen in nicht vergrößerten Lymphknoten ist hingegen unmöglich [4]. Diese Methoden eignen sich besser für die Evaluation einer bestimmten Region, zum Beispiel des Abdomens oder des Schädels. Die PET-Untersuchung hat im Vergleich zu diesen Methoden den Vorteil, daß sie den ganzen Körper des Patienten in einer Untersuchung darstellt und damit metastasenverdächtige Herde sozusagen auf „einen Blick" erkennen läßt. Unsere Ergebnisse zeigen eine ausgezeichnete Sensitivität der Methode für den Nachweis von Melanommetastasen. Die Spezifität ist dadurch beeinträchtigt, daß auch entzündliches Gewebe vermehrt FDG anreichert [7]. Die Anreicherungen im Bereich von Entzündungsherden waren in unserer Studie jedoch nicht fokal, wie man es bei einer Metastase erwartet hätte, und außerdem nur von mäßiger Intensität. Retrospektiv würden wir diese Befunde nur noch als fraglich positiv werten. In der Regel lassen sich außerdem bei entsprechender Klinik Metastasen leicht ausschließen.

Ein Problem für den weitläufigen Einsatz der PET-Untersuchung bei der Darstellung von Metastasen besteht darin, daß PET-Geräte zur Zeit nur in wenigen Zentren zur Verfügung stehen und daß die Kosten der Untersuchung relativ hoch sind. Es sollte jedoch möglich sein, in der nächsten Zeit diese so zu senken, daß Kosteneffizienz denkbar erscheint, wenn man das Verfahren mit der Anwendung morphologischer Verfahren zum Melanomstaging vergleicht.

Anhand unserer Ergebnisse denken wir, daß die PET-Untersuchung eine zunehmende Bedeutung für die Darstellung von Metastasen bei Patienten mit malignem Melanom gewinnen wird: Durch die PET-Untersuchung frühzeitig entdeckte, singuläre Metastasen können chirurgisch entfernt werden. Entdeckt die PET-Untersuchung jedoch weitere, bisher unbekannte Metastasen, kann man dem Patienten eventuell einen nichtkurativen chirurgischen Eingriff ersparen. Andererseits schließt ein negatives PET, abgesehen von kleinen kutanen Filiae eine Metastasierung treffsicherer als die morphologischen Verfahren aus.

Die Untersuchungszeit beträgt ungefähr eine Stunde und wird in nächster Zeit auf unter eine halbe Stunde absinken. Bedenkt man, daß die PET-Untersuchung möglicherweise mehrere andere Untersuchungen ersetzen kann, bietet sich dadurch eine für den Patienten wenig belastende, hoch sensitive Abklärungsstrategie an, welche auch kostenmäßig bei Hochrisikopatienten vertretbar sein sollte.

Literatur

1. Adler L, Blair H, Makley J et al. (1991) Noninvasive grading of musculoskeletal tumors using PET. J Nucl Med 32 : 1508–1512
2. Böni R, Huch Böni RA, Steinert H (1995) Staging of metastatic melanoma by whole-body positron emission tomography (PET) using 2-fluorine-18-fluoro-2-deoxy-D-glucose (FDG). Br J Dermatol 132 : 556–562
3. Brozena SJ, Fenske NA, Perez IR (1993) Epidemiology of malignant melanoma, worldwide incidence, and etiologic factors. Sem Surg Oncol 9 : 165–167
4. Buzaid AC, Sanler AB, Maani S et al. (1993) Role of computed tomography in the staging of primary melanoma. J Clin Oncol 11 : 638-643
5. Dimitrakopolou-Strauss A, Strauss LG, Tilgen W et al. (1994) Verlaufsuntersuchungen mit F-18-Deoxyglukose (FDG) bei Patienten mit metastasierendem malignem Melanom (Abst. 000596). Zentralbl Radiol 150 : 226
6. Gritters L, Francis I, Zasadny K et al. (1993) Initial Assessment of positron emission tomography using 2-fluorine-18-fluoro-2-deoxy-D-glucose in the imaging of malignant melanoma. J Nucl Med 34 : 1420–1427
7. Gutowski TD, Fisher SJ, Moon S et al. (1992) Experimental studies of 18F-2-fluoro-2-deoxy-D-glucose (FDG) in infection and reactive lymph nodes. J Nucl Med 33 : 925
8. Hoh CK, Hwakins RA, Glaspy JA et al. (1993) Cancer detection with whole-body PET using 2-(18F)fluoro-deoxy-D-glucose. J Comput Assist Tomogr 4 : 582–589
9. Strauss L, Conti P (1991) The applications of PET in oncology. J Nucl Med 32 : 623–648
10. Tilgen W, Strauss LG, Metz R et al. (1992) Die Positronenemissionstomographie: Ein neues Verfahren zur Individualisierung und Optimierung der Diagnostik und Therapie bei Melanompatienten. In: Burg G, Hartmann AA, Konz B (Hrsg) Onkologische Dermatologie. Springer, Berlin Heidelberg New York Tokyo, S 121–128
11. Warburg O (1931) The metabolism of tumors. Richard R. Smith, New York, pp 129–169

Die prognostische Bedeutung des Auftretens multipler Melanome und deren Konsequenz für die Nachsorge

R. Rompel, S. Harders und J. Petres

Zusammenfassung

Die prognostische Bedeutung des Auftretens multipler maligner Melanome wurde anhand des Patientenkollektivs (n = 1 347) der Hautklinik der Städtischen Kliniken Kassel untersucht. Bei insgesamt 55 Patienten (4,1 %) traten multiple von einander unabhängige maligne Melanome auf. Auffallend war ein deutlich niedrigeres Durchschnittsalter von 49,7 Jahren (Median: 48 Jahre) gegenüber 52,7 Jahren (Median: 54 Jahre) bei Patienten mit solitären Melanomen. 10 Patienten wiesen 3 und mehr Melanome auf. Bei 25 der 55 Patienten (45,5 %) wurden die multiplen Melanome gleichzeitig diagnostiziert, während in 30 Fällen (54,5 %) die Diagnose im Rahmen der Nachsorge gestellt wurde. Bei letzteren betrug das Intervall zwischen 2 und 160 Monaten (Median: 22,5 Monate) nach der Diagnose des ersten Melanoms. In 54,5 % lag das Zweitmelanom hinsichtlich der prognostischen Faktoren günstiger, in 40,0 % waren die prognostischen Faktoren vergleichbar und in 5,5 % deutlich schlechter. Patienten mit multiplen Melanomen zeigten niedrigere Überlebensraten nach 5 Jahren (79,8 vs. 89,8 %) und nach 10 Jahren (70,4 vs. 85,0 %). Eine bedeutende Aufgabe der Tumornachsorge ist es, Zweitmelanome möglichst frühzeitig zu erkennnen, um somit eine Prognoseverschlechterung durch fortgeschrittene Zweittumoren zu vermeiden. Bei Vorliegen einer entsprechenden Disposition, wie dem dysplastischen Nävussyndrom, familiären Melanomen sowie bei multiplen atypischen Nävi ist eine intensivierte Tumornachsorge mit einer Verlängerung der Nachsorgeperiode über das 10. Jahr hinaus anzuraten.

Schlüsselwörter

Malignes Melanom – Nachsorge – Mehrfachmelanome – Prognose

Einleitung

Das Auftreten von multiplen primären malignen Melanomen ist ein seit langem bekanntes Phänomen und wird in der Literatur in etwa 1–8 % aller Fälle beobachtet [6–8, 10, 11]. Multiple Melanome können simultan auftreten, häufiger wird die Diagnose jedoch sequentiell gestellt [6, 8, 9]. In über ¾ der Fälle von Mehrfachmelanomen finden sich zwei Primärtumoren, jedoch wurden auch Fälle von 6–8 unabhängigen Primärtumoren beobachtet [2, 9]. Zu den wesentlichen Aufgaben der Tumornachsorge gehört daher neben der Erkennung einer Tumorprogression die rechtzeitige Diagnose von Zweitmelanomen [8, 15].

Patientengut und Methoden

Die Häufigkeit multipler maligner Melanome wurde anhand der im Zeitraum von 1979 bis 1992 dokumentierten Patienten (n = 1 347) der Hautklinik der Städtischen Kliniken Kassel untersucht. Das mittlere Nachsorgeintervall im Gesamtkollektiv betrug 70,5 Monate (Median: 61,0). Nur in 2 Fällen mit multiplen Melanomen lag Familiarität vor.

Untersucht wurden die prognostischen Parameter im Vergleich, sowie die Überlebenswahrscheinlichkeiten (Actuarial-Methode).

Ergebnisse

Bei insgesamt 55 Patienten (4,1 %) traten multiple voneinander unabhängige maligne Melanome auf. Auffallend war ein deutlich niedrigeres Durchschnittsalter von 49,7 Jahren (Median: 48 Jahre) gegenüber 52,7 Jahren (Median: 54 Jahre) bei Patienten mit solitären Melanomen.

Bei 45 Patienten (81,8 %) wurden zwei maligne Melanome beobachtet. 6 Patienten (10,8 %) wiesen 3 Melanome auf, weitere zwei Patienten hatten 4 Melanome, und jeweils ein Patient fand sich mit einer Maximalzahl von 5 bzw. 6 unabhängigen malignen Melanomen. Bei 25 der 55 Patienten (45,5 %) wurden die multiplen Melanome in unmittelbarem zeitlichen Zusammenhang diagnostiziert, während in 30 Fällen (54,5 %) die Diagnose nachfolgend im Rahmen der Nachsorge gestellt wurde. Bei letzteren betrug das Intervall zwischen 2 und 160 Monaten (Median: 22,5 Monate) nach der Diagnose des ersten Melanoms, wo-

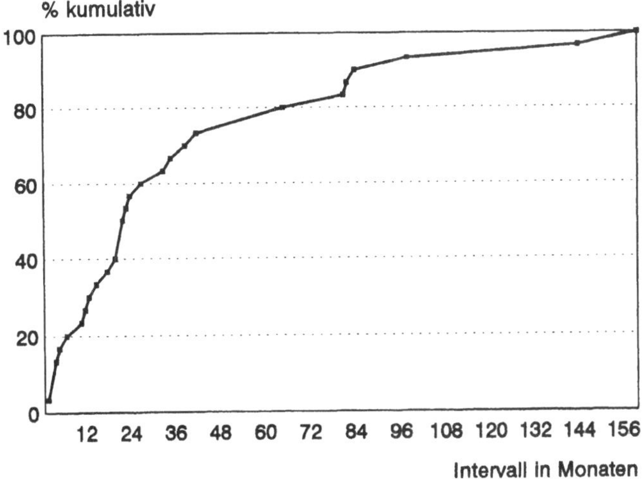

Abb. 1. Zeitintervall zum nachfolgenden Melanom, kumulative Häufigkeit

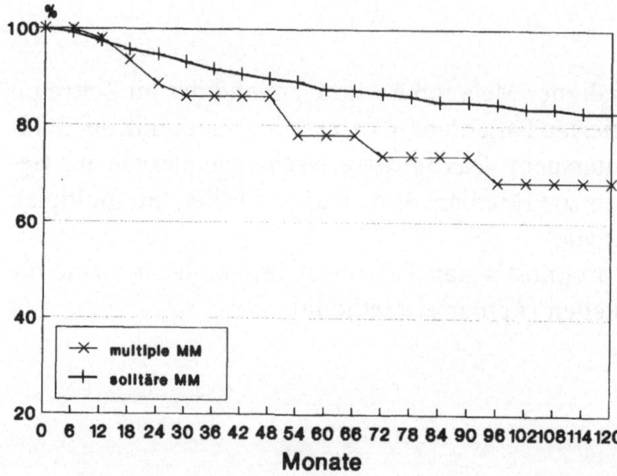

Abb. 2. Überlebenszeit im Vergleich. Insgesamt ungünstigere Überlebensraten bei Patienten mit multiplen malignen Melanomen (n.s.)

bei noch in mehr als einem Viertel der Fälle das Zweitmelanom jenseits des fünften Nachsorgejahres festgestellt wurde (Abb. 1).

Hinsichtlich der Verteilung der Tumortypen gab es keine wesentlichen Unterschiede zwischen den Kollektiven mit solitären und multiplen Melanomen (SSM: 62,4 vs. 61,8 %, PNM: 15,7 vs. 18,2 %). In 54,5 % lag das Zweitmelanom hinsichtlich der prognostischen Faktoren (Tumordicke, Clark-Level Ulzeration) günstiger, in 40,0 % waren die prognostischen Faktoren vergleichbar und in 5,5 % deutlich schlechter. Die mittlere Tumordicke des dicksten Tumors bei Patienten mit multiplen Melanomen betrug 1,09 mm (Median: 0,80 mm) und lag somit deutlich unter der mittleren Tumordicke bei Patienten mit solitärem malignen Melanom mit 2,66 mm (Median: 1,80 mm, $p < 0{,}0001$). Patienten mit multiplen Melanomen zeigten niedrigere Überlebensraten nach 5 Jahren (79,8 vs. 89,8 %) und nach 10 Jahren (70,4 vs. 85,0 %, $p < 0{,}05$; Abb. 2). Differenziert nach der Anzahl multipler Melanome zeigte sich eine vergleichbare Überlebenswahrscheinlichkeit von Patienten mit zwei Melanomen und dem Kollektiv mit Solitärmelanomen. Eine deutliche Prognoseverschlechterung fand sich bei drei und mehr Melanomen (p = n.s., Abb. 3).

Diskussion

Beim malignen Melanom ist im Falle einer Multiplizität, sei es simultan oder sequentiell, zunächst die Abgrenzung von epidermotropen Melanommetasen entscheidend [4, 5]. Letztere können klinisch multiple Primärtumoren imitieren, so daß die diagnostische Abgrenzung anhand definierter histologischer Kriterien erfolgen muß [3].

Die vorliegende Untersuchung verdeutlicht das relativ häufige Auftreten multipler primärer Melanome (s. Tabelle 1). Auffallend ist ein niedrigeres

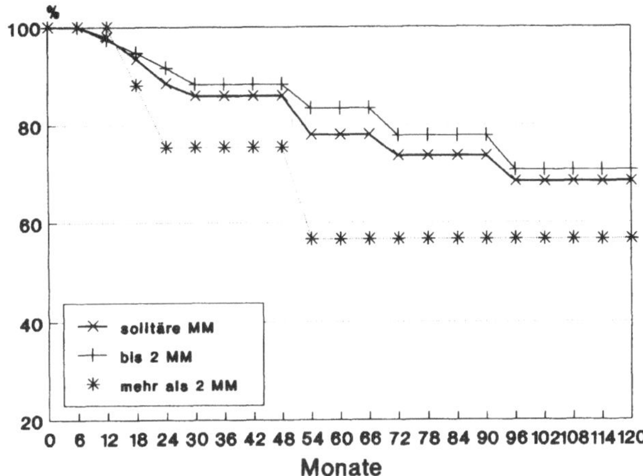

Abb. 3. Überlebenszeit im Vergleich. Ungünstigste Prognose bei Patienten mit 3 und mehr malignen Melanomen (n.s.)

Tabelle 1. Auftreten multipler primärer Melanome in der Literatur

Autoren	Mehrfachmelanome [%]
Kang et al. 1992 [6]	2,0
Landthaler et al. 1992 [8]	1,54
Sigg et al. 1989 [13]	8,2
Titus-Ernstoff et al. 1989 [15]	5,0
Moseley et al. 1979 [9]	5,3
Beardmore 1977 [1]	4,8
Beardmore u. Davis 1975 [2]	3,9

Durchschnittsalter dieser Patienten. Hinsichtlich der Verteilung der Tumortypen des erstdiagnostizierten Melanoms ergeben sich keine Unterschiede zu Patienten mit solitären Melanomen. Allerdings liegt die durchschnittliche maximale Tumordicke im Falle multipler maligner Melanome deutlich unter der mittleren Dicke solitärer Melanome, wie es auch wiederholt in der Literatur berichtet wird [6, 9, 15]. Dennoch liegen in der vorliegenden Untersuchung die Überlebensraten bei multiplen Melanomen unter denen des Kollektivs mit Solitärmelanomen. Dies liegt im wesentlichen in der ungünstigeren Prognose der Patienten mit drei und mehr Melanomen begründet.

Im Vergleich zu den wesentlichen prognostischen Faktoren spielt der Faktor „multiple Melanome" eine untergeordnete Rolle. Die Prognose ist abhängig von demjenigen Primärtumor, der die ungünstigste Konstellation der prognostischen Faktoren (Breslow-Dicke, Clark-Level, Ulzeration, Lokalisation etc.) aufweist [6, 12, 14, 15]. Daher ist es entscheidend, im Rahmen der Tumornachsorge

Zweitmelanome frühzeitig zu erkennen, um somit eine Prognoseverschlechterung durch fortgeschrittene Zweittumoren zu vermeiden [1, 15]. Zweitmelanome wurden in unserem Kollektiv nach einem Intervall von bis zu 160 Monaten beobachtet. In der Literatur wurden Zweitmelanome bis zu 31 Jahre nach dem Erstmelanom berichtet [6]. Bei Vorliegen einer entsprechenden Disposition, wie dem dysplastischen Nävussyndrom (DNS), familiären Melanomen, sowie bei multiplen atypischen Nävi [13, 14] ist daher eine intensivierte Tumornachsorge mit einer Verlängerung der Nachsorgeperiode über das 10. Jahr hinaus anzuraten.

Literatur

1. Beardmore GL (1977) The Queensland melanoma project. Int J Dermatol 16/10 : 831–835
2. Beardmore GL, Davis NC (1975) Multiple primary cutaneous melanomas. Arch Dermatol 111/5 : 603–609
3. Bengoechea-Beeby MP, Velasco-Oses A, Mourino Fernandez F, Reguilon-Rivero MC, Remon-Garijo L, Casado-Perez C (1993) Epidermotropic metastatic melanoma. Are the current histologic criteria adequate to differentiate primary from metastatic melanoma? Cancer 72/6 : 1909–1913
4. Conejo-Mir JS, Camacho F, Rios JJ, Gonzalez-Campora R (1993) Epidermotropic metastasis coexisting with multiple primary cutaneous malignant melanomas. Dermatology 186/2 : 149–152
5. Heenan PJ, Clay CD (1991) Epidermotropic metastatic melanoma simulating multiple primary melanomas. Am J Dermatopathol 13/4 : 396–402
6. Kang S, Barnhill RL, Mihm MC Jr, Sober AJ (1992) Multiple primary cutaneous melanomas. Cancer 70/7 : 1911–1916
7. Korting GW, Brehm G (1969) Multiples primäres und familiäres Melanom. Z Haut Geschlechtskr 44/3 : 87–90
8. Landthaler M, Braun-Falco O, Bernreiter F, Hölzel D (1992) Multiple primäre maligne Tumoren bei Patienten mit malignem Melanom der Haut. Hautarzt 43/1 : 11–15
9. Moseley HS, Giuliano AE, Storm FK 3d, Clark WH, Robinson DS, Morton DL (1979) Multiple primary melanoma. Cancer 43/3 : 939–944
10. Prade M, Bognel C, Weill S, Sancho H, Petit JY, Charpentier P (1979) Melanomes malins primitifs multiples. A propos de cinq observations. Sem Hop Paris 55 : 1312–1316
11. Schmidt HW, Tritsch H (1974) Über das primär multiple maligne Melanom der Haut. Bericht über 3 Fälle. Arch Dermatol Forsch 248/4 : 391–397
12. Schwanitz H, Suter L (1985) Multiple primäre maligne Melanome. Hautarzt 36/11 : 639–641
13. Sigg C, Pelloni F, Schnyder UW (1989) Gehäufte Mehrfachmelanome bei sporadischem und familiarem dysplastischen Navuszellnavus-Syndrom. Hautarzt 40/9 : 548–552
14. Tiersten AD, Grin CM, Kopf AW, Gottlieb GJ, Bart RS, Rigel DS, Friedman RJ, Levenstein MJ (1991) Prospective follow-up for malignant melanoma in patients with atypical-mole (dysplastic-nevus) syndrome. J Dermatol Surg Oncol 17/1 : 44–48
15. Titus-Ernstoff L, Ernstoff MS, Kirkwood JM, Barnhill RL, Fine J, Duray PH (1989) Usefulness of frequent skin examination for the early detection of second primary cutaneous melanoma. Cancer Detect Prev 13/5–6 : 317–321

Zur Klinik von Zweit- und Mehrfachmelanomen der Haut

W. GROTH und K. UHL

Zusammenfassung

Bei 2 413 Patienten mit malignem Melanom der Haut wurden bei der Therapie des Primärtumors (synchron, n = 84) und in der Tumornachsorge (metachron, n = 86) insgesamt 170 Patienten (7,1 %) mit einem zweiten (n = 130, 4,3 %) oder mehreren Melanomen (n = 40, 1,6 %) entdeckt. Drei primäre Melanome wiesen noch 1 % der Patienten auf, maximal wurden bei einem Patienten bisher 13 Melanome an der Haut exzidiert. Häufigster Tumortyp war bei den Erstmelanomen und synchron exzidierten Zweitmelanomen das SSM (76 %/77,5 %). Dieser Anteil stieg bei den metachron exzidierten Zweitmelanomen auf 95,6 %.
Während bei den Erstmelanomen die mediane Tumordicke 1,25 ± 1,32 mm (0,14–7,95 mm) betrug, war durch die Früherkennung der in der Tumornachsorge entdeckten metachronen Zweitmelanome (n = 86) die Tumordicke auf 0,39 ± 0,42 mm (0,1–2,4 mm) gesunken. Bei den synchron exzidierten Zweitmelanomen (n = 84) betrug die mittlere Tumordicke 0,54 ± 0,4 mm (0,08–2,53 mm). Der Anteil der In-situ-Melanome stieg von 4,1 % bei den Erstmelanomen auf 22,9 % der Zweitmelanome um mehr als das Fünffache. 7 (4,1 %) der in der Tumornachsorge in den ersten 12 Monaten entfernten Zweitmelanome wiesen eine Dicke von 0,76–1,5 mm auf, so daß ein geringer Teil dieser Zweitmelanome bei der Therapie des Erstmelanoms zunächst nicht entdeckt wurde. Sowohl bei den Erst- als auch den Zweitmelanomen blieb die bevorzugte Lokalisation der Hautmelanome in Abhängigkeit des Geschlechtes (Frauen: untere Extremität, Männer: Stamm) erhalten. In knapp der Hälfte der Fälle trat das Zweitmelanom in der gleichen Körperregion wie das Erstmelanom auf.

Schlüsselwörter

Zweit- und Mehrfachmelanome

Einleitung

In den letzten Jahren fällt eine ständige Zunahme der Inzidenz von malignen Melanomen der Haut weltweit auf. In Deutschland wird die Zahl der Melanom-Neuerkrankten derzeit auf 8–12/100 000 Einwohner geschätzt [6]. Nicht zuletzt durch den Einfluß familiärer Melanome (FAMMM: familial atypical mole and malignant melanoma syndrome) und des Naevus-Dysplasie-Syndroms (NDS) werden zunehmend auch Personen mit mehreren primären Melanomen der Haut beobachtet. Risikomerkmale für den einzelnen sind: exzidiertes Melanom der Haut und/oder NDS bzw. mehr als 50 Naevi [5, 8, 11]. 5–10 % der Bevölkerung sind Träger des sporadischen NDS [7].

Material und Methode

Von 1975 bis April 1992 wurde das Auftreten von Zweit- und Mehrfachmelanomen bei 2 413 Patienten der Universitäts-Hautklinik Köln untersucht. Grundlage für die Untersuchung war die Dokumentation, die im Rahmen der 10jährigen Tumornachsorge eines Patienten erfolgt. Von allen Patienten war der Krankheitsverlauf bekannt. Folgende Daten wurden festgehalten:

- Tumortyp und Histologie von Erst-, Zweit- und ggf. weiteren primären Melanomen der Haut;
- Tumordicke und Lokalisation der Melanome,
- Alter zum Zeitpunkt der Diagnose,
- Zeitintervall zwischen Diagnosestellung der einzelnen Melanome.

Ergebnisse

Bei 170 Patienten (7,1 % von 2 413 Patienten) mit einem bekannten malignen Melanom der Haut wurde ein Zweitmelanom (n = 130; 76,5 %) entdeckt. Weitere 40 Personen (23,5 %) entwickelten mehrere primäre Melanome der Haut (Tabelle 1). Bei 84 Männern wurden insgesamt 217, bei 86 Frauen 200 Melanome entfernt, entsprechend einem Verhältnis Männer/Frauen von annähernd 1 : 1 und einer mittleren Häufigkeit von 2,6 Melanomen/männlichem (2–13 primäre Melanome) und 2,3 Melanomen/weiblichen (2–6 primäre Melanome) Patient. In der Regel (über 90 %) wurden die Zweit- und Mehrfachmelanome klinisch nicht erkannt.

Bei der Hälfte der 170 Patienten (49,4 %) wurde das zweite primäre Melanom der Haut innerhalb von 4 Wochen nach Exzision des ersten Melanoms exzidiert, d. h. im Zeitraum der Nachexzision des Erstmelanoms (synchrone Zweitmelanome). Bei den restlichen 86 Patienten (50,6 %) wurde das Zweitmelanom immerhin bei 43 % innerhalb des ersten Nachsorgejahres exzidiert (Tabelle 2). Später als 5 Jahre nach Exzision des Erstmelanoms wurden Zweitmelanome nur noch bei 25 % der Patienten entdeckt (metachrone Zweitmelanome: mehr als 4 Wochen nach Exzision des Primärtumors). 10 Jahre nach Exzision des Erstmelanoms entwickelten noch 10 % der Patienten ein Zweitmelanom.

Tabelle 1. Anteil der Patienten mit Mehrfachmelanomen (1975–April 1992)

Anzahl der Melanome/Patient	Gesamt n = 2413		Männer n = 1030		Frauen n = 1383	
	(n)	[%]	(n)	[%]	(n)	[%]
1	2 243	93,0	946	91,8	1 297	93,8
2	130	5,4	63	6,2	67	4,9
3	24	1,0	11	1,0	13	0,9
4	10	0,4	6	0,6	4	0,3
5–13	6	0,2	4	0,4	2	0,1

Tabelle 2. Exzisionsintervall zwischen Erst- und metachronem Zweitmelanom (n = 86)

Tumordicke [mm]	Operationsabstand zwischen Exzision des Erst- und Zweitmelanoms (Monate)				
	(1–12)	(12–60)	(60–108)	(108– 324)	Gesamt
in situ	12	7	3	0	22
≤0,75	18	20	11	3	52
> 0,75–1,5	7	2	1	1	11
> 1,5–3,9	0	1	0	0	1
> 3,9	0	0	0	0	0
Gesamt	37	30	15	4	86

Tabelle 3. Geschlechtsabhängige Verteilung von Erst-, Zweitmelanomen (metachron und synchron)

Lokalisation	Ersttumor n = 86 Patienten n = 86 Melanome				Zweittumor n = 86 Patienten n = 86 Melanome				Synchrone Tumoren n = 84 Patienten n = 168 Melanome			
	Männer n = 40		Frauen n = 46		Männer n = 40		Frauen n = 46		Männer n = 88		Frauen n = 80	
	(n)	[%]	(n)	[%]	(n)	[%]	(n)	[%]	(n)	[%]	(n)	[%]
Stamm dorsal	14	35,0	7	15,2	15	37,5	8	17,4	50	56,8	20	25,0
Stamm ventral	10	25,0	9	19,6	9	22,5	10	21,7	19	21,5	13	16,2
Untere Extremität	9	22,5	23	50,0	5	12,5	19	41,3	9	10,2	25	31,2
Obere Extremität	6	15,0	5	10,9	6	15,0	8	17,4	6	6,8	14	17,5
Kopf/Hals	1	2,5	1	2,2	5	12,0	1	2,2	4	4,5	6	7,5
Sonstige	0	0	1	2,2	0	0	0	0	0	0	2	2,5

Tabelle 4. Lokalisation des Zweitmelanoms in Abhängigkeit vom Sitz des Erstmelanoms der Haut

Erstmelanom Lokalisation	(n)	[%]	Zweitmelanom Lokalisation	(n)	[%]
Untere Extremität	32	100	Untere Extremität	14	43,8
			Obere Extremität	2	6,3
			Stamm dorsal	6	18,7
			Stamm ventral	7	21,8
			Kopf/Hals	3	9,4
	11	100	Untere Extremität	2	18,2
Obere Extremität			Obere Extremität	5	45,4
			Stamm dorsal	3	27,3
			Stamm ventral	1	9,1
			Kopf/Hals	0	0,0
	21	100	Untere Extremität	3	14,3
			Obere Extremität	4	19,0
Stamm dorsal			Stamm dorsal	8	38,1
			Stamm ventral	5	23,8
			Kopf/Hals	1	4,8
	19	100	Untere Extremität	5	26,3
			Obere Extremität	2	10,5
			Stamm dorsal	6	31,6
Stamm ventral			Stamm ventral	6	31,6
			Kopf/Hals	0	0,0
			Untere Extremität	0	0,0
			Obere Extremität	0	0,0
			Stamm dorsal	0	0,0
			Stamm ventral	0	0,0
Kopf/Hals	2	100	Kopf/Hals	2	100,0

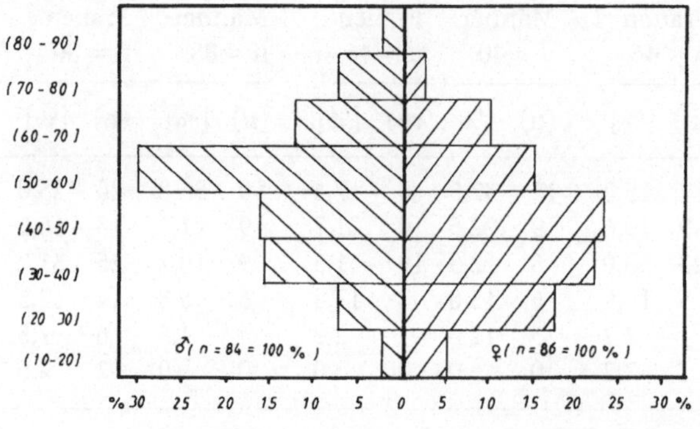

Abb. 1. Altersverteilung der Zweitmelanome (n = 170) in Abhängigkeit des Geschlechts

Tabelle 5. Melanomtyp von Erst- und Zweitmelanomen der Haut. *NCM* nicht klassifizierbarer Melanomtyp

Tumortyp	Ersttumor n = 86 Patienten n = 86 Melanome				Zweittumor n = 86 Patienten n = 86 Melanome				Synchrone Tumoren n = 84 Patienten n = 168 Melanome			
	Männer n = 40		Frauen n = 46		Männer n = 40		Frauen n = 46		Männer n = 88		Frauen n = 80	
	(n)	[%]	(n)	[%]	(n)	[%]	(n)	[%]	(n)	[%]	(n)	[%]
SSM	29	72,5	35	76,0	33	82,5	44	95,6	60	68,1	62	77,5
NMM	8	20,0	6	13,0	1	2,5	1	2,2	14	15,9	8	10,0
LMM	1	2,5	1	2,2	3	7,5	0	0	9	10,2	5	6,25
ALM	0	0	1	2,2	0	0	1	2,2	0	0	2	2,5
UCM	1	2,5	1	2,2	3	7,5	0	0	4	4,6	2	2,5
NCM	1	2,5	2	4,4	0	0	0	0	1	1,2	1	1,25

Tabelle 6. Tumordicke bei Erst- und metachronen Zweitmelanomen in Abhängigkeit des Geschlechts

Tumordicke [mm]	Erstmelanom				Zweitmelanom			
	Männer n = 20 Patienten n = 40 Melanome		Frauen n = 23 Patienten n = 46 Melanome		Männer Frauen n = 20 Patienten n = 40 Melanome		n = 23 Patienten n = 46 Melanome	
	(n)	[%]	(n)	%]	(n)	%]	(n)	%]
in situ	2	5,0	5	10,9	11	27,5	11	23,9
≤ 0,75	11	27,5	17	37,0	24	60,0	28	60,9
> 0,75–1,5	15	3,75	15	32,6	4	10,0	6	13,0
> 1,5–3,9	9	22,5	3	6,5	1	2,5	1	2,2
> 3,9	3	7,5	6	13,0	0	0,0	0	0,0

Der Median für den Operationsabstand zwischen Erst- und metachronen Zweitmelanom betrug 18,8 Monate (Männer: 18,5 Monate, Frauen: 19,1 Monate). Die meisten Zweitmelanome wurden bei Frauen in der 3.–5. Lebensdekade, bei Männern in der 5.–6. Lebensdekade entfernt (Abb. 1).

Erwartungsgemäß war das Zeitmelanom bei Frauen vorwiegend am Bein, bei Männern überwiegend am Stamm lokalisiert (Tabelle 3). Überraschend fiel auf, daß die metachronen Zweitmelanome häufiger in Körperregionen des Erstmelanoms auftraten (Tabelle 4). Auch unter den synchron exzidierten Zweitmelanome waren 47,3 % in derselben Körperregion wie das Erstmelanom lokalisiert. Superfiziell spreitende Melanome (SSM) waren der häufigste Melanomtyp, sowohl bei den Erst- wie auch bei den Zweitmelanomen (Tabelle 5).

Tabelle 7. Mittlere Tumordicke der Erst- und synchron/metachron exzidierten Zweitmelanome

		Erstmelanom	Zweitmelanom
Synchron		1,26 ± 1,13 mm	0,54 ± 0,4 mm
(n = 84)	M	1,42 ± 1,29 mm	0,56 ± 0,48 mm
	F	1,04 ± 0,83 mm	0,50 ± 0,23 mm
Metachron		1,25 ± 1,32 mm	0,39 ± 0,42 mm
(n = 86)	M	1,39 ± 1,45 mm	0,40 ± 0,46 mm
	F	1,13 ± 0,98 mm	0,36 ± 0,35 mm

Der Anteil von In-situ-Melanomen stieg von 4,1 % bei den Erstmelanomen um mehr als das Fünffache auf 22,9 % bei den Zweitmelanomen. Melanome mit Tumordicken unter 0,75 mm nahmen bei den Zweitmelanomen um fast das Doppelte (62,9 %) im Vergleich zu den Erstmelanomen (37,6 %) zu (Tabelle 6, 7).

26,4 % der 170 Patienten mit Mehrfachmelanomen besaßen zusätzlich mindestens einen histologisch gesicherten, dysplastischen Naevus. Mit zunehmender Zahl an primären Melanomen der Haut stieg auch der Anteil von Patienten mit dysplastischem Naevus-Syndrom (NDS). Bei Patienten mit mehr als 4 primären Melanomen der Haut wurden in 80–100 % der Fälle dysplastische Naevi nachgewiesen.

Diskussion

Patienten mit einem bekannten malignen Melanom der Haut zeigen je nach Risikomerkmalen (familiäre Melanome, NDS, mehr als 50 Naevi) eine unterschiedliche Wahrscheinlichkeit, Zweit- oder Mehrfachmelanome der Haut zu entwickeln. Mehrfachtumore stellen den Ausdruck einer gesteigerten Entartungsbereitschaft bestimmter Organsysteme dar. Das Auftreten von Zweit- oder Mehrfachmelanomen der Haut weist auf die genetische Prädisposition für diesen Krebs hin. Im eigenen Krankengut von 2 413 Patienten mit primärem Melanom der Haut entwickelten 7,1 % der Patienten Zweit- oder Mehrfachmelanome.

Warum in der Literatur der Anteil von Patienten mit Zweitmelanomen zwischen 1,3 bis 8,2 % schwankt, ist noch unklar [1–3, 9–16].

Unsere Untersuchung zeigt eindeutig, daß bei den frühzeitig entdeckten Zweitmelanomen eine deutlich geringere mittlere Tumordicke vorliegt als bei den Erstmelanomen dieser Patienten (Tabelle 7). 4.1 % der Zweitmelanome mit einer Tumordicke von 0,76 bis 1,5 mm (Medium-risk-Melanome) wurden erst 2–12 Monate nach Exzision des Erstmelanoms entfernt, so daß diese Medium-risk-Melanome zunächst unentdeckt bleiben.

Literatur

1. Beardmore GL, Davis NC (1975) Multiple primary melanomas. Arch Dermatol 111 : 603–609
2. Bellet RE, Vaismann J, Mastrangelo JM (1977) Multiple primary malignancies in patients with cutaneous melanoma. Cancer 40 : 1974–1981
3. Cascinelli N, Fontana V, Cataldo J et al. (1975) Multiple primary melanomas. Tumori 61 : 481–486
4. Clark WH, From L, Bernadino EA, Mihm MC (1969) The histogenesis and histologic behavior of primary human malignant melanoma of the skin. Cancer Res 29 : 705–726
5. Green MH, Clark WH (1985) High risk of malignant melanoma in melanoma prone families with dysplastic nevi. Ann Intern Med 102 : 458–465
6. Kaufmann R, Weber C, Rodermund O-E (1989) Epidemiologie und Ätiopathogenese. In: (Hrsg) Kutane Melanome – Klinik und Differentialdiagnose, Roche, S 1–12
7. Koh H (1991) Cutaneous melanoma. N Engl J Med 325 : 171–182
8. Kopf AW, Rivers JK, Friedman RJ, Rigel DS, Heilmann ER (1976) Dysplastic nevi. Am Acad Dermatol 12 : 8
9. Landthaler M, Braun-Falco O, Bernreiter F, Hölzel D (1992) Multiple primäre maligne Tumoren bei Patienten mit malignem Melanom. Hautarzt 43 : 11–15
10. McGovern VJ (1985) Melanoma growth patterns, multiplishing and regression. In: McCarthy WH (ed) Melanoma and Skin Cancer. Government Printer, Sydney, V.C.N. Blight, pp 95–98
11. MacKie RM (1982) Multiple melanoma and atypical melanocytic nevi-evidence of an activated and expanded melanocytic system. Br J Dermatol 107 : 621–629
12. McLeod GR, Redman JC, Illig L (1985) Public and professional melanoma education in Queensland, New Mexico, and Germany: A new and highly successful approach to improve the therapeutic results in malignant melanoma of the skin and to reduce its death rate. In: Baynala J, Klaus SN, Paul E, Schartle M (eds) Biological molecular and clinical aspects of pigmentation. University of Tokyo Press, Tokyo, pp 651–661
13. Pack GT (1952) Multiple primary melanomas: A report of sixteen cases. Cancer 5 : 1110–1115
14. Peterson NC, Bodenham DC, Loyd OC (1962) Malignant melanomas of the skin. Br J Plast Surg 15 : 49–94
15. Scheibner A, Milton GW (1982) Multiple primary melanomas. A review of 90 cases. Aust J Dermatol 23 : 1–8
16. Sigg C, Pelloni F, Schnyder W (1989) Gehäufte Mehrfachmelanome bei sporadischem und familiärem dysplastischen NZN-Syndrom. Hautarzt 40 : 548–552

Differentialdiagnose sonomorphologisch echoarmer Lymphknoten im Rahmen der Nachsorge bei malignem Melanom

M. Carl, A. Blum, D. Entress und G. Rassner

Zusammenfassung

In den letzten Jahren ist die Untersuchung der Lymphknoten mittels Ultraschall in der dermatoonkologischen Nachsorge der Patienten mit malignem Melanom zu einer wichtigen diagnostischen Methode geworden. Hiermit ist in den meisten Fällen eine Differenzierung zwischen metastatisch und entzündlich veränderten Lymphknoten möglich. Eine Unterscheidung zwischen einer Melanommetastase und einer Lymphknotenveränderung durch eine andere neoplastische oder hämatologische Erkrankung ist mittels Ultraschall nicht möglich.

Vorgestellt werden 6 Fälle mit Verdacht auf Lymphknotenmetastasierung durch das bekannte Melanom mittels Nachweis eines echoarmen Knotens, histologisch fand sich jedoch eine Zweiterkrankung, die bei drei Patienten nicht bekannt war.

Schlüsselwörter

Malignes Melanom – Lymphknotensonographie – Differentialdiagnose

Einleitung

Lymphknotenschwellungen lassen sich mittels Ultraschalluntersuchung meist unproblematisch in unspezifische, postentzündliche, sogenannte reaktive Lymphknoten oder metastasenverdächtige Lymphknoten einteilen [1, 4, 9]. Dabei dienen das Echoverhalten, die Form und die Abgrenzbarkeit als Unterscheidungskriterien. Einige Autoren geben den M/Q Quotienten als weiteres Unterscheidungsmerkmal an [5, 7, 8]. Reaktiv veränderte Knoten erscheinen längsoval mit echoarmen Randsaum, der ein echoreiches Zentrum umgibt, auch bezeichnet als Kokardenform. Dagegen weisen metastasensuspekte Knoten Ei- oder Kugelform auf mit scharfer Abgrenzung zum Umgebungsgewebe und sind echoarm (Abb. 1).

Pathologisch veränderte Lymphknoten sollen nach Steinkamp et al. [5] M/Q-Quotienten (Maximallängsdurchmesser zu Minimalquerdurchmeser) von unter 2 besitzen. Unterschiede zwischen den verschiedenen Erkrankungen lassen sich jedoch nicht finden.

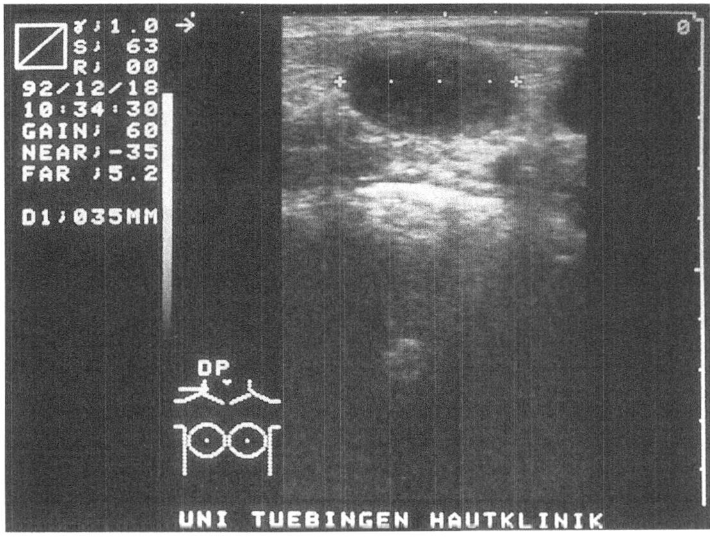

Abb. 1. Lymphknotenmetastase eines malignen Melanoms mit scharfer Abgrenzbarkeit

Ergebnisse

In der Universitäts-Hautklinik Tübingen wurden 1993 im Rahmen der Tumornachsorge bei 688 Patienten mit High-risk-Melanom der Haut die lokoregionären Lymphknoten sonographiert. Insgesamt ergaben sich 1659 Untersuchungen. In 137 Untersuchungen bei 88 Patienten wurde der Verdacht auf eine Filialisierung gestellt. In allen Fällen war ein suspekter echoarmer Knoten die Grundlage des Verdachtes. Bei 71 Patienten wurde dieser Knoten entfernt, 17 Patienten unterzogen sich keiner Operation (auf Grund von laufender Chemotherapie, fortschreitender Erkrankung oder Operationsverweigerung). Das histologische Ergebnis sprach 65mal (91,6 %) für eine Metastase des malignen Melanoms, ein Befund (1,4 %) sprach für eine unspezifische Entzündungsreaktion und in 5 Fällen (7 %) wurde eine Zweiterkrankung aufgedeckt, die drei der Patienten nicht bekannt war. Ein weiterer Fall fand sich 1994.

Kasuistiken

1. Patient

49jähriger männlicher Patient mit superfiziell spreitendes Melanom (SSM) pektoral re, Tumordicke 1,25 mm, Level III, Mai 1991 exzidiert, Stadium Ia,

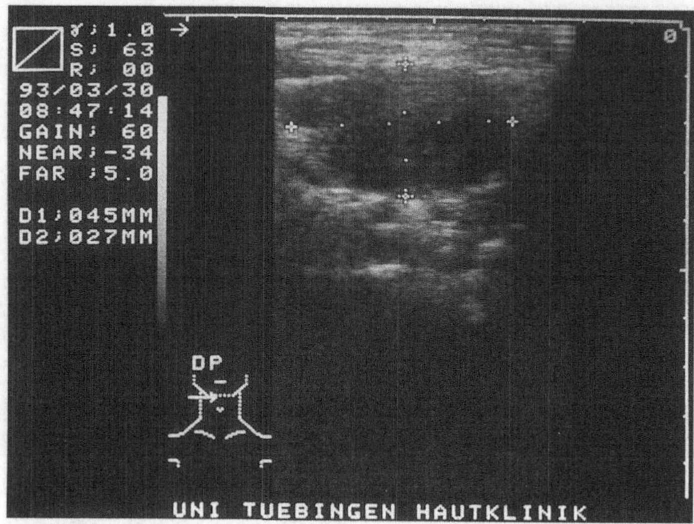

Abb. 2. Lymphknotenkonglomerat eines metastasierenden nicht verhornenden Plattenepithelkarzinoms der rechten Tonsille

$pT_2N_0M_0$. Eine Zweiterkrankung war nicht bekannt. Lymphknotenstatus bis 2/93 unauffällig. Im März 1993 Vorstellung wegen seit 10 Tagen bestehender rechtsseitiger Halsschwellung. Gleichzeitig bestand ein grippaler Infekt. Bei der klinischen Untersuchung fallen im rechten Kieferwinkel derb tastbare Lymphknoten auf. Sonographisch stellt sich ein echoarmes abgegrenztes Lymphknotenkonglomerat dar: 4,5 x 2,7 cm groß (Abb. 2), M/Q: 1,6. Axillär und infrasupraklavikulär rechts unauffällig.

Die operative Ausräumung ergab Lymphknotenmetastasen eines geringgradig differenzierten nicht verhornenden Plattenepithelkarzinoms der rechten Tonsille mit Infiltration ins Weichteilgewebe.

2. Patient

44jährige weibliche Patienten mit SSM am linken Unterarm, Tumordicke 0,72 mm, Level III, Stadium Ia, $pT_1N_0M_0$, Primärexzision November 1992.

Seit Februar 1990 duktales Mammakarzinom links bekannt. Z. n. Ablatio mammae links und Lymphknotenausräumung axillär links mit anschließender Chemotherapie. Jetzt klinisch 3 tiefsitzende Knoten infraklavikulär links tastbar.

Sonographisch echoarme scharf begrenzte Raumforderungen nachweisbar, M/Q-Quotient: 1,6.

Die operative Abklärung ergab ausgedehnte Metastasen des bekannten Mammakarzinoms.

3. Patient

57jähriger männlicher Patient mit SSM an der rechten Wade, Tumordicke 2,67 mm, Level III, Stadium Ib, Exzision Mai 1989. Seit April 1990 Rektumkarzinom bekannt, das zu einer Rektumamputation führte.

Ende Januar 1994 wurde bei der turnusgemäß durchgeführten Nachsorgeuntersuchung ein kleiner derber indolenter Lymphknoten zervikal links getastet.

Im anschließenden Ultraschall findet sich eine echoarme, jedoch unscharf begrenzte 1,5 x 1,5 cm große Lymphknotenstruktur. M/Q: 1,0. Die nachfolgende Exstirpation erbrachte die Diagnose einer Metastase des bekannten Adenokarzinoms des Rektums.

4. Patient

73jährige weibliche Patientin mit ulzeriertem nodulären Melanom an der linken Wange, Tumordicke über 3 mm, Level V, Stadium II, pT4N1M0, im August 1989 exzidiert. Keine weiteren Erkrankungen bekannt.

Im Sommer 1992 erstmalig Nachweis eines echoarmen submandibulären Lymphknoten links, 1,7 x 0,5 mm, M/Q: 3,4. Keine Größenzunahme bei unverändertem sonomorphologischen Bild innerhalb des folgenden Jahres. Exstirpation im Mai 1993.

Histologisch Lk mit chronisch lymphatischer Leukämie von B-Zelltyp.

5. Patient

60jährige weibliche Patientin mit nodulärem Melanom am linken Unterschenkel prätibial, Tumordicke 2,6 mm, Level IV, Stadium II, $pT_3N_1M_0$, Primärexzision im Juni 1987.

Als weitere Erkrankungen sind bekannt: Z.n. Ovarektomie bds. bei proliferierendem papillären Zystadenom 1972, rheumatoide Arthritis. Oktober 1993 Schwellung unterhalb des Leistenbandes links, operative Entfernung des Knoten, Bestätigung einer Lk-Metastase des bekannten Melanoms.

Die postoperativ durchgeführte Sonographie ergibt im Bereich der Operationsnarbe den V.a. ein postoperatives Serom und in Höhe des Leistenbandes den Nachweis zweier echoarmer Knoten mit intranodalem scharfen Reflex, M/Q: 1,6.

Nach durchgeführter Leistenausräumung zeigt sich intraoperativ ein Serom im Narbengebiet und histologisch Leistenlymphknoten, die einem regressiv veränderten Tuberkulom entsprechen, sowie kleinere floride Granulome mit V.a. Lymphknotentuberkulose. Sputum auf Mykobakterien negativ.

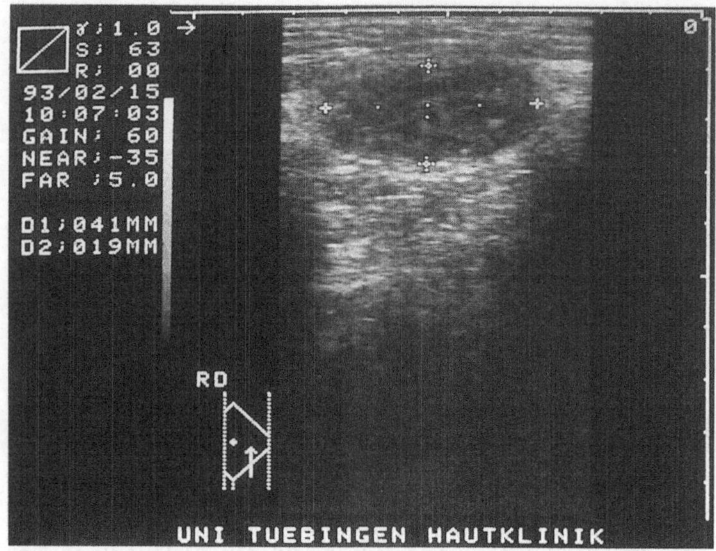

Abb. 3. Gutartiges Desmoid der Bauchdecke

6. Patient

55jähriger männlicher Patient mit nodulärem Melanom am rechten Oberarm, Tumordicke 12,0 mm, Level V, Stadium X $pT_4N_0M_x$, das im Oktober 1989 elektrokautisch entfernt wurde und 1991 lokalrezidivierte. Darüber hinaus ist ein Sigmakarzinom bekannt, das 3/87 entfernt wurde.

Bei der Kontrolluntersuchung in der Nachsorge zeigt sich ein unauffälliger axillärer Lymphknotenbefund. Im linken Unterbauch eine Hühnerei große Resistenz tastbar, die vom Patienten als Bluterguß gedeutet wurde.

Sonographisch stellte sich das in Abb. 3 wiedergegebene Bild dar. Eine echoarme, nicht ganz scharf abgegrenzte, inhomogene Raumforderung mit 4,1 x 1,9 cm Größe, M/Q: 2,1. Histologisch wurde ein Desmoid der Bauchdecke links aufgedeckt.

Diskussion

Eines der wichtigen Ziele der Melanomnachsorge ist die Früherkennung bzw. der Ausschluß der Frühmetastasen [4, 6]. An der Universitäts-Hautklinik Tübingen werden bei Patienten mit malignem Melanom neben den viertel-, halb- oder jährlichen Routineuntersuchungen alle vergrößerten Lymphknoten mit der Frage der entzündlichen oder filiabedingten Genese nach den gängigen sonographischen Kriterien (Größe, Form, Echogenität, Abgrenzung und zentrale Reflexe) kontrolliert [1, 2, 9]. Von anderen Autoren wird der M/Q Quotient als besonderes hilfreich zur Differenzierung von unspezifisch vergrößerten oder normalen Lymphknoten gegenüber Lymphknotenmetastasen angesehen [5, 7, 8]. Quotienten unter 2 sprechen dabei für eine Metastasierung, während Quotienten über 2 für eine entzündliche Genese sprechen. Diese Differenzierung konnte bei den hier vorgestellten Fällen nicht bestätigt werden. So zeigte die Rektummetastase einen Quotienten von 2,2 und der Tbc verdächtige Lymphknoten einen Quotienten von 1,6. Die sonomorphologische Struktur mit intranodaler Verkalkung (scharfer Zentralreflex) kann eher ein Hinweis auf eine entzündliche Genese sein. Es gibt jedoch sonomorphologisch keine spezifische Veränderung bei einer Lymphknotentuberkulose. Gerade das heterogene Bild mit teils konglomeratartig angeordneten, vergrößerten, inhomogenen, echoärmeren Lymphknoten mit oder ohne Einschmelzungen oder Verkalkungen und Veränderung der Begrenzung zum umliegenden Gewebe sollte unbedingt an eine tuberkulöse Lymphadenitis denken lassen [10].

Nicht alle palpablen Lymphknoten sind suspekt. Etwa zwischen 40 und 50 % dieser Lymphknoten sind postentzündlich bedingt [3, 4]. Hingegen sind echoarme Lymphknoten immer als suspekt anzusehen und müssen auch bei nicht locoregionären Sitz weiter abgeklärt werden. Dabei zeigen Lymphknotenvergrößerungen im Rahmen von onkologischen (besonders Karzinome) oder hämatologischen Erkrankungen wie Leukämien, Hodgkin- und Non-Hodgkin-Lymphome das gleiche sonographische Bild.

Zu den Differentialdiagnosen echoarmer Lymphknoten im Sonogramm gehören neben den Veränderungen durch neoplastische oder hämatologische Erkrankungen auch gutartige Gewebsprozesse wie z. B. Hämatome, Serome, Talgzysten, Desmoide.

Schlußfolgerung

Echoarme Lymphknoten sind bei Melanompatienten auch bei nicht lokoregionären Sitz verdächtig und sollten histologisch abgeklärt werden. Eine Zweiterkrankung darf im Rahmen der Nachsorge beim malignen Melanom nicht übersehen werden.

Mit den Kriterien der Sonographie kann eine Differenzierung zwischen einer Filia des malignen Melanoms und einer möglichen neoplastischen Zweiterkrankung nicht unterschieden werden. Wenn auch in der Literatur [1] immer wieder versucht wird, sonographische Unterscheidungsmerkmale herauszuarbeiten, so ist unserer Meinung nach eine eindeutige Artdiagnose der Lymphknotenveränderung mittels sonomorphologischer Kriterien nicht möglich. Damit ist die histologische Untersuchung für die Diagnose unumgänglich.

Literatur

1. Altmeyer P, El-Gammal S, Hoffmann K (Hrsg) Ultrasound in Dermatology. Springer, Berlin Heidelberg New York Tokyo
2. Krauss W, Nake-Elias A, Schramm P (1985) Diagnostische Fortschritte bei malignen Melanomen durch die hochauflösende Realtime-Sonography. Hautarzt 36 : 386–392
3. Loose R, Weiss J, Simon R, Kühn W, Teubner J (1990) Erkennbarkeit und Differentialdiagnose metastatischer peripherer Lymphknoten des malignen Melanoms. Akt Dermatol 16 : 262–265
4. Rassner G, Stutte H, d'Hoedt B, Stroebel W, Schippert W (1992) Lymphknotensonographie in der Melanomnachsorge. In: Braun-Falko O, Pleve G, Meura M (Hrsg) Fortschritte der praktischen Dermatologie und Venerologie. Springer, Berlin Heidelberg New York Tokyo
5. Steinkamp HJ, Heim T, Zwicker C, Mathe F, Felix R (1993) Möglichkeiten der bildgebenden Differentialdiagnostik der Halslymphome. Akt Radiol 3 : 226–237
6. Stutte H, Rassner G (1989) Lymphknotensonographie in der postoperativen Nachsorge von Hauttumoren. In: Breuninger H, Rassner G (Hrsg) Operationsplanung und Erfolgskontrolle. Springer, Berlin Heidelberg New York Tokyo
7. Vassallo P, Wernecke K, Roos N, Peters PE (1992) Differentiation of benign from malignant superficial lymphadenopathy: the role of high-resolution US. Radiology 183 : 215–220
8. Vassallo P, Edel G, Roos N, Naguib A, Peters PE (1993) In-Vitro high-resolution ultrasonography of benign and malignant lymph nodes. Invest Radiol 28 : 698–705
9. Weiss J, Loose R, Kühn W, Georgi M, Jung EG (1991) Zur Früherkennung von Lymphknotenmetastasen in der Melanomnachsorge. Analyse der geringen Sensitivität des klinischen Befundes im Vergleich zum Ultraschall. Z Hautkr 66 : 222–228
10. Winkelbauer F, Denk DM, Ammann M, Karnel F (1992) Sonographische Diagnostik der Halstuberkulose. Ultraschall Med 13 : 28–31

Nichtinvasive Beurteilung der Einheilung von Mikro- und Minigraft-Eigenhaartransplantaten

F. G. Neidel, S. El-Gammal, T. Dirschka, K. Hoffmann und P. Altmeyer

Zusammenfassung

Wir studierten den Erfolg von autologen Haartransplantationen mit Mini- und Mikrografts an 30 männlichen Patienten. Die mittlere Haarkomplexdichte lag bei 118/cm² im Spenderareal und bei 7,8/cm² im Empfängerareal. Daraus berechnet sich ein mittlerer Transplantationsindex von 15,6. Wir empfehlen die Trichodensitometrie zur Abschätzung des zu erwartenden optischen Resultats.

Schlüsselwörter

Haartransplantation – Mini/Mikrografts – Trichodensitometrie

Einleitung

Die Problematik in der Konzeption einer Haarverpflanzung liegt in der Beurteilung der Spenderfläche in Relation zum bepflanzenden derzeitigen bzw. auch zukünftigen Areal. Die Beurteilung erfordert Erfahrung, und deshalb gibt es immer wieder Patienten, die mit dem Ergebnis der Haartransplantation nicht zufrieden sind.

Es fällt dem Ungeübten sehr schwer, den Abstand der zu verpflanzenden Transplantate so zu optimieren, daß bereits nach einer Behandlung ein optisch relativ dichtes, zufriedenstellendes Ergebnis erreicht wird.

Zu wenig in einem Areal eingepflanzte Grafts erzielen keinen ausreichenden Abdeckeffekt; das Ergebnis ist für Patient und Arzt unbefriedigend. Zu enge Transplantation bewirkt eine Zerstörung regionaler Perfusionsverhältnisse mit der Gefahr der Nekrosenbildung.

Aus dieser Erkenntnis haben wir folgende Problematik abgeleitet:

Welche Transplantatdichte gibt nach einer Behandlung ein optisch zufriedenstellendes Resultat bei ausreichender Restdurchblutung der Kopfhaut und annähernd 100 %iger Graftanwuchsrate? Wir haben bei 30 männlichen Patienten den Haarwuchs im Donor- und Empfängerareal bildanalytisch evaluiert.

Material und Methode

An 30 Männern (Durchschnittsalter: 40 Jahre, Min: 25 Jahre, Max: 62 Jahre) wurde im Haarkranzbereich ein 2 cm großes Areal festgelegt und rasiert, welches auf einer gedachten Verbindungslinie zwischen beiden äußeren Gehörgängen liegt, von median nach rechts oder links 2–4 cm reichend. Mit einem Makroobjektiv wurden bei definiertem Hautabstand Fotos des Zielgebietes angefertigt.

Diese Fotos wurden mit dem Basisprogramm AnalySIS (SIS Münster, FRG) evaluiert. Das Programm wurde von uns durch spezielle Makros erweitert. Die gewünschten Parameter (Anzahl/cm²) wurden durch Mittelung aus je drei 1 cm² großen Arealen im Donor- bzw. Rezipientenareal ermittelt.

Der Transplantationsindex (TI) ist definiert als Verhältnis der Haarkomplexe im Spenderareal pro cm² und der Haarkomplexe (Grafts) im Empfängerareal pro cm².

Im folgenden werden die Einzel- und Gruppenhaarkomplexe mit dem Begriff „Haarkomplex" beschrieben.

Ergebnisse

Durch Makrofotographie kombiniert mit der Bildanalyse lassen sich Haarbeschaffenheit, Haardichte und Haarkomplexe differenzieren und quanitativ

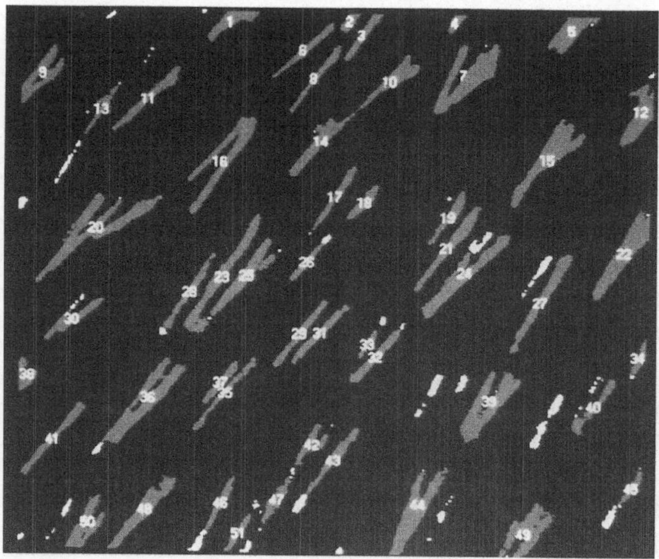

Abb. 1. Trichodensitometrie des Spendergebietes (Haarkranz) vor einer Haartransplantation zur Ermittlung der Haarkomplexdichte

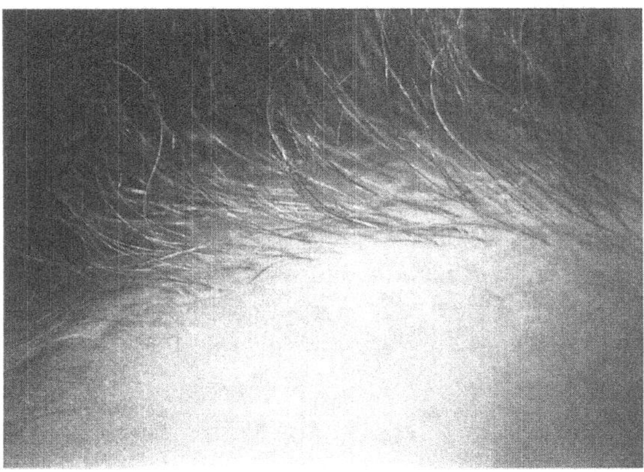

Abb. 2. Haartransplantation zur Rekonstruktion des Haaransatzes, Transplantationsindex: 9,8

evaluieren. Die computergestützte Analyse dieser Bilder ermöglicht es, das Verteilungsmuster näher zu spezifizieren (Abb. 1).

Die durchschnittliche Haarkomplexdichte im Donorareal (HDD) lag bei 118,2 (HD_{min} = 64, HD_{max} = 164).

Die durchschnittliche Haarkomplexdichte im Empfängerareal (HDE) lag bei 7,81 (HDE_{min} = 4, HDE_{max} = 12), wobei HDE abhängig vom gewählten Transplantatdurchmesser ist.

Der mittlere Transplantationsindex (TI) betrug 15,63 (großer Index = kleine Dichte, kleiner Index = große Dichte). Die Spannweite reichte von 9 bis 27,3.

Das kosmetische Ergebnis war aufgrund ausreichender Dichte im Empfängerareal gut. Bei keinem Patienten wurde eine Komplikation (Nekrose durch zu starke Verdichtung) beobachtet. Abbildung 2 zeigt einen ästhetisch gestalteten Haaransatz mit Mini- und Mikrografts (TI = 9,8).

Diskussion

Die Eigenhaartransplantation mittels Mini- und Mikrografts hat sich in den letzten Jahren als anerkanntes Verfahren zur Therapie der verschiedensten Alopeziearten beim Mann und bei der Frau etabliert. Voraussetzung für einen entsprechenden optisch-ästhetischen Erfolg ist aber eine große Erfahrung des Operateurs und eine entsprechende Qualifikation des Teams [2, 4, 7].

Während man noch vor einigen Jahren sog. Stanzen am Hinterkopf entnahm und analog in Bohrkanäle im unbehaarten Areal einbrachte, was zu einem deutlichen Puppenkopf- bzw. Büscheleffekt führte (Okuda-Orentreich) [5, 6], wird heute durch eine außerordentliche Präparationsarbeit die Transplantatzahl und die Feinheit der Transplantate so gestaltet, daß das Ergebnis höchsten ästhetischen Ansprüchen genügt [3].

Bei entsprechenden Voraussetzungen des Patienten (Spendergebiet) kann man in einer Behandlung auch große unbeharte Flächen bedecken. Dabei sollte man jedoch auf jeden Fall Reservefläche für Verdichtungen und Nachbehandlungen erhalten, falls sich die unbehaarte Fläche weiter vergrößert.

Ein kosmetisch optimiertes Ergebnis bei Haartransplantationen ist von einer ausreichenden Dichte der implantierten Grafts abhängig. Der aggressive Operateur geht davon aus, den kosmetischen Erfolg durch eine übermäßige Verdichtung zu verbessern und provoziert Nekrosen. Der vorsichtige Operateur hingegen kann sich nicht zu ausreichender Verdichtung entschließen. Der erfahrene Operateur wird gefühlsmäßig einen guten operativen Erfolg erreichen. Dieser Erfolg hängt von Gesetzmäßigkeiten im Implantationsmodus ab. Wir haben deshalb den Transplantationsindex berechnet als Maß für eine sichere und kosmetisch gute Transplantation. Wenn sich der weniger erfahrene Operateur im von uns ermittelten Toleranzbereich bewegt, sind gleich gute, komplikationsfreie Ergebnisse zu erwarten.

Devine und Howard haben das Donorgebiet bei Haarpatienten in 4 Klassen eingeteilt. Auf jeweils 4 mm^2 zählten sie bei Typ I 20 Haare, bei Typ II 14 Haare, bei Typ III 10 Haare und bei Typ IV 6 Haare. Typ I–III wurden als exzellent, gut und ausreichend für das optische Resultat bei einer Haartransplantation beurteilt [1]. Vergleiche mit der Empfängerfläche fehlen. Unsere Ergebnisse zeigen, daß selbst bei einer Haarkomplexdichte von 64/cm^2 (entsprechend Typ IV n. Devine & Howard) im Donorareal eine ausreichende optische Abdeckung im Empfängerareal (TI 12,8) bewirkt werden kann. Die optische Wirkung einer Haarverpflanzung wird durch die Wahl des Transplantatdurchmessers in Relation zur Haardichte beeinflußt.

Bei großer Haarausfallfläche ist im Einzelfall bereits eine schüttere Bedeckung für den Patienten zufriedenstellend.

Der Patient sollte zuvor exakt aufgeklärt werden, da falsche Versprechungen die an sich gute Methode der Eigenhaarverpflanzung bei Betroffenen und Kollegen in Mißkredit bringen können.

Literatur

1. Devine JW, Howard PS (1985) Classification of donor hair in male pattern baldness and operations for each type. Facial Plast Surg 2, 3 : 189–205
2. Lucas MWG (1987) Die Behandlung der männlichen Glatze ausschließlich mit Mini-Grafts. Z Hautkr 62, 24 : 1735–1745
3. Lucas MWG (1990) Micro and mini hair grafting. J Dermatol Surg Oncol 16 : 69–70
4. Nordström REA (1980) Hair growth in subcutaneously buried composite hair-bearing skin grafts. Scand J Plast Reconstr Surg 16 : 91–93
5. Okuda S (1939) The study of clinical experiments of hair transplantation. Jpn J Dermatol Urol 46 : 135
6. Orentreich N (1959) Autografts in alopecias and other selected dermatological conditions. Ann NY Acad Sci 83 : 463
7. Unger WP (1987) Hair transplantation. Marcel Dekker, New York

Hauptthema III
Der interessante dermatochirurgische Fall
Fallstricke in der Dermatochirurgie

Gore-Tex: Eine Offensive bei der Faltenkorrektur

C. Walter und L. Wiest

Zusammenfassung

Unter der Vielzahl der angebotenen „dermal fillers“ hat sich bei über 400 Patienten im Laufe von 8 Jahren die Verwendung von Gore-Tex (Polytetrafluorethylen) als dauerhaftes Implantat zur Faltenkorrektur im Gesicht bewährt. Das hauptsächliche Indikationsgebiet für die Anwendung von Gore-Tex aus dermatologischer Sicht sind im zentralen Gesichtsbereich tiefe Glabella-, Nasolabial- und Perioralfalten. Eine weitere Indikation für Gore-Tex stellt die Lippenaugmentation dar. Die von uns modifizierte Anwendungstechnik wird im einzelnen beschrieben und diskutiert.

Schlüsselwörter

Gore-Tex (E-PTFE Soft tissue-patch) – „dermal filler“ – Falten – Lippenaugmentation

Einleitung

Die Korrektur von Falten im zentralen Gesichtsbereich ist bis heute ein Problem, bei dem selbst chirurgische Eingriffe keine Lösung bringen. Bei der Faltenbehandlung sollte die durch Alterungsvorgänge verlorene Stützstruktur des Bindegewebes und Subkutangewebes in Bezug auf Architektur und Funktion wiederhergestellt werden. Die bisher weit verbreiteten injizierbaren Materialien für intradermale Augmentation haben zu keinen befriedigenden Langzeitergebnissen geführt [2].

Material und Methoden

Gore-Tex ist ein weiches Festimplantat eines Polymers (E-PTFE Soft tissue patch, W.L. Gore and Associates, Inc., Flagstaff/AZ, USA). Es wurde seit seiner Einführung 1972 vorwiegend als Gefäßersatz und in der Rekonstruktionschirurgie [8,9] verwendet. Seine Vorzüge sind ausführlich dokumentiert [3, 7]. Es besitzt eine multiaxiale Mikrostruktur aus Knoten und verwobenen Fibrillen.

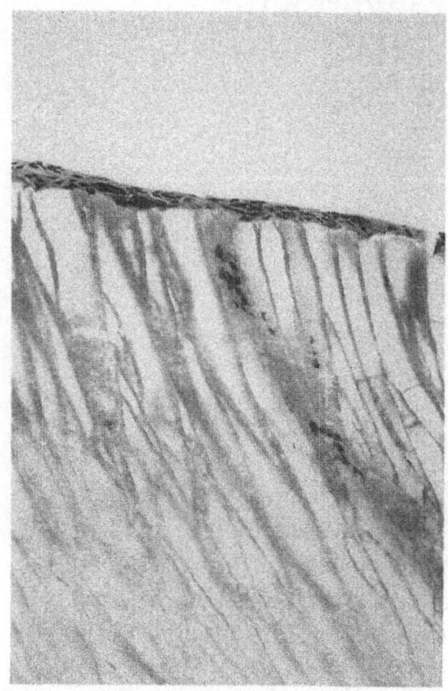

Abb. 1. Gore-Tex Soft tissue patch: 3 Monate nach Implantation entfernt. An der porösen Oberfläche des Soft tissue patch haben sich Fibroblasten und Histiozyten angelagert und sind in die Zwischenräume eingewandert, die mit azellulärem amorphem Material angefüllt sind. (HE, Vergr. 50 : 1)

Es ist inert und biokompatibel mit minimaler Gewebsreaktion. Die poröse Oberflächenstruktur erleichtert Zell- und Gefäßeinsprossung. Schon kurze Zeit nach der Implantation ins Subkutangewebe wachsen Fibroblasten und Histiozyten ein, so daß Gore-Tex zu einem gewebeintegrierten Implantat wird.

Die Technik, mit Gore-Tex-Fäden („threading") Falten zu unterfüttern wie bei Cisneros u. Singla [1] beschrieben, hat sich bei unseren Patienten nicht bewährt. Zur Faltenkorrektur mußten mehrere Fäden über- und nebeneinander eingezogen werden, die im Laufe der Zeit als harter Strang zu tasten waren. Wir verwenden Gore-Tex-Platten (lieferbar in Größen von 5 x 10 cm bis 20 x 30 cm, 1 und 2 mm Dicke), die entsprechend dem zu korrigierenden Befund mit einer scharfen geraden Schere zugeschnitten werden. Um sichtbare Narben zu verhindern haben wir die Technik von Lassus [4, 5] und Mole [6] abgeändert.

Für die Nasolabialfalten wird in Lokalanästhesie ein kleiner Einschnitt im Vestibulum nasi mit einer Skalpellklinge Nr. 11 gemacht. Mittels eines Trokars 4 mm wird ein Tunnel geschaffen, in den eine Rillensonde entlang der Nasolabialfalte gelegt wird. Der zugeschnittene Gore-Tex-Streifen wird mit einem Seidenfaden Stärke 3/0 in eine gerade Nadel eingefädelt. Bei liegender Rillensonde gleitet das an die Nadel angehängte Implantat bis zum gewünschten Korrekturendpunkt vor. Die Nadel wird dann durch die Haut nach außen geführt. Mit der anhängenden Zugnaht wird der Gore-Tex-Streifen in die richtige Lage gebracht. Nach Entfernung der Zugnaht werden zur besseren Fixierung des Implantats am Ort ein oder zwei Matratzennähte angelegt, die nach 24 h wieder entfernt werden, um Stichkanalnarben zu vermeiden. Die Wunde im vestibulum nasi wird mit einem 6-0 Seralon- oder einem Catgutfaden verschlossen.

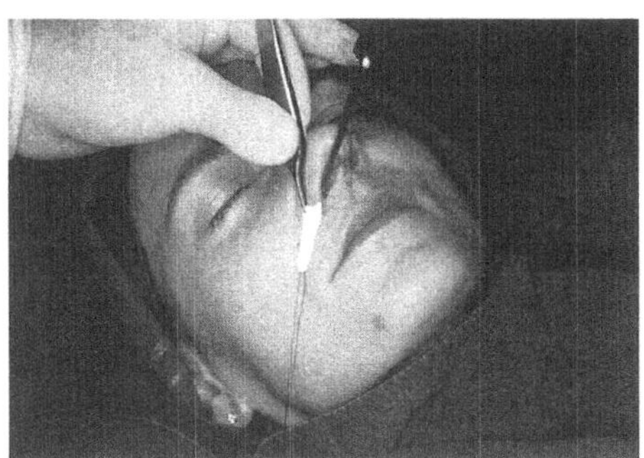

Abb. 2. Triangulär zugeschnittene Gore-Tex-Platte zur Unterfütterung der Nasolabialfalte

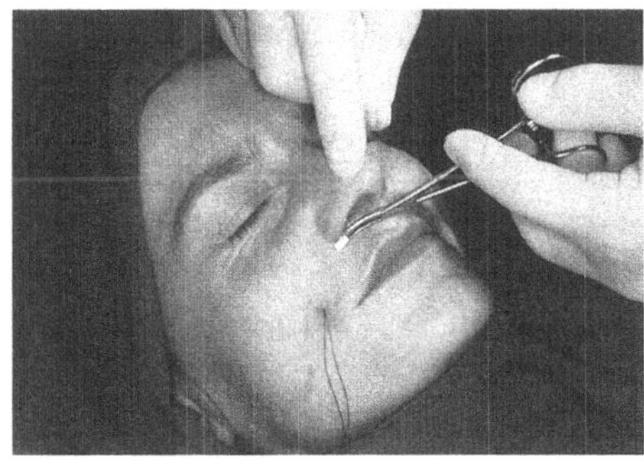

Abb. 3. Gore-Tex-Implantat in loco nach Entfernung der Rillensonde und vor Entfernung der Zugnaht

Danach wird die operative Maßnahme auf der Gegenseite in gleicher Weise vorgenommen. Idealerweise sollte das Implantat in der oberen Subkutis an der Grenze zur Dermis liegen. Es darf nicht zu dicht an die Oberfläche gelegt werden, da es sonst zu granulomatösen Reaktionen kommen kann.

Bei den Glabellafalten empfiehlt sich die Inzision seitlich am Nasenabhang. Das chirurgische Vorgehen ist dasselbe wie bei den Nasolabialfalten. Anzuraten ist bei ausgeprägten Glabellafalten zunächst die Lösung der vom M. procerus und M. corrugator supercilii zur Dermis ziehenden Bindegewebs-Septen mit einer langen Skalpellklinge, Beaver Mini Blade oder einem Spezialinstrument („Walter", Fa. Medicon Tuttlingen). Nach Entfernung der Zugnaht wird auch hier eine kurzdauernde Matratzennahtfixation durchgeführt.

Für periorale Falten oder Lippenaugmentation wird in beiden Mundwinkeln eine Stichinzision ausgeführt. Danach wird die Haut von der Unterlage abgehoben und die Bindegewebssepten zum M. orbicularis oris werden gelöst. Die Implantation des Gore-Tex-Streifens erfolgt mittels der Rillensonde und Zugnaht in die Muskelpartien (wie oben) nicht zu nahe der Oberfläche. Die Größe des Implantats richtet sich nach dem Ausmaß der gewünschten Lippenaugmentation. Die Nadel wird mit der Zugnaht im Lippenrotrandbereich von beiden Seiten bis zur Lippenmitte vorgeschoben. Es empfiehlt sich nicht, ein ganzes Stück über die Oberlippe hinweg zu spannen, weil dadurch der Amorbogen zerstört würde. Um anfängliche Überkorrekturen zu vermeiden kann zu einem späteren Zeitpunkt ein weiterer Streifen Gore-Tex eingelegt werden.

Ergebnisse

Im Laufe von 8 Jahren wurde bei 407 Patienten Gore-Tex zur Korrektur von Gesichtsfalten implantiert.

Die hauptsächlichen Indikationen waren: Nasolabialfalten (197 Fälle), Glabellafalten (139 Fälle), periorale Falten und Lippenaugmentationen (71 Fälle), Schwellungen und Hämatome im Operationsgebiet persistieren über 2–5 Tage. Einmal wurde eine Entzündungsreaktion beobachtet, die nach Entfernung des Implantats abklang. In 13 Fällen (2 %) bildeten sich Granulome abschnittsweise um das Implantat, davon in 9 Fällen im Lippenrotbereich. Bei 7 Patienten bildeten sich die Granulome durch intrafokale Injektionen mit Triamcinolonacetonidkristallsuspension zurück. In 6 Fällen mußte Gore-Tex wieder entfernt werden, was in jedem Fall problemlos gelang. Dabei zeigte sich das Gore-Tex-Material in Größe, Dicke und Elastizität unverändert.

Die Implantation von Gore-Tex eröffnet neue Möglichkeiten in Hinblick auf leichte Anwendbarkeit und auf exzellente Resultate bei der Behandlung von Nasolabial-, Glabella- und Perioralfalten sowie beim Lippenaufbau.
Die Nebenwirkungen sind gering. Dabei handelt es sich um sichtbare überschießende granulomatöse Reaktionen im Implantatsbereich. Bei Unverträglichkeit liegt der Vorteil hier gegenüber injizierbaren Materialien in der problemlosen Entfernung. Sorgfältige Patientenauswahl ist eine wesentliche Voraussetzung für den Behandlungserfolg.

Literatur

1. Cisneros JL, Singla R (1993) Intradermal augmentation with expanded polytetrafluoroethylene (Gore-Tex) for facial lines and wrinkles. J Dermatol Surg Oncol 19 : 539–542
2. Elson IL (1993) Dermal filler materials. Dermatol Clin 112 : 361–367
3. Gore WL associates, Inc (1985) Gore-Tex® Soft tissue patch-technical information. Medical Products Division, W.L. Gore Associates, Inc., Flagstaff, Ariz
4. Lassus C (1987) Utilisation d' un matériau de renforcement dans le traitment des ridules et des rides du visage. 14 th Congr. Nat Méd Esthét Chir Dermatol Paris, 25–27 September
5. Lassus C (1991) Expanded PTFE in the treatment of facial wrinkles Aesth Plast Surg 15: 167–174
6. Mole B (1992) The use of Gore-Tex implantats in aesthetic surgery of the face. Plast Reconst Surg 90 : 200–206
7. Neel HB (1983) Implants of Gore-Tex. Arch Otolaryngol 109 : 427–433

8. Walter C (1994) Aspects of facial correction and reconstruction by using transplants (composite graft and implants) with special reference to surgical membrane implants. Otolaryngol Head Neck Surg 110 : 524–529
9. Walter C, Gugenheim S, Bartlett A (1993) The selection of implant material for facial augmentation with special reference to Gore-Tex®. Face 3 : 151–157

Mikrozystisches Adnexkarzinom des behaarten Kopfes

E. Haneke

Zusammenfassung

Das mikrozystische Adnexkarzinom (MAC) ist ein noch sehr wenig bekannter, niedrig maligner Hauttumor, der vorzugsweise in der Lippen-Nasen-Augen-Region auftritt, sehr langsam wächst, sich perineural und in umgebende Strukturen schrankenlos ausbreitet, aber nicht metastasiert. Er wurde erst 1982 als Entität beschrieben. Die zahlreichen Synonyma weisen auf die Probleme bei der klinischen und histologischen Diagnose sowie bei der histogenetischen Einordnung. Anhand eines eigenen Falles, der zweimal nicht im Gesunden resiziert und histologisch falsch diagnostiziert worden war, werden Klinik, operative Therapie und Histologie des MAC sowie erstmals auch immunhistochemische Untersuchungen mit Proliferationsmarkern beschrieben.

Schlüsselwörter

Mikrozystisches Adnexkarzinom – Tubuläres ekkrines Karzinom – Sklerosierendes Schweißdrüsengangkarzinom – Mikroskopisch kontrollierte Chirurgie – Scalp-Rotationslappen

Einleitung

Das mikrozystische Adnexkarzinom wurde erst 1982 von Goldstein et al. [7] als Entität beschrieben. Früher sind Fälle offensichtlich unter verschiedenen anderen Bezeichnungen berichtet worden [4]. Es ist ein seltener, langsam, aber schrankenlos wachsender Tumor, der benachbarte Strukturen infiltrieren [1, 21] und sich perineural ausbreiten kann [4, 7, 13, 15, 17]. Lokalrezidive sind deshalb häufig; eine Metastasierung ist bisher nicht beobachtet worden. Ein kürzlich beobachteter Fall unterstreicht die Probleme, die sich aus der ungenügenden Kenntnis dieses Adnexkarzinoms ergeben können.

Fallbericht

56jährige Frau in gutem Allgemeinzustand.

Im Alter von 46 Jahren wurde von einem HNO-Arzt ein Knoten auf dem Scheitel unter der klinischen Verdachtsdiagnose einer Zyste entfernt. Vom

Pathologen wurde histologisch ein noduläres Hidradenom diagnostiziert, das nicht im Gesunden resiziert worden war. Weitere Maßnahmen oder auch nur eine Nachkontrolle wurden nicht veranlaßt.

Acht Jahre später bemerkte die Patientin eine Knotenbildung im Narbengebiet. In einer neurochirurgischen Abteilung wurde der suspekte Tumor exzidiert und zum Neuropathologischen Institut der benachbarten Universität zur histologischen Untersuchung geschickt. Dort wurde die frühere histopathologische Diagnose eines nodulären Hidradenoms bestätigt, das wiederum nicht im Gesunden entfernt worden war. Eine Nachresektion erfolgte ebenso wenig wie eine weitergehende Diagnostik oder Nachsorgemaßnahmen.

Innerhalb weniger Monate entwickelte sich erneut eine derbe Platte, in der schließlich ein kahler Bezirk auftrat. Deshalb stellte sich die Patientin beim Dermatologen vor, der umgehend die Überweisung in die Hautklinik veranlaßte. Ein Schädel-CT hatte eine Knochenbeteiligung oder regionale Lymphknotenmetastasen ausgeschlossen.

Klinisch fand sich bei der Erstvorstellung auf dem Scheitel vorn ein umschriebenes kahles Areal mit unscharf begrenzter Induration der Umgebung. Unter der klinischen Verdachtsdiagnose eines mikrozystischen Adnexkarzinoms bzw. eines anderen niedrig malignen Tumors wurde die großzügige Exzision mit dreidimensionaler histologischer Kontrolle des gesamten Exzisates vereinbart. Nach Rasur war eine tumoröse Induration in einer Größe von 6 x 4 cm^2 erkennbar. In Lokalanästhesie wurde der Tumorbezirk mit einem Sicherheitsabstand von 1 cm bis zum subgalealen Gewebe entnommen. Sämtliche Schnittränder des Exzisionspräparates wurden entsprechend der Technik von Mohs, modifiziert nach Breuninger, histologisch aufgearbeitet. Hierbei zeigte sich, daß sich feine Stränge kleiner kubischer Tumorzellen in der Randzone der gesamten Zirkumferenz des Exzisates zwischen Galea und Pericranium befanden, während Dermis und supragaleale Schichten randwärts tumorfrei waren. Es erfolgte deshalb eine Nachresektion zu allen Seiten und zur Tiefe einschließlich Pericranium, bis sämtliche Schnittränder tumorfrei waren. In Intubationsnarkose wurde dann die Defektdeckung mittels zweier gegenläufiger Scalp-Rotationslappen vorgenommen. Dabei wurden die Lappen oberhalb des Pericraniums präpariert, um bei einem eventuellen Sekundärdefekt nicht die Schädelkalotte freizulegen. Diese Technik erlaubt zudem, die Galea von unten her zu inzidieren, so daß der Scalplappen dehnbarer wird, wodurch oft ein Sekundärdefekt zu vermeiden ist. Der Operationsdefekt konnte so zu über 90% direkt verschlossen werden. Die Wundheilung verlief völlig komplikationslos.

Die histologische Untersuchung zeigte einen sehr ausgedehnten kutan-subkutanen Tumor aus überwiegend kleinen kubischen basophilen Zellen, die in den oberflächlichen Anteilen oft kleine Zysten mit Hornperlen bildeten. Insbesondere zur Tiefe und zur Peripherie löste er sich in feinste ein- bis zweireihige Zellstränge auf, die im entzündlich veränderten Nachresektat oft schwer zu erkennen waren. Im Zentrum waren keine Haarfollikel mehr vorhanden. Die Ausführungsgänge vom Tumor eingeschlossener ekkriner Schweißdrüsen wiesen eine große Ähnlichkeit mit den Zellen des MAC auf. Eine Differenzierung zu Haarfollikel-ähnlichen Strukturen war nicht zu beobachten. Im vorderen Areal des Tumors, entsprechend dem vorderen Rand der Alopecia neoplastica, fand sich ein ca. 1 cm großer Knoten, der histologisch identisch mit einem muzinösen ekkrinen Karzinom war. Die Randformationen ähnelten hingegen dem tubulären ekkrinen Karzinom. Immunhistochemische Untersuchungen mit den Proliferationsmarkern PCNA, der Cyclin darstellt, und MIB 1, der das nukleäre Proliferationsantigen Ki 67 anfärbt, zeigten eine sehr geringe Proliferationsaktivität des MAC, die etwa der der normalen Adnexe entsprach.

Das uns zur Einsicht übersandte histologische Präparat der Exzision von 1992 wies ein typisches mikrozystisches Adnexkarzinom auf.

Diskussion

Das mikrozystische Adnexkarzinom (MAC) ist ein seltener Hauttumor, der meist als hautfarbener Knoten oder indurierte Platte mit einigen Teleangiektasien auftritt. Die darüberliegende Haut ist oft normal, kann aber auch atrophisch sein. In unserem Fall hat er eine umschriebene Alopecia neoplastica verursacht, die die Patientin zur Konsultation eines Dermatologen veranlaßt hat. Dieser hat erkannt, daß der bisherige Verlauf, trotz seiner Länge von über 9 Jahren, nicht zu einem benignen Prozeß paßt.

Das klinische Bild ist nicht typisch genug, um die Diagnose mit Sicherheit stellen zu können. Häufigste Lokalisation ist das Gesicht mit Bevorzugung der Lippenregion. Andere Körperpartien sind seltener betroffen; MACs auf dem Schädel wurden erst zweimal beschrieben [2, 3]. Auffallend häufig ist in der Anamnese eine Röntgentherapie erwähnt [2, 5, 6, 12]. Die Anamnese ist meist sehr lang, und 10 bis 20, in einem Fall sogar 30 Jahre, sind keine Seltenheit [7, 9, 13].

Histologisch ist das MAC durch zahlreiche, teils tubuläre bis canaliforme, teils zystische Tumorformationen aus regelmäßigen, im allgemeinen kubischen, basophilen Zellen gekennzeichnet. Auffallende Atypien und pathologische Mitosen fehlen. Kleine Hornperlen finden sich besonders in den oberflächlichen Anteilen und können bei zu flacher Biopsie Grund für eine histologische Fehldiagnose sein. Das Tumorstroma ist dicht und eosinophil. Perineurale Ausbreitung ist häufig [5, 7, 13, 15]. In der Tiefe löst sich der Tumor oft in ein- bis zweireihige, sehr unauffällig anmutende Zellstränge auf. Diese können sich in präformierten Räumen, z. B. subgaleal, erschreckend weit ausbreiten. Starke Muzinbildung, die abschnittsweise zu einem mit dem ekkrinen muzinösen Karzinom absolut identischen Bild führte, ist bisher beim MAC nicht beschrieben worden, spricht aber für die Histogenese von Schweißdrüsen.

Die zahlreichen Synonyma des MAC – sklerosierendes Schweißdrüsengangskarzinom, syringomatöses Karzinom, malignes Syringom, syringoides ekkrines Karzinom, aggressives Trichofollikulom – und auch die histologischen (Fehl)diagnosen, unter denen MACs bisher beschrieben wurden, weisen auf die Schwierigkeiten hin, die die histologische Einordnung verursachte [4].

Die Histogenese des MAC ist nicht eindeutig geklärt. Auf Grund immunhistochemischer Befunde, die nur eine partielle Reaktivität mit Antikörpern gegen carcinoembryonales Antigen zeigten, wurde eine duale Differenzierung in Haarfollikel- und ekkrine Epithelien angenommen [10, 11, 15, 19]. Die Ausbildung kleiner keratingefüllter Zysten, in denen kein CEA nachweisbar ist, ist jedoch auch bei anderen Schweißdrüsentumoren, z. B. den Syringomen, zu beobachten [8] und daher nicht allein als Argument für eine duale Differenzierung anzuerkennen. Der Nachweis der Subklassen AE 13 und AE 14 harter pilärer Keratine [20] und des Haarkeratins HNK-5 im MAC [19] spricht eher für eine follikuläre Differenzierung, jedoch wurde AE 14 auch in Syringomen und Syringometaplasie nachgewiesen. CEA- und fokaler Protein S-100-Nachweis werden hingegen ebenso wie elektronenmikroskopische Befunde als Beweis für eine ekkrine Differenzierung anerkannt [10, 14, 19].

Die Proliferationsaktivität des MAC ist niedrig. Mitosen sind selten, wenn überhaupt zu finden. Die Untersuchung des PCNA ergab, wie auch LeBoit u. Sexton [11] feststellten, ein Proliferationsverhalten wie normale Adnexepithelien. Unsere Untersuchungen zeigen das auch für Ki 67, einen weiteren Marker proliferierender Zellen.

Die klinische Bedeutung des MAC liegt in seinem so unauffälligen Aspekt, dem zwar sehr langsamen, aber schrankenlosen Wachstum und der sehr hohen Lokalrezidivrate bei bisher noch nicht beobachteter Metastasierung. Therapie der Wahl ist die mikroskopisch kontrollierte Chirurgie [6, 16], die wegen der feinen Tumorzellstränge am günstigsten an Paraffinschnitten vorgenommen wird [17]. Die histologische Differentialdiagnose umfaßt eine große Zahl verschiedener Adnextumoren; das desmoplastische Trichoepitheliom dürfte dabei am schwierigsten abzugrenzen sein [18].

Literatur

1. Birkby CS, Argenyi ZB, Whitaker DC (1989) Microcystic adnexal carcinoma with mandibular invasion and bone marrow replacement. J Dermatol Surg Oncol 15 : 308–312
2. Borenstein A, Seidman DS, Trau H, Tsur H (1991) Microcystic adnexal carcinoma following radiotherapy in childhood. Am J Med Sci 301 : 259–261
3. Chow WC, Cockerell CJ, Geronemus RG (1989) Microcystic adnexal carcinoma of the scalp. J Dermatol Surg Oncol 15 : 768–771

4. Cooper PH (1986) Sclerosing carcinomas of sweat ducts (microcystic adnexal carcinoma). Arch Dermatol 122 : 261–264
5. Cooper PH, Mills SE, Leonard DD, Santa Cruz DJ, Headington JT, Barr RJ, Katz DA (1985) Sclerosing sweat duct (syringomatous) carcinoma. Am J Surg Pathol 9 : 422–433
6. Fleischmann RE, Roth HJ, Wood C et al (1984) Microcystic adnexal carcinoma treated by microscopically controlled excision. J Dermatol Surg Oncol 10 : 873–875
7. Goldstein DJ, Barr RJ, Santa Cruz DJ (1982) Microcystic adnexal carcinoma: A distinct clinicopathologic entity. Cancer 50 : 566–572
8. Haneke E (1986) Immunhistochemischer Nachweis von carcinoembryonalem Antigen und Protein S-100 in Schweißdrüsentumoren. Z Hautkr 61 : 32–46
9. Hartschuh W, Kohl P, Kisiel U (1990) Das mikrozystische (desmoplastische) Adnexkarzinom. Hautarzt 41 : 242
10. Kato N, Yasuoka A, Ueno H (1992) Microcystic adnexal carcinoma: a case report with immunohistochemical and electron microscopical examinations. J Dermatol 19 : 51–57
11. LeBoit PE, Sexton M (1993) Microcystic adnexal carcinoma of the skin. A reappraisal of the differentiation and differential diagnosis of an underrecognized neoplasm. J Am Acad Dermatol 29 : 609–618
12. Lober CW, Larbig GG (1994) Microcystic adnexal carcinoma (sclerosing sweat duct carcinoma). South Med J 87 : 259–262
13. Lupton GP, McMarlin SL (1986) Microcystic adnexal carcinoma. Report of a case with 30-year follow-up. Arch Dermatol 122 : 286–289
14. Miyamoto T, Kambe N, Nishiura S, Mihara M, Shimao S (1990) Microcystic adnexal carcinoma. Electron microscopic and immunohistochemical study. Dermatologica 180 : 40–43
15. Nickoloff BJ, Fleischmann HE, Carmel J, Wood CC, Roth RJ (1986) Microcystic adnexal carcinoma. Immunohistologic observations suggesting dual (pilar and eccrine) differentiation. Arch Dermatol 122 : 290–294
16. Rank CV, Pistner H, Bastian B, Bröcker E-B, Hamm H (1994) Das mikrozystische Adnexkarzinom: ein unterschätzter Tumor. Zbl Haut GeschlKr 164 : 171–172
17. Sebastien TS, Nelson BR, Lowe L, Baker S, Johnson TM (1993) Microcystic adnexal carcinoma. J Am Acad Dermatol 29 : 840–845
18. Smith KJ, Skelton HG, Holland TT (1992) Recent advances and controversies concerning adnexal neoplasms. Dermatol Clin 10 : 117–160
19. Uchida N, Urano Y, Oura H, Nakagawa K, Sikiji T, Nakanisi H, Arase S (1993) Microcystic adnexal carcinoma. Case report with an immunohistochemical study. Dermatology 187 : 119–123
20. Wick MR, Cooper PH, Swanson PE, Kaye VN, Sun TT (1990) Microcystic adnexal carcinoma. An immunohistochemical comparison with other cutaneous appendage tumors. Arch Dermatol 126 : 189–194
21. Yuh WT, Engelken JD, Whitaker DC, Dolan KD (1991) Bone marrow invasion of microcystic adnexal carcinoma. Ann Otol Rhinol Laryngol 100 : 601–603

Das Wangen-Oberlippe-Nasen-(„Walina"-)Dreieck und der subkutan doppelt gestielte Insellappen

A. Fratila

Zusammenfassung

Zur Deckung von Tumorexzisionsdefekten in perialarer Lokalisation bieten die Nahlappenplastiken die besten funktionellen und kosmetischen Ergebnisse. Die Bewegungsart des Lappens kann sehr unterschiedlich sein. Gleich ob man eine Verschiebung, eine Rotation oder eine Transposition wählt, stets müssen die unterschiedlichen ästhetischen Einheiten berücksichtigt werden. Die Narben, die nach Verschluß der Entnahmestelle resultieren, müssen in den anatomischen Grenzregionen plaziert werden. Der subkutan doppelt gestielte Insellappen wird als ein sicherer und sehr mobiler Lappen vorgestellt, der bei geschickter Präparation sowohl funktionellen als auch ästhetischen Anforderungen gerecht wird.

Schlüsselwörter

Insellappen – Perialare Tumorexzisionsdefekte – Mikrographische Chirurgie – Nahlappenplastiken

Einleitung

Das Basaliom in perialarer Lokalisation ist häufig durch ein ausgeprägtes Tiefenwachstum charakterisiert. Gleich ob der Tumor nur 2 anatomische Regionen einbezieht – Wange und Nase bzw. Wange und Oberlippe – oder alle 3 Regionen – Wange, Lippe und Nase (Walina-Dreieck), so sind doch immer 3 völlig unterschiedliche ästhetische Einheiten betroffen. Für große Tumorexzisionsdefekte mit perialarer Lokalisation kommt eine Heilung per secundam nicht in Frage, da in dieser Region, bei langwierigem Heilungsverlauf eine erhöhte Infektionsgefahr besteht. Darüber hinaus ist eine kontrahierte Narbe kosmetisch inakzeptabel. Eine Vollhauttransplantation ist nur nach erfolgter Granulation des Wundgrundes in das Hautniveau durchführbar. Nachteilig ist bei diesem operativen Vorgehen der ebenfalls lange Heilungsverlauf, das Infektionsrisiko und ein notwendiger zweiter Eingriff mit zusätzlicher Narbenbildung an der Entnahmestelle des Transplantates. Ferner ist die geschwungene Form des Nasenflügels und die scharfe Kontur der Nasenflügelfurche mit einem Vollhauttransplantat nicht imitierbar. Für eine optimale kosmetische Rekonstruktion sind Nahlappenplastiken zu bevorzugen. Operationsmethoden zur Deckung kleinerer Defekte wurden schon von Bertlich et al. beschrieben [2], so daß an dieser Stelle nur die plastische Deckung größerer Defekte mittels Nahlappenplastiken besprochen wird. Die Nahlappenplastiken lassen sich in Verschiebelappen, Schwenklappen, Rotationslappen und Insellappen einteilen. Die Vorteile der perialaren Verschiebelappenplastik nach Webster sind: spannungsfreier Verschluß, bedingt durch die hohe Dehnbarkeit der Wangenhaut als Donorregion, eine zwar lange Narbe, die aber in den Nasofazial- und Nasolabialfalten völlig unauffällig liegt sowie schnelle und einfache Durchführbarkeit [5, 11]. Bei Männern ist die Verschiebung eines haarlosen Wangenhautlappens in die Oberlippenregion kosmetisch inakzeptabel, sodaß ich für diesen Defekt die Wangenverschiebung mit einem subkutan gestielten Insellappen von kaudal kombiniere. Die Schwenklappenplastik aus der Nasolabialfalte mit kranial oder kaudal gelegenem Stiel eignet sich am besten für Defekte, die nur in der Nasenflügelregion oder nur in der Oberlippenregion lokalisiert sind [3, 8, 9]. Wenn mehrere anatomische Regionen betroffen sind, sind Kombinationslappenplastiken zu empfehlen. Für nicht allzu große perialar lokalisierte Defekte der Wangen-Lippen-Region kann man eine doppelte Rotationslappenplastik im Sinne einer O-T-Plastik durchführen [12]. Alle Narben verschwinden in natürlichen anatomischen Grenzen (perialar, nasolabial) und sind später kaum sichtbar.

Insellappen

Ein Insellappen besteht aus einer Hautinsel und dem dazugehörigen vaskularisierten Fettgewebestiel. Nach senkrechter Inzision der Haut wird das vaskularisierte subkutane Fettgewebe oberflächlich nach lateral mobilisiert. Je nachdem welche arterielle Versorgung die anatomische Region hat, kann der Insellappen einstielig (der Stiel kann zentral unter dem Hautlappen oder aber lateral orientiert sein) oder zweistielig (zwei laterale Stiele oder aber, wie im folgenden dargestellt, ein zentraler und ein lateraler Stiel) geformt werden [3, 4]. Die Bewegungsart des Insellappens kann eine Verschiebung, eine Rotation oder aber eine Transposition sein.

Insellappen mit einem zentralen subkutanen Stiel

Relativ große Defekte der medialen Wangen- und lateralen Oberlippenregion können mit dem vertikal gestielten Insellappen aus der Nasolabialfalte rekonstruiert werden (Abb. 1 a, [1, 7]). Der subkutane Stiel ist zunächst senkrecht zur Hautoberfläche orientiert und nimmt später nach seiner Wanderung eine schräge Orientierung an. Der Insellappen wird durch Verschiebung in den Defekt transportiert. Die arterielle Versorgung des subkutanen Stiels besteht in

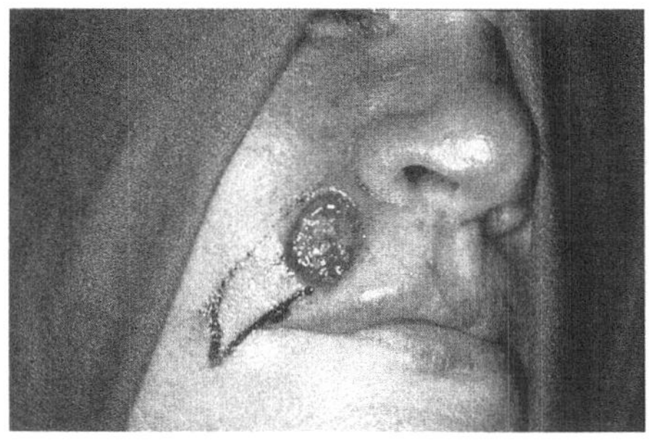
a

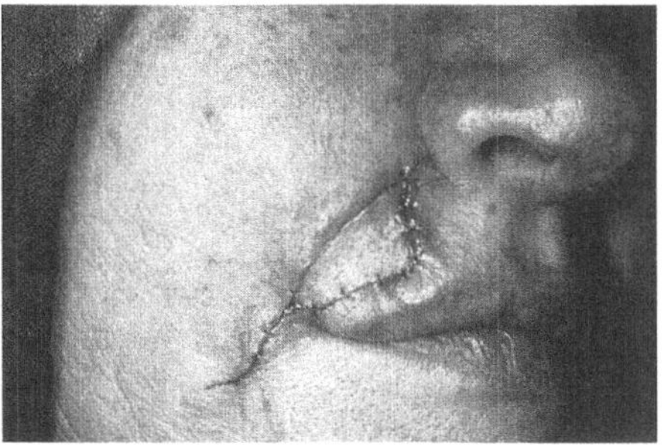
b

Abb. 1. a Tumorexzisionsdefekt, die Hälfte der Nasolabialfalte betreffend. **b** Insellappen mit einem zentralen subkutanen Stiel in den Defekt eingenäht

diesem Fall aus Verästelungen der Arteria facialis [6, 10]. Die Mobilität dieses Lappens kann sehr groß sein (Abb. 1 b).

Insellappen mit einem lateralen subkutanen Stiel

Zur Deckung oberhalb der Ala nasi lokalisierter Defekte mittels eines Insellappens, empfiehlt es sich, den subkutanen Stiel nach lateral zu präparieren, also zum Foramen infraorbitale hin gerichtet, um die Mobilität des Lappens zu erhöhen. Die arterielle Versorgung des subkutanen Stiels ist durch Verästelungen der Arteria infraorbitalis und vor allem durch Verästelungen der Arteria transversa faciei (die aus der Arteria temporalis superficialis entspringt) sichergestellt [7]. Die Breite des Lappens sollte etwas größer als der Defekt selbst sein. Die Länge kann beliebig gewählt werden. Die Form des Lappens kann dreieckig oder kommaartig sein, sodaß die Narbe nach Verschluß des Donor-Areals in einer natürlichen Falte verschwindet und der Mundwinkel nicht verzogen wird. Die Grenzen der behaarten Haut müssen ebenfalls beachtet werden.

Insellappen mit zwei lateralen Stielen

In perialarer Lokalisation ziehe ich die Verschiebelappenplastik nach Webster dieser Methode vor.

Insellappen mit einem vertikalen und einem lateralen subkutanen Stiel (doppelt gestielt)

Defekte der medialen oberen Wangenregion und der Nasenflanke können sehr elegant mittels eines doppelt gestielten Insellappens gedeckt werden (Abb. 2 a).

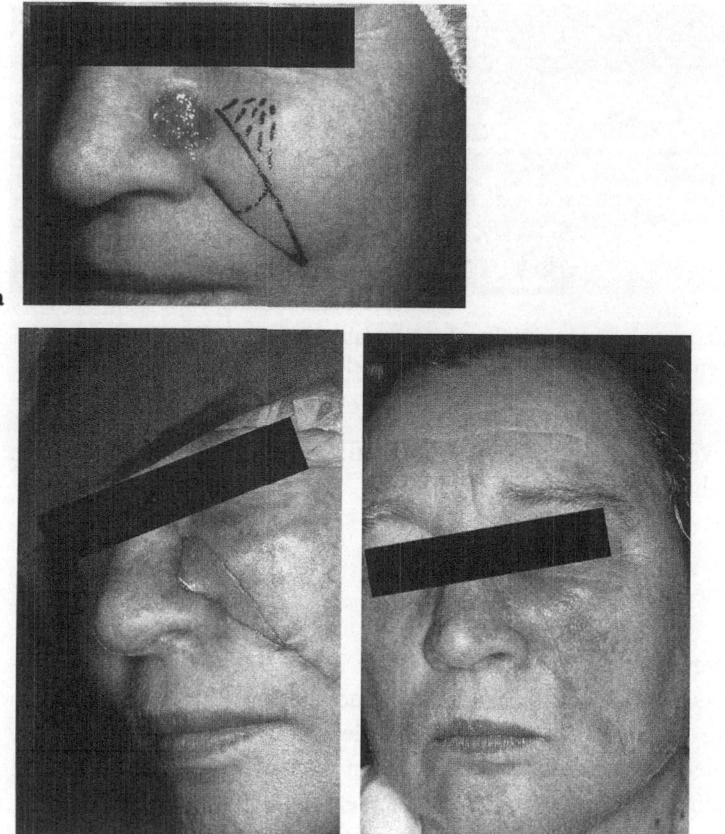

Abb. 2. a Tumorexzisionsdefekt im Sulcus nasofazialis und Schemazeichnung eines subkutan doppelt gestielten Insellappens. **b** Insellappen in den Defekt eingenäht, Operationsende. **c** Ergebnis 2 Monate postoperativ

Die untere Hälfte des Lappens hat einen senkrecht zur Hautoberfläche liegenden Stiel, die obere Hälfte hat einen nach lateral, in Richtung Foramen infraorbitale orientierten subkutanen Stiel. Der Insellappen hat somit einen vertikalen Stiel, der bei der Wanderung des Lappens eine Verschiebung annimmt und einen lateralen Stiel, der nach kranial rotiert wird. Dieser subkutan doppelt gestielte Insellappen stellt somit eine vierte Variante zu den von Dzubow bereits beschriebenen Möglichkeiten dar [3]. Vor allem der laterale Stiel muß sehr vorsichtig präpariert werden. Nach kranial erfolgt die Unterminierung unmittelbar subepidermal an der Grenze zum subkutanen Fettgewebe. Nach kaudal soll das Fettgewebe tief, aber vorsichtig, unterminiert werden, wobei eine gute Mobilisierung nur durch eine gleichzeitige sanfte Durchtrennung einiger Fettgewebssepten erfolgen kann. Die Grenze zwischen den beiden Stielen muß so gewählt werden, daß die arterielle Versorgung nicht gefährdet ist (von unten müssen die Äste der A. facialis, von lateral die Äste der A. infraorbitalis und der A. transversa faciei beachtet werden). Die Haut kann hier gut von Fettgewebe befreit werden und durch eine Transfixationsnaht können die natürlichen Furchen wiederhergestellt werden. Die Mobilität dieser doppelt gestielten Insellappen ist sehr groß. Auch hier besteht – wie sehr häufig bei Insellappen – die Gefahr eines "trap door" Phänomens. Dieses könnte einige Wochen postoperativ korrigiert werden. Wenn aber sofort postoperativ ein gut sitzender Druckverband angelegt wird und rechtzeitig mit einer manuellen Lymphdrainage begonnen wird, ist diese Komplikation nicht zu befürchten (Abb. 2 b, c). Insbesondere sind es die kleinen Insellappen mit einem dicken Stiel, die gerne polsterartig anschwellen.

Diskussion

Tumorexzisionsdefekte in der Dermatochirurgie sind durch vielfältige Merkmale charakterisiert. Ausdehnung, Tiefe und Lokalisation des Defektes sind wie die Qualität der regionalen Spenderhaut stets unterschiedlich. Operationsschemata in den Lehrbüchern können nur zur Orientierung hilfreich sein. Ein sehr gutes kosmetisches und funktionelles Ergebnis kann der versierte Operateur nur dann haben, wenn er sich stets an den lokalen anatomischen und morphologischen Gegebenheiten orientiert. Vor allem eine dreidimensionale Vorstellungskraft und gute anatomische Kenntnisse werden dem Operateur die Auswahl der besten Lappenplastik erleichtern. Mit dem subkutan doppelt gestielten Insellappen aus der medialen Wangenhaut steht uns eine Operationstechnik zur Verfügung, die bei großflächigen Defekten im Sulcus nasofacialis eine ausgedehnte Wangenrotationsplastik umgehen läßt. Lange Narben, Asymmetrie und Durchtrennung von lymphatischen und venösen Gefäßen können so vermieden werden. Der Insellappen ist durch eine große Mobilität gekennzeichnet, hat eine sichere doppelte arterielle Versorgung und bietet ein optimales kosmetisches Ergebnis.

Literatur

1. Barron JN, Emmett AJJ (1965) Subcutaneous pedicle flaps. Br J Plast Surg 18 : 51–78
2. Bertlich R, Fratila A, Niedecken HW, Kreysel HW (1994) „Versteckte" Nahlappenplastiken zur Versorgung perialar lokalisierter Defekte. In: Mahrle G, Schulze H-J, Krieg T (Hrsg) Fortschritte der operativen und onkologischen Dermatologie, Bd 8. Springer, Berlin Heidelberg New York Tokyo, S 95–100
3. Dzubow LM (1990) Facial flaps, biomechanics and regional application. Appleton & Lange, Norwalk/CT, pp 57–65
4. Field LM (1980) The subcutaneously bipedicled island flap. J Dermatol Surg Oncol 6: 454–460

5. Haneke E (1993) Advances in flaps and grafts in dermatologic surgery. In: Roenigk RK, Roenigk HH (eds) Surgical dermatology. Advances in current practice. Mosby, St. Louis Baltimore Boston, pp 403–422
6. Herbert DC, Harrison RG (1975) Nasolabial subcutaneous pedicle flaps. Br J Plast Surg 28 : 85–89
7. Jackson IT (1985) Local flaps in head and neck reconstruction. Mosby, St. Louis Toronto Princeton, pp 234–249
8. Kaufmann R, Landes E (1987) Dermatologische Operationen. Thieme, Stuttgart New York, S 45–50, 63–91
9. Petres J (1988) Gestielte Lappenplastiken. Z Hautkr 63 : 846–852
10. Salasche SJ, Bernstein G, Senkarik M (1988) Surgical anatomy of the skin. Appleton & Lange, Norwalk/CT, pp 127–139
11. Webster JP (1955) Crescentic peri-alar cheek excision for upper lip flap advancement with a short history of upperlip repair. Plast Reconstr Surg 16 : 434–464
12. Whitaker DC (1994) Random-pattern flaps. In: Wheeland RG (Hrsg) Cutaneous surgery. Saunders, Philadelphia London Toronto, pp 329–352

Einmanntechnik der subaqualen Koagulation

J. Dietrich

Zusammenfassung

Die subaquale oder flüssigkeitsgestützte Koagulation ist eine nicht unbekannte Technik zur Abtragung von spitzen Kondylomen. Es wird eine Modifikation vorgestellt, um diese Technik ohne Assistenz durchzuführen.

Schlüsselwörter

Kondylome – Koagulation – Flüssigkeitsgestützt

Einleitung

Die nicht flüssigkeitsgestützte Koagulation ist mit dem Nachteil behaftet, daß doch recht unangenehm riechende Dämpfe freigesetzt werden. Auch kommt es besonders an der empfindlichen Penishaut gelegentlich zu ungewollt tiefen Nekrosen. Bei großflächigen Kondylombeeten treten oft Blutungen auf, die wiederum erneute Koagulationen der Wundgrundes erfordern, um nicht die Sicht auf das Operationsfeld zu beeinträchtigen. Eine Assistenz zum Tupfen und Spannen der Haut ist erforderlich.

Diese Nachteile lassen sich mit einer subaqualen Koagulationstechnik weitgehend vermeiden. Hierbei umspült destilliertes Wasser den Brennerkopf (Abb.1).

Das Verfahren ist nicht neu, leider besteht jedoch der Nachteil, daß Assistenz erforderlich ist, um mittels einer Spritze oder eines Infusionssystems das Wasser zuzuführen. Die Einmanntechnik erlaubt es demgegenüber mit der einen Hand den Brenner zu führen, mit der anderen Hand kann die Haut gespannt werden, bzw. bei der intraanalen Operation der Spreizer gehalten werden. Durch Fußdruck auf eine Infusionsflasche wird der Zustrom von Wasser geregelt (Abb.2).

Wir befestigen mittels eines Steristrips oder eines Pflasters den Schlauch einer Butterflykanüle an der Spitze des Brenners. Die Kanüle wird vorher abgetrennt. Ein übliches Infusionssystem verbindet den Schlauch mit einer Pla-

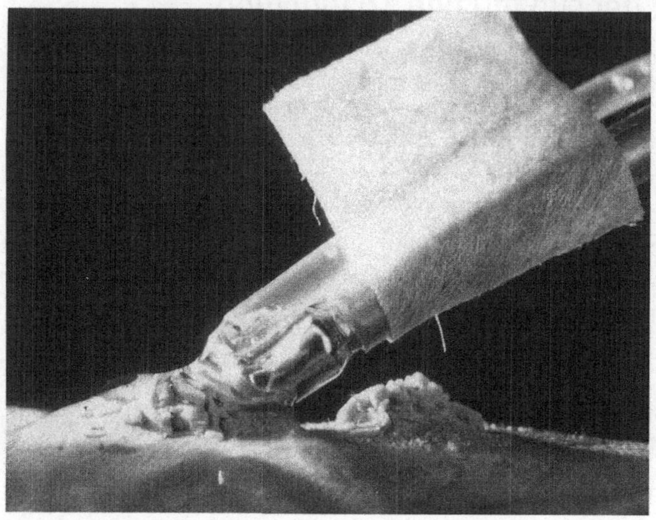

Abb.1. Der Brennerkopf wird von Wasser umspült

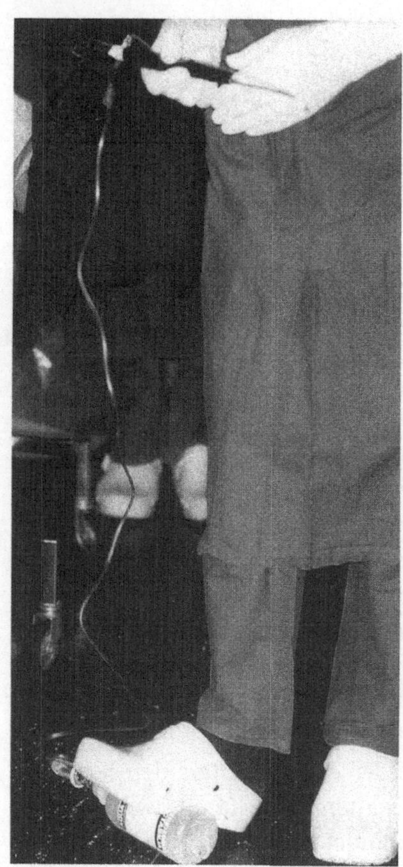

Abb.2. Die Flüssigkeitszufuhr wird vom Operateur geregelt

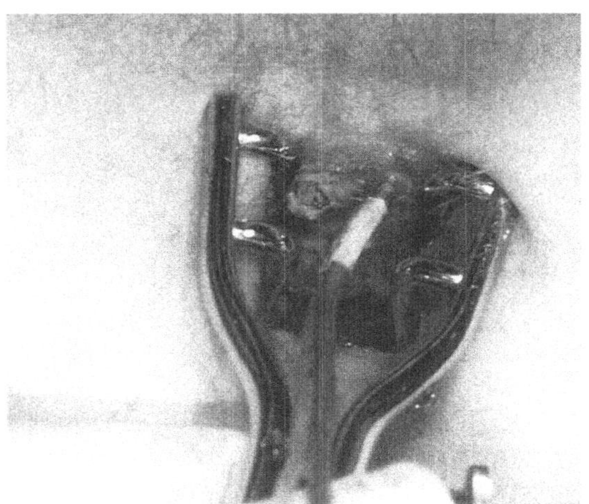

Abb.3. Der Brenner im Einsatz

stikinfusionsflasche, die auf den Boden gelegt wird. Der Operateur kann nach Bedarf durch Druck mit dem Fuß Flüssigkeit auf das Operationsfeld fördern.

Die Entlüftung muß natürlich geschlossen bleiben, sonst wird nur der Fußboden naß.

Die Sicht bleibt frei, eine Assistenz zum Tupfen ist nicht nötig, da es zu keiner nennenswerten Blutung kommt. Dies ist darauf zurückzuführen, daß destilliertes Wasser ja ein gutes Dielektrikum ist. Erst im Falle einer Blutung ergibt sich eine Leitfähigkeit und die Gefäße werden selektiv koaguliert. Blutet es doch einmal stärker, wird das Operationsfeld schnell freigespült und die Sicht wieder frei (Abb.3). Eine Rauch- und Geruchsentwicklung wie bei der konventionellen Koagulation tritt nicht auf.

Literatur

1. Wienert V (1993) Was tun bei Kondylomen? Zentralbl Haut 162:103

Arteriitis temporalis: Wissenswertes für den operativen Dermatologen

H. Hamm, W. Dummer, D. Zillikens und E.-B. Bröcker

Zusammenfassung

Die Arteriitis temporalis ist eine systemische granulomatöse Vaskulitis größerer Arterien, die vor allem wegen ihrer schwerwiegenden ophthalmologischen und neurologischen Symptomatik gefürchtet ist. Selten entwickeln sich bei fortgeschrittener Erkrankung ischämische Kopfhautnekrosen. Am Beispiel einer 75jährigen Patientin, die uns wegen eines 10 x 7 cm großen Ulkus temporoparietal rechts zugewiesen wurde, möchten wir auf diese seltene, aber charakteristische dermatologische Komplikation hinweisen. Ferner wird auf die korrekte Technik der Temporalisbiopsie und die Möglichkeit einer operativen Behandlung von Kopfhautulzera bei Arteriitis temporalis eingegangen.

Schlüsselwörter

Arteriitis temporalis – Granulomatöse Vaskulitis – Ischämische Kopfhautnekrosen – A.-temporalis-Biopsie

Einleitung

Die Arteriitis temporalis ist eine häufige Variante der Riesenzellarteriitis, einer systemischen, segmentalen, granulomatösen Vaskulitis großer und mittlerer Arterien [3]. Klinisch äußert sich die Erkrankung in persistierenden Kopfschmerzen, einer schmerzhaften Ermüdung der Kaumuskulatur, Muskel- und Gelenkschmerzen sowie uncharakteristischen Allgemeinsymptomen. Gefürchtet ist die meist irreversible Augenbeteiligung in Form einer Visusminderung bis hin zur Amaurose [4]. Ferner kann der Befall zerebraler Arterien zu Hirninfarkten oder -blutungen mit vielgestaltiger Symptomatik führen.

Hinter den genannten Symptomen treten Haut- und Schleimhautmanifestationen in den Hintergrund. Meist findet sich eine verdickte, druckschmerzhafte, schwach oder nicht pulsierende Arteria (A.) temporalis superficialis, zum Teil mit knotigen Auftreibungen. Nur ausnahmsweise entstehen Kopfhaut- und Zungennekrosen [1, 7–9, 11, 12].

Wir möchten den Fall einer 75jährigen Patientin zum Anlaß nehmen, auf die Kopfhautnekrose als seltene dermatologische Komplikation der Arteriitis temporalis und auf die Möglichkeit ihrer operativen Behandlung hinzuweisen. Dar-

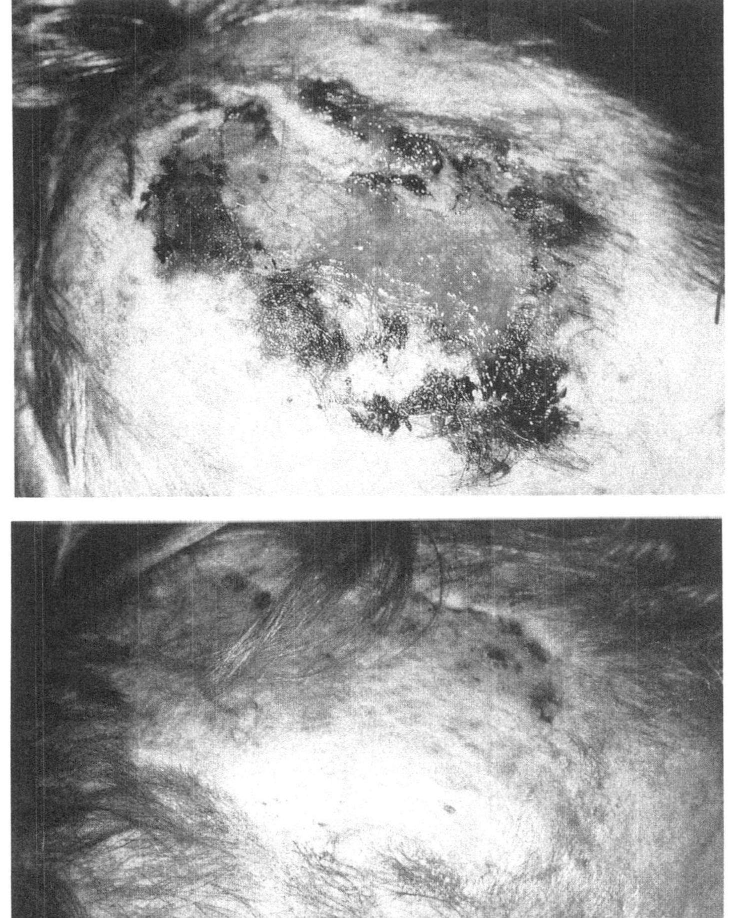

Abb. 1. Unilaterale Kopfhautnekrose bei Arteriitis temporalis

Abb. 2. Zustand 3 Monate nach plastischer Deckung des Kopfhautulkus mit einem Meshgraft-Transplantat

über hinaus soll auf die korrekte Technik der Temporalarterienbiopsie und ihre Risiken eingegangen werden.

Fallbericht

Eine 75jährige Patientin wurde uns wegen eines 10 x 7 cm großen, unscharf und unregelmäßig begrenzten Ulkus temporoparietal rechts mit dem Verdacht auf ein ausgedehntes Basaliom zugewiesen (Abb. 1). Die Symptomatik hatte 7 Wochen zuvor mit rechtsseitigen Kopfschmerzen eingesetzt; die Kopfhautnekrose hatte sich einige Tage später zu entwickeln begonnen. Begleitend war es zu einer zunehmenden Visusminderung des rechten Auges gekommen. Bei Aufnahme war die BSG auf 60/104 mm n. W. erhöht. Der Visus wurde mit 0,05 auf dem rechten und 0,5 auf dem linken Auge bestimmt. Röntgenaufnahmen von Schädel und Thorax, Elektroenzephalogramm und Schädel-Computertomogramm ergaben Normalbefunde. Die Doppler-Sonographie der extrakraniellen Gefäße zeigte normale Verhältnisse, insbesondere durchgängige Karotiden und Augenarterien ohne Strömungsumkehr.

Noch am Aufnahmetag wurde unter der Verdachtsdiagnose einer Arteriitis temporalis eine hochdosierte Glukokortikoidtherapie (initial 100 mg Fluocortolon oral täglich) eingeleitet. Im Anschluß an die Doppler-Sonographie entnahmen wir am folgenden Tag in Lokalanästhesie ein etwa 3 cm langes Segment der A. temporalis superficialis in Höhe der Stirn-Haar-Grenze, wodurch die Verdachtsdiagnose histologisch bestätigt werden konnte. Auch nach Débridement sprach das Kopfhautulkus nur unzureichend auf eine konservative Therapie mit hydrokolloidalen Wundverbänden an, so daß wir uns nach 4 Wochen zu einer plastischen Deckung mit einem Meshgraft-Transplantat in Allgemeinanästhesie entschlossen. Das Transplantat heilte Glukokortikoid-bedingt etwas verzögert, aber vollständig ein (Abb. 2).

Im weiteren Verlauf konnte die tägliche Fluocortolon-Dosis nicht unter 40 mg gesenkt werden; mehrere Versuche der Dosisreduktion führten zu erneuten Kopfschmerzen und zu einem Anstieg der zwischenzeitlich normalisierten BSG. Drei Monate nach Behandlungsbeginn trat eine atypische Aspergillus-Pneumonie auf, die mit Amphotericin B erfolgreich behandelt wurde. Weitere 3 Monate später wurde ein Aspergillom in der Keilbeinhöhle entdeckt. Die Patientin verstarb an den Folgen der operativen Entfernung.

Diskussion

In typischen Fällen kann die Diagnose einer Arteriitis temporalis aufgrund der klinischen Symptomatik und einer starken BSG-Erhöhung mit hoher Wahrscheinlichkeit vermutet werden; zu sichern ist sie nur auf histologischem Wege durch eine Arterienbiopsie [6, 10]. Charakteristischerweise weist die Arterienwand eine obliterierende Intimaproliferation, eine fibrinoide Medianekrose mit Aufsplitterung der Elastica interna und eine entzündlich-granulomatöse Infiltration mit vielkernigen Riesenzellen auf [3]. Die histologischen Veränderungen sind nur in 3 von 4 Fällen diagnostisch, und eine aussagekräftige Biopsie korreliert gut mit einer typischen Klinik [5], weswegen die Notwendigkeit einer Temporalisbiopsie in letzter Zeit mehrfach in Frage gestellt wurde. Zumindest in unklaren Fällen und bei Patienten wie der unseren mit ungewöhnlicher

Symptomatik halten wir eine bioptische Sicherung jedoch für unentbehrlich. Bei Vorliegen eines positiven Biopsieergebnisses läßt sich die monate- bis jahrelang erforderliche Glukokortikoidtherapie besser rechtfertigen.

Vor und während des Eingriffs sind einige Vorsichtsmaßnahmen zu beachten, um Komplikationen zu vermeiden. Präoperativ sollte immer eine Doppler-Sonographie der extrakraniellen Gefäße erfolgen, um auszuschließen, daß die A. temporalis Teil eines Kollateralkreislaufs bei Verschluß der A. carotis interna oder der A. ophthalmica ist [13]. Hierdurch lassen sich die folgenschwersten Komplikationen einer Arterienbiopsie, nämlich zerebraler Insult und Amaurose, vermeiden.

Für die Biopsie bietet sich meist der frontale Ast der A. temporalis superficialis an. Der genaue Ort der Biopsie orientiert sich am stärksten klinischen Befall, wobei möglichst eine Gefahrenzone, in welcher der temporale Ast des Nervus facialis oberflächlich verläuft, gemieden werden sollte [10].

Die Schnittführung muß weniger dem Verlauf der Arterie folgen, als vor allem im Hinblick auf ein gutes kosmetisches Ergebnis die relaxed skin tension lines berücksichtigen. Sie muß ausreichend groß sein, um ein etwa 3 cm langes Segment der Arterie aufsuchen und entfernen zu können [10]. Eine solche Präparatlänge trägt dem oft nur fokalen, diskontinuierlichen Befallsmuster Rechnung. Häufig sind auch Stufenschnitte erforderlich, um die typischen histologischen Veränderungen aufzufinden.

Bei klinischem Verdacht auf eine Arteriitis temporalis sollte umgehend mit einer systemischen Glukokortikoidtherapie begonnen werden. Unser Fall zeigt, daß eine Arterienbiopsie auch noch nach Einleitung dieser Therapie sinnvoll ist. Nach Lie et al. [6] verringert sich die Wahrscheinlichkeit eines diagnostischen Biopsieergebnisses lediglich von 80 auf 60 %, wenn innerhalb der ersten Woche nach Therapiebeginn biopsiert wird. Möglicherweise ist das von uns gewählte Vorgehen, die Biopsie erst am Tag nach Therapieeinleitung durchzuführen, das für den Patienten ungefährlichere.

Die Kopfhautnekrose ist eine seltene, aber charakteristische Komplikation der Arteriitis temporalis. Nach der Erstbeschreibung von Cooke et al. im Jahre 1946 [2] wurden etwa 45 Fälle mitgeteilt. Die Nekroseherde werden als uni- oder bilateral, solitär oder multipel beschrieben und können das Periost und sogar den Schädelknochen einbeziehen [8, 12]. Am häufigsten kommt eine beidseits temporoparietale Lokalisation mit Aussparung eines schmalen Hautstreifens in der Sagittallinie vor [12]. Angesichts der guten arteriellen Versorgung der Kopfhaut mit kräftigen Anastomosen ist eine Kopfhautnekrose im Rahmen einer Arteriitis temporalis immer als Folge eines ausgedehnten Befalls zahlreicher kranialer Arterien aufzufassen und somit Zeichen eines schweren Verlaufs und einer schlechten Prognose [9]. Entsprechend litten 8 der 12 von Soderstrom und Seehafer zusammengestellten Patienten an einem irreversiblen Visusverlust [11]. Auch unsere Patientin mit unilateraler Kopfhautnekrose war auf dem ipsilateralen Auge nahezu erblindet.

Bei adäquater Therapie neigen die Ulzerationen zu langsamer Sekundärheilung [12]. Auch bei unserer Patientin konnte durch eine konservative Therapie anfänglich eine Verkleinerung des Ulkus erreicht werden. Die Heilungstendenz stagnierte jedoch bald, so daß wir uns 4 Wochen nach Behandlungsbeginn zu einer Deckung des Kopfhautulkus mit einem Meshgraft-Transplantat entschlossen. Das Transplantat heilte, offenbar bedingt durch die Glukokortikoidtherapie, zwar etwas verzögert, aber vollständig ein. Die Morbidität der Patientin konnte hierdurch erheblich verringert werden.

Unseres Wissens ist ein derartiges operatives Vorgehen in einer vergleichbaren Situation erst einmal vorher beschrieben worden [9]. Auch hier kam es zu einem vollständigen Einheilen des Transplantats. Mit dem vorgestellten Fall möchten wir daher dazu ermutigen, bei einer Kopfhautnekrose im Rahmen einer Arteriitis temporalis trotz der notwendigen systemischen Immunsuppression eine operative Deckung in Betracht zu ziehen, wenn die konservative Wundbehandlung nicht zum Ziel führt.

Literatur

1. Abdullah AN, Keczkes K, Wyatt EH (1989) Skin necrosis in giant cell (temporal) arteritis: Report of three cases. Br J Dermatol 120 : 843–846
2. Cooke WT, Cloake PCP, Govan ADT, Colbeck JC (1946) Temporal arteriitis. Q J Med 15 : 47–75
3. Fritsch PO (1993) Giant cell arteritis. In: Fitzpatrick TB, Eisen AZ, Wolff K, Freedberg IM, Austen KF (eds) Dermatology in general medicine, 4th edn. McGraw Hill, New York, pp 2178–2183
4. Gallasch G (1992) Arteriitis temporalis. Dtsch Med Wochenschr 117 : 625–628
5. Lantin JP, Duc J (1991) Artérite temporale: Approches diagnostiques et thérapeutiques. Schweiz Rundschau Med 15 : 379–382
6. Lie JT, Hunder GG, Arend WP et al (1990) Illustrated histopathologic classification criteria for selected vasculitis syndromes. Arthritis Rheum 33 : 1074–1087
7. Reuther R, Betz H (1972) Arteriitis temporalis mit ischämischer Kopfhaut- und Zungennekrose. Nervenarzt 43 : 257–262
8. Rigon JL, Schmutz JL, Cuny JF, Huber G, Weber M, Beurey J (1987) Nécrose du cuir chevelu et de la voûte crânienne dans la maladie de Horton. Ann Dermatol Venereol 114 : 1561–1565
9. Schwarze U, Lautier R (1987) Arteriitis temporalis mit Hypotonie-Syndrom und Kopfschwartennekrose. Klin Monatsbl Augenheilkd 190 : 188–191
10. Scott KR, Tse DT, Kronish JW (1991) Temporal artery biopsy technique: A clinico-anatomical approach. Ophthalmol Surg 22 : 519–525
11. Soderstrom CW, Seehafer JR (1976) Bilateral scalp necrosis in temporal arteritis. A rare complication of Horton's disease. Am J Med 61 : 541–546
12. Voigt H, Vierke A, Hoffmann W, Bassermann R, Barsekow F (1990) Arteriitis cranialis ulcero-necroticans Hutchinson-Horton. Hautarzt 41 : 569–573
13. Vollrath-Junger Ch, Gloor B (1989) Warum eine Dopplersonographie vor jeder Biopsie der A. temporalis? Klin Monatsbl Augenheilkd 195 : 169–171

Aggressive Fibromatose

Therapeutische Besonderheiten

H. Tilkorn, J. Grünert, V. Schwipper, A. Noebel und D. Kamanabrou

Zusammenfassung

Die aggressive Fibromatose oder das extraabdominale Desmoid ist ein heimtückischer Bindegewebstumor da er 1. sehr selten vorkommt, 2. in seiner fraglichen Gutartigkeit häufig verkannt wird und 3. daher nicht radikal genug behandelt wird.

Häufigkeit

Mit einer Inzidenz von 2–4 Erkrankungen pro 106 sind in der Bundesrepublik etwa 322 Neuerkrankungen jährlich zu erwarten, wobei Frauen etwa 2,5 mal häufiger betroffen sind als Männer.

Malignität

Die aggressiven Fibromatosen sind Tumoren, die vom muskuloaponeurotischen Bindegewebe ausgehen, sie werden als semimaligne angesehen, da sie keine Metastasen setzen, aber zu Rezidiven neigen und lokal destruierend wachsen. Mit letalem Ausgang ist aus eigener Erfahrung, wie aber auch aus Hinweisen in der Literatur zu rechnen. Bei marginaler Resektion ist mit einer Rezidivhäufigkeit von über 90 % zu rechnen. Die sehr sorgfältige histologische Aufarbeitung zur Diagnosestellung und Beurteilung der Resektionsränder ist von entscheidender Bedeutung. 80 % aller Rezidive treten im 1. Jahr auf, 95 % innerhalb der 5-Jahresfrist; auch nach 15 Jahren ist noch von Rezidiven berichtet worden.

Lokalisation und Altersverteilung

Die bevorzugten Lokalisationen sind der Schultergürtel und der Rücken, wobei diese Tumoren jedoch an allen Körperregionen auftreten können. Sie finden sich bei Kindern und Greisen jedoch mit einer besonderen Häufigkeit im 2. und 3. Lebensjahrzehnt.

Therapie

Die radikale chirurgische Entfernung des Tumors mit einem großen Sicherheitsabstand, unter Mitnahme der Muskelfascie ist für die Rezidivfreiheit von entscheidender Bedeutung. Erst wenn der Tumor nicht sicher genug operativ entfernt werden konnte, ist eine zusätzliche Bestrahlung sinnvoll. Eine Bestrahlung als eigentliche Behandlung ist die Therapie der 2. Wahl. Über Erfolge mit Chemotherapie (CyVA-Dic-Schema) und Hormontherapie (Tamoxifen) ist in der Literatur berichtet worden.

Eigene Erfahrungen

In einem Zeitraum von 1967 bis 1993 wurden in der Fachklinik Hornheide an der Universität Münster 42 Patienten (25 Frauen und 17 Männer) mit einer aggressiven Fibromatose behandelt. In den weitaus meisten Fällen wurden uns die Patienten nach dem 2. bis 8. Rezidiv erstmals zugewiesen. Immer wurden die Patienten sehr radikal von uns nachoperiert. Durch die plastisch-chirurgischen Möglichkeiten der Wiederherstellung mit myokutanen Plastiken, freier mikrochirurgischer Gewebsübertragung oder großen Nahlappenplastiken nach vorheriger Gewebedehnung konnte häufig noch ein funktionell und ästhetisch gutes Ergebnis erreicht werden.

Schlüsselwörter

Aggressive Fibromatose – Diagnostische Probleme – Therapie

Mit der Beschreibung zweier klinischer Fälle soll die Problematik der Diagnostik und Therapie der aggressiven Fibromatose aufgezeigt werden.

Fall 1.: Allen [1] beschreibt die Krankengeschichte eines 26jährigen Mannes, mit einer weißen, knotenförmigen Verdickung an der Fußsohle. „Die Histologie zeigt einen Tumor, der einem Spindelzellsarkom entspricht. Es findet sich eine sehr zellreiche Geschwulst mit abnormen Zellkernen und zahlreichen Mitosen. Dieser Tumor scheint sehr wahrscheinlich nicht auf Bestrahlung anzusprechen. Eine radikale Entfernung durch eine Amputation scheint gerechtfertigt, wobei das Risiko der Metastasierung über die Blutbahnen nicht ausgeschlossen werden kann."

Der Fuß wurde daraufhin amputiert. Die Behandlung und Diagnose fand 1957 statt. 1974, bis dahin hatte der Patient keine klinischen Zeichen einer Metastasierung, entwickelte er eine Fibrose der Handflächen der rechten Hand.

Die Histologen, die 1957 den Tumor der Fußsohle beurteilten und das Gewebe nun mit der Fibrose der Hand verglichen, revidierten ihre histologische Beurteilung des Tumors an der Fußsohle in dem Sinne, daß sie sich jetzt festlegten, daß es sich bei dem 1957 diagnostizierten Sarkom um eine plantare Fibrose gehandelt haben muß.

Dieser unglückliche Fall illustriert, was möglich ist, wenn Pathologen und Chirurgen nicht vertraut sind mit der Gruppe der nicht metastasierenden Fibromatosen [12].

Der 2. *Fall* betrifft einen 40jährigen Patienten aus der eigenen Klinik, bei dem bis zur stationären Aufnahme bei uns 7mal ein „Fibrom" am Rücken entfernt wurde, das histologisch als Fibrom diagnostiziert, immer wieder zu Rezidiven neigte. Nach dem letzten Rezidiv wurde eine zusätzliche Cobaltbestrahlung durchgeführt. Trotz der knappen chirurgischen Exzision und der Cobaltbestrahlung kam es zu einer weiteren Tumoraussaat. Der Patient kam in unsere Behandlung mit einem ausgedehnten kutanen-subkutanen Rezidiv in der Mittellinie des Rückens zwischen den Schulterblättern in einer Ausdehnung von 15 x 13 cm. Die CT-Untersuchung zeigte eine Ausdehnung des Tumors bis an die Wirbelkörper. Der Wirbelkanal war nicht betroffen.

Es wurde eine radikale Exzision des Tumors mit Entfernung der Dornfortsätze vorgenommen. Nach 2 Monaten kam es zu einem Rezidiv, das wiederum exzidiert wurde. Nach weiteren 3 Monaten zeigte sich ein erneutes Rezidiv, das nochmals chirurgisch entfernt wurde. Bei allen unseren chirurgischen Maßnahmen waren jeweils nur marginale Tumorresektionen im Bereich des Tumorgrundes/Wirbelsäule/Thoraxwand möglich, eine erneute Bestrahlung schied wegen der Vorbestrahlung aus, eine Chemotherapie mit dem Cy-VA-DIC Schema brachte keinen Erfolg [13].

Nach der letzten Operation lebte der Patient noch etwa 6 Monate. Es kam zu einem Einbruch des Tumors in die Thoraxwand, er starb letztlich an einer starken Pleuritis und Blutung.

Diese *beiden Fälle* umschreiben das Problem der aggressiven Fibromatose sehr deutlich. Diese Tumoren sind charakterisiert durch das schwierige Problem in der Erkennung und Behandlung besonders durch ihre Diskrepanz zwischen der verführerischen mikroskopischen Harmlosigkeit und der sehr großen Gefahr des Rezidivs mit infiltrierendem Wachstum in das umgebende Gewebe.

Für den Begriff aggressive Fibromatose werden synonym folgende Bezeichnungen verwandt: Lattes [9]: Desmoidfibromatose, muskuloaponeurotische Fibromatose, Desmoid, infiltrative Fibromatose, Desmoma, Fibrom, rezidivierender fibrotischer Tumor, Desmoidfibroblastom, maligner fibrotischer Tumor. WHO: „Extra abdominal desmoid fibromatosis, aggressive fibromatosis" [3].

Es handelt sich um sehr selten auftretende Tumoren, die langsam wachsen und als „benigne Neoplasie" des Bindegewebes angesehen werden, die keine Metastasen setzen. Sie gehen aus von dem fasziomuskulären Gewebe. Diese Tumoren wachsen lokal destruierend mit einer großen Rezidiv-Gefahr [6, 14]!

Übereinstimmend findet sich in der gesamten Literatur die Feststellung über die große Rezidivgefahr der aggressiven Fibromatose. Bei radikaler Entfernung werden Rezidive zwischen 20 und 70 % angegeben. Bei marginaler Operation (Tumor knapp im Gesunden oder schnittrandbildend) sind Rezidive mit 90 % und mehr zu erwarten [4, 6, 14]. Das deckt sich auch mit unseren Erfahrungen. Etwa 80 % aller Rezidive traten innerhalb der ersten zwölf Monate nach Diagnosestellung/Behandlung auf. Es wurden jedoch auch noch Rezidive nach 25 Jahren festgestellt.

Klinisch handelt es sich um einen festen Tumor im abdominalen oder extraabdominalen Bereich. Häufig findet man eine unter der Haut tiefsitzende, derbe und schlecht abgrenzbare Verhärtung, die langsam und heimtückisch über Wochen wachsen kann und wenig oder keine Beschwerden macht. Spannungsgefühl und/oder Schmerzen treten immer erst zu einem späteren Zeitpunkt der Krankheit auf und sind hervorgerufen durch Beeinträchtigungen der Muskelbewegung oder Nervenkompression. In fortgeschrittenen Stadien können je nach Lokalisation auch massive neurologische Ausfälle auftreten.

Als Differentialdiagnosen muß nach Enzinger u. Weiss ein Fibrosarkom unterschiedlichen Malignitätsgrades, ein Myxom, eine noduläre Fasceitis und eine reaktive Fibrose ausgeschlossen werden [5, 6, 9, 11, 13].

Die aggressive Fibromatose ist ein selten auftretender Tumor. In der Literatur wird eine Häufigkeit angegeben von 2–4 Erkrankungen pro 1 Mio. Einwohner pro Jahr [3, 9]; damit ist die Gefahr gegeben, daß sie übersehen oder falsch diagnostiziert wird.

Übereinstimmend wird festgestellt, daß Frauen häufiger betroffen sind als Männer. Nach Enzinger [9] im Verhältnis 2,5 : 1, nach einer finnischen Studie nach Reitamo [16], im Verhältnis 5 : 1.

Der Tumor tritt in allen Lebensbereichen auf, wobei die größte Häufigkeit im 2. und 3. Lebensjahrzehnt zu finden ist. Er ist zu finden bei Säuglingen wie aber auch bei Patienten im 70. oder 80. Lebensjahr [9, 16]. Die Hauptlokalisation sind Schultergürtel-, Kopf-, Hals-, Brustbereich. Der Tumor kann jedoch an allen Stellen des Körpers auftreten [2, 17].

Eigene Erfahrungen

In der Zeit von 1967 bis 1994 haben wir 42 Patienten mit einer aggressiven Fibromatose behandelt, darunter 25 Frauen und 17 Männer. Zum größten Teil handelt es sich hierbei um Patienten, die uns nach mehrfachen Rezidiven zugewiesen wurden.

Therapie

Übereinstimmend mit allen Angaben in der Literatur ist die radikale operative Entfernung die Therapie der 1. Wahl. Erst wenn sie nicht zum Erfolg führt oder nicht durchzuführen ist, kommt die Bestrahlung als Therapie der 2. Wahl in Betracht. Als Therapie der 3. Wahl ist die Chemotherapie und letztlich als Therapie der 4. Wahl die Hormontherapie zu erwähnen und im wesentlichen als palliative Behandlungsmethode anzusetzen.

Chirurgische Therapie, Therapie der 1. Wahl [4, 13]

Entscheidend wichtig für die Prognose ist die radikale weite Exzision unter Mitnahme der Muskelfaszie oder auch der Muskulatur je nach Ausdehnung des Befundes.

Sollten Knochen mitbefallen sein, ist eine Resektion des Knochens zu erwägen und die Knochen dann nach chirurgisch-orthopädischen Gesichtspunkten zu ersetzen, so daß eine Amputation nach Möglichkeit vermieden werden muß. Mit den mikrochirurgischen Techniken und den anderen Möglichkeiten der plastischen Chirurgie ist heutzutage in den meisten Fällen eine verstümmelnde Operation nicht gerechtfertigt bei trotzdem radikal durchgeführter Tumorexzision.

Bestrahlung, Therapie der 2. Wahl [7, 10]

Sollte chirurgisch eine radikale Entfernung nicht möglich sein, ist als Therapie der 2. Wahl eine Bestrahlung zu erwägen. Hierbei kommt jetzt die Cobalt-Bestrahlung oder schnelle Elektronen in Frage. Wichtig ist hierbei zu wissen, daß nur mit einer langsamen Remission von bis zu 2 Jahren zu rechnen ist. Eine adjuvante Strahlentherapie wird von einigen Autoren empfohlen.

Wir empfehlen eine Bestrahlung nur dann, wenn eine operative Entfernung nicht möglich ist. Hierbei halten wir uns an die Richtlinien der WHO, wonach eine Bestrahlung eines gutartigen Tumors erst dann angesetzt werden soll, wenn alle anderen therapeutischen Maßnahmen ohne Erfolg geblieben sind [15].

Maligne Entartungen aufgrund der Bestrahlung sind nicht auszuschließen, sind jedoch sehr selten. Bei Jugendlichen ist je nach Lokalisation zudem auch noch mit Wachstumsstörungen zu rechnen, wenn die Epiphysenfugen mit im Bestrahlungsfeld liegen.

Chemotherapie, Therapie der 3. Wahl [9]

Die Chemotherapie ist als reine palliative Therapie die Therapie der 3. Wahl. Für Jugendliche bis zum 15. Lebensjahr wird das VAC-Schema (Vincristin + Adriamycin + Cyclophosphamid) und für Erwachsene das Cy VA-DIC Schema (Cyclophosphamid + Vincristin + Adriamycin + DTIC).

Hormontherapie, Therapie der 4. Wahl [8]

Die Therapie der 4. Wahl ist eine Hormontherapie, die im Sinne einer Immunmodulation z. B. mit Tamoxifen und verwandten nicht steroidalen Antiöstrogenen durchgeführt werden kann. Über Therapieerfolge wurde auch mit Kortikosteroiden berichtet.

Nachschau

Aufgrund der großen Rezidivgefahr innerhalb des 1. und 2. Jahres empfehlen wir eine Nachkontrolle in einem 3monatigen Intervall und für weitere 2 Jahre eine 6monatige Nachkontrolle.

Bei der ambulanten Untersuchung ist der klinische Lokalbefund ausschlaggebend. Man kann diesen Befund durch sonographische oder CT- und NMR-Untersuchungen noch weiter absichern.

Bei Beginn der Nachuntersuchung oder zu Anfang der Behandlung ist ein sorgfältiger Lymphknotenstatus sowie eine Röntgenaufnahme der Lunge sinnvoll, um die Diagnose aggressive Fibromatose zu sichern, bei der Metastasen lymphogen wie hämatogen nicht zu erwarten sind.

Literatur

1. Allen PW (1977) The fibromatoses: A clinico-pathologic classification based on 140 cases. Am J Surg Pathol 1 : 255–270
2. Conley I, Healey W, Stout AP (1966) Fibromatosis of the head and neck. Am J Surg 112 : 609–614
3. Enzinger FM, Weiss SW (1988) Soft tissue tumors. Mosby, St. Louis Washington Toronto
4. Guliano AE, Eibler FR (1985) The rational for planning reoperation after unplanned total excision of soft-tissue sarcomas. J Clin Oncol 3 : 1344–1348
5. Hajdu SJ (1979) Pathology of soft tissue tumors. Lea & Febiger, Philadelphia
6. Katenkamp D, Stiller D (1990) Weichgewebstumoren; Pathologie – Histologische Diagnose – Differentialdiagnose. Barth, Leipzig
7. Kiel KD, Suit HD (1984) Radiation therapy in the aggressive fibromatosis (desmoid tumors). Cancer 54 : 2051–2055
8. Kinzbrunner B, Ritter S, Domingo J et al (1984) Remission of rapidly growing desmoid tumor after tamoxifen therapy. Cancer 54 : 2051
9. Lattes R (1982) Atlas of tumor pathology, tumors of the soft tissues. Armed Forces Institute of Pathology. Washington D.C.
10. Leibl SA, Wara WM, Hill DR et al (1983) Desmoid tumors: local control and patterns of relaps following radiation therapy. Int J Radiat Oncol Biol Phys 9 : 1167
11. Lowy M, Lejeune F, Heilmann R et al (1981) Desmoid tumor-transformation into fibrosarcoma. Dermatologica 163 : 125
12. Mackenzie DH (1964) Fibroma: A dangerous diagnosis: A review of 205 cases of fibrosarcoma of soft tissues. Br J Surg 51 : 607–612
13. Meister HP, Wünsch PH, Konrad EA, Kirchner T (1980) Tumoren und tumorförmige Veränderungen des Weichgewebes. Pathologie 2 : 19–30
14. Noltenius H (1987) Tumorhandbuch, Bd 1. Pathologie und Klinik menschlicher Tumoren. Urban & Schwarzenberg, München Wien Baltimore
15. Pettit VD, Chamness JT, Ackermann LV (1954) Fibromatosis and fibrosarcoma following irradiation therapy. Cancer 7 : 149
16. Reitamo JJ, Häyry P, Nykyri E et al (1982) The desmoid tumor. Incidence, sex, age and anatomical distribution in the Finnish population. Am J Clin Pathol 77 : 665
17. Stout AP (1960) Fibrous tumors of the soft tissues. Minn Med 43 : 455–459

Lichen ruber der Mundschleimhaut mit maligner Transformation

Bericht über drei Erkrankungsfälle und Literaturübersicht

S. KRAUSSE, J. KATSCH UND R.P.A. MÜLLER

Zusammenfassung

Der Lichen ruber manifestiert sich bei bis zu 65 % der Patienten im Bereich der Mundschleimhaut. Klinisch lassen sich 6 Formen unterscheiden. Die Tendenz zur malignen Transformation oraler Lichen ruber-Läsionen ist seit langem Gegenstand kontrovers geführter Diskussionen in der Literatur. Auffällig ist eine ausgeprägte Heterogenität des statistischen Datenmaterials mit Transformationsfrequenzen von 0,1–10,0 %. Wir berichten über 3 Patienten mit einem feingeweblich gesicherten Lichen ruber musocae oris, bei denen es nach einem Intervall von 0,5–12 Jahren zur Entwicklung von Plattenepithelkarzinomen der Mundschleimhaut bzw. Lippe kam. Bei 2 Patienten konnte histologisch ein direkter Übergang von Lichen ruber in ein Karzinom dokumentiert werden. Die im eigenen Patientengut erhobenen Befunde werden den Literaturmitteilungen kritisch gegenüber gestellt. Die sich daraus ableitenden Forderungen für zukünftige Erhebungen stellen wir zur Diskussion.

Schlüsselwörter

Lichen ruber mucosae oris – Maligne Transformation – Fakultative Präkanzerose

Einleitung

Der erstmalig 1869 von Erasmus Wilson beschriebene Lichen ruber planus ist eine relativ häufige zur Chronizität neigende Dermatose, die in bis zu 65 % der Fälle zu Mundschleimhautveränderungen führt [2]. Die Äthiopathogenese des Lichen ruber ist unklar. Immunologischen Mechanismen werden allerdings eine wesentliche Bedeutung beigemessen [2]. Verschiedene HLA-Antigene wurden bei Patienten mit einem Lichen ruber der Mundschleimhaut ermittelt, was auf die Bedeutung hereditärer Faktoren hindeuten könnte [1, 12]. Histologisch finden sich eine Orthohyperkeratose, Akanthose, Hypergranulose, Basalzelldegeneration sowie bandförmiges Infiltrat im oberen Corium [1, 2]. Die Differentialdiagnose des Lichen ruber umfaßt eine Vielzahl von papulosquamösen Erkrankungen. Der Lichen ruber der Mundschleimhaut sollte von oropharyngealen Candidamykosen, Leukoplakien, diskoidem Lupus erythematodes und der sekundären Syphilis abgegrenzt werden [2]. Unterschiedlichste Therapiekonzepte wurden für die Behandlung des Lichen ruber empfohlen, wobei in erster Linie Kortikosteroide und Retinoide zur Anwendung kommen [2]. Auch operative Verfahren können bei seltenen Formen eines Lichen ruber ulcerosus zur Remission führen [9]. Während kutane Manifestationen eines Lichen ruber innerhalb von durchschnittlich 6–17 Monaten vollständig abheilen, zeichnet sich der orale Lichen ruber mucosae durch einen hochchronischen Verlauf aus [2].

Fallbeobachtungen

Patient 1:

N.L., weiblich, 81 Jahre, Rentnerin

Anamnese:

1990 erstmalig Entwicklung äußerst schmerzhafter Mundschleimhauterosionen sowie papulokeratotischer Hautveränderungen an der rechten Planta und dem distalen Drittel des rechten Unterschenkels mit nachfolgender großflächiger Ulzeration. Histologische Sicherung des Befundes als oraler Lichen ruber mucosae bzw. Lichen ruber ulcerosus der rechten Planta. 1994 Wiedervorstellung der Patientin mit einer tumorösen Neubildung im Bereich der oberen Kauleiste, auf die die Patientin aufmerksam wurde, da die Oberkieferprothese nicht mehr paßte. Kein Nikotin, kein Alkohol.

Hautbefund:

Im Bereich der oberen Kauleiste, imponiert ein exophytisch wachsender, der Zahnleiste folgender, oberflächlich erodierter Tumor (Abb. 1).

Histologie:

Hochdifferenziertes Plattenepithelkarzinom (G1) mit direktem Übergang in einen Lichen ruber mucosae oris. (Abb. 2).

Verlauf:

Nach Erhalt des histologischen Ergebnises wurde die Patientin in die Kieferchirurgische Abteilung eines Nachbarkrankenhauses verlegt. Hier erfolgte eine subtotale Oberkieferresektion in Verbindung mit einer bilateralen „neck

1 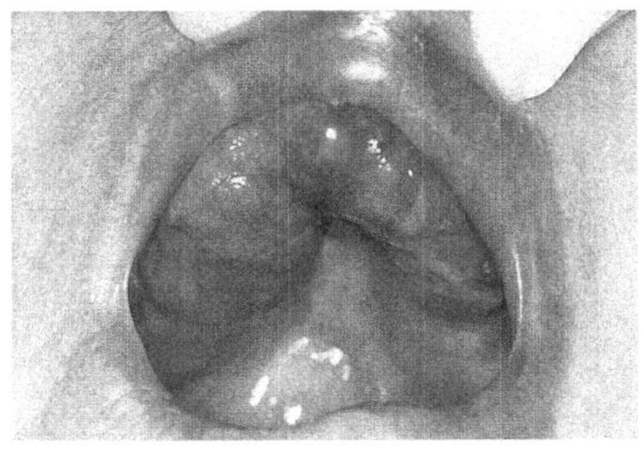

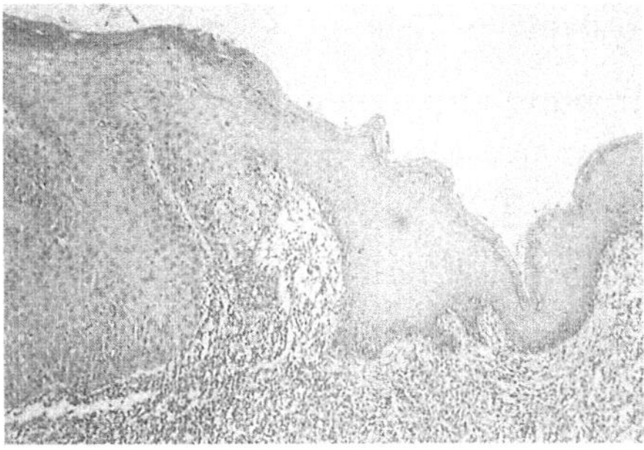 2

Abb. 1. 81jährige Patientin mit langjährig bestehendem Lichen ruber mucosae. Im Bereich der oberen Kauleiste imponiert ein exophytisch wachsendes Plattenepithelkarzinom

Abb. 2. Histologisch gesicherter Übergang eines Lichen ruber mucosae in ein hochdifferenziertes Plattenepithelkarzinom

dissection". Postoperativ kam es zur Aspiration von Wundsekret, an dessen Folgen die Patientin verstarb.

Patient 2:

G.P., männlich, 62 Jahre, Tischler

Anamnese:

Seit 1980 rezidivierend, ausgedehnte Erosionen im Bereich von Mundschleimhaut und Lippen. Histologische Sicherung als oraler Lichen ruber. 1992 Rezidiv des Lichen ruber mucosae mit neu aufgetretenen Schluckstörungen. Kein Nikotin, mehrjähriger Alkoholabusus mit äthyltoxisch induzierter Leberzirrhose.

Hautbefund:

Am Lippenrot und weiten Anteilen der Mundschleimhaut imponieren flächenhafte Erosionen mit hämorrhagischen Krustenauflagerungen.

Röntgen:

Destruierender Prozeß im Bereich von Oro- und Hypopharynx.

Histologie:

Ausgedehntes, schlecht differenziertes Plattenepithelkarzinom der Rachenhinterwand (G 4) mit regionaler Lymphknotenmetastasierung (T 3 N 2 M 0).

Verlauf:

Tumorexstirpation mit adjuvanter Radiatio. 1993 erneuter Schub des Lichen ruber mucosae im Gefolge eines ausgedehnten Tumorrezidivs mit zervikaler Lymphknotenfilialisierung.

Patient 3:

K.Z., männlich, 48 Jahre, arbeitslos

Anamnese:

Vor ca. 6 Monaten erstes Auftreten von Hautveränderungen im Bereich des Lippenrotes der Unterlippe. Seitdem Progredienz der tumorösen Neubildung.

Hautbefund:

Im Bereich der bukkalen Mundschleimhaut beidseits imponiert eine retikuläre weißliche Zeichnung. Diese Morphe geht im Bereich der rechten, lateralen Unterlippe in einen 1 x 3 cm großen, zentral ulzerierten Tumor über. Behandlungsbedürftiger, kariöser Zahnstatus.

Histologie:

Mäßig differenziertes verhornendes Plattenepithelkarzinom (G 2) mit Übergang in einen Lichen ruber mucosae oris.

Verlauf:

Nach histologischer Diagnosesicherung vollständige Exzision des Unterlippenrotes mit nachfolgender Rekonstruktion. Kein Tumorrezidiv bei Kontrolle nach 9 Monaten.

Diskussion

Mundschleimhautveränderungen werden im Rahmen eines Lichen ruber häufig beobachtet. Sie sind bei 80 % der Patienten bukkal lokalisiert, bei 50 % im Bereich der Zunge, in 20 % am Lippenrot, in 15 % am Gaumen und in etwa 10 % der Fälle im Bereich der Gingiva [1].

Klinisch werden 6 Formen unterschieden, die jedoch oft ineinander übergreifen. Am häufigsten werden retikuläre und erosive Mundschleimhautveränderungen beim Lichen ruber beschrieben [8]. Daneben existieren plaqueförmige, bullöse, atrophische und papulöse morphologische Varianten [1, 8].

Die in den hier präsentierten Kasuistiken gemachten Beobachtungen mit Entwicklung von Plattenepithelkarzinomen auf präexistenten und histologisch gesicherten Lichen ruber-Läsionen deuten auf eine maligne Transformation dieser Dermatose hin. Obwohl die maligne Potenz des Lichen ruber noch immer Anlaß zu kontrovers geführten Diskussionen in der Literatur gibt, konnte mehrfach in großen epidemiologischen Studien eine Inzidenz von 0,09–10,0 % für Plattenepithelkarzinome der Mundhöhle auf dem Boden eines Lichen ruber festgestellt werden [3, 5, 7, 10, 11]. Die Inzidenz liegt im Mittel zwischen 1,0 und 3,0 % und damit etwa 10fach über der alterspezifischen Neuerkrankungsrate für Malignome dieser Lokalisation [5]. Auffällig ist die deutliche Heterogenität des statistischen Datenmaterials, was möglicherweise auf divergierende Auswertungskriterien zurückzuführen ist. Hieraus ergeben sich unserer Auffassung nach für zukünftige Untersuchungen folgende Forderungen:

- Histologische Sicherung des Lichen ruber und Angabe des Lichen ruber-Typs,
- histologische Erfassung eines direkten Übergangs vom Lichen ruber in ein Plattenepithelkarzinom (In-loco-Genese),
- Berücksichtigung und Erfassung von diversen Noxen im Sinne einer Ko- und/oder Synkarzinogenese,
- Angaben zur anamnestischen Bestandsdauer und zum Beobachtungszeitraum.

Etwa die Hälfte aller Mundhöhlenkarzinome entwickeln sich auf erosiven Läsionen eines oralen Lichen ruber. Ca. 30 % entstehen auf plaqueartigen Morphen [8]. Interessanterweise finden sich 50 % aller Malignome im Bereich der bukkalen Schleimhäute [6]. Karzinome der Mundhöhle, die de novo entstehen, sich also nicht auf dem Boden eines Lichen ruber etablieren, sind im Gegensatz dazu nur in 2 % der Fälle an der Wangenschleimhaut lokalisiert [6]. Auch diese Beobachtung scheint die Tendenz zur malignen Transformation des oralen Lichen ruber zu bestätigen.

Die Ursache für die vermuteten präkanzerösen Eigenschaften dieser Erkrankung ist bislang ungeklärt. Autoradiagraphische Untersuchungen aus lichenoiden Schleimhautläsionen ergaben allerdings eine deutlich erhöhte RNA-Transkriptionsrate [8]. Der erhöhte Zell-Turn-Over könnte möglicherweise auf diesem Wege die Etablierung maligner Zellklone begünstigen. In anderen Arbeiten wurde auf eine erhöhte Inzidenz oropharyngealer Kandidamykosen bei maligne transformiertem Lichen ruber hingewiesen [5]. Es konnte gezeigt werden, daß Candida albicans die Synthese von Nitrobenzylmethylamin katalysiert und damit über ein chemisches Karzinogen die Entstehung von Plattenepithelkarzinomen begünstigen könnte [5].

Die bei unseren Patienten gesammelten Erfahrungen veranlassen uns in Kenntnis des gegenwärtig verfügbaren statistischen Datenmaterials, orale Läsionen eines Lichen ruber als fakultative Präkanzerosen einzustufen. Insbesondere in Hinblick auf die schlechte Prognose von Plattenepithelkarzinomen der Mundhöhle mit der daraus resultierenden Notwendigkeit einer Früherfassung sollten Patienten mit einem oralen Lichen ruber halbjährlichen Kontrolluntersuchungen des gesamten Mund-Rachen-Raums einschließlich histologischer Überprüfungen zugeführt werden.

Literatur

1. Bork K, Hoede N, Korting GW (1993) Mundschleimhaut- und Lippenerkrankungen. Klinik, Differentialdiagnostik und Therapie. Atlas und Handbuch. 2. Aufl. Schattauer, Stuttgart
2. Boyd AS, Neldner KH (1991) Lichen planus. J Am Acad Dermatol 25 : 593–619
3. Fulling H-J (1973) Cancer development in oral lichen planus. A follow-up study of 327 patients. Arch Dermatol 108 : 667–669
4. Hilbert A, Pinzer B, Barth J, Fröhlich K-M (1993) Ein Beitrag zur Prämalignität des oralen Lichen ruber. Dtsch Dermatol 12 : 1297–1301
5. Holmstrup P, Thorn JJ, Rindum J, Pindborg JJ (1988) Malignant development of lichen planusaffected oral mucosa. J Oral Pathol 17 : 219–225
6. Marder MZ, Deesen KC (1982) Transformation of oral lichen planus to squamous cell carcinoma: a literature review and report of case. JADA 105 : 55–60
7. Murti PR, Daftary DK, Bhonsle RB, Gupta PC, Pindborg JJ (1986) Malignant potential of oral lichen planus: observations in 722 patients from india. J Oral Pathol 15 : 71–77
8. Kaplan B, Barnes L (1985) Oral lichen planus and squamous cell carcinoma. Arch Otolaryngol 111 : 543–547
9. Krauße S, Müller RPA (1994) Immunsupressive Therapie versus Spalthauttransplantation beim Lichen ruber ulcerosus. Akt Dermatol 20 : 260–263
10. Sigurgeirsson B, Lindelöf B (1991) Lichen planus and malignancy. Arch Dermatol 127 : 1684–1688
11. Silverman S, Gorsky M, Lozada-Nur F (1985) A prospective study of 570 patients with oral lichen planus: Persistence, remission and malignant association. Oral Surg Oral Med Pathol 60 : 30–34
12. Simon M (1994) Lichen ruber mucosae: Klinisch-pathologische Ausdrucksformen und neue immunhistologische Befunde. Hautnah Derm 10 : 6–13

Eine einfache Technik der Nagelplattenbiopsie

M. Hundeiker

Zusammenfassung

Die Gefäß- und nervenfreie Hornmasse der Nagelplatte läßt sich bei richtiger anatomischer Orientierung weitgehend schmerzlos mit der Klinge flach abtragen. Danach liegt das Nagelbett unverletzt zur Untersuchung frei. Wenn es unverdächtig und die klinisch beobachtete Verfärbung mit dem Horn entfernt ist, kann dem Patienten eine „richtige" Biopsie erspart werden. Das abgetragene Material ist zur histologischen Untersuchung geeignet. Die Technik ist auch noch – nach beidseitigem Druchtrennen, Ablösen und Aufklappen der Decke der Nageltasche – proximal der Lunula anwendbar, aber nicht an der Matrix selbst. Sie ermöglicht in einem großen Teil der Fälle die wichtige Differentialdiagnose zwischen subungualem ALM und Nagelhaematom bzw. anderen Pigmentierungen. Ihr gezielter Einsatz setzt adaequate dermatologische Diagnostik, einschließlich der Möglichkeit der Auflichtmikroskopie, voraus.

Schlüsselwörter

Biopsietechnik – Nagelplatte

Einleitung

Die Literatur über Biopsiemöglichkeiten an den Nägeln ist relativ umfangreich. Sie berücksichtigt aber bisher kaum die „Schnitzbarkeit" der Gefäß- und nervenfreien Nagelplatte (vgl. z. B. [1, 7, 15]). Im folgenden wird eine sehr vereinfachte Technik der „shave biopsy" an der Nagelplatte beschrieben. Sie ist geeignet für die schnelle Sicherung der häufigen Differentialdiagnose Nagelhaematom gegen subunguales Melanom. Sie erfordert keine Anaesthesie und weniger Vorbereitungsaufwand als die oft für den gleichen Zweck angewendete Nagelstanze.

Technik und Ergebnisse

Nach makroskopischer und auflichtmikroskopischer Untersuchung, wobei die übliche Händedesinfektionslösung aus dem Spender als Immersionsflüssigkeit

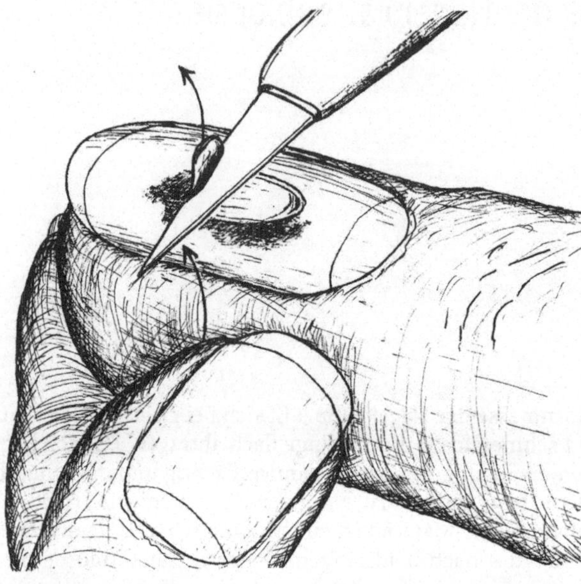

Abb. 1. Schema des Vorgehens bei der Flachbiopsie

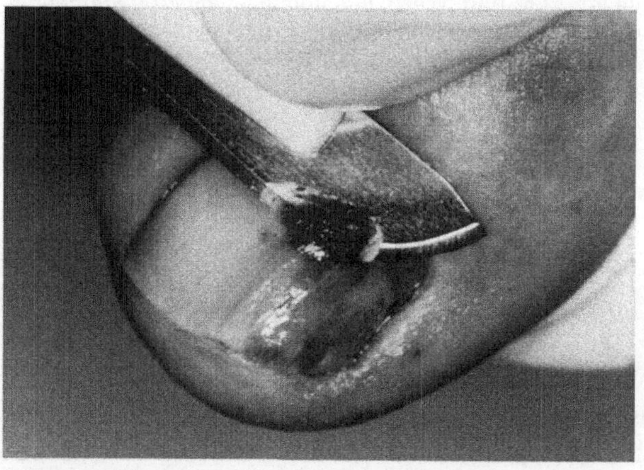

Abb. 2. Während des Eingriffs: Ein Teil der Nagelplatte ist bereits abgetragen, darunter wird normales Nagelbett sichtbar

dient, wird der Finger oder Zeh mit den Fingern einer Hand unterfangen. Der Daumen der gleichen Hand drückt die Klinge des mit der anderen flach gehaltenen Skalpells vorwärts. Die zu untersuchenden Nagelanteile – wesentlich sind diejenigen über dem proximalen Teil der Verfärbung – werden damit schichtweise flach abgetragen (Abb. 1). Die gewonnenen Nagelspäne werden zur histologischen Untersuchung aufgehoben. Wenn nach Abtragen dieses Nagelplattenbezirks darunter nur normales Nagelbett gefunden wird, ist der Eingriff beendet. Wenn unter der Nagelplatte ein verändertes Nagelbett gefunden wird, kann eine Exzisionsbiopsie angeschlossen werden. Die Technik ist auch anwendbar, wenn die zu untersuchende Verfärbung nach proximal unter das Nagelhäutchen reicht. Hierzu wird die „Decke" der Nageltasche in Lokalanästhesie seitlich durchtrennt, von der Nagelplatte gelöst und hochgeklappt. Nach dem Eingriff wird sie seitlich mit Nähten wieder vorsichtig fixiert. Diesen „Kunstgriff" haben wir bisher nur viermal vorgenommen. Heilung und Wiederherstellung waren praktisch spurlos. Insgesamt wurde die Nagelplatten-Flächenbiopsie 84mal durchgeführt. Bisher war in keinem Falle eine weitere Maßnahme nötig: Histologisch wurden nur Nagelhaematome sowie einige mykotische und bakteriell bedingte Nagelpigmentierungen gefunden. Daß keine akrolentiginösen Melanome dabei waren, ist möglicherweise ein Erfolg sorgfältiger Vordiagnostik: Die weitere Exzisionsbiopsie wäre zwar durch das Abtragen der Nagelplatte nicht beeinträchtigt – aber der Nutzen der „Flachbiopsie" liegt gerade darin, den differentialdiagnostischen Melanomausschluß nach vorheriger Lupen- und auflichtmikroskopischer Untersuchung rasch und mit der Möglichkeit histologischer Kontrolle zu sichern.

Diskussion

Art und Häufigkeit operativer Eingriffe an Finger- und Zehennägeln haben sich in den letzten Jahrzehnten verändert. So waren früher Nagelavulsionen häufige Eingriffe [3, 12]. Heute sind Rezidivrisiko und mögliche Matrixschäden mit bleibenden Wachstumsstörungen genauer untersucht (vgl. auch [2]) und die Möglichkeiten atraumatischer Nagelablösungen entscheidend verbessert (vgl. [5, 11]). Deshalb gibt es für derartige Eingriffe keinerlei vertretbare Indikation mehr. Ähnlich selbstverständlich war früher die Operation nach Emmert [6] bei Ungues incarnati. Seit Entwicklung besserer Techniken wie z. B. der proximalen Matrix-Teilresektion nach Haneke [8, 9] ist sie nur noch in Ausnahmefällen vertretbar. Grundsätzlich soll für jeden Zweck die Methode angewendet werden, die am sichersten und mit den geringsten Folgen zum Ziel führt.

Die hier beschriebene Technik ermöglicht in diesem Sinne, in bestimmten Lokalisationen die häufigsten wichtigen differentialdiagnostischen Fragen mit minimaler Belastung des Patienten, ohne bleibende Folgen und ohne Beeinträchtigung evtl. weiterer nötiger Maßnahmen zu klären. Der Anwendungsbereich ist begrenzt. Die richtige Indikation setzt adaequate Kenntnis des Nagelapparates, seiner Anatomie und der geeigneten Voruntersuchungstechniken einschließlich der Auflichtmikroskopie unter Immersion voraus (vgl. z. B. [1, 4, 14]. Sie ist also im Allgemeinen Angelegenheit des Dermatologen.

Die Methode erfordert keine Anaesthesie und auch keine aufwendigen Vorbereitungen, während sogar bei Nagelstanzen oft vorheriges Erweichen der Nagelplatte nötig ist. Sie ersetzt in vielen Fällen die Nagelstanze. Gelegentlich kann sie aber auch größere Eingriffe wie diagnostische Exzisionen ersparen. Sie ermöglicht histologische Diagnosesicherung bei in der Nagelplatte und auf dem Nagelbett liegenden Veränderungen. Insbesondere ist damit bei richtiger Indikationsstellung die Sicherung der Differentialdiagnose Nagelhämatom gegen subunguales Melanom meist rasch möglich.

Literatur

1. Baran R, Bath J, Dawber R (1993) Krankheiten der Nägel: Symptomatik, Differentialdiagnose, Behandlung. Dtsch Ärzteverlag Köln
2. Bureau H, Baran R, Haneke E (1984) Nail surgery and traumatic abnormalities. In: Baran R, Dawber RPR (eds) Diseases of the nails and their management. Blackwell Oxford
3. Daniel CR (1992) Basic nail plate avulsion. J Dermatol Surg Oncol 18 : 685–688
4. Ditre CM, Howe NR (1992) Surgical anatomy of the nail unit. J Dermatol Surg Oncol 18 : 665–676
5. Dorn M, Kienitz T, Rychmanns F (1980) Onychomykose. Erfahrungen mit atraumatischer Nagelentfernung. Hautarzt 31 : 30–34
6. Emmert C (1884) Zur Operation des eingewachsenen Nagels. Centralbl Chir 39 : 641–642
7. Goettmann S, Grossin M (1992) La biopsie ungueale: techniques et indications diagnostiques. Ann Pathol 12 : 295–302
8. Haneke E (1979) Chirurgische Behandlung des Unguis incarnatus. In: Salfeld K (Hrsg) Operative Dermatologie, S 185–188. Springer, Berlin Heidelberg New York
9. Haneke E (1986) Segmentale Matrixverschmälerung zur Behandlung des eingewachsenen Zehennagels. Dtsch med Wschr 109 : 1451–1453
10. Haneke E (1986) Surgical treatment of ingrowing tonails. Cutis 37 : 251–256
11. Haneke E (1993) Klinik der Onychomykosen. Verh Dtsch Dermat Ges, 37. Tagung, Düsseldorf, 14.–18. Juli 1993; Zbl Haut 162 [Suppl 1] : 12
12. Hundeiker M (1981) Operative Therapie von Nagelkrankheiten. Schweiz Rundschau Med (Praxis) 70 : 1981–1986
13. Hundeiker M (1994) Eine einfache Technik der Nagelplattenbiopsie. 17. Jahrestagung der Vereinigung für operative und onkologische Dermatologie (VOD), Heidelberg, 15.–17. April 1994; Zentralbl Haut 164 : 201
14. Johnson M, Shuster S (1993) Continuous formation of nail along the bed. J Dermatol 128 : 277–280
15. Rich P (1992) Nail biopsy: Indications and methods. J Dermatol Surg Oncol 18 : 673–682

Kultivierte Keratinozyten- und Melanozytentransplantate zur Behandlung beim Menschen – Stand der Technik

G. Mahrle

Zusammenfassung

Kultivierte Keratinozyten werden zur Deckung von großen Hautdefekten, z.B. nach Verbrennungen, oder von kleinen Hautdefekten, z.B. bei Ulcera cruris, die eine wiederholte Transplantation erforderlich machen, eingesetzt. Hierzu dienen reine Keratinozytentransplantate allein oder in Kombination mit allogenen oder artefiziellen dermalen Trans/Implantaten. Eine permanente Defektdeckung ist nur mit autogenen Keratinozyten möglich. Das allogene Dermis/Dermisäquivalent wird von empfängereigenen Zellen durchsetzt und umgebaut. Temporäre allogene Transplantate spielen eine Rolle für den Infektionsschutz bei Verbrennungswunden und bei der Anregung der Wundheilung bei Ulcus cruris. Autogene, Melanozyten enthaltende, kultivierte Epidermis und autogene Melanozytenkulturen haben sich bei der Behandlung der Vitiligo als erfolgreich erwiesen.

Schlüsselwörter

Keratinozytentransplantate – Melanozytentransplantate – Vitiligo – Ulcus cruris – Verbrennung

Einleitung

In der Kultur gewonnene Hauttransplantate sind dann von Vorteil, wenn man aus kosmetischen Gründen das Entnahmeareal klein halten will oder nur wenige Entnahmestellen zur Verfügung stehen und die abzudeckende Fläche relativ ausgedehnt ist. Die Einteilung der Transplantate erfolgt nach der Herkunft der Zellen, der Art ihrer Kultivierung und nach der Transplantationstechnik.

Keratinozytentransplantate

Keratinozytentransplantate wurden in erster Linie bei Verbrennungen, Operationswunden oder Ulcus cruris eingesetzt. Im allgemeinen lassen sich Keratinozyten von jugendlichen Spendern aus nicht belichteten Arealen besser vermehren, als solche aus belichteten Partien älterer Menschen. Bei der klassischen Submersionskultur auf Plastik oder kollagenbeschichteten Kulturgefäßen wachsen die Kulturen relativ langsam. Eine Verbesserung läßt sich erzielen, wenn man Keratinozyten mit sublethal bestrahlten 3 T 3-Tumorfibroblasten kokultiviert („feeder cells"). Hiermit kann man im Idealfall eine bis zu 10000fache Vermehrung der Keratinozyten in 6 Wochen erzielen (Expansionskultur).

Der Nachteil der so entstehenden „Keratinozytenhäutchen" ist ihre Dünnschichtigkeit und leichte Verletzlichkeit. Durch Erhöhung der Kalziumkonzentration im Medium am Ende der Kulturzeit und/oder durch Anheben des Keratinozytenhäutchens an die Medienoberfläche (Air-liquid-interface-Kultur) kann eine plattenepithelartige Schichtung und vermehrte Differenzierung und damit auch eine höhere Festigkeit erzielt werden (organotypische Kulturen).

Allogene oder xenogene Transplantate werden zur passageren Behandlung insbesondere von Verbrennungswunden eingesetzt, und zwar als kryokonservierte Vitaltransplantate oder als fixierte Transplantate. Die Bestimmung des Geschlechtschromatins bei heterosexueller Transplantation und die DNA-Analyse zeigen, daß die allogenen Transplantate innerhalb von 4 Wochen nach der Transplantation durch empfängereigene Zellen ersetzt werden. Selbst HLA- und blutgruppenkompatible allogene Epidermistransplantate gehen nicht an. Trotzdem ist bei der Verbrennungsbehandlung das passagere Fremdtransplantat nicht zu umgehen, da meist nicht sofort genügend patienteneigene Haut zur Verfügung steht und nur durch Abdeckung das gefürchtete Infektionsrisiko gemindert werden kann. Bei der Verwendung von kryokonservierten allogenen Hauttransplantaten sollte wie bei anderen Transplantationen auch das Vorhandensein einer Lues, Hepatitis oder HIV-Infektion ausgeschlossen werden.

Verbrennungswunden

Die Keratinozytentransplantate bedürfen eines besonderen Wundgrundes um anzugehen [1]. Unter günstigen Voraussetzungen, frisches fasziales Wundbett und autogene Kinderhaut, konnten Ärzte zwei Jungen retten, bei denen 95 % der Körperoberfläche durch Verbrennungen 3. Grades zerstört war und bei denen ausgehend von einem jeweils 2 cm^2 großen Hautstück 50 % der Gesamtoberfläche durch autogene Keratinozytentransplantate gedeckt werden konnten [7]. Eine bis zu 5jährige Nachbeobachtung zeigte bereits eine Woche nach Transplantation eine durchschnittlich 13 Lagen dicke Epidermis mit Ausbildung aller Kompartimente der normalen Epidermis. Reteleisten bildeten sich allerdings erst 5 bis 18 Monate nach der Transplantation aus, so daß eine leichte Verletzlichkeit der Haut mit Blasenbildung lange persistierte. Interessant ist die

Neubildung der Dermis unter den Transplantaten und die Umgestaltung der primär narbigen Dermis (Neodermis).

Um bei ausgedehnten Verbrennungen eine sofortige Abdeckung sicherzustellen, Kontrakturen zu vermeiden und eine bessere Wundbettkonditionierung zu erzielen empfahlen Cuono et al. [4] die primäre Abdeckung der Defekte mit kryokonservierter allogener Vollhaut. Nach vier bis sechs Wochen wurde die Fremdepidermis abgeschliffen und durch eigene kultivierte Epidermis ersetzt.

Da die Verfügbarkeit von Leichenhaut begrenzt ist und das Risiko einer Infektionsübertragung gegeben ist, hatten Burke et al. [3] bereits 1981 eine artefizielle Dermis hergestellt, die aus mit Hilfe von Glutaraldehyd vernetztem fibrillärem Rinderkollagen und dem Glykosaminoglykan (GAG) Chondroitin-6-sulfat bestand. Diese wird auf den Defekt aufgebracht und als Epidermisersatz mit einer Silastikfolie abgedeckt. Letztere wurde nach maximal 7 Wochen entfernt und durch dünne epidermale Transplantate oder Meshgraft ersetzt. Die Dermis wurde sehr schnell vaskularisiert und zeigte ca. 1 Jahr nach Transplantation einen Umbau zu einer der normalen Dermis ähnlichen Struktur. Aufgrund von DNA-Analysen muß davon ausgegangen werden, daß auch die dermalen Zellen ebenso wie die epidermalen bereits nach 5 Wochen durch Empfängerzellen ersetzt werden.

Andere Arbeitsgruppen haben die Kollagen-GAG-Matrix mit autogenen Fibroblasten angereichert und direkt in vitro mit autogenen Keratinozyten überschichtet [2]. Der komplette, 0,5 mm dicke Hautersatz („composite graft“) wurde dann zur Abdeckung verwendet. Bereits 14 Tage nach Transplantation zeigte sich eine Ausreifung und Reteleistenbildung der Epidermis. Die Basalmembranzone mit Halbdesmosomen und Verankerungsfibrillen hatte sich elektronenmikroskopisch und immunhistochemisch normalisiert. Makrophagen, Lymphozyten und Granulozyten haben bereits zu diesem Zeitpunkt die Fremdmatrix fast vollständig abgebaut, ohne daß klinisch eine signifikante Entzündungsreaktion resultierte. Einwandernde Fibroblasten hatten 3 Monate nach Transplantation zur Bildung von neuem Kollagen geführt.

Die Arbeitsgruppe der Verbrennungsklinik in Aachen hat einen anderen Weg des Hautersatzes mit Hilfe angezüchteter Keratinozyten vorgeschlagen [8]. Ausgehend von der sogenannten chinesischen Methode, bei der gefensterte allogene Spalthaut transplantiert und die Fenster mit autogener Spalthaut ausgefüllt werden, haben sie die Fenster mit autogenen Keratinozytentransplantaten aufgefüllt. Die Fremdepidermis wird als erstes abgestoßen und durch die auswachsende autogene Epidermis bzw. Keratinozyten ersetzt, die auf die Allodermis aufziehen (Sandwich-Phänomen). Man erzielt mit dieser Methode eine schnelle Abdeckung und spart autogene Haut.

Tabelle 1. Keratinozytentransplantate bei Ulcus cruris

Anzahl Ulzera	Donor	Präparat	Abheilungsdauer (Wochen)	Ergebnis	Literaturangabe
59	Allogen Erwachsene	Frisch	6–8	32 % komplett 27 % kein Ansprechen	11
20	Autogen Erwachsene	Frisch	2–3	80 % komplett	10
99	Allogen N-Vorhaut	Frisch & Kryo	4,5	78 % komplett	14
32	Allogen Erwachsene	Frisch	6	59 % komplett 17 % kein Ansprechen	15
30	Allogen Erwachsene	Kryo	12	67 % komplett 6 % kein Ansprechen	5
52	Allogen N-Vorhaut	Frisch	5–32	65 % komplett	12
29	Allo/autogen Erwachsene	Kryo		28 % komplett 20 % kein Ansprechen	16

Ulcus cruris

Prozedur und Ergebnisse bei der Behandlung von Ulzera, soweit es sich über Berichte mit einer größeren Zahl von behandelten Ulzera handelt (> 20), sind in Tabelle 1 aufgelistet. Es handelt sich dabei immer um Keratinozytentransplantate. Hierbei zeigt sich eine erhebliche Schwankung im Hinblick auf die komplette Abheilung der Ulzera (20–80 %), aber Dreiviertel aller Ulzera, die in der Regel erfolglos mit herkömmlichen Behandlungsverfahren behandelt worden waren, konnten durch die Keratinozytentransplantation gebessert werden. Allogene Keratinozytentransplantate waren ebenso wirksam wie autogene Keratinozytentransplantate, kryopreservierte ebenso gut wie frische. Für den klinischen Erfolg ist offenbar weniger die Herkunft und Präparation der Keratinozyten als der Zustand des Wundgrunds entscheidend.

Auch wenn klinisch keine deutliche Abstoßungsreaktion erfolgt, so zeigt auch hier die DNAanalyse, daß allogene Transplantate bereits 6 Wochen nach Transplantation weitgehend durch empfängereigene Keratinozyten ersetzt worden sind [15]. Für das trotzdem relativ gute Ansprechen gegenüber allogenen Keratinozytentransplantaten können z.B. freigesetzte Wachstumsfaktoren und Zytokine verantwortlich gemacht werden.

Melanozytentransplantate

Melanozytentransplantate werden in erster Linie zur Behandlung der Vitiligo eingesetzt. Die Transplantation intakter autogener Haut wird schon länger praktiziert. Bei der am häufigsten verwandten Methode, bei der das Blasendach einer künstlich produzierten Blase der Vitiligohaut durch das Blasendach einer künstlich produzierten Blase aus der pigmentierten Haut ersetzt wird, kommt es nach ca. 7–14 Tagen bereits zur Repigmentierung bei 50–100 % der Transplantate und in den folgenden 3–4 Monaten zu einer Ausdehnung der pigmentierten Areale auf das Zwei- bis Dreifache [9]. Saugblasen scheinen anderen Blasenbildungen überlegen zu sein. Allerdings kann es bei längerer Nachbeobachtung wieder zum Verlust des Pigments kommen, so daß zur Verbesserung der Repigmentierung und zum Erhalt des Therapieerfolgs von einigen Autoren eine PUVA-Therapie angeschlossen wird. Außerdem wurde bei bis zu einem Fünftel der Patienten eine Depigmentierung an den Entnahmestellen beobachtet (Koebner Phänomen [9]).

Eine Alternative dazu stellen die Keratinozyten-Melanozyten Mischkulturen dar, die auf die dermabradierte Vitiligohaut aufgebracht werden [6]. Eine inkomplette Pigmentierung zeigt sich nach 4 Wochen. Die Pigmentierung persistiert während der Nachbeobachtungszeit von 1 bis 2,5 Jahren. Unter Umständen genügt auch die Einspritzung einer nicht kultivierten autologen Keratinozyten-Melanozyten Suspension in eine Saugblase im Vitiligobereich. Eine geschlossene Pigmentdecke kann mit Hilfe einer nachfolgenden UVA Bestrahlung erzielt werden.

Erstmals verwendeten Lerner et al. 1987 reine autologe kultivierte Melanozyten zur Behandlung eines Patienten mit Piebaldismus. Diese Methode wurde von skandinavischen Autoren verbessert [13, 17]. Die autologen, kultivierten Melanozyten werden auf Kollagenplatten aufgebracht und auf die dermabradierte Vitiligohaut aufgelegt. Diese Methode war der Direktübertragung von pigmentierter Blasenhaut überlegen und gab eine gleichmäßigere Pigmentierung als nach der Transplantation von Keratinozyten-Melanozyten Mischkulturen. Insgesamt ist die Zahl der behandelten Patienten mit kultivierten oder nicht kultivierten autogenen Melanozyten noch zu gering, um eine abschließende Wertung vorzunehmen.

Literatur

1. Bonnekoh B, Müller R-P, Mahrle G, Steigleder GK (1988) Wundbehandlung mittels autogener Epidermiszell-Expansionskultur. DMW 113:1748–1752
2. Boyce ST, Greenhalgh DG, Kagan RJ, Housinger T, Sorrell JM, Childress CP, Rieman M, Warden GD (1993) Skin anatomy and antigen expression after burn wound closure with composite grafts of cultured skin cells and biopolymers. Plast Reconstr Surg 91:632–641

3. Burke JF, Yannas IV, Quinby WC, Bondoc CC, Jung WK (1981) Successful use of a physiologically acceptable artificial skin in the treatment of extensive burn injury. Ann Surg 194:413–427
4. Cuono C, Langdon R, Birchall N, Barttelbort S, McGuire J (1987) Composite autologous-allogenic skin replacement: development and clinical application. Plast Reconstr Surg 80:626–635
5. De Luca M, Albanese E, Cancedda R, Viacava A, Faggioni A, Zambruno G, Gianetti A (1992) Treatment of leg ulcers with cryopreserved allogeneic cultured epithelium. Arch Dermatol 128:633–638
6. Falabella R, Escobar C, Borrero I (1992) Treatment of refractory and stable vitiligo by transplantation of in vitro cultured epidermal autografts bearing melanocytes. J Am Acad Dermatol 26:230–236
7. Gallico GG, O'Connor NE, Compton CC, Kehinde O, Green H (1984) Permanent coverage of large burn wounds with autologous cultured human epithelium. N Engl J Dermatol 311:448–451
8. Hafemann B, Frese C, Hettich R (1989) Intermingled skin grafts with in vitro cultured keratinocytes-experiments with rats. Burns 15:233–238
9. Hatchome N, Kato T, Tagami H (1990) Therapeutic success of epidermal grafting in generalized vitiligo is limited by the Koebner phenomenon. J Am Acad Dermatol 22:87–91
10. Hunyadi J, Farkas B, Bertenyi C, Olah J, Dobozy A (1988) Keratinocyte grafting: a new means of transplantation for fullthickness wounds. J Dermatol Surg Oncol 14:75–78
11. Leigh IM, Purkis PE, Navsaria HA, Phillips TJ (1987) Treatment of chronic venous ulcers with sheets of cultured allogenic keratinocytes. Br J Dermatol 117:591–597
12. Marcusson JA, Lindgren C, Berghard A, Toftgard R (1992) Allogeneic cultured keratinocytes in the treatment of leg ulcers. Acta Derm Venereol 72:61–64
13. Olssen MJ, Juhlin L (1993) Repigmentation of vitiligo by transplantation of cultured autologous melanocytes. Acta Derm Venereol 73:49–51
14. Phillips TJ, Gilchrest BA (1989) Cultured allogenic keratinocyte grafts in the management of wound healing: prognostic factors. J Dermatol Surg Oncol 15:1169–1176
15. Roseeuw DI, De Coninck A, Lissens W, Kets E, Liebaers I, Vercruysse A, Vandenberghe Y (1990) Allogeneic cultured epidermal grafts heal chronic ulcers although they do not remain as proved by DNA analysis. J Dermatol Sci 1:245–252
16. Schönfeld M, Moll I, Maier K, Jung EG (1993) Keratinozyten zur Therapie von Hautdefekten. Hautarzt 44:281–289
17. Zachariae H, Zachariae C, Deleuran B, Kristensen P (1993) Autotransplantation in vitiligo: treatment with epidermal grafts and cultured melanocytes. Acta Derm Venereol 73:46–48

Schmerzkontrolle bei Leiomyomatosis cutis et uteri

A. Hauschild, C. Petres-Dunsche, C. Maier und E. Christophers

Zusammenfassung

Die seltene Erkrankung einer Kombination multipler Leiomyome der Haut und des Uterus ist durch die häufigen, attackenartigen, starken Schmerzsensationen im Bereich der Hauttumoren charakterisiert. Da operative Maßnahmen wegen der großen Ausdehnung und der Rezidivneigung multipler Leiomyome oft nicht möglich sind, stehen medikamentöse Therapieversuche bisher - meist mit begrenzter Wirkung - im Vordergrund.

Wir berichten bei zwei Patientinnen über einen möglichen neuen Therapieansatz mittels Sympathikusblockaden bei kutanen Leiomyomen an den Extremitäten. Wahrscheinlich bedingt durch die Inhibition α-adrenerger Fasern kann eine Schmerzreduktion oder sogar vorübergehende völlige Schmerzfreiheit erzielt werden.

Schlüsselwörter

Leiomyome - Schmerztherapie - Sympathikusblockaden

Einleitung

Seit der Erstbeschreibung eines kutanen Leiomyoms durch Virchow [11] wurde in zahlreichen Publikationen auf Leiomyome hingewiesen [4-7]. Heute teilt man diese heterogene Gruppe von Hauttumoren üblicherweise nach histogenetischen Kriterien in:

1. Piloleiomyome (Ursprung: Musculus arrector pili), 2. Angioleiomyome (Lamia media der subkutanen Blutgefäße) und 3. Leiomyome (Tunica dartos des Skrotums oder glatte Muskulatur der großen Labien bzw. der Mamillen) ein.

Neben solitären Leiomyomen, die exzidiert werden können, kommen auch multiple Leiomyome meist vom Typ der Piloleiomyome vor. Bei diesen disseminierten, zum Teil plattenartig konfluierenden Tumoren stellt die Schmerzproblematik neben der kosmetischen Beeinträchtigung ein großes Problem dar [2-7].

In den letzten Jahren wurden verschiedene Berichte zu einem kombinierten Auftreten multipler Leiomyome an der Haut und multipler Uterusmyome im frühen Erwachsenenalter publiziert [3, 4, 6, 7, 9].

Wir stellen zwei Patientinnen mit einer Leiomyomatosis cutis et uteri vor und gehen dabei vor allem auf die Differentialtherapie und einen neuen, evtl. erfolgversprechenden Therapieansatz ein.

Kasuistiken

Patient 1

Bei einer 48jährigen Patientin entwickelten sich im Alter von 15 Jahren zunächst lokalisierte, später auch disseminierte, multiple Pilo- und Angioleiomyome, die sich durch eine ausgeprägte Berührungsempfindlichkeit und attackenartig auftretende Schmerzen auszeichneten. Die Patientin wurde analgetikaabhängig (bis zu 20 Tabletten Dolantin oder 5–8 Tabletten Valoron pro Tag) und äußerte mehrfach suizidale Absichten. Im Alter von 29 Jahren erfolgte eine Hysterektomie wegen eines Uterus myomatosus. Nach erfolglosem Versuch, die Schmerzen durch Exzision der größten Tumorplaques zu reduzieren, wurden verschiedene Therapieversuche [4] durchgeführt, von denen nur die Kombination aus dem α-Blocker Phenoxybenzamin (3mal 20 mg/Tag), dem Calciumantagonisten Nifedipin (einmal 20 mg/Tag) sowie Nitroglycerin (0,8 mg bis 1,6 mg/Tag) über Jahre hinweg zunächst einen positiven Effekt aufwies, der dann aber trotz Dosissteigerung kontinuierlich nachließ.

Durch eine rechtsseitige Stellatumblockade (10 ml 0,175 %-iges Bupivacain) wurde eine selektive Blockierung sympathischer Efferenzen erreicht, ohne daß sensible Afferenzen anästhesiert wurden. Die Blockade führte innerhalb von wenigen Minuten zu einer etwa 50 %-igen Reduktion der Schmerzen (Messung mit numerischer Ratingskala; Bereich 0–10) und Abschwächung des Berührungsschmerzes im rechten Arm. Dieser Therapieansatz konnte bei der zwischenzeitlich physisch und psychisch stark alterierten Patientin jedoch leider aus persönlichen Gründen nicht weiterverfolgt werden.

Patient 2

Bei einer 57jährigen Patientin entwickelten sich erstmals im Alter von 3 Jahren histologisch gesicherte Pilo- und Angioleiomyome (Abb. 1, 2) am linken Unterschenkel, die im frühen Erwachsenenalter disseminierten. Im Bereich der Hauttumoren traten spontan, aber besonders bei leichter Berührung sowie bei Kälte anfallsartige, heftigste Schmerzen auf. Eine begrenzte Linderung konnte lediglich durch Nifedipin (40–120 mg/Tag) erreicht werden.

Im Alter von 29 Jahren wurde wegen eines histologisch gesicherten Uterus myomatosus eine Hysterektomie notwendig.

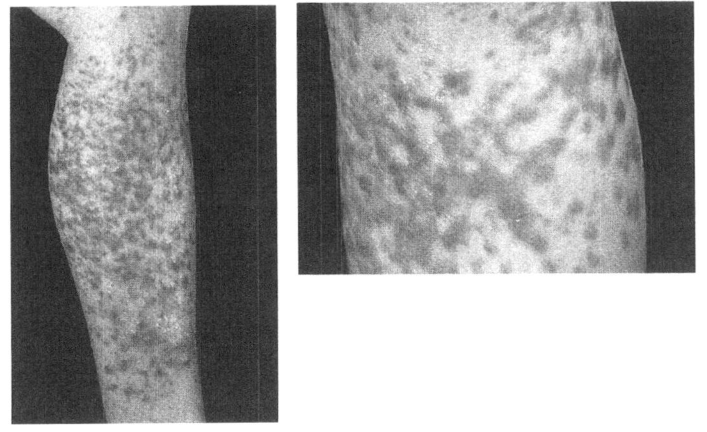

Abb. 1 a, b. Konfluierende Angio- und Piloleiomyome am rechten Unterschenkel (Patient 2)

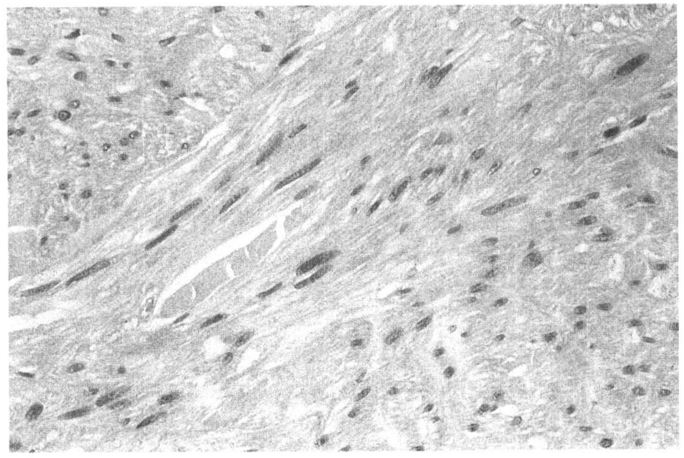

Abb. 2. Histologie: In der mittleren und tiefen Dermis Proliferate faszikulärer Elemente mit längsförmiger, „zigarrenartiger" Ausziehung der zentral gelegenen Zellkerne (Leiomyom)

Folgende diagnostische bzw. therapeutische Maßnahmen wurden durchgeführt:

1. Durch Eisspray wurden die Leiomyome kälteexponiert, hieraus ergab sich eine deutliche Schmerzverstärkung und Vasokonstriktion (Abblassung der darüberliegenden Haut).
2. Durch eine periläsionäre Noradrenalininjektion (3 μg) resultierte eine 15minütige Schmerzverstärkung und Vasokonstriktion, die jeweils stärker als bei der Kälteexposition ausgeprägt waren.

3. Durch eine lumbale Sympathikusblockade (L 2/3 links) mit 0,175 %-igem Carbostesin (2mal im Abstand von 3 Tagen) stellte sich eine komplette Schmerzfreiheit nach 3 min ein, die über 10 Stunden anhielt. An den zwei folgenden Tagen ohne Therapie waren die Schmerzen deutlich reduziert. Es zeigte sich eine Überwärmung des linken Beines.

Besprechung

Die bisherigen Vorstellungen zur Pathogenese der Schmerzen im Bereich von kutanen Leiomyomen beruhen auf der Annahme einer Kontraktion der glatten Muskulatur oder einer Kompression von Nervenbündeln in Leiomyomen [2, 5]. Für die erste Hypothese spricht die Wirksamkeit von Nifedipin. Diese ist wahrscheinlich durch die Blockierung des Calciumeinstroms bedingt, der für die Kontraktur der glatten Muskulatur notwendig ist [1, 10]. Nifedipin zeigte in Kombination (Patient 1) oder als Monotherapeutikum (Patient 2) auch bei unseren Fällen eine begrenzte Wirksamkeit. Analgetika haben bei diesem Krankheitsbild nur einen geringen Effekt und führen dann häufig zu einer Tachyphylaxie und Abusus (Patient 1).

Die Schmerzverstärkung durch lokale Kälteapplikation - aber noch mehr durch die periläsionäre Noradrenalininjektion (Patient 2) - sprechen für eine α-adrenergvermittelte Auslösung der Schmerzen. Hervorzuheben ist, daß eine Noradrenalininjektion bei Gesunden nur zu einer schmerzfreien Vasokonstriktion, bei Patienten mit bestimmten Schmerzkrankheiten wie der Kausalgie jedoch zu einer die Vasokonstriktion lange überdauernden Schmerzverstärkung und Zunahme der extremen Berührungsempfindlichkeit führt [12]. Die Hypothese eines adrenerg unterhaltenden Schmerzes wird durch Schmerzreduktion bei Pat.1 und die völlige Schmerzfreiheit nach selektiver Sympathikusblockade bei Pat.2 bestätigt. Um eine dauerhafte Verminderung der Freisetzung sympathischer Neurotransmitter zu bewirken, sind prinzipiell zwei Vorgehensweisen denkbar:

1. Eine perkutane Sympathektomie mit Alkohol (Patient 2) bzw. eine endoskopische Sympathektomie an der oberen Extremität (Patient 1), die sich bei terminalen Stadien der peripheren Verschlußkrankheit oder anderen Ischämieschmerzen bewährt hat [8].

2. Durch eine sog. „spinal cord stimulation" kann ebenfalls eine dauerhafte Sympathikolyse erreicht werden. Hierfür wird epidural eine vierpolige Sonde vorgeschoben und anschließend werden mittels geeigneter Sender elektrische Impulse ausgelöst, die je nach Position der Sonde zu Parästhesien und einem Temperaturanstieg an der gewünschten Extremität führen [8].

Literatur

1. Abraham Z, Cohen A, Haim S (1983) Muscle relaxing agent in cutaneous leiomyoma. Dermatologica 166 : 255–256
2. Archer CB, Whittaker S, Greaves MW (1988) Pharmacological modulation of cold-induced pain in cutaneous leiomyomata. Br J Dermatol 118 : 255–260
3. Burton IL, Hartog M (1977) Multiple endocrine adenomatosis (type I) with cutaneous leiomyomata and cysts of Moll. Br J Dermatol 87 [Suppl 15] : 74–75
4. Engelke H, Christophers E (1979) Leiomyomatosis cutis et uteri. Acta Derm Venerol 59 [Suppl 85] : 51–54
5. Fisher MW, Helwig EB (1963) Leiomyomas of the skin. Arch Dermatol 88 : 510–520
6. Garcia Muret MP, Pujol RM, Alomar A, Calaf J, de Moragas JM (1988) Familial leiomyomatosis cutis et uteri (Reed's syndrome). Arch Dermatol Res 280 [Suppl] : S 29–32
7. Knoth W, Knoth-Bern RC (1964) Familiäre utero-cutane Leiomyomatose. Z Haut- und Geschlechtskrankheiten 37 : 191–206
8. Maier C, Gleim M (1993) Ischämieschmerz. In: Zenz M, Jurna J (Hrsg) Lehrbuch der Schmerztherapie. Grundlagen, Theorie und Praxis für Aus- und Weiterbildung. Wiss. Verlagsgesellschaft, Stuttgart, S 459–472
9. Reed WB, Walker R, Horowitz R (1973) Cutaneous leiomyoma with uterine leiomyomata. Acta Derm Venerol 53 : 409–415
10. Thompson JA (1985) Therapy for painful cutaneous leiomyomas. J Am Acad Dermatol 13 : 865–867
11. Virchow R (1854) Über kavernöse (erektile) Geschwülste und Teleangiektasien. Virchows Arch [A] 6 : 525–554
12. Wallin G, Tjörebjörk E, Hallin R (1976) Preliminary observations on the pathophysiology of hyperalgesia in the causalgic pain syndrome. In: Zotterman Y (ed) Sensory functions of the skin in primates. Pergamon, Oxford pp 489–502

Kutanes Angiosarkom im Bereich der Glutealregion links

A. Stein und G. Sebastian

Zusammenfassung

Es wird über ein kutanes Angiosarkom bei einem 71jährigen Patienten im Bereich der Glutealregion links berichtet. Es handelt sich dabei um eine äußerst seltene Lokalisation und ausgesprochen lange Anamnese.

Wiederholte Biopsien können zur möglichst frühen Dignitätssicherung und differentialdiagnostischen Abgrenzung des histologisch in verschiedenen Wachstumsmustern vorkommenden Tumors erforderlich sein.

Die radikale operative Entfernung – histologisch kontrolliert – ist die Therapie der Wahl. Radio- und Polychemotherapie haben adjuvanten- oder Palliativcharakter. Wegen der hohen Rezidivneigung und möglichen Metastasierungsgefahr ist eine lebenslange Nachkontrolle erforderlich.

Schlüsselwörter

Kutanes Angiosarkom – Histologie – Therapie – Nachsorge

Einleitung

Angiosarkome sind seltene maligne Weichteiltumoren. Sie entstehen vorzugsweise in der Dermis und Subkutis. Entsprechend ihrer Lokalisation und begleitender Faktoren werden mehrere klinisch-pathologische Entitäten unterschieden. Bei den am häufigsten auftretenden primär kutanen Angiosarkomen sind bevorzugt ältere Patienten (6. und 7. Lebensdekade) betroffen. Prädilektionsstellen sind Gesichts- und Kopfhautbereich, dann folgen Halsregion, Beine, Arme und Brust. In Abhängigkeit von ihrem Differenzierungsgrad weisen sie unterschiedliche histologische Bilder auf. Nicht selten kann erst nach wiederholt durchgeführten Biopsien die Diagnose eines kutanen Angiosarkoms gesichert werden.

Nachfolgend wird über einen Patienten mit einem kutanen Angiosarkom in äußerst seltener Lokalisation und mit ausgesprochen langer Anamnese berichtet.

Kasuistik

Anamnese

Bei dem 71jährigen Patienten war es bereits 1983 zum Wachstum eines anfangs erbsgroßen, nässenden und zeitweise blutenden Tumors in der Glutealregion links gekommen. Nach 2 Jahren erfolgloser konservativer Behandlung wurde von dem nun pflaumengroßen ulzerierten Tumor zunächst eine diagnostische Exzision entnommen, die jedoch keine eindeutig abzugrenzende Histologie erbrachte. Daraufhin wurde der Tumor vier Wochen später in toto exzidiert. Die Histologie ergab den Befund eines Fibro(lymph)angioms ohne Hinweise auf Malignität.

Seit 1988 kam es zu einer erneuten Infiltration mit Größenzunahme und Ulzeration in gleicher Lokalisation. Die im April 1993 durchgeführte Probeexzision sicherte die Diagnose eines kutanen Angiosarkoms.

Hautbefund

Bei Aufnahme findet sich links gluteal ein 19 x 10 cm großer, derber, indolenter und relativ gut verschieblicher Weichteiltumor im Bereich von Kutis und Subkutis mit zentraler 8 x 4 cm großer kraterförmiger und schmierig belegter, teils nekrotischer Ulzeration (Abb. 1).

Bildgebende Verfahren

Computertomographisch wird der Befund bestätigt; Muskulatur wird nicht erreicht. Angiographisch ist der Tumor kaum sichtbar. Eine präoperativ geplante Embolisation läßt sich wegen fehlender Sondierbarkeit der Arteria iliaca interna aufgrund gegebener anatomischer Verhältnisse nicht durchführen. Sonographisch findet sich ein 3 mm großer echoreicher Rundherd im rechten Leberlappen, in der Leistenregion beidseits Nachweis mehrerer Lymphknoten mit echoreichem Zentrum und echoarmen Randsaum. Verlaufssonographie nach 5 und 9 Monaten ohne wesentliche Befundänderung. Röntgen-Thorax unauffällig.

Histopathologischer Befund

Größtenteils atrophische Epidermis mit verlängerten, schmal- und breitzapfigen Reteleisten. Teilweise ist das Epithel nekrotisch. Breite Infiltration von Ku-

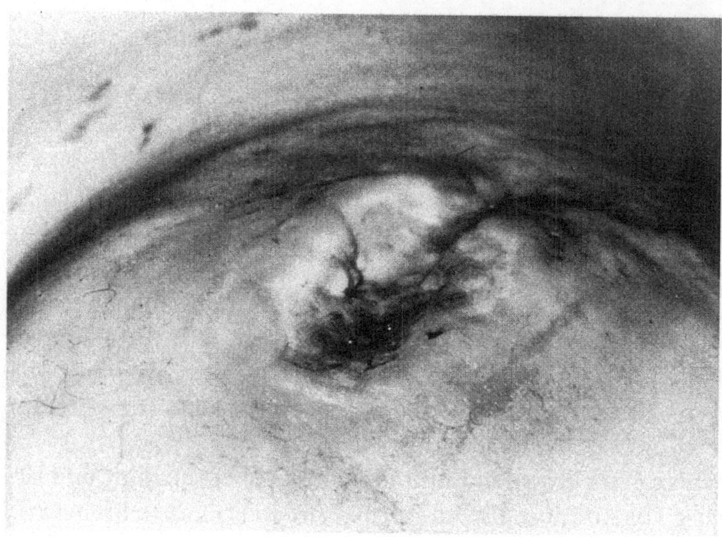

Abb. 1. Bei Aufnahme links gluteal 19 x 10 cm großer, derber Weichteiltumor mit zentraler Ulzeration

tis und Subkutis durch angiomatöses Tumorgewebe. Es sind unzählige irreguläre kapillarähnliche Strukturen unterschiedlichsten Kalibers zu erkennen. Neben kleinsten Gefäßspalten und hämangioma-capillare-ähnlichen Gefäßen werden verschiedentlich auch sinusoidal erweiterte und miteinander anastomosierende Gefäße sichtbar.

Die Gefäße werden von einschichtigen endothelähnlichen rundlichen bis spindelförmigen, mäßig pleomorphen Zellen ausgekleidet, die stellenweise pseudopapilläre Proliferationsknospen zeigen. Mitosen sind kaum nachweisbar. Insgesamt deutliches chronisches Entzündungszellinfiltrat.

Immunhistochemisch markieren sich die Tumorzellen mit den Endothelzellmarkern CD 31 und Faktor-VIII-related Antigen. Mäßige Vimentin-Expression.

Zusammenfassend der Befund eines kutanen Angiosarkoms mit korial-subkutaner Infiltration, vorwiegend gut differenziert. Nach den vorliegenden Schnitten erfolgte die Entfernung des Tumors seitlich im Gesunden, in der Tiefe stellenweise offenbar nur sehr knapp im Gesunden.

Therapie und Verlauf

Im Juni 1993 erfolgte in Lumbalanästhesie die großflächige Exstirpation des Tumors mit einem seitlichen Sicherheitsabstand mit minimal 3 bis maximal 5 cm

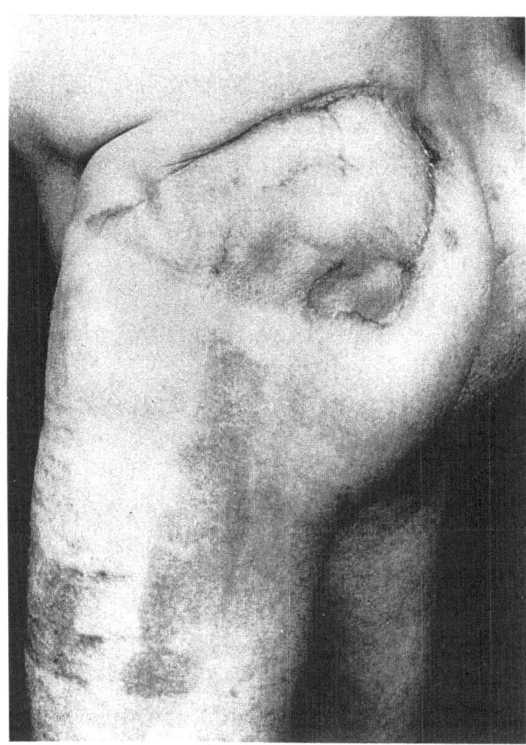

Abb. 2. Klinischer Befund 9 Monate postoperativ

und Präparation bis zur Muskelfaszie. Nach vierwöchiger Wundgranulation Defektdeckung mittels Spalthauttransplantation in Meshgraft-Technik, wobei mehr als 2/3 des Transplantates anheilte. In einer weiteren Sitzung Deckung des Restdefektes in gleicher Technik. Entlassung des Patienten mit nahezu reizlosen Wundverhältnissen.

Klinisch (Abb. 2), röntgenologisch, sonographisch und computertomographisch ist der Patient 9 Monate postoperativ rezidiv- und metastasenfrei.

Besprechung

Das Angiosarkom ist ein lebensbedrohlicher maligner Gefäßtumor, der oft in frühen klinischen, offenbar harmlos erscheinenden Stadien bereits ein äußerst aggressives Verhalten mit in der Regel sehr ungünstiger Prognose zeigt [2, 5, 6]. Spontane Regressionen von Angiosarkomen sind Einzelbeschreibungen und als glückliche Ausnahmeereignisse zu bewerten [2].

Bekannte Ursachen für Angiosarkome sind chronisch persistierende Lymphödeme bei Postmastektomie-Patienten (Stewart-Treves-Syndrom), Stauungsdermatosen mit chronischem Ulcus cruris venosum, Tumorbestrahlung und

Fremdkörper [3, 8, 9, 10]. Chronische, auch kongenitale Lymphödeme stellen einen Prädispositionsfaktor dar [3]. Beim Angiosarkom des Gesichtes und der Kopfhaut kommt der chronischen Sonnenexposition mit Tumorausbildung in lichtexponierter Haut älterer Menschen eine wichtige Rolle zu [8]. Arsenoxid und Vinylchlorid sollen kokarzinoge Faktoren sein [6].

Bei dem hier dargestellten Angiosarkom im Bereich der Glutealregion links konnten keine der oben aufgezählten ätiologischen Gesichtspunkte eruiert werden. Über möglicherweise stattgehabte mechanische Traumata [8] kann lediglich spekuliert werden, anamnestisch waren dem Patienten jedoch keine größeren Verletzungen oder Operationen in diesem Bereich bekannt.

Aufgrund der Lokalisation und des klinischen Befundes eines hautfarbenen derben Weichteiltumors mit Ulzeration wurde im vorliegenden Fall zu keinem Zeitpunkt ein angiomatöses Geschehen angenommen. In der Regel findet sich bei Angiosarkomen in tiefer Weichgewebslokalisation lediglich eine uncharakteristische Tumormasse [7], in oberflächlicher sind oft blaurote infiltrierende Plaques und Knoten später auch mit Ulzeration zu beobachten. Histologisch werden gut differenzierte angiomatöse Muster mit hämangioma-capillare-ähnlichen Strukturen, mäßig differenzierte metaplastische Spindelzell-Muster mit irregulären hohlraumbildenden oder spaltförmigen Formationen und undifferenzierte solide oder sarkomatöse Muster mit lumenlosen Clustern unterschieden. Dabei können innerhalb desselben Tumors verschiedene Differenzierungsmuster angetroffen werden. Fehlermöglichkeiten bestehen in der falschen Dignitätsbeurteilung gut differenzierter Tumoren und bei entdifferenzierten Tumoren in der fehlenden „Erkennung" als Gefäßtumor. Bei ersteren sind oft mehrere Biopsien [6], im zweiten Fall immunhistochemische Markierungen mit Endothelzellmarkern wie Faktor-VIII-related Antigen oder Ulex europaeus Agglutinin I lectin (UEA I) hilfreich [7, 8, 10].

Nach Diagnosestellung sollte ein ausführliches Tumorstaging erfolgen. Angiosarkome metastasieren hämatogen (Lunge, Leber) und lymphogen.

Die frühe radikale chirurgische Entfernung – histologisch kontrolliert – gilt als Therapie der Wahl, kann aber aufgrund der oft multifokalen Herde und der gewöhnlich zum Diagnosezeitpunkt bereits weit über die klinisch sichtbaren Grenzen hinausreichenden Tumorinfiltration oft nur erschwert erfolgen [9]. Röntgenbestrahlungen und Polychemotherapie brachten nur vorübergehende Besserungen und sind als palliativ einzuschätzen [5, 9]. Verschiedentlich wird eine Bestrahlungsbehandlung nach radikaler operativer Therapie empfohlen [1, 9, 11]. Eine alleinige Radiatio bleibt inoperablen Fällen (ungünstige Lokalisation, multifokales Auftreten) vorbehalten. Erfolge lokoregionärer Chemotherapie mittels retrograder Perfusion mit Zytostatika sind Einzelfälle [4].

Angiosarkome neigen häufig zu Rezidiven, die – wie auch im vorliegenden Fall – oft über viele Jahre verlaufen. Die mediane Überlebenszeit nach Diagnosestellung beträgt 20 Monate mit einer 5-Jahres-Überlebenszeit von 12 % [6, 9, 10].

Die einzige statistisch signifikante prognostische Größe stellt der Tumordurchmesser dar, wonach Angiosarkome, die einen maximalen Durchmesser von 10 cm nicht überschreiten eine günstigere Prognose haben. Der histologische Differenzierungsgrad hat keinen Einfluß auf die Überlebenszeit, wohingegen eine stärkere lymphozytäre Infiltration des Tumors günstiger sein soll [9, 10].

Da gegenwärtig beim Angiosarkom keine zuverlässige Therapie zur Verfügung steht, haben insbesondere die frühe Diagnosesicherung durch wiederholt durchgeführte Biopsien und die radikale chirurgische Therapie entscheidende Bedeutung. Wegen der hohen Rezidivneigung und möglichen Metastasierungsgefahr ist eine lebenslange Nachkontrolle erforderlich.

Literatur

1. Barttelbort SW, Stahl R, Ariyan S (1989) Cutaneous Angiosarcoma of the Face and Scalp. Plast Reconstruc Surg 84 : 55–59
2. Cerroni L, Peris K, Legge A et al (1991) Angiosarcoma of the Face and Scalp. A Case Report with Complete Spontaneous Regression. J Dermatol Surg Oncol 17 : 539–542
3. Enzinger FM, Weiss SW (1988) Soft tissue tumors. Mosby, St. Louis, pp 545–557
4. Feuerstein Ph, Steiner A, Partsch H (1993) Retrograde intravenöse Perfusion mit Zytostatika bei Angiosarkom. WMW 7/8 : 204–206
5. Goldberg DJ, Kim YA (1993) Angiosarcoma of the Scalp Treated with Mohs Micrographic Surgery. J Dermatol Surg Oncol 19 : 156–158
6. Haustein UF (1991) Angiosarcoma of the Face and Scalp. Int J Dermatol 30 : 851–856
7. Katenkamp D, Stiller D (1990) Weichsgewebstumoren: Pathologie, histolog. Diagnostik und Differentialdiagnose. Barth, Leipzig, S 210–216
8. Laaf H, Vibrans U (1992) Kutanes Angiosarkom nach Telekobaltbestrahlung. Hautarzt 43 : 654–656
9. Levin RJ, Rubin JS (1993) Cutaneous angiosarcoma. Arch Otolaryngol Head Neck Surg 119 : 904–905
10. Lichtenfeld U, Haustein UF (1992) Kutanes Angiosarkom auf Strahlenfibrose der Bauchwand. Akt Dermatol 18 : 236–238
11. Mark RJ, Tran LM et al (1993) Angiosarcoma of the Head and Neck. The UCLA Experience 1955 Trough 1990. Arch Otolaryngol Head Neck Surg 119 : 973–978

Melanome der Vulva und Vagina

C. Rosin, J. Ulrich, K.-H. Kühne, H.P.M. Gollnick, K.-D. Ulrich und K. Franke

Zusammenfassung

Ausgehend von ihrer embryonalen Lokalisation im Bereich der Neuralleiste können Melanoblasten an jedwede Stelle des Organismus segregieren. Leitstrukturen für den Wanderungsweg dieser Zellen sind die durch hydratisierte Glykosaminoglykane erweiterten Interzelluarräume sowie der hohe Anteil an Fibronectin in den Basalmembranen. Vorgestellt werden die Behandlungsergebnisse bei 5 Patientinnen mit einem primär malignen Melanom im Bereich der Vulva und/oder Vagina. Insbesondere bei ungünstiger Lokalisation in der Vagina kann bei Inoperabilität, fortgeschrittenem lokalen Tumorwachstum oder multipel metastasiertem Melanom mit vaginaler Beteiligung eine lokale Kryotherapie zu einer vorübergehenden Sanierung führen.

Schlüsselwörter

Vagina – Vulva – Melanom – Embryologie

Einleitung

Primäre maligne Melanome der Schleimhäute sind selten. Das weibliche Genitale nimmt etwa 1–2 % der Körperoberfläche ein [9–11]. Vulvamelanome stellen nach Chung et al. [4] ca 5 % aller malignen Vulvatumoren dar. Sie sind hauptsächlich im Bereich der großen und kleinen Labien zu finden. Die seltenen malignen Melanome der Vagina machen weniger als 3 % der primären malignen Scheidentumoren aus [14]. Nach Beobachtungen von Morrow u. Saia [11] sind 58 % der Melanome im distalen Scheidendrittel und 45 % an der Scheidenvorderwand lokalisiert. Hauptmanifestationsalter ist das 50.–60. Lebensjahr. Erste Symptome sind überwiegend plötzlich auftretende Blutungen und hämorrhagischer Ausfluß. Seit 1976 behandelten wir 5 Patienten mit einem primären malignen Schleimhautmelanom im Bereich der Vulva (Fall 1 und Fall 2), der Klitoris (Fall 3), der Vagina (Fall 4) sowie der Vulva und Vagina (Fall 5).

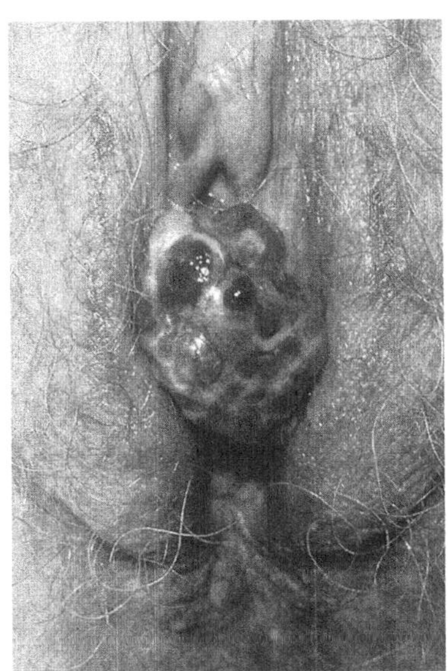

Abb.1. Malignes Melanom im Bereich der linken kleinen Labie (Patient A.H., 74 Jahre)

Kasuistik

Fall 1: B.S., 35 Jahre

Bei Schwangerschaftsvorsorgeuntersuchung Darstellung eines 0,2 x 0,3 cm großen Pigmentherdes am Introitus vaginae links. Exzision des Herdes in der 26. Schwangerschaftswoche mit 1,5 cm Sicherheitsabstand in Lokalanästhesie. Histologie: Superfiziell spreitendes malignes Melanom (TD 0,4 mm, Level II); Entbindung durch Sectio caesarea; keine weitere Therapie; seit 13 Jahren tumorfrei.

Fall 2: A.H., 74 Jahre

Die Patientin bemerkte seit einem Jahr einen Pigmentherd im Bereich der linken kleinen Labie. Nach Trauma Blutung und Wachstum des Herdes. Bei Aufnahme Darstellung eines an der linken kleinen Labie lokalisierten, livid-roten, derben, kirschroten Tumors (Abb.1). Exzision des Herdes in Allgemeinanästhesie. Histologie: ulzeriertes, herdförmig pigmentiertes, vorwiegend spindelzelliges malignes Melanom. Im Gesunden exzidiert (Tumordickenmessung 1976 noch nicht erfolgt). Über den weiteren Verlauf liegen keine Daten vor (Abb.1).

Fall 3: K.M., 71 Jahre

Die Patientin klagte über Beschwerden beim Wasserlassen. Vorstellung beim Urologen. Darstellung eines markstückgroßen dunkel pigmentierten Herdes im Bereich der Klitoris. Lokale Exzision des Pigmentherdes mit 5 cm Sicherheitsabstand in Allgemeinanästhesie. Histologie: superfiziell spreitendes malignes Melanom mit nodulärer Komponente und tumorfreien regressiven Arealen (TD 0,83 mm, Level III). Subtumoral starke rundzellige Stromareaktion. Starke Pigmentinkontinenz. Reichlich Melanophagen im Korium. 2 Monate nach der Operation an hypostatischer Pneumonie bei Diabetes mellitus verstorben. Eine Obduktion wurde nicht vorgenommen.

Fall 4: M.K., 59 Jahre

Plötzlicher Abgang von Blutgerinnsel und nachfolgend blutiger Ausfluß aus der Vagina. Darstellung mehrerer, teilweise linsengroßer dunkel pigmentierter Herde im hinteren dorsalen Scheidendrittel. Entnahme einer Probeexzision durch die Klinik für Gynäkologie. Histologie: superfiziell spreitendes malignes Melanom. Bis in alle Schnittränder hineinreichend, so daß die Tumordicke und Eindringtiefe nicht bestimmt werden kann. Im Ganzkörperstaging kein Hinweis für Metastasen. Nachfolgend lokale Kryotherapie (3mal 20 s) sowie Monochemotherapie mit DTIC (200 mg/m^2) in 5 Einzelinjektionen pro Zyklus in 3wöchigen Abständen über 10 Monate. 5 Monate nach Kryotherapie Exzision eines Lokalrezidivs. 8 Monate später Kryotherapie eines erneuten Lokalrezidivs. 14 Monate nach Diagnose Sicherung von Knochenmetastasen. Versuch einer Polychemoimmuntherapie mit Fotemustin, DTIC, Interleukin 2 und α-Interferon 2a. Abbruch 2 Monate nach Therapiebeginn wegen Progreß. Nach 22 Monaten Exitus letalis an hypostatischer Pneumonie bei metastasiertem malignen Melanom.

Fall 5: E.S., 81 Jahre

Vorstellung der Patientin wegen einer therapieresistenten Vulvovaginitis. Darstellung eines im Bereich der linken großen Labie lokalisierten, markstückgroßen, vermehrt gefäßinjizierten pigmentierten Tumors sowie eines 6 x 3 cm großen Tumors mit höckrig derber Konsistenz und teilweise nekrotischem Belag im Bereich der rechten Vaginalwand (Abb. 2). Lokale Exzision des Tumors mit einer Hemivulvektomie links ohne Lymphknotendissektion (Abb. 3). Histologie: Noduläres malignes Melanom (TD 8 mm) mit umschriebenen Tumornekrosen. Sichere Lymph- und Blutgefäßeinbrüche. Nachfolgend Monochemotherapie mit DTIC (200 mg/m^2) in 5 Einzelinjektionen pro Zyklus in 3wöchi-

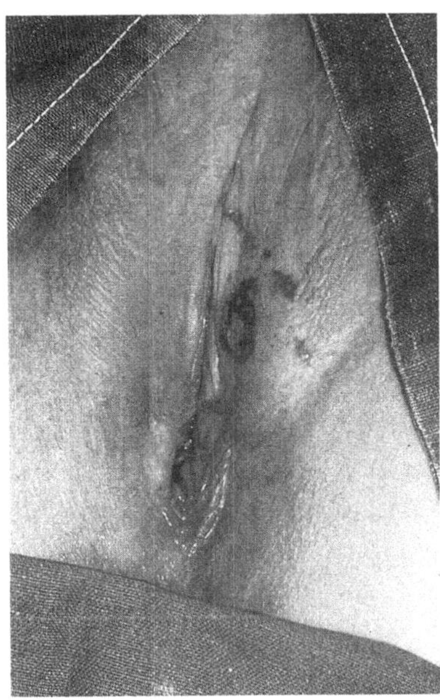

Abb.2. Malignes Melanom im Bereich der linken großen Labie (Patient E.S., 81 Jahre)

gen Abständen über 5 Monate. 7 Monate nach Operation – Exzision eines Lokalrezidivs bei gleichzeitiger Sicherung zerebraler und pulmonaler Metastasen. Exitus letalis 10 Monate nach der Primärbehandlung am metastasierten malignen Melanom. (Abb.2, Abb.3)

Diskussion

Da es bis in die sechziger Jahre nicht gelang, Melanoblasten in Schleimhautepithelien nachzuweisen, wurde die Möglichkeit der Herausbildung primärer

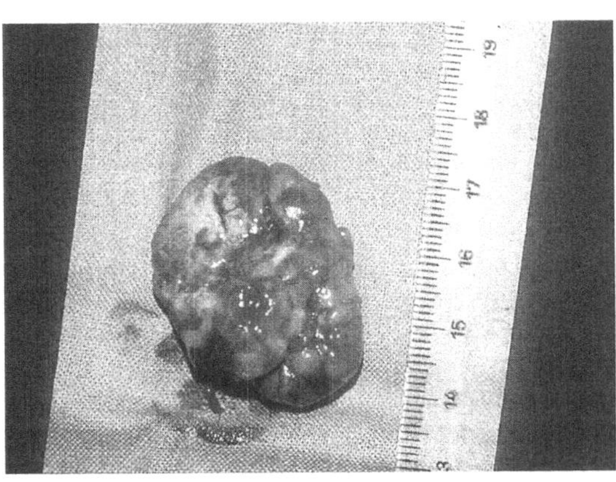

Abb.3. Exstirpat (Patient E.S., 81 Jahre)

maligner Schleimhautmelanome lange Zeit bestritten [8–10, 13]. Erst onto-, histo- und phylogenetische Forschungen zeigten, daß Melanoblasten ausgehend von ihrer embryonalen Lokalisation an jedwede Stelle des Organismus wandern können. Ursprungsort der Melanozytenbildung ist die Neuralleiste, welche aus Zellen entsteht, die während des Neuralrohrschlusses, vor dem eigentlichen Schluß der Neuralfalten aus diesen und aus dem Neuralrohr nach seinem Abschluß segregiert werden [7, 8]. Ein besonderes gemeinsames Merkmal der Neuralleisten-Zellen ist ihre Fähigkeit, zum Teil über erhebliche Strecken zu wandern. Die durch hydratisierte Glykosaminoglykane erweiterten Interzelluarräume sowie der hohe Anteil an Fibronektin in den Basalmembranen sind, neben anderen Lektinen, Leitstrukturen für den Wanderungsweg dieser Zellen. Eine bereits sehr früh segregierte Zellinie innerhalb der Neuralleisten-Zellen scheint die der Melanoblasten zu sein, die bereits zu Beginn des 3. Monats in den epithelialen Zellverband der Epidermis einwandern [7]. Mit der histologischen Sicherung von Melanozyten im Vaginaepithel bei 3 % autopsierter, an anderen Erkrankungen verstorbener Frauen konnte Nigogosyan 1964 darstellen, daß Melanome im Bereich der Vagina entstehen können [12].

Entscheidend für die Verbesserung der insgesamt schlechten Prognose primärer maligner Schleimhautmelanome im weiblichen Genitale scheinen Frühdiagnose und radikale Operation (totale Kolpektomie, Vulvektomie, inguinale und pelvine Lymphadenektomie) zu sein. Bradgate [2], der die Bedeutung der radikalen chirurgischen Therapie untersuchte, fand keinen signifikanten Vorteil bezüglich der Überlebenszeit. Eine radikale Operation bedeutet für die Patientinnen eine erhebliche Einschränkung der Lebensqualität. Bei Inoperabilität, fortgeschrittenem Tumorleiden oder bei einem multipel metastasierten malignen Melanom mit vaginaler Beteiligung stellt die Kryotherapie in Verbindung mit der lokalen Exzision eine Möglichkeit dar, vorübergehend eine Sanierung zu erreichen. Die postkryotherapeutische Inflammation und Gewebeabstoßung ist für die Patientin tolerabel und kaum schmerzhaft.

Literatur

1. Baumann D, Böhme M, Donat H, Lenz E, Theuring U (1992) Seltene Lokalisation eines malignen Melanoms. Zentralbl Gynäkol 114:609–612
2. Bradgate M, Rollason TP, McConkey CC, Powell J (1990) Malignant melanoma of the vulva – a clinicopathological study of 50 women. Obstet Gynecol 97:124–130
3. Brand E, Fu YS, Lagasse LD, Berek JS (1989) Vulvovaginal melanoma: a report of seven cases and literature review. Gyn Oncol 33:54–60
4. Chung AF, Woodruff JM, Lewis L (1975) Malignant melanoma of the vulva. Obstet Gynecol 45:638
5. Douglas BY, Symmonds DR (1970) Melanoma of the vulva. Obstet Gynecol 35:625
6. Edington PT, Monaghan JM (5/1989) Malignant melanoma of the vulva and vagina. Br J Obstet Gynaecol 87:422–424

7. Hinrichsen KV (1990) Embryologie, 6. Aufl. Thieme, Stuttgart, S 126–127
8. Iversen K, Robins E (5/1980) Mucosal malignant melanomas. Am J Surg 130:660–664
9. Landthaler M, Braun-Falco O, Rciter K, Baltzer J, Zander J (1985) Maligne Melanome der Vulva. Dtsch Med Wochenschr 110:789–794
10. Musfeld D, De Grandi P (1986) Das Melanom in der Frauenheilkunde. Geburtshilfe Frauenheilkd 46:857–862
11. Morrow CP, Di Saia PJ (1976) Malignant melanoma of the femal genitalia: a clinical analysis. Obstet Gynecol Surv 31:233–271
12. Nigogsyan G, De La Pava S, Pickren JW (1964) Melanoblasts in vaginal mucosa. Cancer 17:912–916
13. Räber G, Mempel V, Jackisch Ch, Schneider HPG (1993) Zur Klinik des primären malignen Melanoms der Vagina. Zentralbl Gynäkol 115:416–422
14. Richter P, Sarembe B, Geißler U (1980) Das maligne Melanom der Vagina. Arch Geschwulstforsch 50/2:111–118
15. Yackel DB, Symmonds RE, Kempers RD (1970) Melanoma of the vulva. Obstet Gynecol 35:625–631

Das desmoplastische Plattenepithelkarzinom

Eine morphologische Entität mit hohem Metastasierungs- und Rezidivierungsrisiko

H. Breuninger und U. Tatasciore

Zusammenfassung

Der desmoplastische Typ des Plattenepithelkarzinoms der Haut ist als lichtmikroskopisch vom gewöhnlichen Typ unterscheidbare Entität bereits beschrieben. Allerdings gibt es bis jetzt keine Bewertung der Malignität. In unserem Kollektiv der Plattenepithelkarzinome der Haut und Unterlippe (n = 594) ist dieser Typ mit 8,2 % vertreten. Bei einer minimalen Nachbeobachtungszeit von 3 Jahren (maximal 10 Jahre) fanden wir sowohl eine hohe Lokalrezidivierungsrate (24,3 %) trotz durchgeführter Mikrographischer Chirurgie, als auch eine sehr hohe Metastasierungsrate (22,7 %). Der gewöhnliche Typ des untersuchten Kollektives (91,8 %) zeigt dagegen sowohl eine niedrige Lokalrezidivierungsrate (2,6 %) als auch eine niedrige Metastasierungsrate (3,7 %). Die Konsequenz ist eine deutlich radikalere lokale Therapie des desmoplastischen Plattenepithelkarzinoms der Haut und eine sehr engmaschige Nachkontrolle.

Schlüsselwörter

Plattenepithelkarzinom der Haut – Desmoplastischer Typ – Histologie – Malignitätsgrad

Einleitung

Der desmoplastische Typ des Plattenepithelkarzinoms ist als morphologische Entität bereits beschrieben (4). Er zeichnet sich aus durch teils kleinknotige, teils in schmalen Strängen wachsende Tumornester atypischer Keratinozyten mit Verhornungszeichen, die manchmal an Nerven und Gefäßen entlang infiltrieren, umgeben von einer Stromareaktion. Was bisher fehlt sind genaue statistische Angaben zur Malignität, d. h. Angaben zur lokalen Rezidiv- oder Metastasierungsrate. Im Rahmen der Aufarbeitung der an der Universitäts-Hautklinik Tübingen behandelten Plattenepithelkarzinome, die unter anderen Aspekten prospektiv dokumentiert und nachbeobachtet worden waren, wurde nun dieser Typ gesondert erfaßt und hinsichtlich seines Rezidivierungs- und Metastasierungsverhaltens ausgewertet.

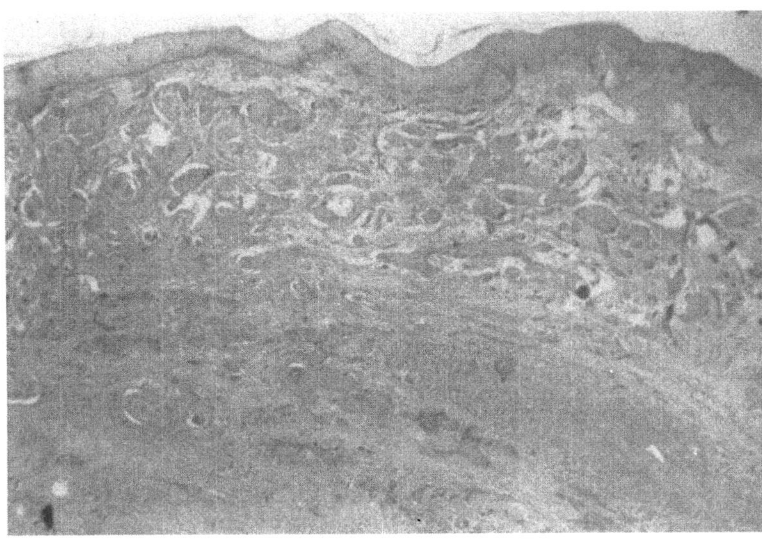

Abb. 1. Typisches desmoplastisches Plattenepithelkarzinom in der Übersicht. Eine genaue Beschreibung findet sich im Text. (HE-Färbung, Vergr. 50 : 1)

Material und Methode

Bei der histologischen Begutachtung eines prospektiv erfaßten Kollektives von 594 Plattenepithelkarzinomen der Haut und Unterlippe die an der Universitäts-Hautklinik in den Jahren 1980 bis 1992 behandelt worden waren, konnten wir ein Kollektiv von 48 desmoplastischen Plattenepithelkarzinomen ausselektieren. Abbildung 1 zeigt den typischen Befund eines solchen Karzinoms. Es weist viele kleine separate Tumoransammlungen atypischer Keratinozyten auf, die meist reichlich von Stroma umgeben sind. Diese Tumorzellverbände können strangförmige bis kleinknotige Formen annehmen und weisen Verhornungszeichen auf, teilweise in Form kleiner Hornperlen oder als Einzelzellverhornungen. Die Abgrenzung zum fibrosierenden Basaliom ist durch diese Kriterien leicht möglich. Meist findet sich keine kompakte und zur Peripherie gut abgegrenzte Tumormasse. Manche Tumoren weisen allerdings einen solchen kompakten Anteil auf, zeigen dann aber mindestens an einer Stelle im histologischen Präparat die diffuse, desmoplastische Infiltration.

Das Kollektiv der gewöhnlichen Plattenepithelkarzinome und das der desmoplastischen wurde in ihren Krankheitsverläufen verglichen. Wir erfaßten die Metastasen und Lokalrezidive in einer gesicherten Nachbeobachtungszeit von mindestens drei Jahren (maximal 10 Jahre). Als lokale Therapie wurde bei allen Karzinomen die Mikrographische Chirurgie angewandt. Bei der Auswertung berücksichtigten wir die Risikoklassen entsprechend der Tumordicke, wie sie in einem weiteren Beitrag in diesem Buch publiziert sind.

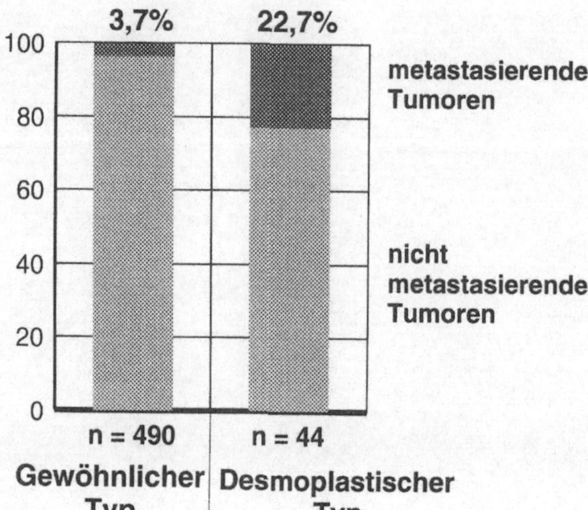

Abb. 2. Metastasierungsrate. Nachbeobachtung mindestens 3 Jahre

Durch die Vielzahl der Variablen und die geforderte minimale 3jährige Nachbeobachtungszeit war die Zahl der auswertbaren Karzinome geringfügig geringer als das Gesamtkollektiv beinhaltete. Die genaue Anzahl ist jeweils in den Graphiken angegeben.

Ergebnisse

Die desmoplastischen Plattenepithelkarzinome sind mit 8,2 % am Gesamttumor-Kollektiv beteiligt.

Metastasierungsrate

Abbildung 2 demonstriert die Metastasierungsraten. Die Gruppe der gewöhnlichen Plattenepithelkarzinome metastasierte in nur 3,7 %, die desmoplastischen hingegen in 22,7 %. Abbildung 3 zeigt noch eine weitere Unterteilung der Tumorkollektive nach ihrer Tumordicke im histologischen Mittelschnitt in zwei Untergruppen. Eine Gruppe ist bis 5 mm dick und eine zweite dicker als 5 mm. Die höchste Metastasierungsrate findet sich bei den desmoplastischen Plattenepithelkarzinomen über 5 mm Tumordicke, 4 von 8 Tumoren entwickelten Metastasen (50 %). Die desmoplastischen Plattenepithelkarzinome unter 5 mm Tumordicke und die gewöhnlichen Plattenepithelkarzinome mit einer Tumordicke über 5 mm weisen eine vergleichbare Metastasierungsrate von ca. 17 % auf. Die gewöhnlichen Plattenepithelkarzinome unter 5 mm Tumordicke metastasierten nur in 1,4 %.

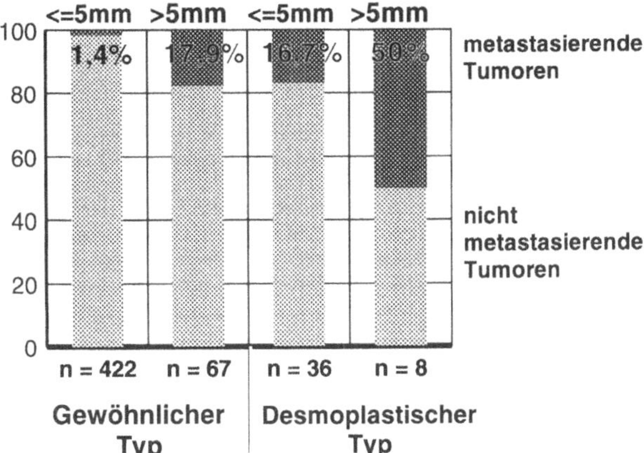

Abb. 3. Metastasierungsrate entsprechend der Tumordicke

Lokalrezidivrate

In Abb. 4 ergibt sich für das Kollektiv der gewöhnlichen Plattenepithelkarzinome eine Lokalrezidivrate von 2,6 %, während sie bei den desmoplastischen Plattenepithelkarzinomen bei 24,3 % erstaunlich hoch liegt. Trennt man wieder nach der Tumordicke bis 5 mm bzw. > 5 mm ergibt sich eine Differenzierung der Ergebnisse.

Die dicken (> 5 mm), desmoplastischen Karzinome rezidivierten in 33,3 %, die dicken gewöhnlichen immerhin in 15 %. Die dünnen (< = 5 mm) desmoplastischen rezidivierten in 22,6 % und die dünnen Gewöhnlichen nur in 0,7%.

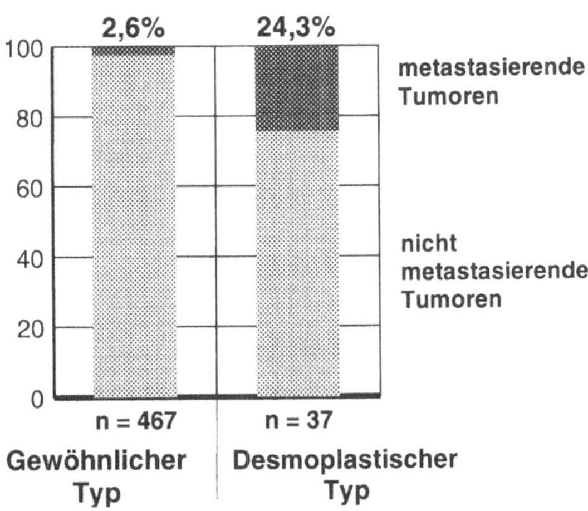

Abb. 4. Lokalrezidivierungsrate. Nachbeobachtung mindestens 3 Jahre

Diskussion

Der desmoplastische Typ des Plattenepithelkarzinoms ist in der „Histopathology of the skin“ 7th edn [5] nicht erwähnt. Beschrieben wird im letzteren der entdifferenzierte Typ des gewöhnlichen Plattenepithelkarzinomes nach Brodersklasse 4 mit nicht erkennbarer Verhornung. Durch seine spezifische Wachstumsform wird das desmoplastische Plattenepithelkarzinom ab und zu mit dem fibrosierenden Basaliom verwechselt. Manche Pathologen bezeichnen diesen Typ auch als verwildertes Basaliom. Haneke hat deshalb diesen Typ zur Unterscheidung den desmoplastischen genannt [3] in Anlehnung an den Ausdruck des desmoplastischen Trichoepithelioms. Dieser Ausdruck ist aber nach unserem Wissen sonst in der Literatur nicht weiter zitiert worden. Bei der genauen Auswertung aller Typen fanden sich immer eindeutige Zeichen einer keratinozytischen Differenzierung des Tumors in Form von angedeuteten Desmosomen und eindeutige Zeichen von Verhornung, teils mit Hornperlen, teils auch nur in Form einer Einzelzellverhornung. Durch diese höhere Differenzierung der Zellen kann das desmoplastische Plattenepithelkarzinom vom entdifferenzierten gewöhnlichen Typ [5] unterschieden werden. Beim letzteren sind die Keratinozyten im Gegensatz zum ersteren immer stark anaplastisch ohne Verhornungszeichen und es fehlt die typische feinstrangig nesterartige Infiltrationsform. Diese ist gekennzeichnet durch schmale, irregulär konfigurierte Tumorstränge, die von reichlich Stroma umgeben sind und die entlang von Nerven und Gefäßen infiltrieren können. Eine Verwechslung mit einem mikrozystischen Adnexkarzinom ist aufgrund der Gesamtstruktur des desmoplastischen Karzinoms mit seiner Verbindung zur Epidermis und den vorhandenen Mikrozysten auch lichtmikroskopisch auszuschließen.

Trotz dieser lichtmikroskopisch guten Abgrenzbarkeit des Tumors ist dieser Typ bisher weder allgemein anerkannt noch liegen bisher unseres Wissens genaue Daten über dessen Malignität vor.

Anhand der hier aufgeführten Zahlen zeigt sich die hoch signifikant ($p = 0{,}001$) höhere Rezidivierungs- und Metastasierungsrate des desmoplastischen Plattenepithelkarzinoms gegenüber dem gewöhnlichen Typ. Die Tumordicke hat einen deutlichen Einfluß auf das Metastasierungs- bzw. Rezidivierungsverhalten. Die dicken, desmoplastischen Tumoren weisen dabei eine dem Melanom ähnliche Malignität auf. Es ist also wichtig, diesen hoch malignen Karzinomtyp im Gesamtkollektiv der Karzinome gesondert zu betrachten. Unser Krankengut zeigt deutlich, daß durch die Herausnahme der wenigen Karzinome dieses Typ aus dem Kollektiv der Plattenepithelkarzinome der Haut und Unterlippe die globale Metastasierungsrate von 5,2 auf 3,7 % und die globale Lokalrezidivierungsrate von 7,3 auf 2,6 % sinkt. Das große Kollektiv der gewöhnlichen Plattenepithelkarzinome ist also weniger metastasierungs- und rezidivierungsfreudig als allgemein angenommen.

Die Zahlen der lokalen Rezidivierung sind insofern besonders bemerkenswert, als in den letzten 10 Jahren alle Plattenepithelkarzinome mittels der mikrographischen Chirurgie behandelt wurden. Es läßt sich daher der Schluß ziehen, daß beim desmoplastischen Typ diese Methode nicht suffizient genug ist. Sie ist zwar bei diesem Typ ganz besonders hilfreich, da sich damit die oft besonders ausgedehnten (in unserem Krankengut bis zu 60 mm langen!) subklinischen Anteile in der Masse nachweisen lassen, offensichtlich bleiben aber kleinste Zellverbände in der Peripherie unerkannt. Es könnte sich in der Peripherie aber auch um ein diskontinuierliches Wachstum handeln, das einer mikrographischen Chirurgie nicht zugänglich ist. Welche der beiden genannten Infiltrationsarten in Betracht kommt läßt sich momentan noch nicht beurteilen.

Schlußfolgerung

Aus der vorliegenden Arbeit sind folgende Schlußfolgerungen zu ziehen:

- Das desmoplastische Plattenepithelkarzinom stellt einen hoch malignen Subtyp des Plattenepithelkarzinoms dar.
- Bei der lokalen Behandlung ist zwar eine mikrographische Chirurgie unabdingbar, jedoch nicht ausreichend. Über den tumorfreien Schnittrand hinausgehend sollte eine weitere lokale Nachresektion von mindestens 5 mm am Rand bzw. mit den tiefen Strukturen stattfinden.
- Eine gründliche und sehr engmaschige Nachsorge der Patienten mit einer Sonographie der regionären Lymphknoten ist dringend erforderlich.

Eine prophylaktische Lymphknotendissektion ist bei Tumoren über 5 mm Tumordicke zu erwägen.

Literatur

1. Breuninger H, Black B, Rassner G (1990) Microstaging of squamous cell carcinomas. Am J Clin Pathol 94 : 624–627
2. Breuninger H, Langer B, Rassner G (1988) Untersuchungen zur Prognosebestimmung des spinozellulären Karzinoms der Haut und Unterlippe anhand des TNM-Systems und zusätzlicher Parameter. Hautarzt 39 : 430–434
3. Breuninger H, Rassner G, Schaumburg-Lever G, Steiz A (1989) Langzeiterfahrungen mit der Technik der histologischen Schnittrandkontrolle (3-D-Histiologie). Hautarzt 40 : 14–18
4. Haneke E (1989) Histologische Varianten des Plattenepithelkarzinoms der Haut und ihre Dignität. In: Breuninger H, Rassner G (Hrsg) Fortschritte der operativen Dermatologie 5, Operationsplanung und Erfolgskontrolle. Springer, Berlin Heidelberg New York Tokyo, S 79–84
5. Lever W, Schaumburg-Lever G (1990) Squamous cell carcinoma. Kap 26. Lippincott, Philadelphia, pp 552–559

Morbus Bowen mit Bowen-Karzinomen im Bereich der Zehenzwischenräume nach langjähriger antimykotischer Therapie mit formaldehydhaltigen Externa

F. Meier und H. Breuninger

Zusammenfassung

Wir berichten über einen 51jährigen Patienten, der seit 10 Jahren eine chronisch rezidivierende Tinea pedis mit verschiedenen antimykotischen, u.a. formaldehydhaltigen Externa behandelte. Der Patient stellte sich in unserer Poliklinik vor, da er seit mehreren Monaten eine Therapieresistenz der ekzemartigen Plaques im Bereich der Zehenzwischenräume beobachtete.

Die histologische Untersuchung einer läsionalen Hautbiopsie ergab ein Plattenepithelkarzinom. Seither befindet sich der Patient in engmaschiger Kontrolle, wobei mehrere Morbus Bowen-Herde bzw. beginnende Bowen-Karzinome im Bereich der Zehenzwischenräume exzidiert wurden.

Schlüsselwörter

Morbus Bowen – Bowen-Karzinom – Formaldehyd

Einleitung

Der M. Bowen stellt ein Carcinoma in situ der Epidermis dar. Im allgemeinen kommt es nach mehreren Jahren zur karzinomatösen Entartung (Bowen-Karzinom). Bowen-Karzinome sind wegen ihrer relativ frühzeitigen Metastasierung besonders gefürchtet.

Kasuistik

Anamnese

Der 51jährige Mann ist als Wasserinstallateur tätig und trägt am Arbeitsplatz geschlossene Sicherheitsschuhe, die eine Hyperhidrosis pedum begünstigen. Vor 10 Jahren wurde erstmals eine Tinea pedis vom intertriginösen Typ diagnostiziert. Die Behandlung erfolgte zunächst unter ärztlicher Aufsicht mit Solutio Castellani bzw. Canesten Creme. Im weiteren Verlauf führte der Patient eine langjährige Eigenbehandlung des rezidivierenden Fußpilzes mit formaldehydhaltigen Fußbädern (Handelsname unbekannt), Sagroped Spray (Formaldehydlösung, 2-Propanol, Glyoxal, Glyoxylsäure) und Rotesan Puder (8-Chinolinolsulfat, Salicylsäure, Benzoesäure) durch. In den letzten Monaten beobachtete der Patient unter der oben genannten Behandlung eine Größenzunahme der ekzemähnlichen Herde im Bereich der Zehenzwischenräume und stellte sich in unserer Poliklinik vor.

Befunde

Allgemein- und Organbefund: unauffällig.

Hautbefund (Abb.1): Im Bereich des 3. Zehenzwischenraumes rechts sowie des 2. und 3. Zehenzwischenraumes links ausgedehnte, scharf begrenzte, entzündlich gerötete Plaques mit weißlich-gelblichen Schuppenkrusten. Übrige Zehenzwischenräume mazeriert. Im Bereich beider Fußsohlen weißliche Schuppung. Groß- und Kleinzehnägel dystrophisch.

Laborbefunde: Routinelaborparameter unauffällig mit Ausnahme eines erhöhten Harnsäurespiegels, erhöhter Blutfette und einer erhöhten γ-GT.

Mykologischer Befund: Mazerierte Zehenzwischenräume und Fußsohlen: Kultureller Nachweis von Trichophyton mentagrophytes. Dystrophische Zehnägel: negatives Pilzkulturergebnis.

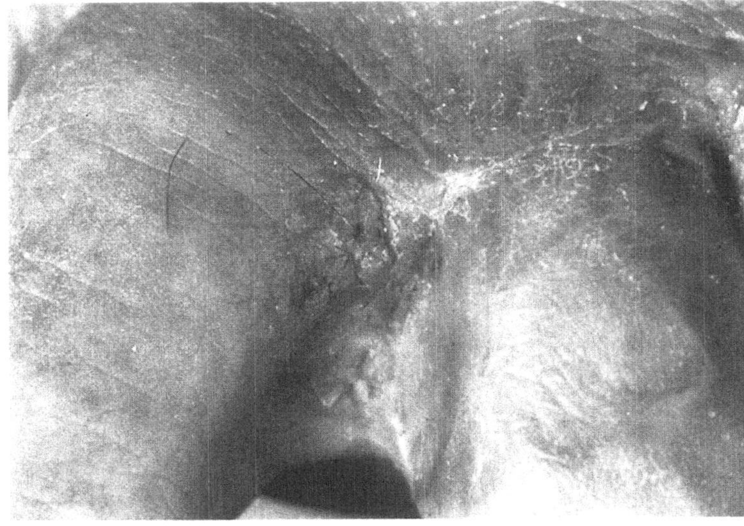

Abb. 1. M. Bowen mit Bowen-Karzinomen im Bereich der Zehenzwischenräume. Hautbefund

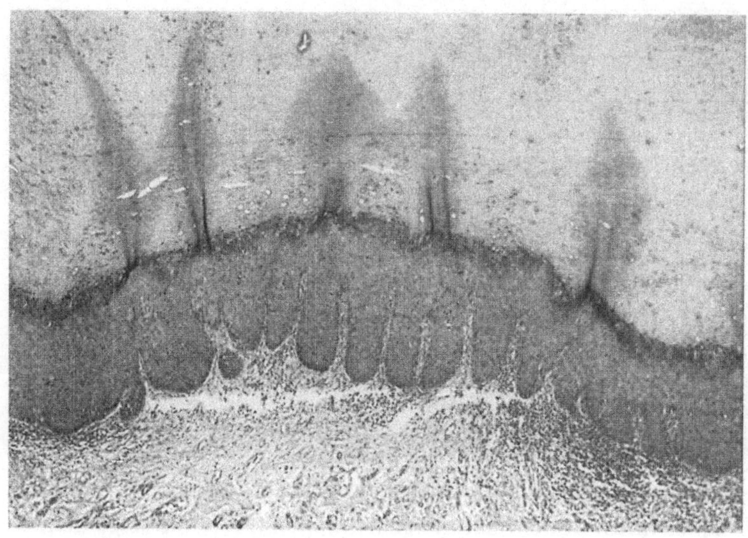

Abb. 2. M. Bowen. Histologie (HE-Färbung)

Histologischer Befund (Abb.2): 1. 3. Zehenzwischenraum links (PE): entdifferenziertes Plattenepithelkarzinom, TD < 2 mm, level III. 2. 2. Zehenzwischenraum links: Morbus Bowen. 3. 3. Zehenzwischenraum rechts: beginnendes Bowen-Karzinom.

Virustypisierung: HPV 1, 4, 6, 11, 16, 18, 31, 33: negativ.

Lymphknotensonographie: Inguinal beidseits reaktive Lymphknoten. Kein Anhalt für Filiae.

Therapie und Verlauf

Die Behandlung erfolgte durch chirurgische Exzision mit dreidimensionaler histologischer Kontrolle [1] und Defektverschluß durch Spalthauttransplantate vom rechten Oberschenkel. Seither wurden engmaschige Verlaufskontrollen durchgeführt, wobei mehrere Morbus Bowen-Herde bzw. beginnende Bowen-Karzinome im Bereich der Zehenzwischenräume exzidiert wurden.

Diskussion

Der M. Bowen kann an jeder beliebigen Stelle des Integumentes vorkommen und wird häufig als Ekzem, Tinea, Psoriasis, u.a. interpretiert und erfolglos behandelt. Da die klinische Variabilität des Morbus Bowen groß ist, kommt der histologischen Untersuchung entscheidende Bedeutung zu.

Die Entwicklung eines Morbus Bowen wird durch chemische Karzinogene wie Arsen begünstigt. Die Anamnese unseres Patienten legt den Verdacht nahe, daß die ausgedehnten Morbus Bowen-Herde bzw. Bowen-Karzinome im Bereich der Zehenzwischenräume durch die langjährige Anwendung formaldehydhaltiger Externa induziert wurden. Formaldehyd steht unter dem Verdacht, ein karzinogenes Potential zu besitzen. In der Literatur wird ein gehäuftes Auftreten von Oropharyngealkarzinomen [3] und Melanomen der Nasenschleimhaut [2] nach langjähriger beruflicher Formaldehydexposition beschrieben. Ein gehäuftes Auftreten kutaner Malignome nach Langzeitapplikation formaldehydhaltiger Externa wurde bisher nicht beobachtet.

Literatur

1. Breuninger H, Schaumburg-Lever G, Rassner G, Steitz A (1989) Langzeiterfahrung mit der Technik der histologischen Schnittrandkontrolle (3-D-Histologie). Hautarzt 40:14–18
2. Holmstrom M, Lund VJ (1991) Malignant melanomas of the nasal cavity after occupational exposure to formaldehyde. Br J Ind Med 48:9–11
3. Merletti F, Boffetta P, Ferro.G, Pisani P, Terracini B (1991) Occupation and cancer of the oral cavity or oropharynx in Turin, Italy. Scand J Work Environ Health 17:248–254

Das ausgedehnte ekkrine Karzinom der Kopfhaut – Eine interdisziplinäre Problemstellung

M. Arensmeier und J. Kluba

Zusammenfassung

Im Beitrag wird die interdisziplinäre Zusammenarbeit bei der Behandlung eines 37jährigen Patienten mit ausgedehntem ekkrinen Karzinom der Kopfhaut dargestellt. Das Therapiekonzept sah eine primäre Defektdeckung mittels mikrovaskulär reanastomosierten Skapulalappen vor, mußte aber durch die unerwartete venöse Insuffizienz der Anastomose verworfen werden. Als Alternative kam ein Vollhauttransplantat zum Einsatz. Der protrahierte Wundheilungsverlauf konnte mit einem zufriedenstellendem Ergebnis abgeschlossen werden.

Die sehr selten auftretenden Karzinome der Schweißdrüsen sind hinsichtlich ihrer Nomenklatur durch eine Vielfalt an Synonyma gekennzeichnet. Das klinische Bild der Tumoren, das Rezidiv- und Metastasierungsverhalten und nicht zuletzt klare histologische Kriterien ermöglichen eine reproduzierbare Klassifikation wie sie von Murphy und Elder angegeben wurde (5). 1975 beschrieb Boggio erstmals den Typ des adenoid-zystischen Karzinoms als seltenste Form der ekkrinen Karzinome (3). Bisher in der Literatur beschriebene Fälle dieses histologischen Types zeichnen sich durch klinisch langjährige Bestandsdauer schmerzloser, rötlich bis hautfarbener Knoten aus, die plötzlich schnelle Wachstumstendenz zeigen und bei unvollständiger Exzision häufig rezidivieren. Als bevorzugte Lokalisation ist das Kapillitium, der vordere Thorax sowie die obere Extremität genannt. Das Auftreten von Tumoren im Gesichtsbereich und am Abdomen ist eher selten. In Einzelfällen wurde über eine pulmonale- und Lymphknotenmetastasierung berichtet [1, 2, 7].

Schlüsselwörter

Ekkrines Karzinom – Operative Therapie

Falldarstellung

Der 37jährige Patient bemerkte erstmals vor 4 Jahren einen derben rötlichen Tumor von ca. 0,5 cm Durchmesser parietal rechts. Unter dem Verdacht auf eine epidermale Zyste erfolgte die Exzision durch einen ambulant tätigen Chirurgen. Die histologische Aufarbeitung des Exzisates unterblieb. Sechs Monate später fielen in loco 4 kleine Knötchen auf, die unter gleichen Kautelen entfernt wurden. Das zweite Rezidiv wurde 3 Monate später bemerkt und führte den Pa-

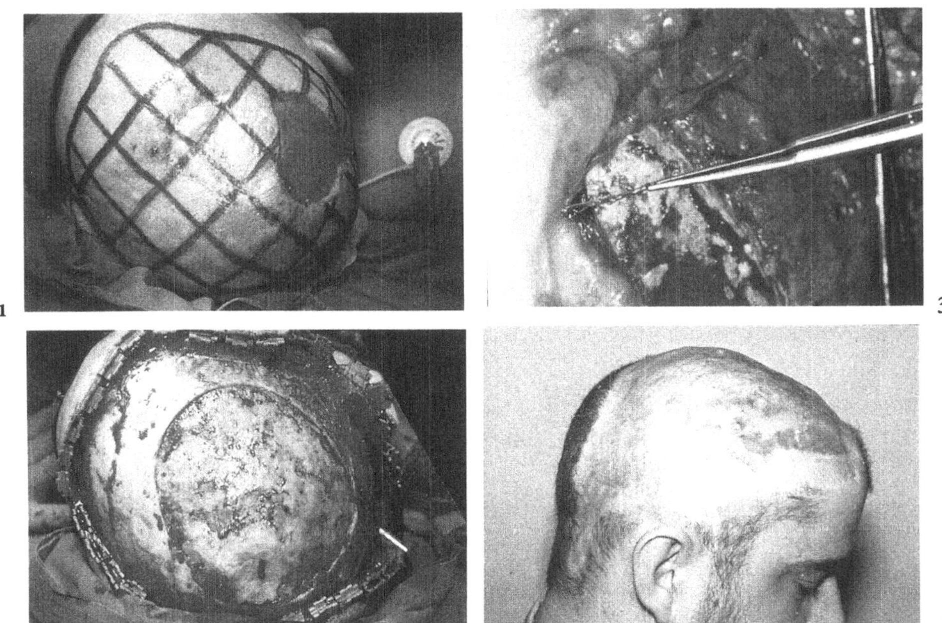

Abb. 1. Exzisionsareal mit Quadranteneinteilung zur Topohistographie. Defekt der Voroperation als flache Ulzeration erkennbar

Abb. 2. Operationssitus mit zentraler Abtragung der Lamina externa

Abb. 3. Anastomose der A. temporalis superficialis und der A. circumflexa scapulae gelungen, Anastomose der entsprechenden Venen thrombosiert, eine erneute Reanastomosierung gelang nicht

Abb. 4. 1 Jahr postoperativ, vollständige Epithelisierung

tienten in die Universitätsklinik für Dermatologie und Venerologie. Im Narbenbereich bestanden multiple Knötchen, die mit einem Sicherheitsabstand von einem Zentimeter exzidiert wurden. In zweiter Sitzung erfolgte die Defektdeckung mittels Spalthauttransplantat. Die feingewebliche Untersuchung sprach sich für ein solides teils zystisches Hidradenom aus. Nach weiteren zwölf Monaten stellte sich im distalen Narbenbereich ein ca. 5 x 2 cm großer derber Strang dar. Bei der erneuten Exzision kamen subkutane Ausläufer des Tumors zur Darstellung, die den Umfang der geplanten Operation weit überschritten und zum Operationsabbruch führten. Histologisch fanden sich Strukturen eines adenoid-zystischen ekkrinen Karzinoms mit Einbrüchen in perineurale Lymphgefäße. Um das Ausmaß des Tumors zu verifizieren, erfolgten die Sonographie der Tumorumgebung und der regionären Lymphknotenstationen, Röntgen-Schädel und -Thorax sowie eine Knochenszintigraphie. Der Tumor konnte sonographisch nicht dargestellt werden. In der Röntgenaufnahme des Schädels wurde eine Destruktion der Lamina externa der Schädelkalotte vermutet. Da von der Infiltration der Lamina externa ausgegangen werden mußte, war die interdisziplinäre Therapieplanung notwendig. In Zusammenarbeit mit der HNO-Klinik der O.v.G. Universität Magdeburg wurde eine weitreichende Exzision des Tumors unter Mitnahme der Lamina externa und Gewebeersatz durch einen mikrovaskularisierten Skapulalappen als therapeutisch und funktionell effektivste Methode gewählt. Anhand der Abbildungen sind die einzelnen Operationsphasen nachvollziehbar (Abb. 1–4). Intraoperativ mußte das Konzept zur Defektdeckung geändert werden, da es zur selten auftretenden Insuffizienz der venösen Anastomose kam. Alternativ konnte die Defektdeckung durch Vollhauttransplantation realisiert werden. Die protrahierte Wundheilung und leichte Verletzbarkeit des Transplantates mußte akzeptiert werden. Nach histographischer Aufarbeitung des Exzisates wurden im temporalen Anteil noch Tumorstrukturen gesehen, die zur nochmaligen Revision zwangen. Der neugesetzte Defekt wurde mittels Spalthaus gedeckt und die Epitheldefekte im Vollhauttransplantat durch mesh graft Plastik versorgt. Eine vollständige und stabile Epithelisierung wurde nach ca. einem Jahr erreicht.

Diskussion

Das adenoid-zystische ekkrine Karzinom gehört zu den sehr seltenen Tumoren der Schweißdrüsen. Der klinische Aspekt läßt zunächst an einen benignen Tumor denken, da es sich um sehr langsam wachsende, überwiegend hautfarbene Herde handelt. Die bevorzugte Lokalisation am Kapillitium erschwert zudem das rechtzeitige Erfassen dieser Tumoren. Die große Rezidivfreudigkeit ließ sich im vorliegenden Kasus auch feststellen. Besonders kritisch muß die weitreichende subkutane perineurale Ausbreitung gesehen werden, die zur adäquaten extensiven chirurgischen Therapie verpflichtete. Die Grenzen der operativen Dermatologie waren in diesem Falle erreicht. In Kooperation mit der HNO-Klinik konnte dem Patienten als Operationsmethode die Exzision des Tumors mit Abtragung der Lamina externa vorgeschlagen werden. Ein mikrovaskularisierter Skapulalappen mit hoher Resistenz gegen mechanische und thermische Reize und nicht zuletzt kurzer Wundheilungsphase wurde als optimaler Gewebeersatz gewählt [4, 6]. Durch intraoperative Thrombosierung des venösen Schenkels mußte dieses Konzept verworfen werden. An dessen Stelle trat die Defektdeckung mittels Vollhauttransplantat. Die verzögerte Wundheilungsphase und starke Vulnerabilität des Transplantates waren erwartungsgemäß zu beobachten. Der Patient akzeptierte diese Einschränkungen und ist derzeit mit dem postoperativen Ergebnis aus funktioneller und ästhetischer Sicht zufrieden.

Literatur

1. Ackermann AB (1990) Adenoid cystic carcinomas. In: Abenoza P, Ackermann AB (eds) Neoplasms with eccrine differentiation. Lea & Febiger, Philadelphia London, pp 433–440
2. Beck HG, Lechner W, Wünsch PH (1986) Adenoid-zystisches Schweißdrüsenkarzinom. Hautarzt 37 : 405–409
3. Boggio R (1975) Adenoid cystic carcinoma of the scalp. Arch Dermatol 111 : 793–794
4. Dos Santos LF (1984) The vascular anatomy and dissection of the free scapular flap. Plast Reconstr Surg 73 : 59
5. Eckert F, Pfau A, Landtaler M (1994) Das adenoid-zystische Schweißdrüsenkarzinom. Hautarzt 45 : 318–323
6. Gilbert A, Teot L (1982) The free scapular flap. Plast Reconstr Surg 69 : 601
7. Meybehm M, Fischer HP, Lehringer-Polzin M (1993) Schweißdrüsenkarzinome auf dem Boden gruppierter Spiradenome. H+G 68 : 240–244

Vergleich kryochirurgischer Verfahren bei der Keloidtherapie

I. HACKERT, A. SCHOLZ, C. BLASUM und A. STEIN

Zusammenfassung

Hypertrophe Narben und Keloide werden mit dem beide Erscheinungen verbindenden Terminus kutane Fibrosierungen (kF) gekennzeichnet. Zur Erweiterung der therapeutischen Möglichkeiten hat sich die Kryotherapie bewährt. Wir verglichen 2 Anwendungsformen: Gruppe A: Dreischlagtherapie (chirurgische Planierung – Kryotherapie – Triamcinolon Injektion) mit 94 Einzelherden bei 50 Patienten gegenüber Gruppe B: Kryokontaktmonotherapie mit 138 Einzelherden bei 60 Patienten.

Den 83 % sehr guten und guten Ergebnissen der Monotherapie stehen 75 % gleichwertige Ergebnisse der Dreischlagtherapie gegenüber. Der Vorteil der Monotherapie zeigt sich besonders im Schulter-Rückenbereich mit 85 % sehr guten und guten Befunden gegenüber 58 % guten Befunden der Dreischlagtherapie. In der Brust- und Praesternalregion sind diese Unterschiede nicht zu verifizieren.

Mit der Kryokontaktmonotherapie können konservativ erfolglos behandelte und länger bestehende kF durch mehrere Anwendungszyklen gebessert werden.

Schlüsselwörter

Dermatochirurgie – Kryotherapie – Keloide

Einleitung

Hypertrophe Narben und Keloide (nachfolgend als kutane Fibrosierung – kF – bezeichnet) sind benigne, umschriebene Bindegewebshyperplasien, die besonders im Dekolleté-, Schulter-, Rücken- und Ohrläppchenbereich auftreten [4]. Sie belasten die Patienten überwiegend aus kosmetischen Gründen. Außerdem rufen sie sehr häufig Juckreiz, Spontanschmerz, Spannungsgefühl und Druckdolenz hervor. Somit besteht von seiten des Patienten die berechtigte Forderung nach einer effektiven Therapie. Da die kF an speziellen Lokalisationen mit den vorhandenen therapeutischen Möglichkeiten noch nicht ausreichend erfolgreich behandelt werden können, ist die Suche nach besseren Therapieformen berechtigt [1, 3, 5, 6].

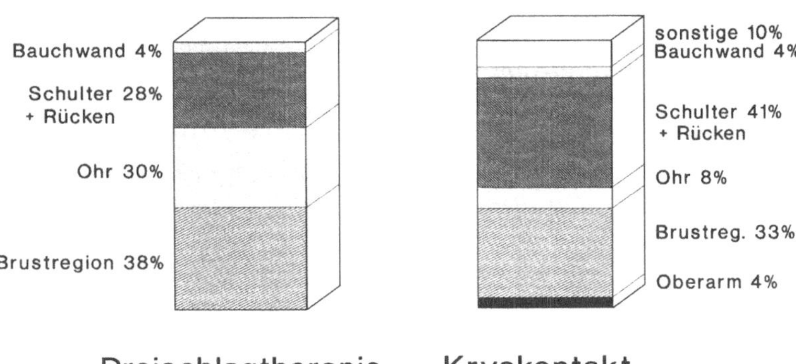

Abb. 1. Lokalisationen der kutanen Fibrosierungen

Material und Methode

Von 1986–1991 behandelten wir 50 Patienten mit 94 kF mittels Dreischlagtherapie (Gruppe A: 30 Frauen, 20 Männer) und von Anfang 1991 bis Ende 1992 60 Patienten mit 138 kF mit der sogenannten Kryokontaktmonotherapie (Gruppe B: 29 Frauen, 31 Männer).

Hinsichtlich der Altersverteilung dominierte in beiden Gruppen die Altersklasse zwischen 10–19 Jahren (Gruppe A: 19 Patienten, Gruppe B: 25 Patienten), gefolgt von der Gruppe 20–29 Jahre (Gruppe A: 15 Patienten, Gruppe B: 19 Patienten).

Als Ursache der kF steht in beiden Gruppen die Akne vulgaris (45 %) an erster Stelle, es folgen in Gruppe B mehr Operations- und Unfallnarben (31 %) und in Gruppe A Ohrkeloide und Impfnarben (41 %).

Bei Spontankeloiden und Verbrennungsnarben ist kein großer Unterschied zu verzeichnen.

Der zeitliche Abstand zwischen auslösendem Trauma und Entstehung der kF ist in beiden Gruppen gleich. Ca. 70 % bilden sich innerhalb der ersten 6 Monate aus, 25 % bis zum 12. Monat, während nach einem Jahr nur noch wenige kF auftreten.

40 % der kF hatten eine Bestandsdauer von bis zu einem Jahr bis Therapiebeginn. In der Kryomonotherapiestudie waren die kF mit einer Bestandsdauer über 3 Jahre mit 38 % deutlich höher vertreten als in der Dreischlagtherapiegruppe (18 %).

Bei den verschiedenen Formen der Vorbehandlung sehen wir seit 1991 den bevorzugten Einsatz von Lokaltherapeutika (B: 73 % gegenüber A: 40 %). Die Zahl der Voroperationen ist zurückgegangen (B: 17 % gegenüber A: 35 %).

Hinsichtlich der Lokalisationen der kF überwiegen Brust- sowie Schulter-Rückenpartie. Die Ohrkeloide sind in der Gruppe B weniger stark vertreten (Abb.1).

Methode

Als Kältemittel verwendeten wir flüssigen Stickstoff. Die Dreischlagtherapie beinhaltet die Planierung der kF, anschließend Kryospraybehandlung 3mal 20 s mit dem IKG 3 (Hersteller: Firma Funke, /Freital bei Dresden) und nach dem 3. Auftauprozeß die intrafocale Injektion von Triamcinolan-Acetonid.

Bei der Kryomonotherapie erfolgt die Kälteanwendung im Kontaktverfahren entweder mit den auswechselbaren Applikatoren des Gerätes IKG 1 oder der durchflossenen Sonde des Gerätes IKG 3. Es wurden 2 Gefrier-Auftau-Zyklen von 2mal 1 min beim IKG 1 bzw. 2mal 10 s bei der durchflossenen Sonde verabreicht. Die Behandlungen wurden im Abstand von 4–8 Wochen wiederholt. Die Zahl der Sitzungen belief sich je nach Bedarf auf 1–6. Eine Planierung wurde nur bei sehr dicken Ohrkeloiden vorgenommen.

Lokalanaesthesie führten wir bei der Dreischlagtherapie durch, bei der Monotherapie jedoch nur auf Wunsch des Patienten. Eine nachfolgende Kompression wurde beim Ohrkeloid empfohlen.

Ergebnisse

Die Abheilung dauerte in der Gruppe A etwa 4, in der Gruppe B ca. 2 Wochen. Komplikationen wie Wundinfektionen oder Nachblutungen traten nicht auf. Die Nachkontrollzeit betrug in der Gruppe A 1–5 Jahre, in der Gruppe B 1–3 Jahre. Die Ergebnisse sind in Tabelle 1 und 2 zusammengefaßt.

Als sehr gute Besserung sahen wir die Abflachung auf Hautniveau bei nachfolgender Schmerzfreiheit an (Abb.2 und 3).

Gute Besserung bedeutete deutliche Abflachung mit geringer Resthypertrophie; wesentliche Verringerung der Schmerzen und des Spannungsgefühls.

Befriedigende Besserung war gleichzusetzen mit Abflachung, teilweisem Wiederwachstum; deutliche Besserung der Schmerzen.

Genügende Besserung entsprach einer Verringerung der Vorwölbung, wenn auch durch Neuwachstum unbefriedigend; Reduktion der Schmerzen.

Diskussion

Innerhalb der Vielzahl der Behandlungsmethoden hat sich die Kryotherapie in den letzten Jahren als eine erfolgreiche Behandlungsform durchsetzen können [1, 2, 5–7]. Sie wird entweder als Kryokontakt-Monotherapie [6, 7] oder als Dreischlagtherapie in der beschriebenen Form eingesetzt [2, 3]. Aufgabe unserer Untersuchung war die Frage nach der Effektivität beider Methoden.

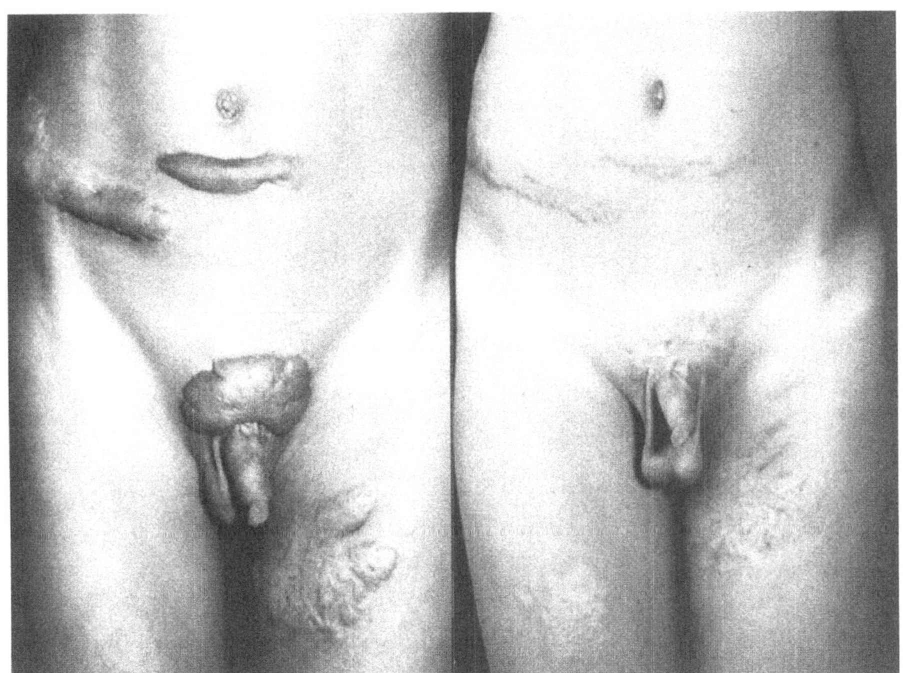
2 3

Abb. 2. Multiple Keloide Unterbauch und Oberschenkel

Abb. 3. Zustand 6 Monate nach Kryotherapie

83 % sehr gute (34 %) und gute (49 %) Ergebnisse bei der Monotherapie stehen 75 % der sehr guten (16 %) und guten (59 %) Ergebnisse der Dreischlagtherapie gegenüber. Damit scheint bei aller Subjektivität der Untersuchungsmethoden (exakte Angaben können nur durch Volumenmessungen, Sonographie, Abdrucktechnik gewonnen werden) die Kryomonotherapie bessere Ergebnisse zu liefern. Besonders im Schulter-Rücken-Bereich sind die sehr guten und guten Ergebnisse mit 89 % bei der Monotherapie eindeutig höher als bei der Dreischlagtherapie, wo nur zu 58 % eine Besserung erreicht werden konnte. Im Brust- und Praesternalbereich sind diese Unterschiede nicht vorhanden. Hier zeigt sich die Dreischlagtherapie mit 72 % guten Ergebnissen der Monotherapie mit 66 % etwas überlegen. Damit bleibt die Praesternalregion der Problembereich aller Lokalisationen.

Somit ist zusammenfassend zu sagen, daß wir, wie auch andere Autoren [6, 7] die guten Ergebnisse der Kryomonotherapie bestätigen und dieses Verfahren zur Keloidbehandlung empfehlen. Mit der steigenden Anzahl der Sitzungen läßt sich häufig auch bei schlecht ansprechbaren kF ein deutlicher Effekt erzielen. Von Vorteil erweisen sich die kurzen Kontaktzeiten bei Anwendung der durchflossenen Sonde, so daß auch große kF gut behandelt werden können.

Tabelle 1. Ergebnisse der Dreischlagtherapie

Lokalisation	Erfolg [%]			
	genügend	befriedigend	gut	sehr gut
Brust	11	17	44	28
Schulter	8	35	58	
Ohr		7	75	18
Bauch			4	

Tabelle 2. Ergebnisse der Kryokontaktmonotherapie

Lokalisation	Erfolg [%]			
	genügend	befriedigend	gut	sehr gut
Brust	7	27	42	24
Schulter		11	54	35
Ohr			64	36
Bauch			40	60
Oberarm		17	50	33
Sonstige	7		43	50

Viele Patienten akzeptieren mehrere Behandlungszyklen eher als die Prozedur der Dreischlagtherapie mit relativ langer Abheilungsphase.

Literatur

1. Ernst K, Hundeiker M (1990) Kryochirurgische Behandlung von Keloiden. Akt Dermatol 16 : 107–109
2. Glazer SF, Sher AM (1984) Adjunctive cryosurgery in the surgical approach to Keloids. In: Zacarian SA Cryosurgery for skin cancer and cutaneous disorders. Mosby, St.-Louis Toronto Princeton, pp 91–95
3. Graham GG (1979) Cryosurgery for Keloids. In: Lubritz R, Torre D (eds) Outline manual of dermatosurgery. Owen Laboratories, Chicago
4. Scholz A, Sebastian G (1989) Kryotherapie benigner Tumoren. In: Matthäus W (Hrsg) Kryotherapie in Opthalmologie und Dermatologie und Grundlagen der therapeutischen Kälteanwendung. Fischer, Stuttgart New York, S 264–269
5. Sebastian G, Scholz A (1990) Unsere Erfahrungen mit konservativen Therapiemethoden bei hypertrophen Narben und Keloiden. Dtsch Derm 38 : 872–877
6. Zouboulis CC, Orfanos CE (1990) Kryochirurgische Behandlung von hypertrophen Narben und Keloiden. Hautarzt 41 : 783–688
7. Zouboulis CC, Orfanos CE (1993) Cryosurgical treatment of hypertropic scars and keloids. In: Burgdorf WHC, Katz S (eds) Dermatology progress and perspectives. Parthenon, New York Casterton London, pp 544–547

Morbus Bourneville-Pringle. Behandlung ausgedehnter Koenen-Tumoren mit dem CO_2-Laser

B. Hermes, B. Algermissen, N. Haas und B.M. Czarnetzki

Zusammenfassung

Der Einsatz des CO_2-Lasers stellt eine Alternative zur Behandlung von Koenen-Tumoren dar, bei der im Gegensatz zur Exzision kaum Blutungen auftreten. Auch ausgedehnte Tumoren lassen sich auf diese Weise ambulant ohne Komplikationen entfernen.

Schlüsselwörter

Tuberöse Sklerose – Koenen-Tumoren – CO_2-Laser

Einleitung

Die tuberöse Sklerose (M. Bourneville-Pringle) ist charakterisiert durch geistige Retardierung (in ca. 60–70 %), epileptische Anfälle, Manifestationen an inneren Organen und durch die typischen pathognomonischen Hautsymptome. Hierzu zählen die Angiofibrome im Gesicht, die Koenen-Tumoren paraungual, bei denen es sich histologisch gleichfalls um gefäßreiche Fibrome handelt, außerdem Eschenlaub- und Chagrinflecken.

Über die Behandlung der Koenen-Tumoren finden sich in der Literatur kaum Hinweise. Nach der üblicherweise empfohlenen Exzision entwickeln sich häufig Wundheilungsstörungen. Daneben besteht die Gefahr einer zusätzlichen Schädigung der Nagelmatrix.

Anamnese und Befund

In unserer Poliklinik stellte sich eine 70jährige Patientin vor, die alle genannten Hautsymptome der tuberösen Sklerose aufwies. Anlaß der Konsultation waren ausgedehnte Koenen-Tumoren an den Zehen, die im Lauf von Jahren so groß geworden waren, daß die Patientin kein normales Schuhwerk mehr tragen konnte. Immer wieder entstanden schon bei geringer Traumatisierung schwer stillbare Blutungen. An beiden Daumen hatten subunguale Fibrome zu einer

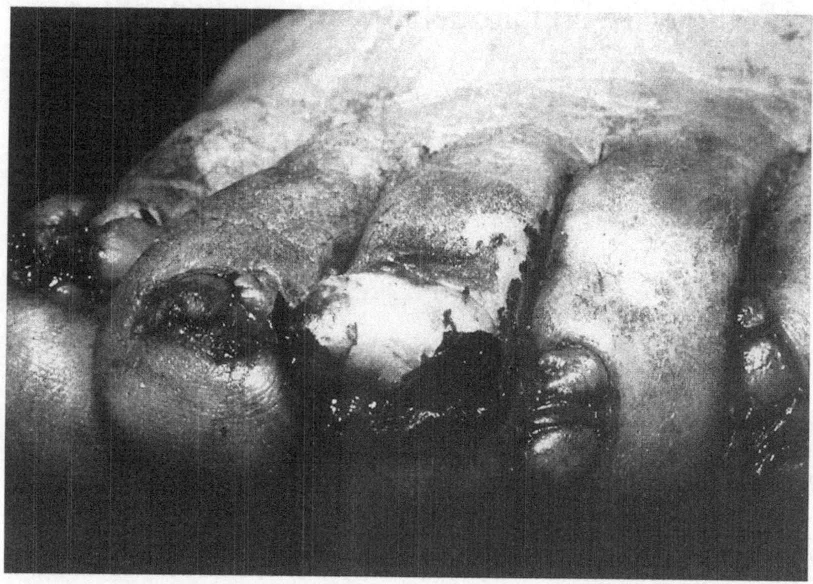

Abb. 1. Linker Fuß vor Behandlung: An der Großzehe ausgedehnte, unter dem Eponychium hervortretende Koenen-Tumoren mit hämorrhagischer Kruste. Fast kirschgroßer Tumor an Dig. 3, gleichfalls mit hämorrhagischer Kruste belegt. An den anderen Zehen z. T. hahnenkammartige, bis erbsgroße Fibrome mit Blutresten. Dystrophie sämtlicher Nägel mit Längsfurchung und Aufsplitterung

starken Verformung der Nägel geführt, die sämtliche Handarbeiten erschwerte. Vorausgegangene Exzisionen hatten einen durch Blutungen und Infektion komplizierten Heilungsverlauf zur Folge gehabt. Abbildung 1 zeigt den linken Fuß vor Therapie.

Therapie und Ergebnis

Wegen dieser Vorgeschichte stimmte die Patientin einer erneuten Exzision der Tumoren nicht zu, so daß wir alternativ den CO_2-Laser einsetzten. In Oberst'scher Leitungsanaesthesie entfernten wir sowohl die Angiofibrome, als auch verdickte Nagelsubstanz (10 W, Dauerpuls, Spot 0,5–1,0 mm). Durch die Koagulation der Gefäße ließen sich Blutungen vollständig verhindern. Die postoperativen Schmerzen waren deutlich geringer als nach dem chirurgischen Eingriff. Die Abheilung verlief völlig unkompliziert.

Abbildung 2 zeigt das Ergebnis ca. 4 Wochen nach dem Eingriff am Beispiel des linken Fußes. Die Wahl des CO_2-Lasers zur Behandlung von Koenen-Tumoren hat sich bei unserer Patientin als vorteilhaft erwiesen wegen einerseits des blutarmen, übersichtlichen Operierens und andererseits des unkomplizierten Heilungsverlaufs.

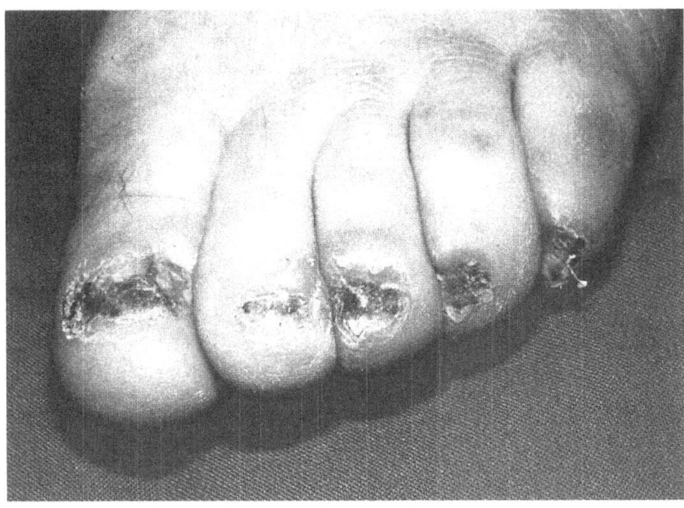

Abb. 2. Linker Fuß nach Behandlung mit dem CO_2-Laser: Funktionell und kosmetisch akzeptables Ergebnis. Nagelbetten flach mit Krümelnägeln. Belassener kleiner Koenen-Tumor am lateralen Nagelfalz der Großzehe

Literatur

1. Haneke E, Baran R, Bureau H (1984) Tumours of the nail apparatus and adjacent tissues. In: Baran R, Dawber RPR (eds) Diseases of the nails and their management. Blackwell, Oxford
2. Kint A, Baran R (1988) Histopathologic study of Koenen tumors. J Am Acad Dermatol 18 : 369–372
3. Klingbeil M (1956) Ausgedehnte Fibromatosis sub- und perungualis bei Morbus Pringle. Hautarzt 7 : 360–362

Vaskuläre Malformation mit tuberonodösem Hämangiom und epifaszialer Veneninsuffizienz

C. Seidel und G. Frickert

Zusammenfassung

Anders als Hämangiome sind vaskuläre Malformationen (VM) der Haut schon präpartal angelegt und neigen nicht zur Spontaninvolution. Bestehen dabei arterio-venöse Fisteln/sekundäre Hämangiome, sind Komplikationen häufig. Anhand einer VM am Oberschenkel mit sekundärem tuberonodösem Hämangiom und epifaszialer Veneninsuffizienz werden abgestuftes diagnostisches und therapeutisches Vorgehen erörtert.

Schlüsselwörter

Vaskuläre Malformation - Sekundäres Hämangiom - Diagnostik - Operative Therapie

Einleitung

Unter den kongenitalen vaskulären Dysplasien sind Hämangiome von sog. „vaskulären Malformationen" (VM) zu trennen. Erstere entstehen zumeist erst postpartal und können sich spontan zurückbilden. VM sind – wenn auch nicht immer voll ausgeprägt – bereits präpanatal angelegt, zeigen im Verlauf proportionales Größenwachstum und neigen nicht zur Spontaninvolution. Neben Veränderungen von Wand- und Klappenstrukturen der betroffenen Gefäße können besonders Mündungsanomalien sowie arterio-venöse Fisteln kompliziert verlaufen [2, 4].

Kasuistik

Patientin: H.I. (Dok. Nr. 1673/93), 14 Jahre. Seit Geburt am rechten Oberschenkel ein Hämangiom; bisher keine Therapie. Proportionales Größenwachstum, zunehmende retikuläre Venenzeichnung (Umgebung), keine Involutionstendenz. Subjektiv tagsüber zunehmendes Schweregefühl. Keine kardiopulmonalen Beschwerden. Kein Schwäche-Kältegefühl, keine Parästhesien der Extremität.

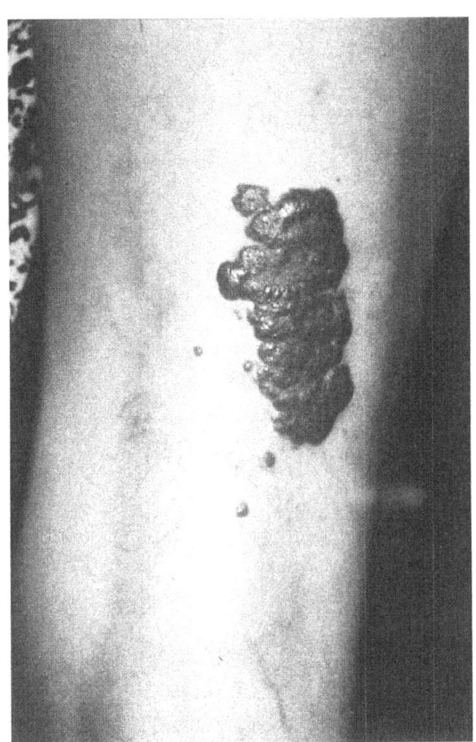

Abb. 1. Links: tuberonodöses Hämangiom mit angiomatösen Satellitenherden und ausgeprägter retikulärer Varikose der Umgebung

Befund: Am rechten Oberschenkel oberhalb der Fossa poplitea 4 x 7 cm großes, unregelmäßig feinbogig und scharf begrenztes tuberonodöses Hämangiom von dunkelroter Farbe (Abb. 1). Zentral Pulsation, am Rand Schwirren palpabel. Umgebung mit ausgeprägter kutan-retikulärer Varikose und einzelnen, linsengroßen angiomatösen Satelliten.

Telethermographie: Hypertherme Hämangiomzone, zentral punktförmiger „blow out". Überwärmte Darstellung des retikulären Venenplexus mit Abstrom zur V. saphena magna.

Dopplersonographie: Unauffällige A. femor. communis, A. poplitea. Am „blow out" (Hämangiom) arterielle Stenosekurve mit diastolischem Ruhefluß. Ähnliche Kurven auch über den Satellitenherden. Fortleitung in abgehende retikuläre Varizen. Über V. saphena magna atemunabhängiges Maschinengeräusch.

Digitale Subtraktionsangiographie: Im distalen Bereich der A. femor. profunda aneurysmatische Gefäßveränderungen, dilatierte und geschlängelte Gefäße. Eine vorzeitige Füllung der tiefen Venen (relevanter AV-Shunt) fehlt. Zur Oberfläche 1 penetriererndes, großlumiges Gefäß (Abb. 2).

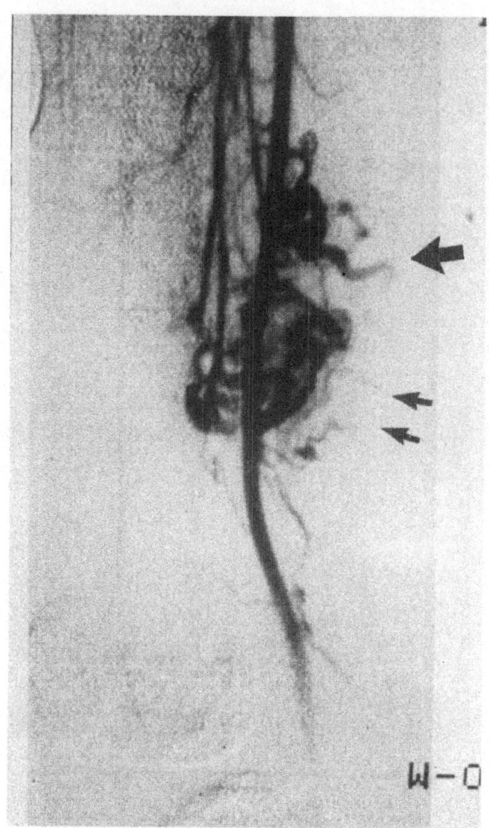

Abb. 2. Digitale Subtraktionsangiographie: Vaskuläre Malformation der distalen A. femoralis profunda; zur Oberfläche eine penetrierendes, großlumiges Gefäß *(großer Pfeil)* sowie mehrere kleinere Zuflüsse (mini-Shunts; *kleine Pfeile*)

Diagnose: Vaskuläre Malformation mit tuberonodösem Hämangiom und sekundärer epifaszialer Veneninsuffizienz.

Therapie: Aufnahmetag: „Pre-suturing" des Hämangioms (zur Vordehnung der Umgebungshaut; Abb. 3). Tags darauf Exzision knapp im Gesunden, Ligatur des erweiterten Zentralgefäßes sowie multipler „Mini shunts", wobei die Vordehnung der Hautränder durch „intraoperatives pre-suturing" erhalten wurde (Abb. 4). Wundverschluß mittels multiple-W-Plastik; vierschichtiger Nahtverschluß (subkutane, intrakutane Auszugnaht, bleibende Subkutannaht, oberflächliche Einzelknopfnaht). Zusätzlich 3 spannungsreduzierende Donati-Nähte, lang belassen (Abb. 3). Gipstutor und Low-dose-Heparinisierung für 5 Tage.

Histologie: Vom oberen Korium, das gesamte koriale Bindegewebe durchsetzend bis ins Fettgewebe reichend scharf begrenzte inselförmige dichtliegende Nester von Kapillaren mit Proliferation des Endothels. Einige kavernöse Ge-

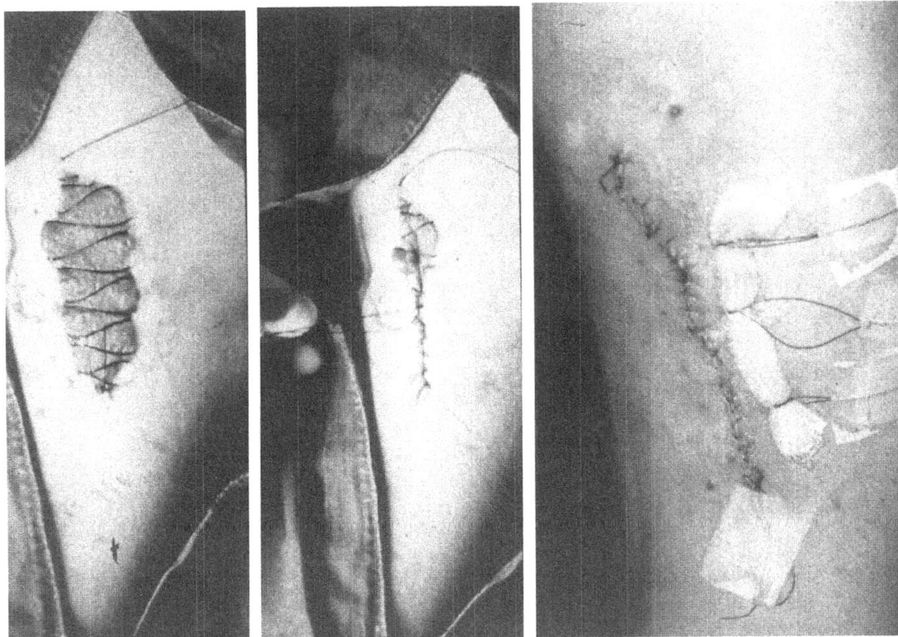

Abb. 3. Operatives Vorgehen: *links:* Nahtsitus bei Pre-suturing (vor Invagination), *Mitte:* Vordehnung der Umgebungshaut (für 24 h prä-operativ), *rechts:* Z.n. Tumorentfernung. Zur vorübergehenden Spannungsreduktion 3 Donati-Interimsnähte

fäßräume. Dazwischen zahlreiche weitgestellte Gefäßspalten mit prominentem, jedoch unauffälligem Endothel. Im Interstitium, zur seitlichen Begrenzung und an der Basis des Hämangioms mehrere dickwandige Venolen und kleine Venen.

Therapieergebnis: Postoperativ komplikationslos. Rückbildung der retikulären Phlebektasien, art. Geräusch verschwunden. Restitution atemabhängiger Strömung über V. saphena magna. Bei Valsalva jedoch geringgradiger residualer Reflux (relative Insuffizienz). Follow-up-Kontrollen, da bei hämodynamischer Relevanz verbliebener Minianastomosen von den belassenen tiefen arteriellen Gefäßanomalien die Entwicklung einer Stammvarikose nicht ausschließbar ist.

Besprechung

Zur Therapieplanung ist die klinische Differenzierung zwischen Hämangiomen und vaskulären Malformationen (VM) unabdingbar. Bestehen seit Geburt spricht für eine VM. Eine „latente Präformation" ist selten, führt aber in Aus-

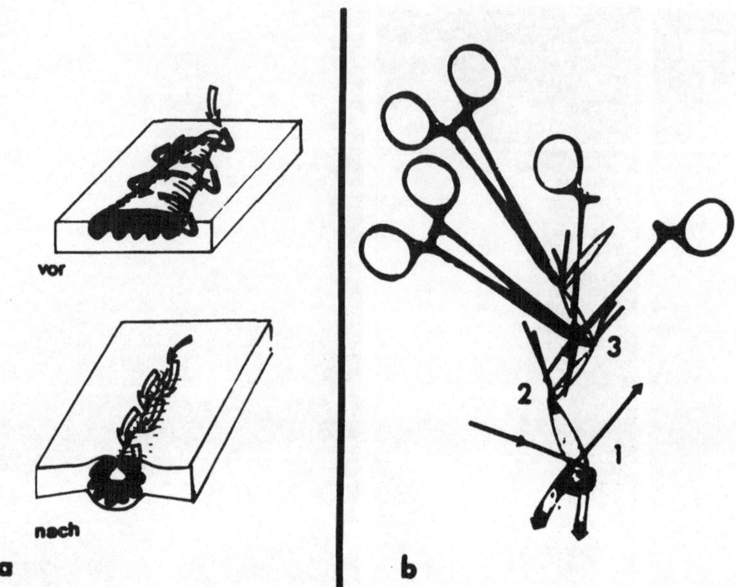

Abb. 4 a, b. Techniken des Pre-suturing: **a** Präoperatives Pre-suturing: Vordehnung der Umgebungshaut durch invaginierende, fortlaufende Matratzennaht (Zeichnung im Hautquerschnitt), **b** intraoperatives Pre-suturing: Anlage situativer, nicht geknoteter Adaptionsnähte zum Erhalt der Vordehnung

nahmefällen (Trauma, Hormonwirkung) erst in der Adoleszenz zur Manifestation. Da bei VM Weichteile, Knochen und benachbarte Organstrukturen mitbetroffen sein können, ist weiterführende apparative Abklärung notwendig. Doppler-/Duplexsonographie können zur orientierenden Diagnostik, digitale Subtraktionsangiographie und Kernspintomographie ermöglichen exakte Bestimmungen von Lokalisation, Ausdehnung, Struktur der VM sowie der Perfusionsrate (evtl. Shunting [1, 4]).

Wegen fehlender Spontaninvolution und zur Vermeidung sekundärer Schäden durch pathologische Zirkulation sollte die Therapie rechtzeitig erfolgen. Bleiben Komplikationen (Hämorrhagie, ischämische Stenose, AV-Fistel) aus, wird das 1. Lebensjahr in der Regel abgewartet. Größere Stammgefäße („feeding vessels") werden ligiert oder embolisiert und eine Lasertherapie angeschlossen: Nd-YAG Laser (subkutan bis 5 mm) unter kontinuierlicher Eiskühlung; tiefer gelegene Gefäßbezirke intraluminale bzw. interstitielle Laserung („bare fiber-technique" [1, 3]).

Bei primären Hämangiomen setzt sich die sog. „Frühtherapie" zunehmend durch. Im Gesicht, anogenital und oro-tracheal lokalisierte Hämangiome gelten als Notfälle und sind rasch binnen weniger Tage zu behandeln. Dasselbe gilt bei deutlicher Wachstumstendenz (Verdoppelung binnen einer Woche). An anderen Lokalisationen kann zunächst abgewartet und nur bei Größenzunahme sofort behandelt werden. Residuen nach Involution des Hämangioms können zur Erzielung eines günstigen kosmetischen Resultats mittels Laser behandelt werden [3].

Die vorliegende VM wurde angesichts der Befundausdehnung und des Patientenalters im Sinne eines posttherapeutischen Residuums operativ behandelt. Bezüglich des differenzierten therapeutischen Vorgehens zur Vermeidung komplizierter und oft auch kosmetisch unbefriedigender Eingriffe ist bei jedem „Hämangiom" eine funktionsdiagnostische Abgrenzung zu einer VM unerläßlich.

Literatur

1. Berlien HP, Cremer H, Djawari D, Grantzow R, Gubisch W (1993) Leitlinien zur Behandlung angeborener Gefäßerkrankungen. Pädiat Prax 46 : 87–92
2. Cremer H (1992) Gefäßveränderungen im Kindesalter. Kinderarzt 23 : 24–26
3. Lechner W (1982) Kongenitale arteriovenöse Fistel mit einem Angiom. Hautarzt 33 : 152–155
4. Phillip C, Poetke M, Berlien HP (1993) Klinik/Klassifikation angeborener Gefäßerkrankungen. Pädiat Prax 46 : 75–84

Hauptthema IV
Neue Ansätze und Strategien der konservativen Dermato-Onkologie

Stellenwert der Zytokintherapie in der Dermatoonkologie

C. Garbe

Zusammenfassung

Der Einsatz von verschiedenen Zytokinen bei malignen Hauttumoren wurde im letzten Jahrzehnt erprobt und verschiedene Indikationsstellungen für Zytokinbehandlungen wurden etabliert. Die meisten Erfahrungen liegen mit den Interferonen und mit Interleukin-2 vor. Typ-I-Interferone (Interferon α, β) sind in verschiedenen Ländern bereits für die Behandlung des kutanen Kaposi-Sarkoms, kutaner T-Zell-Lymphome und des malignen Melanoms zugelassen. Die besten Ergebnisse zeigten sich bei der Behandlung des kutanen T-Zell-Lymphoms mit IFN-α, das unter dieser Behandlung bei 40–60 % der behandelten Patienten eine objektive Remission zeigte. Eine weitere Verbesserung der Behandlungsergebnisse beim kutanen T-Zell-Lymphom konnte durch die Kombination der Interferon-Behandlung mit Photochemotherapie (PUVA) oder mit synthetischen Retinoiden erreicht werden, und objektive Ansprechraten von 60–90 % wurden beschrieben. Auch beim epidemischen Kaposi-Sarkom wurde unter Therapie mit Interferon-alpha eine objektive Ansprechrate von 30–50 % erreicht. Bei stark herabgesetzter Immunlage wird das Ansprechen auf IFN-alpha durch Kombination mit Zidovudine (AZT) verbessert. Zytokine haben auch in der Behandlung des malignen Melanoms eine Rolle erhalten, wenngleich die Behandlungsergebnisse hier noch ungünstiger sind. Unter IFN-alpha allein betrugen die objektiven Remissionen des malignen Melanoms nur etwa 10–15 %. Bei Kombination mit Interleukin-2 lassen sich ca. 20 % objektive Remissionen erreichen. Die besten Ergebnisse wurden bisher durch Kombination beider Zytokine mit Polychemotherapie-Schemata erreicht. Mit solchen kombinierten Behandlungen wurden in einigen Studien Ansprechraten von 50 % und mehr berichtet. Eine Reihe weiterer Zytokine befindet sich zur Zeit in klinischer Untersuchung, und es ist damit zu rechnen, daß in nächster Zeit neue Indikationen für den Einsatz von Zytokinen in der Dermato-Onkologie entstehen werden.

Schlüsselwörter

Zytokine – Interferone – Interleukin-2 – malignes Melanom – kutanes Lymphom – Kaposi-Sarkom

Einleitung

Als Zytokine bezeichnen wir Proteine mit niedrigem Molekulargewicht, die vor allem von Zellen des Immunsystems synthesiert werden, aber auch von anderen Zellen hergestellt werden können. Sie binden spezifisch mit hoher Affinität an Rezeptoren der Zielzellen und regeln darüber deren Proliferation, Differenzierung und funktionelle Aktivierung. Zytokine werden nicht wie die Hormone von spezialisierten Drüsen synthetisiert, sondern von Zellen unterschiedlichen Gewebsursprungs. Im Serum sind sie im allgemeinen nicht nachweisbar und wirken auf ihre Zielzellen vorwiegend in parakriner oder autokriner Weise. Das bedeutet, daß die Zytokine entweder von Zellen in der unmittelbaren Umgebung der Zielzellen synthetisiert werden und auf ihre Nachbarzellen parakrin wirken, oder aber daß sie durch die Zellen selbst, auf die sie einwirken (autokrin), produziert werden. In der körpereigenen Imunabwehr gegen Tumorzellen spielen Zytokine eine wichtige Rolle. Drei Wirkungsmechanismen vermitteln die Antitumoreffekte von Zytokinen:

1. Zytokine können direkte antiproliferative Wirkungen auf Tumorzellen haben. Solche zytostatischen Effekte wurden vor allem für die Interferone beschrieben. Die antiproliferative Wirkung ist offenbar selektiv auf Tumorzellen gerichtet, während normale Zellen entweder gar nicht oder nur schwach in ihrem Wachstum gehemmt werden. Eine solche selektive Wirkung wurde sowohl für Basaliomzellen im Gegensatz zu normalen humanen Keratinozyten als auch für Melanomzellen im Gegensatz zu normalen humanen Melanozyten gefunden [2, 14].
2. Immunologische Regulationsmechanismen werden durch Zytokine beeinflußt. So verändern verschiedene Zytokine die Expression von Oberflächenantigenen auf Tumorzellen. Eine verstärkte Expression von HLA-Klasse I- und -II-Antigenen wurde nach Inkubation von Turmorzellen mit Interferonen und anderen Zytokinen beobachtet. Auch Adhäsionsmoleküle, wie das ICAM-1-Molekül, werden durch verschiedene Zytokine in ihrer Expression stimuliert [6, 7].
3. Zytokine können die Immunantwort des Wirts stimulieren. Verschiedene Zytokine stimulieren die Proliferation und Aktivierung von Lymphozytensubpopulationen und von Monozyten. Die Antitumorwirkung von Interleukin-2 ist beispielsweise von der Stimulation der zellulären Immunantwort gegen den Tumor abhängig.

Im letzten Jahrzehnt wurden nicht nur die Wirkungen verschiedener Zytokine intensiv untersucht, sondern es gelang auch ihre gentechnologische Herstellung und damit die Voraussetzung für den Einsatz hoher Dosen von Zytokinen, die sonst nur in äußerst geringen Mengen im Körper zirkulieren. Damit eröffneten sich völlig neue Perspektiven für biologische und immunmodulatorische Therapieansätze. In kaum einem anderen Fachgebiet konnten so viele Einsatzindikationen für Zytokine in der Tumortherapie etabliert werden wie in der Dermatoonkologie. Dafür mag eine Rolle spielen, daß Tumoren an der Haut in der Regel für immunologische Einflüsse besonders empfänglich sind, da die Haut ein wichtiges Immunorgan des Körpers darstellt. Zum zweiten könnte dazu beitragen, daß an der Haut Tumormanifestationen bereits bei kleiner

Tumormasse erkannt und dann gut immunmodulatorisch oder antiproliferativ mit Zytokinen behandelt werden können. Zum dritten ist die Haut lokalen oder intraläsionalen Behandlungsansätzen besonders gut zugänglich. Während die klassischen Zytostatika insbesondere bei malignen Erkrankungen des hämatopoetischen Systems und bei aggressiven Tumoren im Kindesalter erprobt wurden, scheint es so zu sein, daß die Domäne der Untersuchung und Etablierung neuer Indikationen für den Einsatz von Zytokinen in der Krebsbekämpfung die Tumoren der Haut sind.

Im folgenden wird der derzeitige Kenntnisstand zur Behandlung von Malignomen der Haut mit Zytokinen kurz zusammengefaßt und Perspektiven einer zukünftigen Entwicklung werden skizziert. Ein besonderer Schwerpunkt wird dabei auf die bisherigen Erfahrungen mit kombinierten Behandlungen von Zytokinen und anderen Therapiemodalitäten gelegt [8].

Kutanes T-Zell-Lymphom

Das kutane T-Zell-Lymphom stellt eine relativ seltene maligne Erkrankung des Hautorgans dar, dessen Inzidenz 1/100 000 Einwohner und Jahr ist. In der Regel kommt es dabei zu einem disseminierten bis generalisierten Befall der Haut, der ekzematöse und tumoröse Manifestationen einschließt. Später werden die Lymphknoten mit einbezogen, und es kann zu viszeralem Befall oder aber auch zu einer leukämischen Phase des Krankheitsbildes (Sezary-Syndrom) kommen. Die Prognose bei diesem Krankheitsbild ist im allgemeinen infaust, die medianen Überlebenszeiten betragen bei der Diagnose eines Sezary-Syndroms ca. 2 Jahre und bei der Diagnose einer Mycosis fungoides ca. 5 Jahre (Daten der Universitäts-Hautklinik im Klinikum Benjamin Franklin in Berlin der 80er Jahre).

In der Vergangenheit wurden vor allem Tumortherapien mit Zytostatika und mit Bestrahlungen (auch Ganzkörperbestrahlungen) versucht, ohne daß damit die Überlebensprognose der Patienten wesentlich verbessert werden konnte. Behandlungen mit Interferon-alpha wurden in der Anfangszeit zum Teil mit hohen Dosen durchgeführt, später in der Regel mit 9–18 Mio. Einheiten dreimal wöchentlich. Eine Monotherapie mit Interferon-alpha wurde bei 122 Patienten mit kutanen T-Zell-Lymphomen beschrieben. Die kompletten Remissionen betrugen 19 % und die Zahl der partiellen Remissionen 41 %. Die objektive Ansprechrate mit 60 % ist hoch, und die eigene Beobachtung, daß ein therapeutischer Effekt unter der Behandlung mit Interferon-alpha über längere Zeit anhalten kann, ist ermutigend. Allerdings liegen bisher keine Studien zu Überlebenszeiten unter Interferon-alpha vor [3, 5, 12, 15].

Noch bessere Ergebnisse wurden unter kombinierte Behandlungen von Interferon-alpha und Photochemotherapie (PUVA) sowie mit Etretinat erzielt.

Die therapeutischen Ergebnisse von 26 Patienten unter der kombinierten Behandlung mit Interferon-α und Photochemotherapie sind ermutigend, und bei insgesamt 65 % dieser Patienten wurde eine komplette Remission, bei 31 % der Patienten wurde eine partielle Remission berichtet. Auch der kombinierte Einsatz von Interferon-alpha mit Etretinat verbesserte die Behandlungsergebnisse, und bei 24 behandelten Patienten fand sich ein Anteil von 29 % kompletter Remissionen und von 33 % partieller Remissionen. Insbesondere die kombinierten Therapien haben zu einer deutlichen Verbesserung der Behandlungsergebnisse bei kutanen T-Zell-Lymphomen beigetragen. Es konnten unter diesen Behandlungen langfristige Remissionen erzielt werden [4, 20, 24].

Kaposi-Sarkom

Bereits zu Anfang der 80er Jahre wurde das Kaposi-Sarkom mit Interferon-alpha behandelt. Die objektiven Ansprechraten bei einer Monotherapie mit Interferon-alpha betrugen in einer Reihe von Studien zwischen 25 und 40 % [5, 9, 16, 22]. Zum Erreichen einer ausreichenden Wirkung waren im allgemeinen Dosen um 18 Mio. Einheiten dreimal wöchentlich ausreichend. Insgesamt konnten mit steigender Dosis etwas verbesserte Ansprechraten erreicht werden. Patienten mit stark reduziertem Immunstatus (CD 4 + Lymphozyten < 100–200/μl) sprachen schlechter auf die Interferon-alpha-Behandlung an als Patienten mit noch relativ gutem Immunstatus. Bei Patienten mit stark herabgesetztem Immunstatus und Kaposi-Sarkom wurden kombinierte Behandlungen mit Interferon-alpha und Zidovudin (AZT) durchgeführt, die dann wieder zu einer Verbesserung des Ansprechens führen. Dabei konnten niedrige Dosen von Zidovudin (500–600 mg/Tag) verwendet werden, und diese Behandlung zeigte sich als gut verträglich. Bei der kombinierten Behandlung fanden sich Ansprechraten von 40–50 % [5, 13, 21]. Auch die zusätzliche Gabe von koloniestimulierenden Faktoren bei Neutropenie infolge der Interferon-α-Behandlung führte zu einer Verbesserung der Behandlungsergebnisse in einer Studie.

Malignes Melanom

Beim malignen Melanom der Haut gibt es im metastasierten Stadium heute keine Standardbehandlung. Die Ansprechraten auf Zytostatika sind im allgemeinen gering und überschreiten auch bei kombinierten Behandlungen 25–35 % nicht. Die Prognose bei Fernmetastasierung ist äußerst ungünstig und die medianen Überlebenszeiten liegen bei 4–6 Monaten. Vor diesem Hintergrund wurden Zytokine früh beim malignen Melanom eingesetzt, um therapeutische Alternativen zu erarbeiten.

Monotherapien mit Interferon-alpha beim fernmetastasierten malignen Melanom führten nur zu vergleichsweisen geringen Ansprechraten von 10–15 %. Interessant ist der Befund, daß mit mittleren Dosen von Interferon-alpha (9–18 Mio. Einheiten dreimal wöchentlich) eine Krankheitsstabilisierung und ein verlängertes Überleben erreicht werden konnten. Möglicherweise bewirkt Interferon-α eine Verminderung der Krankheitsprogression bei einem größeren Anteil der behandelten Patienten, ohne daß in einem nennenswerten Prozentsatz objektive Remissionen erreicht werden [18].

Ein weiteres Zytokin mit nachgewiesener Wirkung beim metastasiertem Melanom ist Interleukin-2 (Il-2). Il-2 ist ein Wachstumsfaktor für T-Lymphozyten und NK-Zellen. Es bewirkt eine Proliferation der Lymphozyten, verstärkt die Expression des Il-2-Rezeptors und stimuliert die Entwicklung der zytotoxischen Aktivität gegenüber autologen und allogenen Tumorzellen. Derzeit werden vor allem zwei Applikationswege in der Behandlung mit diesem Zytokin gewählt: a) Entweder wird eine kontinuierliche Infusionstherapie über mehrere Tage durchgeführt, wobei anfangs hohe Dosen, und später ein Wechsel zu niedrigen Dosen empfohlen wird [11]. b) Eine Alternative besteht in der subkutanen Gabe von Interleukin-2, möglicherweise ist dieses Applikationsschema allerdings weniger wirksam [1].

Eine weitere Verbesserung der therapeutischen Ergebnisse resultierte aus der Kombination von Zytokinen mit Zytostatika. Die am häufigsten angewandte Kombination ist die Behandlung mit Interferon-alpha und Dacarbazin beim metastasierten malignen Melanom. Eine Metaanalyse von 9 klinischen Studien mit zusammen 501 Patienten zeigt unter dieser Behandlung komplette Remissionen bei 10 % der behandelten Patienten und partielle Remissionen bei weiteren 19 % sowie eine zusätzliche Stabilisierung der Krankheitsverläufe bei 25 % der behandelten Patienten. Dabei wurde das Interferon in der Regel mit 9–18 Mio. Einheiten dreimal wöchentlich dosiert und das Dacarbazin zumeist mit 850 mg/m^2 alle vier Wochen gegeben. In drei dieser Studien wurde die kombinierte Behandlung mit Interferon-alpha und Dacarbazin randomisiert vs. einer Monotherapie mit Dacarbazin allein verglichen. In zwei dieser drei Studien fanden sich signifikant bessere Ergebnisse für die kombinierte Behandlung, während in der dritten Studie kein signifikanter Unterschied erkennbar war [5].

Eine weitere Verbesserung der Behandlungsergebnisse wurde unter kombinierten Therapien mit Polychemotherapie und Interferon-alpha oder Interferon-α + Il-2 berichtet. Die zusammengefaßte Auswertung vier solcher Therapiestudien mit 164 Patienten zeigte komplette Remissionen bei 16 % der Patienten und partielle Remissionen bei weiteren 43 % [5, 10, 17, 19]. Diese komplexen Schemata sind allerdings aufwendig und auch für den Patienten belastend sowie mit einer relativ hohen Toxizität versehen. Ob sich beim Einsatz solcher komplexen Chemoimmuntherapien auch Vorteile hinsichtlich der Überlebensdauer erzielen lassen, kann zur Zeit noch nicht beantwortet werden.

Zukünftige Therapieprotokolle sollten vor allem unter dieser Fragestellung ausgewertet werden.

Intraläsionale Tumortherapie

Insbesondere Interferon-alpha wurde hinsichtlich seiner Wirkung in der intraläsionalen Tumortherapie untersucht. So können Basaliome intraläsional mit 1,5–3 Mio. I.E. Interferon-alpha dreimal wöchentlich für 3–4 Wochen behandelt werden und bilden sich unter dieser Behandlung zu ca. 80 % vollständig zurück [5]. Für Behandlungen mit Interferon-β wurden kasuistisch auch gute Erfolge bei größeren epithelialen Tumoren mitgeteilt, systematische Studien dazu wurden bisher allerdings nicht veröffentlicht. Eine lokale Therapie mit Interferon-α und Interferon-β ist auch bei Metastasen des malignen Melanoms möglich und Rückbildungen wurden in 50–60 % der behandelten Metastasen beschrieben. Allerdings ist das Ansprechen uneinheitlich, und es ist durchaus möglich, daß nur ein Teil der Metastasen bei einem Patienten ansprechen [4, 23].

Literatur

1. Atzpodien J, Körfer A, Franks CR, Poliwoda H, Kirchner H (1990) Home therapy with recombinant interleukin-2 and inteferon-a-2b in advanced human malignancies. Lancet 335 : 1509–1512
2. Brysk MM, Santschi CH, Bell T, Wagner RF Jr, Tyring SK, Rajaraman S (1992) Culture of basal cell carcinoma. J Invest Dermatol 98 : 45–49
3. Bunn PA Jr, Ihde DC, Foon KA (1986) The role of recombinant interferon alfa-2a in the therapy of cutaneous T-cell lymphomas. Cancer 57 : 1689–1695
4. Fierlbeck G, d'Hoedt B, Stroebel W, Stutte H, Bogenschütz O, Rassner G (1992) Intraläsionale Therapie von Melanommetastasen mit rekombinantem Interferon-beta. Hautarzt 43 : 16–21
5. Garbe C (1995) Perspectives of cytokine treatment in malignant skin tumors. Recent Results Cancer Res 139 : 349–370
6. Garbe C, Krasagakis K (1993) Effects of interferons and cytokines on melanoma cells. J Invest Dermatol 100 : 239S–244S
7. Garbe C, Krasagakis K, Zouboulis C, Schröder K, Krüger S, Stadler R, Orfanos CE (1990) Antitumor activities of Interferon-alpha, -beta und -gamma on malignant melanoma cells in vitro. Changes of proliferation, melanin synthesis and immunophenotype. J Invest Dermatol 95 : 231S–237S
8. Garbe C, Kreuser ED, Zouboulis CC, Stadler R, Orfanos CE (1992) Combined treatment of metastatic melanoma with interferons and cytotoxic drugs. Semin Oncol 19 [Suppl 4] : 63–69
9. Gelmann EP, Preble OT, Steis R, Lane HC, Rook AH, Wesley M, Jacob J, Fauci A, Masur H, Longo D (1985) Human lymphoblastoid interferon treatment of Kaposi's sarcoma in the acquired immune deficiency syndrome. Clinical response and prognostic parameters. Am J Med 78 : 737–741

10. Hamblin TJ, Davies B, Sadullah S, Oskam R, Palmer P, Franks CR (1991) A phase II study of the treatment of metastatic malignant melanoma with a combination of dacarbazine, cisplatin, interleukin-2(IL-2) and alfa-interferon (IFN). Proc Annu Meet Am Soc Clin Oncol 10 : A1029
11. Keilholz U, Scheibenbogen C, Tilgen W, Bergmann L, Weidmann E, Seither E, Richter M, Brado B, Mitrou PS, Hunstein W (1993) Interferon-alpha and interleukin-2 in the treatment of metastatic melanoma. Comparison of two phase II trials. Cancer 72 : 607–614
12. Kohn EC, Steis RG, Sausville EA, Veach SR, Stocker JL, Phelps R, Franco S, Longo DL, Bunn PA, Ihde DC (1990) Phase II trial of intermittent high-dose recombinant interferon alfa-2a in mycosis fungoides and the Sezary syndrome. J Clin Oncol 8:155-160
13. Kovacs JA, Deyton L, Davey R, Falloon J, Zunich K, Lee D, Metcalf JA, Bigley JW, Sawyer LA, Zoon KC et al (1989) Combined zidovudine and interferon-alpha therapy in patients with Kaposi sarcoma and the acquired immunodeficiency syndrome (AIDS). Ann Intern Med 111 : 280–287
14. Krasagakis K, Garbe C, Krüger S, Orfanos CE (1991) Effects of interferons on cultured human melanocytes in vitro: interferon-beta but not-alpha or -gamma inhibit proliferation and all interferons significantly modulate the cell phenotype. J Invest Dermatol 97 : 364–372
15. Olsen EA, Rosen ST, Vollmer RT, Variakojis D, Roenigk HH Jr, Diab N, Zeffren J (1989) Interferon alfa-2a in the treatment of cutaneous T cell lymphoma. J Am Acad Dermatol 20 : 395–407
16. Plettenberg A, Kern P, Dietrich M, Meigel W (1990) Rekombinantes Interferon alpha 2A in der Behandlung des HIV-assoziierten Kaposi-Sarkoms. Langzeitergebnisse. Med Klin 85 : 647–652
17. Pyrhonen S, Hahka Kemppinen M, Muhonen T (1992) A promising interferon plus four-drug chemotherapy regimen for metastatic melanoma. J Clin Oncol 10:1919–1926
18. Pyrhonen S, Kouri M, Holsti LR, Cantell K (1992) Disease stabilization by leukocyte alpha interferon and survival of patients with metastatic melanoma. Oncology 49 : 22–26
19. Richards JM, Mehta N, Ramming K, Skosey P (1992) Sequential chemoimmunotherapy in the treatment of metastatic melanoma. J Clin Oncol 10:1338–1343
20. Roenigk HH Jr, Kuzel TM, Skoutelis AP, Springer E, Yu G, Caro W, Gilyon K, Variakojis D, Kaul K, Bunn PA Jr et al (1990) Photochemotherapy alone or combined with interferon alpha-2a in the treatment of cutaneous T-cell lymphoma. J Invest Dermatol 95 [6 Suppl] : 198S–205S
21. Stadler R, Bratzke B, Schaart F, Orfanos CE (1990) Long-term combined rIFN-alpha-2a and zidovudine therapy for HIV-associated Kaposi's sarcoma: clinical consequences and side effects. J Invest Dermatol 95 [Suppl 6] : 170S–175S
22. Volberding P, Valero R, Rothman J, Gee G (1984) Alpha interferon therapy of Kaposi's sarcoma in AIDS. Ann NY Acad Sci 437 : 439-446
23. Wussow P von, Block B, Hartmann F, Deicher H (1988) Intralesional interferon-alpha therapy in advanced malignant melanoma. Cancer 61 : 1071–1074
24. Zachariae H, Thestrup Pedersen K (1990) Interferon alpha and etretinate combination treatment of cutaneous T-cell lymphoma. J Invest Dermatol 95 [Suppl 6] : 206S–208S

Probleme der Immuntherapie

R. Dummer, R. Böni, A. Davis-Daneshfar und G. Burg

Zusammenfassung

Durch rekombinante Zytokine hat sich die Immuntherapie in der Dermatoonkologie etabliert. Der intensive Einsatz dieser Zytokine ist aber auch mit Problemen verbunden. So werden klinisch Autoimmunerkrankungen wie Autoimmunthyreopathien, Vitiligo-ähnliche Hauterkrankungen, Antiphospholipidantikörper mit trombembolischen Komplikationen oder Sklerodermie-artige Hautveränderungen beobachtet. Ein Einfluß auf das Metastasierungsverhalten wurde nicht nachgewiesen. Die Anwendung von Zytokinen führt in maximal 50 % der Patienten zur Induktion von neutralisierenden Antikörpern. Es erscheint wahrscheinlich, daß mittels Interferonen die zytotoxische Antwort gegen Tumorzellen von natürlichen Killerzellen zu zytotoxischen T-Zellen verschoben wird. Dadurch kann es zu einer reduzierten Immunantwort kommen. Hemmende Einflüsse können auch von freigesetzten löslichen Adhäsionsmolekülen oder löslichen Rezeptormolekülen wie ICAM-1 oder TNF-R ausgehen. Sowohl Untersuchungen in vitro als auch in vivo sind notwendig, um die komplexen Interaktionen in vivo besser zu verstehen und damit Immunbehandlungen selektiver einzusetzen.

Schlüsselwörter:

Melanom – Immuntherapie – Interleukin-2 – Interferon, Nebenwirkungen – Autoimmunerkrankungen – Vitiligo

Einleitung

Die Gentechnologie ermöglicht heute, Zytokine für die klinische Anwendung bereitzustellen. Damit steht ein Instrumentarium zur Verfügung, in das komplizierte Zytokinnetzwerk in vivo einzugreifen. Verschiedene Wirkmechanismen werden postuliert:

1. Das Wachstum von Tumorzellen wird direkt gehemmt (z. B. durch Typ I IFNe oder TNF [1]).
2. Tumorzellen werden durch verstärkte Expression von Histokompatilitätsantigenen (HLA Klasse I oder II) oder Adhäsionsmolekülen wie ICAM-1 oder kostimulatorischen Molekülen wie B7 [13] besser erkennbar und damit lysierbar (z. B. durch Typ I oder Typ II IFN; [1]).

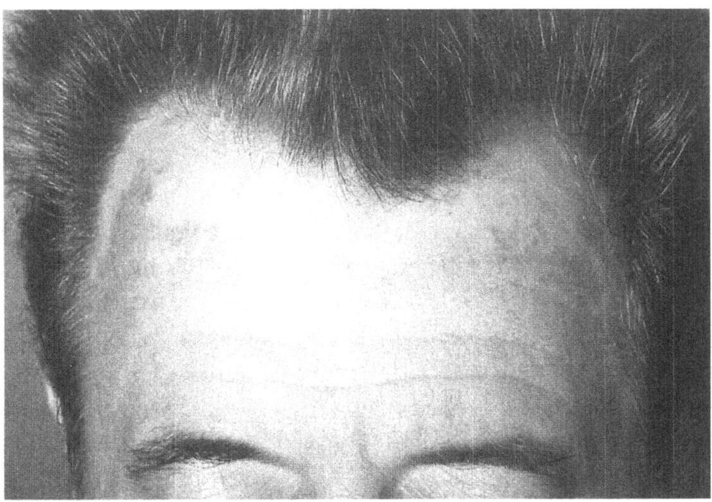

Abb. 1. Unter Chemoimmuntherapie (DTIC, IFN-α, IL-2) entstandene Depigmentierung am Haaransatz bei einem Patienten mit metastasierendem Melanom

3. Reaktive zytotoxische Zellen wie NK-Zellen, T-Lymphozyten oder Makrophagen werden aktiviert (z. B. durch Il-2 oder Il-12; [8, 10]). Im folgenden werden einige Aspekte anhand von In-vivo-Beobachtungen und von In-vitro-Untersuchungen diskutiert.

Ergebnisse

Klinische Phänomene

Autoimmunerkrankungen

Ein antitumoraler Mechanismus der Immunmodulation besteht darin, daß Proteine, die zur Antigenpräsentation gebraucht werden, vermehrt exprimiert werden. Dieses Model erklärt, warum bei entsprechender Disposition der Patienten Erkrankungen wie die Psoriasis getriggert und Autoimmunerkrankungen ausgelöst werden.

Autoimmunthyreopathien: Autoimmunthyreopathien wurden schon beschrieben für die isolierte Anwendung von Il-2 [18]. Eine andere Arbeit hat die Schilddrüsenfunktion, in Patienten untersucht, die mit niedrig dosierten IFN-α und subkutan applizierten Il-2 behandelt wurden. Fast alle Patienten entwickelten eine supprimierte TSH-Sekretion. Bei einigen Patienten wurde auch eine Hyperthyreose beobachtet, die bei einem Patienten sogar behandlungspflichtig wurde [11].

Vitiligo-ähnliche Depigmentierung: Hypopigmentierungen wurden in 1,4–20 % der Patienten mit metastasierendem Melanom beschrieben und treten 7- bis 10mal häufiger auf als bei Gesunden. Diese Hypopigmentierung bei Melanompatienten unterscheidet sich von der Vitiligo im klassischen Sinne in bezug auf Epidemiologie, klinisches Erscheinungsbild, Verteilungsmuster und Histologie, weshalb der Begriff „Vitiligo" bei dieser Patientengruppe nicht verwendet werden sollte [4]. Das Auftreten von Depigmentierung bei Melanompatienten ist in der Regel ein Zeichen für eine Metastasierung des Tumors [15]. Innerhalb dieser Patientenpopulation wird es aber als prognostisch gutes Zeichen angesehen [15]. Abbildung 1 zeigt eine typische Depigmentierung am Haaransatz, die unter kombinierter Chemoimmuntherapie mit DTIC, IFN-α und Il-2 gleichzeitig mit der Regression der gastrointestinalen Metastasierung aufgetreten ist.

Antiphospholipidantikörper: Becker et al. berichteten kürzlich, daß die Applikation von IFN-α alleine und die Kombination von Il-2 und IFN-α, jeweils in hohen Dosen, zur Induktion von Antiphospholipidantikörpern und zu thromboembolischen Komplikationen führen kann [3]. In unserem eigenen Krankheitsgut haben wir 40 Patienten mit Low-dose-IFN und Il-2 s.c. auf das Auftreten von Antikardiolipinantikörpern untersucht. In etwa der Hälfte der Patienten fanden sich grenzwertig erhöhte Antikörper unter der Therapie. Allerdings traten keine thrombembolischen Komplikationen auf.

Sklerodermieartige Hautveränderungen: Lacour et al. [12] berichteten über das Auftreten von Sklerodermie bei einem Melanompatienten, welcher mit einer intralymphatischen Immuntherapie behandelt worden war. Wir beschrieben kürzlich den Fall einer Patientin, bei welcher beim fünften Zyklus einer Immuntherapie mit IFN-α und Il-2 sklerodermieartige Hautveränderungen auftraten. Andere diagnostische Kriterien für eine systemische Sklerose wie Raynaud-Symptom oder Lungenfibrose fehlten [4].

Antikörperbildung

Der klinische Einsatz von natürlichem und rekombinantem IFN-α ist trotz der angenommenen fehlenden Immunogenität in einigen Fällen mit der Bildung von Antikörpern verbunden. Diese können in zwei Gruppen eingeteilt werden: 1) neutralisierende Antikörper (sie neutralisieren die antiviralen Effekte von IFN-α in vitro) und 2) nicht-neutralisierende Antikörper. Die Inzidenz neutralisierender Antikörper variiert in der Literatur zwischen 0–38 %. Wir konnten

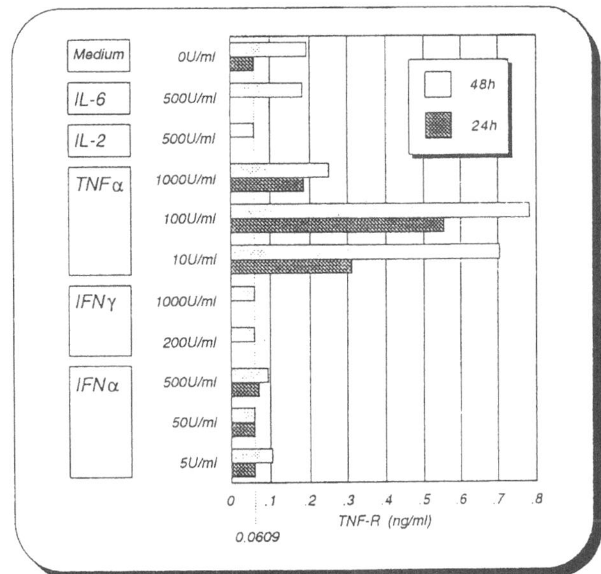

Abb. 2. Zytokinabhängiges Shedding des TNF-R (60 kD [9]) von der Melanomzellinie M 19

von 31 mit rIFN-a2b und Il-2 behandelten Patienten mit malignem Melanom in 11 (36 %) Fällen mittels ELISA die Bildung von Antikörpern feststellen, wobei 3 dieser Patienten mittels ANB („Antibody neutralizing bioassy") Antikörper mit neutralisierenden Eigenschaften aufwiesen. Eine erhöhte Inzidenz an anderen Autoantikörpern lag nicht vor. Patienten mit hohen Antikörpertitern wiesen eine signifikante Abnahme des β2-Mikroglobulins und tendenziell eine Abnahme der löslichen Il-2R Serumspiegel auf. Dies weist auf eine In-vivo-Beeinträchtigung der biologischen Wirksamkeit von IFN-α hin.

Immunologische Phänomene

IFN vermittelte Modulation der Lysierbarkeit von Melanomzellen in vitro: Wir haben kürzlich den Einfluß von IFN-α, IFN-γ und TNF-α auf die zytotoxische Aktivität von Il-2 stimulierten peripheren mononuklearen Zellen untersucht. Bei otpimaler Il-2 Dosierung (50 U/ml) konnte keines der oben genannten Zytokine die Induktion einer zytotoxischen Aktivität verstärken. Bei suboptimaler Il-2-Menge (5 U/ml) waren alle Zytokine in der Lage, die zytotoxische Aktivität zu verstärken. Eine Vorbehandlung mit IFN-α oder TNF-α hatte eine verbesserte Lysierbarkeit bei einer Zell-Linie zur Folge [16].

Induktion von Escapemechanismen (Rezeptorshedding)

Zytokinvermitteltes Shedding von TNF-R: Mit einem ELISA wurde der 60 kD schwere TNF-R [9] im Überstand von Melanomzell-Linien mit und ohne Zytokinstimulation nach 24 und 48 h gemessen. Die Ergebnisse sind für die Zellinie M 26 zusammengefaßt in Abb. 2.

Diskussion

Berichte aus der Literatur und eigene Erfahrungen zeigen, daß immuntherapeutische Interventionen in prädisponierten Patienten Autoimmunerkrankungen auslösen. Thyreopathien sind dabei die häufigsten Erkrankungen. Meist kommt es zur Suppression der TSH-Sekretion. Manifeste Hypo- oder Hyperthyreosen hingegen sind selten [11].

Bei einigen wenigen Patienten mit malignem Melanom wird durch die Immunbehandlungen eine Vitiligo-ähnliche Erkrankung ausgelöst [4, 15]. Der Begriff Vitiligo sollte für diese Depigmentierungen nicht verwendet werden, da wichtige Kriterien nicht der klassischen Vitiligo entsprechen.

In jüngster Zeit wurde auch über das Auftreten von Antiphospholipidantikörpern assoziierten thrombembolischen Komplikationen unter Immuntherapien [3] berichtet. In unserem eigenen Krankheitsgut haben wir ca. 40 Patienten mit Low-dose-IFN und Il-2 s.c. auf das Auftreten von Antikardiolipinantikörpern untersucht. In etwa der Hälfte der Patienten fanden sich grenzwertig erhöhte Antikörper unter der Therapie ohne Einfluß auf Gerinnungsparameter. Interessanterweise waren diese Antikardiolipinantikörper teilweise trotz Fortführung der Behandlung nur über einige Zyklen nachweisbar und verschwanden dann spontan wieder. Thrombembolische Komplikationen konnten wir in unserem Kollektiv nicht beobachten. Daraus leiten wir ab, daß eine endgültige Beurteilung der Signifikanz dieser Antikardiolipinantikörper noch nicht möglich ist.

Sehr selten kann es neben blasenbildenden Hauterkrankungen auch zu Sklerodermie-artigen Manifestationen an der Haut kommen. Bei der von uns beobachteten Patientin fand sich eine Assoziation der Sklerodermie-artigen Hautveränderung mit einer kompletten Remission. Eine immunsuppressive Behandlung der Sklerodermie führte zu einer deutlichen Verbesserung der Hautsymptomatik, aber gleichzeitig kam es zur Entwicklung von kutanen und später intrazerebralen Metastasen [4]. Viele immuntherapeutisch aktive Kollegen haben den Verdacht geäußert, daß nach Immunbehandlungen Metastasen im zentralen Nervensystem häufiger auftreten. Eine Literatursache zu diesem Thema konnte diesen Verdacht nicht belegen.

Neben den dargestellten klinischen Problemen ergeben sich auch eine ganze Reihe immunologischer Fragestellungen bei der Anwendung von Zytokinen. Obwohl rekombinant hergestellte Zytokine von ihrer Aminosäuresequenz her dem in vivo produzierten Proteinen entsprechen, kommt es zur Bildung von Antikörpern gegen diese Proteine. Am besten ist dieses Phänomen untersucht für IFN-α. Die Antikörperbildung gegen Interfon-α ist abhängig von Applikationsweise, von der Dosis und Begleittherapie [6]. Ein Kollektiv von 32 Patienten mit malignem Melanom, die mit niedrig dosierten IFN-α und subkutanen Il-2 behandelt wurden, zeigte eine Inzidenz von Antikörpern gegen IFN von 36 %, wobei allerdings nur 10 % der Patienten neutralisierende Antikörper aufwiesen [5].

Die Interaktion zwischen Tumorzellen und zyotoxischen Zellen ist für den Erfolg einer Immuntherapie von großer Bedeutung. Obwohl die Applikation von Tumor-infiltrierenden Lymphozyten weit verbreitet ist, kann nicht ausgeschlossen werden, daß sich unter diesen Zellpopulationen auch einige T-Zellklone verbergen, die in der Lage sind, Melanomwachstum zu fördern [14].

Il-2 führt zur Aktivierung von zytotoxischen T-Lymphozyten, T-Helferlymphozyten und natürlichen Killerzellen. Wichtig erscheint, daß NK-Zellen nur in Gegenwart von sehr hohen Il-2-Dosen aktiviert werden können. Niedrige Dosen aktivieren überwiegend T-Lymphozyten [8].

IFNe, insbesondere IFN-α, führen durch Hochregulation von HLA-Proteinen zur Blockierung der Lysierbarkeit durch NK-Zellen von Melanomzellen. Allerdings wird über den gleichen Mechanismus die Lysierbarkeit der Melanomzellen durch zytotoxische T-Lymphozyten verbessert [17]. Aus dieser Überlegung erscheint eine Kombination von IFN-α und niedrig-dosiertem Il-2 sinnvoll.

Es ist anzunehmen, daß Tumorzellen eine ganze Reihe von Möglichkeiten haben, die Immunantwort auch unter Immuntherapien zu umgehen. Ein möglicher Escapemechanismus ist das Rezeptorshedding. Die Inkubation von Melanomzell-Linien mit TNF oder IFN-γ führt zur Freisetzung von löslichen ICAM-1 [2, 7]. Da lösliche ICAM-1-Moleküle in der Lage sind, die Interaktion zwischen Tumorzellen und zytotoxischen Zellen zu inhibieren [2], wäre es gut vorstellbar, daß auch in vivo das Shedding von ICAM-1 zur Inhibition von zytotoxischen Zellen führen kann. Ähnliche Überlegungen drängen sich für das Shedding von TNF-R auf [9].

Im Rahmen dieses Beitrages haben wir versucht, einige klinische und immunologische Phänomene der Immuntherapie herauszugreifen, um daran beispielhaft die Problematik der Immuntherapien zu diskutieren. Gegenwärtig ist die Immunbehandlung trotz der gentechnologisch produzierten Zytokine ein sehr unselektives Werkzeug. Es ist jedoch zu hoffen, daß neue Erkenntnisse der Immunologie und Erfahrungen bei der Anwendung dieser Substanzen durch kritische und aufmerksame Therapeuten zu selektiveren Effekten in vivo führen.

Literatur

1. Balkwill FR (1989) Interferons. Lancet 8646 : 1060–1063
2. Becker JC, Dummer R, Hartmann AA, Burg G, Schmidt RE (1991) Shedding of ICAM-1 from human melanoma cell lines induced by IFN-gamma and tumor necrosis factor-alpha. Functional consequences on cell-mediated cytotoxicity. J Immunol 147 : 4398–4401
3. Becker JC, Winkler B, Klingert S, Brocker EB (1994) Antiphospholipid syndrome associated with immunotherapy for patients with melanoma. Cancer 73 : 1621–1624
4. Böni R, Dummer R, Burg G (1995) Systemic sclerosis and leukoderma induced by Il2- and IFN-alpha therapy in a melanoma patient. Eur J Dermatol (in press)
5. Davis-Daneshfar A, Dummer R, Böni R, Wussow P von, Joller H, Burg G (submitted) Adjuvant immunotherapy in malignant melanoma: Formation of antibodies against recombinant Interferon-alpha.
6. Dummer R, Muller W, Nestle F, Wiede J, Dues J, Lechner W, Haubitz I, Wolf W, Bill E, Burg G (1991) Formation of neutralizing antibodies against natural interferon-beta, but not against recombinant interferon-gamma during adjuvant therapy for high-risk malignant melanoma patients. Cancer 67 : 2300–2304
7. Dummer R, Sigg-Zemann S, Kaltoft K, Muletta S, Meyer J, Burg G (1994) Various cytokines modulate ICAM-1 shedding from melanoma and CTCL-derived cell lines: Inverse regulation of ICAM-1 shedding in a Sezary cell line by interferon-gamma. Dermatology 189 : 120–124
8. Dummer R, Welters H, Keilholz U, Tilgen W, Burg G (1990) Interleukin 2: immunologischer Hintergrund und Anwendung in der Tumortherapie. Hautarzt 41 : 53–55
9. Gatanaga T, Hwang CD, Kohr W, Cappuccini F, Lucci J3, Jeffes EW, Lentz R, Tomich J, Yamamoto RS, Granger GA (1990) Purification and characterization of an inhibitor (soluble tumor necrosis factor receptor) for tumor necrosis factor and lymphotoxin obtained from the serum ultrafiltrates of human cancer patients. Proc Natl Acad Sci USA 87 : 8781–8784
10. Hall SS (1994) Il-12 hold promise against cancer, glimmer of AIDS hope. Science 263 : 1685–1686
11. Hauschild A, Mönig H, Christophers E, Schulte H (1992) Interleukin 2 and Interferon alpha suppresses TSH secretion. Proceedings Am Ass Cancer Res 33 : 245 (Abstract)
12. Lacour JP, Caldani C, Thyss A, Schneider M, Ortonne JP (1992) Vitiligo-like depigmentation and morpheas after specific intralymphatic immunotherapy for malignant melanoma. Dermatology 184 : 283–285
13. Lanzavecchia A (1993) Identifying strategies for immune intervention. Science 260 : 937–944
14. Maeda K, Lafreniere R, Jerry LM (1991) Production and characterization of tumor infiltrating lymphocyte clones derived from B16–F10 murine melanoma. J Invest Dermatol 97 : 183–189
15. Richards JM, Mehta N, Ramming K, Skosey P (1992) Sequential chemoimmunotherapy in the treatment of metastatic melanoma. J Clin Oncol 10 : 1338–1343
16. Schultz ES, Dummer R, Becker JC, Zillikens D, Burg G (1994) Influence of various cytokines on the interleukin-2-dependent lysis of melanoma cells in vitro. Arch Dermatol Res 286 : 73–76
17. Versteeg R (1992) NK cells and T cells: mirror images? Immunol Today 13 : 244–247
18. Weijl NI, Van dHD, Brand A, Kooy Y, Van LS, Schroder J, Lentjes E, Van RJ, Cleton FJ, Osanto S (1993) Hypothyroidism during immunotherapy with interleukin-2 is associated with antithyroid antibodies and response to treatment. J Clin Oncol 11 : 1376–1383

Adjuvante, autologe aktiv spezifische Immuntherapie (ASI) des metastasierenden malignen Melanoms im klinischen Stadium III und IV (UICC) Eine prospektiv randomisierte Doppelblindstudie

T. M. Proebstle, M. Schwürzer-Voit, T. Ahlert und W. Sterry

Zusammenfassung

Bislang fehlen Therapieschemata, deren Wirksamkeit in der adjuvanten Behandlung des metastasierenden Melanoms durch kontrollierte Studien gezeigt wurde. Wir untersuchten an 25 Patienten mit makroskopisch vollständig resektablen Melanommetastasen die Durchführbarkeit der aktiv spezifischen Immuntherapie (ASI) nach Schirrmacher. Die Metastasen werden mechanisch und enzymatisch aufgearbeitet und die gewonnenen, vitalen Zellen in Aliquots à 10^7 tiefgefroren. Je ein Aliquot wird am Tag vor der Vakzination aufgetaut und durch Gradienten-Zentrifugation und Inkubation mit anti-CD 2, -CD 11 a- und CD 45-konjugierten Magneto-Beads von darin enthaltenen Leukozyten gereinigt. Nach einer letalen Bestrahlung mit 200 Gy werden die Zellen mit 32 HAU des Newcastle-disease-Virus als Adjuvans versetzt. In Woche 2, 4, 6, 12 und 26 wird je eine Vakzine verabreicht. Bei 20 von 25 Patienten mit einer durchschnittlichen Metastasenmasse von 13,9 ± 10,8 g ($\mu \pm$ SD, n = 20) war die Präparation von mindestens 5 x 10^7 Zellen möglich. Die durchschnittliche Ausbeute war 1,74 ± 1,78 x 10^7 (n = 20) Zellen pro Gramm eingesetzte Metastase. Bei den bislang in adjuvanter Situation offen behandelten 12 Patienten kam es lediglich zu lokalem Infiltrat und Erythem an der Applikationsstelle. Eine Ende 1993 begonnene adjuvante, randomisierte Doppelblindstudie soll den Einfluß des Verfahrens auf rezidivfreies Überleben und Gesamtüberleben klären.

Schlüsselwörter

Malignes Melanom – aktiv spezifische Immuntherapie (ASI) – autolog – NDV

Einleitung

Immunogene Tumoren wie das maligne Melanom oder das Mammakarzinom sind seit Jahrzehnten das Ziel immuntherapeutischer Ansätze. Die Immuntherapie des metastasierten Melanoms mit Hochdosisinterleukin-2 und α-Interferon [7] gehört mittlerweise zu den etablierten Therapien. Auch die niedrig dosierte Anwendung von Zytokinen zeigte günstige Effekte auf die Progression metastasierter Melanome [2].

Verschiedene Ansätze zur Steigerung der zellulären Tumorabwehr wurden untersucht. Vakzinationsprotokolle mit BCG stellten sich als weitgehend wirkungslos heraus [4], während Onkolysate oder Ganzzellvakzine eine antitumorale Aktivität induzieren konnten [3]. Die von Schirrmacher entwickelte, autologe Ganzzell-Vakzine zeigte Antitumorwirkung im Tiermodell [6, 9], eine adjuvante Anwendung dieser Vakzine bei Patienten nach Exzision von Lebermetastasen eines kolorektalen Karzinoms scheint das krankheitsfreie Überleben zu verlängern [8, 10].

In der vorliegenden Arbeit prüften wir die Durchführbarkeit eines adjuvanten ASI-Protokolls nach Schirrmacher bei Patienten mit metastasiertem Melanom.

Ergebnisse

An 25 Melanompatienten im klinischen Stadium III (UICC 1987) wurden Lymphknotenmetastasen maligner Melanome entfernt. Die Patienten waren postoperativ makroskopisch tumorfrei. Die entnommenen Metastasen wurden unter aseptischen Bedingungen mechanisch zerkleinert und mit Kollagenase, Hyaluronidase und DNAase in Einzelzellsuspensionen überführt. Nach Trypanblaufärbung wurden Aliquots von je 10 Mio. vitalen Zellen in Flüssigstickstoff tiefgefroren. Abbildung 1 zeigt die gewonnenen vitalen Zellen gegen die ursprünglich eingesetzte Tumormasse aufgetragen. Bei den 20 Patienten mit einem Präparationsergebnis von über 30 Millionen Zellen lag die durchschnittliche Zellausbeute bei 1,74 ± 1,78 x 10^7 pro Gramm Metastase (n = 20), das durchschnittliche Metastasengewicht bei 13,9 ± 10,8 g (n = 20). Lediglich fünf von 25 Patienten hatten Präparationsergebnisse unter 30 Mio. Zellen. Hier ergab sich eine durchschnittliche Zellausbeute bei 0,24 ± 0,13 x 10^7 pro Gramm Metastase (n = 5), das durchschnittliche Metastasengewicht lag bei 7,6 ± 5,4 g (n = 5).

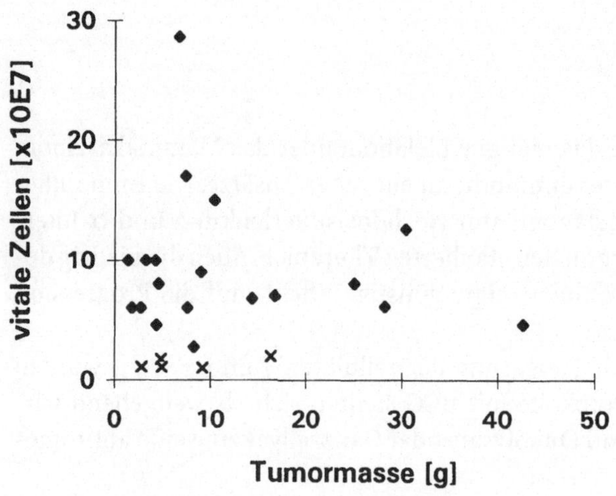

Abb. 1. Zahl der vitalen Zellen gegenüber der eingesetzten Tumormasse. Präparationsergebnisse über (◆) und unter (X) 30 Mio. Zellen

Zur weiteren Präparation der Vakzine wurde ein Aliquot aufgetaut und wie im folgenden beschrieben behandelt.

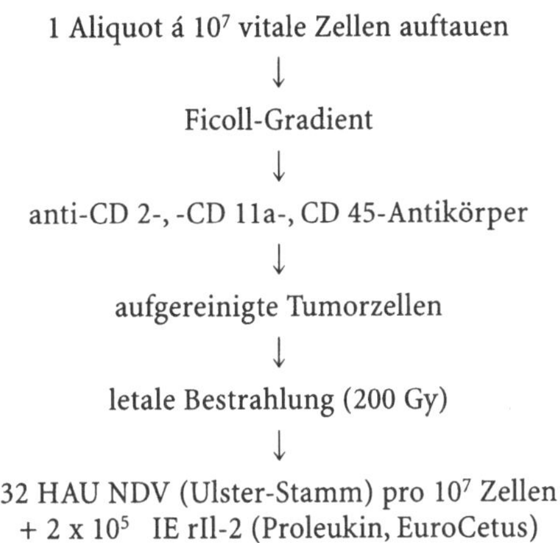

Die Applikation erfolgte streng intrakutan am Oberschenkel in Woche 2, 4, 6, 12, und 26 postoperativ. An 12, während der Phase I offen behandelten Patienten traten dabei lediglich lokale Nebenwirkungen in Form von bis zu handtellergroßen Erythemen innerhalb der ersten 2–5 Tage nach Injektion, und einige Millimeter durchmessende Infiltrate, die der verzögerten zellulären Antwort entsprechen, innerhalb 48 h auf. Als Residuum verblieben bei stark pigmentierten Melanomen an der Injektionsstelle Melaninablagerungen. Ende 1993 begannen wir eine prospektive, doppelblind randomisierte Studie zur adjuvanten Therapie des metastasierten Melanoms im klinischen Stadium III oder IV (UICC 1987). Hauptzielkriterium ist das rezidivfreie Überleben postoperativ. Als Nebenzielkriterium wird das Gesamtüberleben geprüft. Wesentliche Ausschlußkriterien zur Teilnahme sind Lebenserwartung unter 6 Monaten, Zweittumor, dauernde oder intermittierende Anwendung immunsuppressiv wirksamer Medikamente wie Glukokortikoide oder Azathioprin, Organtransplantat oder Autoimmunerkrankung. Nicht zugelassen sind Begleitmedikationen mit gesicherter immunstimulierender Wirkung, z.B. α-Interferon. Wesentliche Einschlußkriterien sind postoperativ makroskopische Tumorfreiheit und klinisches Stadium III oder IV (UICC 1987) sowie schließlich ein Präparationsergebnis von insgesamt mindestens 50 Mio. Zellen.

Sind Ein- und Ausschlußkriterien erfüllt, wird der Patient in die Verum- oder die Placebogruppe randomisiert. Tritt ein Rezidiv auf, wird der Code gebrochen und dem Patienten wird, falls er in der Placebogruppe behandelt wurde, die nun offene Verumbehandlung angeboten. Andernfalls ist die nachfolgende Therapie frei.

Diskussion

Die Herstellung der autologen Ganzzellvakzine nach der von Schirrmacher beschriebenen Methode ist aus Metastasen des malignen Melanoms möglich. Das prinzipiell bei autologen Tumorvakzinen vorhandene Problem der begrenzt zur Verfügung stehenden Tumormasse führte in 20 % der Patienten zum Ausschluß aus der Studie. Das als Adjuvans gewählte Newcastle disease Virus hat sich einerseits als nichttoxisch an Menschen herausgestellt, kann andererseits an der Injektionsstelle meßbare Konzentrationen von alpha- und β-Interferonen, aber auch TNF-α erzeugen [1]. Vakzine, die nach der von Schirrmacher beschriebenen Methode hergestellt wurden, zeigten bereits im Tiermodell [9] und beim metastasierten Kolonkarzinom [8, 10] antitumorale Wirkung. Da auch durch allogene Melanomvakzine bei 139 Patienten mit metastasiertem Melanom ein Ansprechen berichtet wurde [5], besteht berechtigte Hoffnung, daß durch das hier beschriebene Vakzineprotokoll meßbare Effekte bei minimaler, residueller Erkrankung zu verzeichnen sein werden.

Literatur

1. Ahlert T, Schirmacher V (1990) Isolation of human melanoma adapted Newcastle disease virus mutant with highly selective replication patterns. Cancer Res 50 : 5962–5968
2. Atzpodien J, Kirchner H, Koerfer A, Hadam M, Schomburg A, Menzel T, Deckert M, Franzke A, Volkenandt M, Dallmann I (1993) Expansion of peripheral blood neutral killer cells correlates with clinical outcome in cancer patients receiving recombinant subcutaneous interleukin-2 and interferon-alpha-2. Tumour Biol 14 : 354–359
3. Berd D, Maguire HC Jr, McCue P, Mastangelo MJ (1990) Treatment of metastatic melanoma with an autologous tumor-cell vaccine; clinical and immunological results in 64 patients. J Clin Oncol 8 : 1858–1867
4. Czarnetzki BM, Macher E, Suciu S, Thomas D, Sterenberg PA, Ruemke P (1993) Long-term adjuvant immunotherapy in stage I high risk malignant melanoma, comparing two BCG preparations versus non treatment in a randomized multicentre study (EORTC Protocol 18781) Eur J Cancer 29A : 1237–1242
5. Elliot GT, McLeod RA, Perez J, Eschen KB von (1993) Intermin results of a phase II multicenter clinical trial evaluating the activity of a therapeutic allogenic melanoma vaccine (therraccine) in the treatment of disseminated melanoma. Sem Surg Oncol 9 : 264–272
6. Heicappel R, Schirrmacher V, Hoegen P von, Ahlert T, Appelhans B (1986) Prevention of metastatic spread by postoperative immunotherapy with virally modified autologous tumor cells: I. parameters of optimal therapeutic effects. Int J Cancer 37:569–577
7. Keilholz U, Scheibenbogen C, Tilgen W, Bergmann L, Weidmann E, Seither E, Richter M, Brado B, Mitrou PS, Hunstein W (1993) Interferon-A- and interleukin-2 in the treatment of metastatic melanoma. Cancer 72:607–614
8. Lehner B, Schlag P, Liebrich W, Schirrmacher V (1990) Postoperative active specific immunization in curatively resected colorectal cancer patients with virus-modified autologous tumor cell vaccine. Cancer Immunol Immunother 32:173–178

9. Schirrmacher V, Heicappel R (1987) Prevention of metastatic spread by postoperative immunotherapy with virally modified autologous tumor cells. II. Establishment of specific systemic antitumor immunity. Clin Exp Metastasis 5:147–156
10. Schlag P, Manasterski M, Gerneth T, Hohenberger P, Dueck M, Herfarth C, Liebrich W, Schirrmacher V (1992) Active specific immunotherapy with Newcastle-disease-virus-modified autologous tumor cells following resection of liver metastases in colorectal cancer. Cancer Immunol Immunother 35:325–330

Die radiochirurgische Behandlung von Hirnmetastasen beim malignen Melanom

J. Debus, S. Franz, R. Engenhart, W. Tilgen und M. Wannenmacher

Zusammenfassung

Die stereotaktische Hochdosisbestrahlung ist eine nichtinvasive Methode zur Behandlung von Hirnmetastasen. Wir behandelten 77 inoperable Hirnmetastasen eines malignen Melanoms bei insgesamt 41 Patienten.

Bei 95 % der behandelten Metastasen wurde radiologisch eine lokale Tumorkontrolle erreicht (8 % CR, 40 % PR). Das radiologische Ansprechen korrelierte mit einer Verbesserung des neurologischen Status im Rahmen der Nachsorgeuntersuchungen. 8 der 41 Patienten entwickelten im Rahmen der Nachbeobachtungszeit weitere Hirnmetastasen. Patienten mit Ganzhirnbestrahlung zeigten tendenziell weniger häufig weitere Hirnmetastasen. Dies war jedoch nicht signifikant. Das mittlere Überleben beträgt für das Gesamtkollektiv 7,28 Monate. Patienten mit solitären Metastasen zeigten eine Überlebenszeit von 10 Monaten. Es kam zu keiner klinisch signifikanten behandlungsbedingten Morbidität.

Schlüsselwörter

Strahlentherapie – Radiochirurgie – Melanom – Hirnmetastasen

Einleitung

In autoptischen Serien wurden bei bis zu 90 % der an malignen Melanomen verstorbenen Patienten Hirnmetastasen nachgewiesen [5]. Etwa 30 % der Patienten versterben durch einen Befall des ZNS. Im Stadium der Fernmetastasierung beträgt das mittlere Überleben 3 Monate [4]. Das Auftreten von Hirnmetastasen ist ein prognostisch besonders ungünstiger Faktor [4]. Patienten mit unbehandelten Hirnmetastasen zeigen eine mittlere Überlebenszeit von etwa 1 Monat. Mit adäquater Steroidmedikation zur Behandlung des perifokalen Hirnödems beträgt das Überleben in der Regel 2 Monate.

Hirnmetastasen des malignen Melanoms sprechen im allgemeinen nur schlecht auf eine systemische Chemotherapie mit dem üblichen DTIC Schema an, da die Metastasen häufig durch die Blut-Hirn-Schranke pharmakologisch abgeschirmt sind. Durch die Anwendung neuer liquorgängiger Chemotherapeutika konnten zwar partielle Remissionen von Hirnmetastasen in 22 % der

Patienten erreicht werden [8], wobei jedoch die langfristige lokale Kontrollrate weiterhin nicht befriedigend ist.

Eine konventionelle Ganzhirnbestrahlung führt zu einer signifikanten Verbesserung des Überlebens auf ca. 5 Monate, die lokale Kontrollrate der Hirnmetastasen ist dabei jedoch meist unbefriedigend. Bei vergleichsweise wenig strahlenempfindlichen Tumoren wie dem malignen Melanom sind für eine effiziente Tumorkontrolle höhere biologisch wirksame Strahlendosen erforderlich. Bei dieser Ganzhirndosis stellt die Normalgewebstoleranz für das Hirn einen limitierenden Faktor dar. Es konnte schon früh gezeigt werden, daß kutane Metastasen des malignen Melanoms mit einer Hypofraktionierung, d. h. mit einer erhöhten Einzeldosis pro Bestrahlung, günstiger kontrolliert werden können. Die Gültigkeit dieser Ergebnisse wird bei viszeralen Metastasen kontrovers diskutiert [6].

Die neurochirurgische Exstirpation ist die Methode der Wahl zur Behandlung solitärer Hirnmetastasen. Dabei ist jedoch zu beachten, daß etwa 20–40 % der solitären Hirnmetastasen nicht operabel sind, da sie entweder in direkter Nachbarschaft zu lebenswichtigen Hirnstrukturen liegen und ihre Resektion mit einem inakzeptablen hohen Risiko eines neurologischen Ausfalls verbunden wäre. Es konnte gezeigt werden, daß speziell dieses Patientenkollektiv von einer Operation mit einer zusätzlichen Ganzhirnbestrahlung profitiert [3]. Es findet sich eine signifikante Reduktion der Lokalrezidivrate nach chirurgischer Exstirpation von 85 auf 21 % nach Bestrahlung.

Die Radiochirurgie ist ein spezielles strahlentherapeutisches Verfahren zur Behandlung kleinerer intrakranieller Läsionen. In dieser Arbeit beschreiben wir unsere Erfahrungen bei der radiochirurgischen Behandlung von Hirnmetastasen beim malignen Melanom über den Zeitraum von 8 Jahren.

Patienten, Techniken und Methoden

Bestrahlungstechnik

In Heidelberg bevorzugen wir für die Behandlung von Hirnmetastasen ein eigens entwickeltes Maskensystem, was eine reproduzierbare Patientenlagerung mit einem Fehler von ± 1 mm Genauigkeit erlaubt. Zur Bestrahlungsplanung werden computertomographische oder kernspintomographische Aufnahmen nach Kontrastmittelapplikation angefertigt. Die Zielpunktbestimmung erfolgt über ein externes Lokalisationssystem, das ebenfalls fest mit dem stereotaktischen Grundring verschraubt ist, und sich in den Schnittbildverfahren mit abbildet.Die Definition des Zielvolumens geschieht mit Hilfe einer speziellen Grafiksoftware (STP-Bestrahlungsplanungsprogramm, Leibinger GmbH, Freiburg). Wir bestrahlen in einer neun Ebenen non koplanaren Konvergenztechnik. Daraus resultiert eine starke Fokussierung der Dosis im Zielvolumen mit einem steilen Dosisabfall von 7–15 % pro mm zum Rand hin. Im Rahmen der Bestrahlungsplanung wird der Zielpunkt festgelegt sowie auf der Basis einer dreidimensionalen Bestrahlungsplanung ein Felddurchmesser ausgewählt.

Deshalb ist es möglich, auch bei bekannten Teilvorbelastungen des Gehirns durch Bestrahlungen eine zusätzliche Bestrahlung durchzuführen, ohne ein wesentlich erhöhtes Risiko für eine Hirnnekrose in Kauf nehmen zu müssen [7].

Patientencharakteristik

Vom Februar 1984 bis zum Juni 1993 wurden bei 521 Patienten stereotaktisch gezielte Einzeitbestrahlungen durchgeführt. In diesem Zeitraum wurden 77 Hirnmetastasen eines malignen Melanoms bei insgesamt 41 Patienten mit dieser Technik bestrahlt.

25 Patienten erhielten alleinig eine Einzeitbestrahlung, während 16 Patienten eine radiochirurgische Behandlung als Boostbestrahlung im Rahmen einer konventionellen Ganzhirnbestrahlung oder als Rezidivbestrahlung nach erfolgter Ganzhirnbestrahlung erhielten. Bei 26 Patienten wurde eine solitäre Metastase behandelt, bei zehn Patienten wurden zwei Metastasen behandelt, und bei 5 Patienten wurden drei Metastasen radiochirurgisch behandelt. Mehr als 3 kernspintomographisch nachgewiesene Metastasen galten als ein Ausschlußkriterium für die stereotaktische Bestrahlung.

Bei 33/41 Patienten fand sich zum Zeitpunkt der Einzeitbestrahlung ein systemisch progredientes Tumorleiden mit weiteren Fernmetastasen, während bei 8 Patienten kein Hinweis auf eine weitere Tumormanifestation vorlag. Bei 5 Patienten, die mit der Initialdiagnose unbekannter Primärtumor zugewiesen wurden, konnte bioptisch die Hirnmetastase eines malignen Melanoms nachgewiesen werden und schließlich bei der klinischen Untersuchung oder bei der anamnestischen Erhebung ergaben sich Hinweise auf den Primärtumor.

Die stereotaktisch applizierte Bestrahlungsdosis betrug für die Patienten, die keine Ganzhirnbestrahlung erhielten, im Mittel 15 Gy, während die Patienten, die ausschließlich mit stereotaktischer Bestrahlungstechnik behandelt wurden, 20 Gy erhielten. Die Dosen beziehen sich auf die 80 % Isodose und bezeichnen die minimale Dosis im Zielvolumen. Bei 40 % der Patienten erfolgte nach der strahlenchirurgischen Behandlung eine zusätzliche Chemotherapie bei systemischer Tumorprogression in der Regel nach dem DTIC-Schema. 2 Patienten litten unter lokal rezidivierten Metastasen 4 bzw. 6 Monate nach neurochirurgischer Hirnmetastasenexstirpation und Ganzhirnbestrahlung.

Das Follow up erfolgte durch eine klinisch-neurologische Untersuchung sowie durch computertomographische Untersuchungen sechs Wochen nach Be-

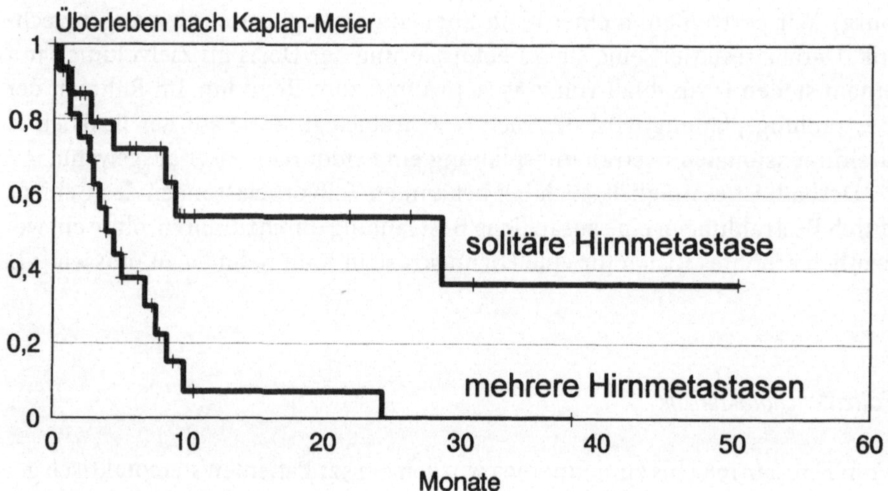

Abb. 1. Patienten mit solitären Hirnmetastasen bei malignem Melanom zeigen ein signifikant besseres Überleben, verglichen mit Patienten mit mehreren Hirnmetastasen

strahlung und anschließend in 3monatigen Abständen. Als klinische Response wurde dabei die Verbesserung des neurologischen Status gewertet im Vergleich zum Befund bei der Therapie selbst.

Die Berechnung der Überlebenskurve erfolgte nach Kaplan und Meier, bezogen auf den Zeitpunkt der radiochirurgischen Behandlung. Die Berechnung der lokalen Kontrollrate bezieht sich auf die Anzahl der stereotaktisch bestrahlten Ergebnisse.

Ergebnisse

Klinische Nachsorgeuntersuchungen

Drei Monate nach Bestrahlung zeigten 18/25 Patienten, die initial eine neurologische Einschränkung hatten, eine deutliche Rückbildung und Verbesserung der Lebensqualität. Es zeigte sich bei den Patienten mit metastasenbedingten neurologischen Einschränkungen eine Korrelation zwischen der Entwicklung des neurologischen Status und dem radiologischen Ansprechen der Metastase (Korrelationskoeffizient $R = 0{,}75$).

Die Überlebenskurve nach Kaplan-Meier ist in Abb. 1 dargestellt. Die mediane Überlebenswahrscheinlichkeit liegt für das Gesamtkollektiv bei 7,28 Monaten. Bezüglich des Überlebens schneiden die Patienten mit solitären Hirnmetastasen mit einer medianen Überlebenszeit von 10 Monaten signifikant

(P < 0,05) besser ab als Patienten mit mehreren Metastasen, die eine mediane Überlebenszeit von 4 Monaten aufwiesen.

Weiterhin schnitten die 7 Patienten, die zum Zeitpunkt der Bestrahlung kein extrazerebral progredientes Tumorleiden hatten, mit einem medianen Überleben von 21,6 Monaten deutlich besser ab als die Patienten, die zum Zeitpunkt der Therapie unter progredienten extrazerebralen Tumormanifestationen litten. Patienten mit extrazerebraler Tumorprogression zeigten ein medianes Überleben von 5 Monaten.

Im Rahmen der Nachbeobachtung sind 29 Patienten verstorben. Nur bei einem verstorbenen Patienten lag ein Obduktionsbericht vor. Bei den übrigen verstorbenen Patienten wurde anhand der vorliegenden Befunde und durch Fremdanamnese der betreuenden Ärzte die vermutliche Todesursache ermittelt. Die Patienten, die unter dem Zeichen eines erhöhten Hirndruckes oder unter progredienten fokal neurologischen Ausfällen oder symptomatischen Krampfanfällen starben, wurden dabei als zerebral bedingt angesehen. Dabei wurde bei 9 (34,6 %) Patienten ein hirnmetastasenbedingter Tod, während in 20 Fällen eine extrazerebrale Tumormanifestation als ursächlich angesehen wurde.

Radiologisches Ansprechen

Im Lauf der Nachsorgeuntersuchungen zeigten 4 von 77 bestrahlten Metastasen eine Progression nach 2–26 Monaten. Damit ergibt sich, bezogen auf die Anzahl der bestrahlten Metastasen, eine lokale Tumorkontrollrate von 95 %. Drei bestrahlte Metastasen waren nicht mehr nachweisbar, während bei 44 % der bestrahlten Metastasen eine partielle Remission (Volumenabnahme < 50 %) nachgewiesen werden konnte. 47 % der behandelten Metastasen zeigten im radiologischen Follow-up eine geringe (< 50 % des Ausgangsvolumens) bzw. unveränderte Größe. Alle Patienten, die eine radiologische Remission der bestrahlten Metastase zeigten, hatten ebenfalls eine Verminderung des perifokalen Ödems im Laufe der Nachsorgeuntersuchungen (Abb. 2). Es fanden sich im Rahmen des klinischen und radiologischen Follow-up keine radiogen induzierten Hirnnekrosen.

Im Rahmen der Nachsorgeuntersuchungen entwickelten 8 von 40 Patienten weitere Hirnmetastasen. Von 16 Patienten, die eine Ganzhirnbestrahlung und eine stereotaktische Boost-Bestrahlung erhielten, entwickelten 2 (12,5 %) Patienten weitere Hirnmetastasen. Dies unterscheidet sich nicht signifikant von der Anzahl der 6 (24 %) von insgesamt 25 Patienten, die ausschließlich stereotaktisch bestrahlt wurden.

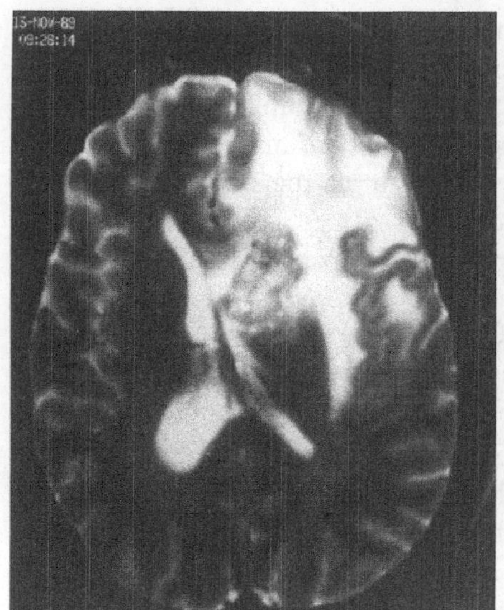
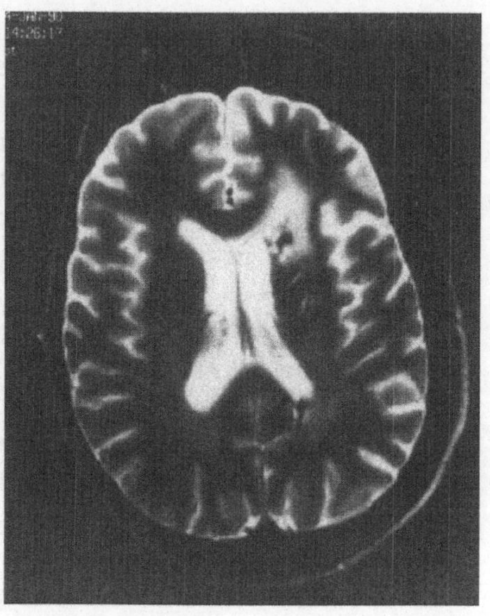

a b

Abb. 2 a, b. T2-gewichtetes Kernspintomogramm einer Metastase im Bereich des Nucleus caudatus **a** vor Bestrahlung und **b** 2 Monate danach. Die Metastase und das umgebende Ödem (hyperintens) haben sich deutlich zurückgebildet

Diskussion

Die lokale Tumorkontrollrate der behandelten Metastase liegt bei 95 % und ist vergleichbar mit den Ergebnissen anderer radiochirurgischer Zentren [9]. Dabei entsprechen insbesondere Überlebenszeiten, und lokale Tumorkontrolle weitgehend den Ergebnissen, die bei der radiochirurgischen Behandlung der Hirnmetastasen von anderen nicht strahlensensiblen Tumorentitäten erreicht werden [1]. Bei den von uns behandelten Patienten fand sich keine klinisch signifikante behandlungsbedingte Morbidität. 8 % der Patienten zeigten jedoch eine temporäre radiologisch nachweisbare Vergrößerung eines vorhandenen perifokalen Ödems 6 Wochen nach Therapie. Dieses bildete sich jedoch innerhalb von 3 Monaten wieder zurück. Diese Reaktion wurde als reversible Strahlenfolge interpretiert, da eine Tumorprogression im weiteren Verlauf ausgeschlossen werden konnte.

Patienten, die kein extrazerebral progredientes Leiden aufwiesen, zeigten ein deutlich besseres Überleben nach der radiochirurgischen Behandlung der Hirnmetastase, verglichen mit den Patienten, die unter einem extrazerebral progredienten Tumorgeschehen litten. Dies stimmt überein mit den von Diener-West beschriebenen Prognosekriterien. Daher ist eine Verbesserung des Überlebens der Patienten mit extrazerebraler Tumormanifestation von der Effektivität einer systemischen Therapie abhängig.

Die gefundene hohe lokale Kontrollrate erscheint höher als die einer neurochirurgischen Exstirpation alleine [10]. Zur Beantwortung der Wertigkeit beider Verfahren im Vergleich sind prospektiv randomisierte Studien nötig.

Bei dem hier vorgestellten Patientenkollektiv war das Risiko, im weiteren Verlauf der Behandlung weitere Hirnmetastasen zu entwickeln, 25 %. Dabei bestand kein signifikanter Unterschied zwischen den Patienten, die eine Ganzhirnbestrahlung erhielten, und den Patienten, die nur eine radiochirurgische Behandlung erhielten. Dagegen fanden Fuller und Mitarbeiter in einer retrospektiven Analyse von Patienten, die stereotaktisch bestrahlt wurden, eine geringere Inzidenz von weiteren Hirnmetastasen bei Patienten, die eine zusätzliche Ganzhirnbestrahlung erhielten [2]. Der spezifische Nachteil der Radiochirurgie besteht darin, daß keine Prophylaxe gegenüber dem Wachstum von „Mikrometastasen" besteht. Derzeit geplante Studien haben deshalb zum Ziel, herauszuarbeiten, welche Patienten von einer adjuvanten Ganzhirnbestrahlung zusammen mit einer radiochirurgischen Behandlung profitieren.

Die Rolle der Radiochirurgie in der Therapie von Rezidivmetastasen nach bereits erfolgter Ganzhirnbestrahlung gilt als gesichert [1, 7]. Damit ergibt sich auch bei vorbestrahlten Patienten eine weitere Option auf eine effektive Therapie von Hirnmetastasen.

Zusammenfassend zeigen diese Ergebnisse, daß die radiochirurgische Behandlung von Hirnmetastasen des malignen Melanoms ein sicheres und effektives Verfahren ist.

Literatur

1. Engenhart R, Kimmig BN, Höver KH, Wowra B, Romahn J, Lorenz WJ, Kaick G van, Wannenmacher M (1993) Long-term follow-up for brain metastases treated by percutaneous stereotactic single high-dose irradiation. Cancer 71 : 1353–1361
2. Fuller BG, Kaplan ID, Adler J, Cox RS, Bagshaw MA (1992) Stereotaxic radiosurgery for brain metastases: the importance of adjuvant whole brain irradiation. Int J Radiat Oncol Biol Phys 23 : 413–418
3. Hagen NA, Cirrincione C, Thaler HT, DeAngelis LM (1990) The role of radiation therapy following resection of single brain metastasis from melanoma. Neurology 40 : 158–160
4. Heimdal K, Hannisdal E, Gundersen S (1989) Regression analyses of prognostic factors in metastatic malignant melanoma. Eur J Cancer Clin Oncol 25 : 1219–1223
5. Jellinger K (1984) Häufigkeit und Charakteristik der zerebralen Karzinommetastasen. In: von Heyden HW, Krauseneck P (eds) Hirnmetastasen-Pathophysiologie, Diagnostik und Therapie. Zuckerschwert, München, pp 49–79
6. Konefal JB, Emami B, Pilepich MV (1988) Analysis of dose fractionation in the palliation of metastases from malignant melanoma. Cancer 61 : 243–246
7. Loeffler JS, Kooy HM, Wen PY, Fine HA, Cheng CW, Mannarino EG, Tsai JS, Alexander E (1990) The treatment of recurrent brain metastases with stereotactic radiosurgery [see comments]. J Clin Oncol 8 : 576–582

8. Merimsky O, Inbar M, Gerard B, Chaitchik S (1992) Fotemustine – an advance in the treatment of metastatic malignant melanoma. Melanoma Res 2 : 401–406
9. Somaza S, Kondziolka D, Lunsford LD, Kirkwood JM, Flickinger JC (1993) Stereotactic radiosurgery for cerebral metastatic melanoma. J Neurosurg 79 : 661–666
10. Stevens G, Firth I, Coates A (1992) Cerebral metastases from malignant melanoma. Radiother Oncol 23 : 185–191

Stand des multizentrischen Karzinomregisters

T. Schreiner und H. Breuninger

Zusammenfassung

Das Plattenepithelkarzinom ist ein häufiger Tumor in der dermatologischen Praxis. Die Metastasierungspotenz wird gemeinhin unterschätzt und beträgt nach Literaturangaben in größeren Kollektiven ca. 5–7 %. Ähnlich wie beim Melanom spielt für das Metastasierungsrisiko die Tumordicke eine entscheidende Rolle. Anhand eines größeren, multizentrischen Kollektivs soll nun versucht werden, noch weitere histologisch erfaßbare Prognosekriterien zu definieren. Einfach erfaßbare histologische Kriterien könnten so zu einer effizienteren Nachsorge beitragen, indem Hochrisiko- von Niedrigrisikogruppen differenziert werden.

Schlüsselwörter

Plattenepithelkarzinom – Metastasierungspotential – Tumordicke – Multizentrische Studie

Einleitung

Mit der Zunahme der Lebenserwartung in den westlichen Industriestaaten und durch das veränderte Freizeitverhalten muß mit einer Zunahme von Hauterkrankungen gerechnet werden, die auf einer hohen kummulativen Sonneneinwirkung beruhen [2]. Schon heute ist die Inzidenz des Plattenepithelkarzinoms der Haut hoch und wird wohl gemeinhin unterschätzt. Auch das Metastasierungspotential von Plattenepithelkarzinomen wird oft als zu niedrig eingeschätzt [3].

Die etablierte Stadieneinteilung des Plattenepithelkarzinoms in Form von pT-Stadien nach der UICC-Einteilung orientiert sich an den horizontalen Tumormaßen und berücksichtigt erst im Stadium pT 4 die verikale Invasion des Tumors. Sie liefert deshalb für den klinischen Alltag keine genügend große Trennschärfe zur Abschätzung des Metastasierungsrisikos in den Stadien pT 1 bis pT 3 [1].

Im Rahmen des multizentrischen Karzinomregisters soll nun überprüft werden, ob anhand histologischer Parameter eine genauere Prognoseeinschätzung des Plattenepithelkarzinoms der Haut möglich ist. Diese Parameter sollten am HE-Schnitt einfach zu erheben sein.

Material

Im Rahmen einer bisher größtenteils prospektiven Studie werden anamnestische, klinische und histologische Daten von Karzinompatienten registriert. Die histologischen Parameter umfassen: Tumortyp, vertikale Tumordicke, Ausmaß des entzündlichen Infiltrates, Wachstumsverhalten und Anzahl der tumorinfiltrierenden Lymphozyten.

An der Studie beteiligen sich folgende dermatologische Kliniken:

- Dermatologische Klinik der Medizinischen Akademie Karl-Gustav-Carus in Dresden,
- die Dermatologischen Kliniken der Universitäten Halle und Magdeburg,
- die Fachklinik Hornheide in Münster,
- die Hautklinik an den Städtischen Kliniken Kassel sowie
- die Hautklinik der Universität Tübingen

Insgesamt sind bis heute 1 332 Plattenepithelkarzinome registriert, die mittlere Nachbeobachtungszeit beträgt bis jetzt ca. 2 Jahre. Angestrebt wird ein 3jähriges Follow-up.

Ergebnisse

Eine orienterende Durchsicht des Datenmaterials zeigt trotz der kurzen Nachbeobachtungszeit eine deutlich niedrigere Rezidivrate der Kliniken, die routinemäßig die mikrographische Chirurgie anwenden. Desweiteren läßt sich nach Etablierung der mikrographischen Chirurgie eine Abnahme der Rezidivkarzinome beobachten.

Eine Zwischenauswertung, die wegen der längeren Nachbeobachtungszeit lediglich das Datenmaterial der Universitätshautklinik Tübingen umfaßt, läßt schon deutliche Trends erkennen. So konnte die vertikale Tumordicke, ähnlich wie beim Melanom, als wesentlicher Prognosefaktor für eine eventuell eintretende Metastasierung etabliert werden. Mit sehr hohen Signifikanzen ($p < 0,0001$) lassen sich drei Risikogruppen abgrenzen: Bei einer Tumordicke von bis zu 2 mm besteht kein Metastasierungsrisiko („No-risk-Gruppe"), bei Tumordicken von 2 bis 5 mm beträgt das Metastasierungsrisiko 5,6 % („Low-risk-Gruppe"), wohingegen das Risiko einer Metastasierung bei den Karzinomen über 5 mm Tumordicke auf 20,9 % ansteigt („High-risk-Gruppe").

Es deuten sich bei der Auswertung der histologischen Parameter noch weitere Faktoren an, die in erster Linie das Wachstumsverhalten der Tumoren betreffen, wie der histomorphologische Typ, Infiltrationstiefe oder Lokalisation.

Bei einer Gesamtmetastasierung von 4,9 % im ausgewerteten Kollektiv zeigt sich aber auch, daß zu der angestrebten multivarianten Analyse etwa 2 000 Tumoren und somit ca. 100 metastasierte Patienten erforderlich sein werden.

Ausblick

Eine am Metastasierungsrisiko orientierte Nachsorge von Patienten mit Plattenepithelkarzinomen der Haut wird schon heute an der Universitätshautklinik Tübingen praktiziert. Diese hat sich sehr bewährt, da lediglich die weniger häufigen Low-risk- und die eher seltenen High-risk-Patienten einer Nachkontrolle bedürfen, wobei diese für die letzteren sehr engmaschig sein muß.

Die angestrebte Zahl von 2 000 Karzinompatienten mit ausreichend langem Follow-up läßt sich nur mühsam erreichen. Wegen des hohen Lebensalters gehen viele Patienten in der Nachbeobachtungsphase verloren oder versterben an anderen Grundleiden. Es soll deshalb versucht werden, die notwendige Patientenzahl auch über retrospektive Auswertungen (ggf. auch Dissertationen) zu erreichen, was aufgrund der zu erhebenden Daten gut möglich ist. Die entsprechenden Erhebungsbögen sind durch uns zu beziehen.

Literatur

1. Breuninger H, Black B, Rassner G (1990) Microstaging of squamous cell carcinomas. Am J Clin Pathol 95 : 624–627
2. Dinehart S, Pollack S (1989) Metastases from squamous cell carcinoma of the skin and lip. J Am Acad Dermatol 21 : 241–248
3. Moller R, Nielsen A, Reymann F, Hou-Jensen K (1979) Metastases in dermatological patients with squamous cell carcinoma. Arch Dermatol 115 : 703–705

Langzeittherapie mit liposomal verkapseltem Doxorubicin beim HIV-assoziierten Kaposi-Sarkom

N. H. Brockmeyer, G. Reimann, L. Mertins, U. R. Hengge, M. Baumann und M. Goos

Zusammenfassung

Die Behandlung des HIV-assoziierten Kaposi-Sarkoms (KS) mit Zytostatika ist durch vielfältige Nebenwirkungen limitiert. Mit dem liposomal verkapselten Doxorubicin (Doxil) steht ein Medikament mit neuer Pharmakokinetik und -dynamik zur Behandlung des KS zur Verfügung. Von uns wurden 27 KS-Patienten mit Doxil in einer Dosierung von 20 mg/m^2 in zweiwöchigen Intervallen behandelt. Die durchschnittliche Behandlungsdauer betrug 38 Wochen mit durchschnittlich 14 Therapiezyklen, wobei die zur Zeit längsten Behandlungsdauern 118 und 127 Wochen betragen. Bei 22 Patienten konnten Teilremissionen erzielt werden, die durch einen Rückgang des Durchmessers der KS um mindestens 50 % und ein Nichtauftreten neuer Läsionen definiert waren. Drei Patienten zeigten eine Tumorprogression. Behandlungsbedürftige Nebenwirkungen waren Granulozytopenien (56 %) und Anämien (36 %). Diese ließen sich mit G-CSF bzw. Erythropoietin oder Bluttransfusionen gut beherrschen. Weitere gravierende Nebenwirkungen traten nur zu einem geringen Prozentsatz auf. Im Vergleich mit historischen Kontrollen ist das liposomal verkapselte Doxorubicin der nicht verkapselten Form hinsichtlich der Nebenwirkungen und den Interferonen hinsichtlich der Wirkung deutlich überlegen.

Schlüsselwörter

Aids – Kaposi-Sarkom – Chemotherapie – Liposomal verkapseltes Doxorubicin

Einleitung

Das Kaposi-Sarkom ist der häufigste (15 %) bei HIV-Infizierten auftretende Tumor; rund 20 % aller homosexuellen Männer entwickeln ein KS [11]. Ein disseminiertes Auftreten von Hautveränderungen mit frühzeitigem Befall des lymphoretikulären Systems und der inneren Organe ist typisch [18, 19]. In Abhängigkeit vom Ausmaß des KS und des zugrundeliegenden Immundefektes, dem bisherigen Auftreten opportunistischer Infektionen oder B-Symptomen sind unterschiedliche Behandlungsschemata erprobt worden [13]. Bei einem ausgeprägten mukokutanen oder viszeralen Befall wird die Polychemotherapie empfohlen. Obwohl bisher kein Effekt auf die Überlebenszeit der Patienten oder den Langzeitverlauf der KS erzielt werden konnte [19], führt die kombinierte Polychemotherapie anfänglich zu einer Tumorremission und damit zu einer Linderung assoziierter Symptome (Ödeme, Schmerzen, [4, 13, 15, 19]). Eine Langzeitchemotherapie ist wegen der häufig ausgeprägten Nebenwirkungen der Zytostatika nur begrenzt durchführbar [3, 8, 10]. Zudem ist bei HIV-Patienten aufgrund ihres Immundefektes, der durch Myelosuppression und opportunistische Infektionen gekennzeichnet ist, eine Therapie besonders erschwert. Durch die Wahl weniger myelosuppressiv wirkender Zytostatika oder geringerer Dosierungen konnten diese Nebenwirkungen nur teilweise vermindert werden [6, 8, 13]. Die Gabe von Wachstumsfaktoren (G-CSF, EPO) ermöglichte die Kupierung hämatotoxischer Nebenwirkungen. In einer Phase-I-Studie, in der liposomales und konventionelles Doxorubicin verglichen wurden, war ersteres in einer fünf- bis elffach höheren Konzentration im KS nachweisbar [20]. Zudem konnte mit ersterem eine höhere zytoreduktive Aktivität erreicht werden als mit der herkömmlichen, nicht verkapselten Form [21]. Unterschiedliche Formen der liposomalen Verkapselung des Doxorubicins wurden in klinischen Phase-I-Studien zur Behandlung von Krebspatienten eingesetzt [2, 22]. Seit ca. 5 Jahren wird es zur Behandlung des HIV-assoziierten KS in klinischen Phase-I/II-Studien erprobt.

Patienten und Methoden

Im Rahmen einer Multicenterstudie der Phase II/III wurden Patienten mit histologisch gesichertem HIV-assoziierten KS mit dem liposomal verkapselten Doxorubicin (Doxil, Liposome Technology, Menlo Park, Kalifornien) behandelt. Einschlußkriterien waren das Vorliegen eines fortgeschrittenen Stadiums der KS – dabei handelt es sich um viszerale KS oder um disseminierte kutane KS, die mit Ödemen des Gesichts oder der Extremitäten oder mit enoralen Läsionen einhergehen – ferner ein Karnofski-Index > 50 %, Leukozyten > 2 000/µl, Hämoglobin > 10 g/dl und Thrombozyten > 50 000/µl. Ausschlußkriterien waren das akute Vorliegen einer opportunistischen Infektion oder eines Non-Hodgkin-Lymphoms. Alle 27 untersuchten Patienten hatten KS der Haut; zudem zeigten 7 eine pulmonale und 6 eine gastrointestinale Beteiligung. 13 Patienten (48 %) hatten eine opportunistische Infektion in ihrer Anamnese (CDC IV C/D). Fünf Patienten (18 %) wiesen konstitutionelle Symptome auf (CDC IV A/D). Bei 9 Patienten (33 %) bestanden ausschließlich KS (CDC IV D). Weitere Patientendaten sind der Tabelle 1 zu entnehmen. Doxil wurde in einer Dosierung von 20 mg/m² KO alle 2 Wochen in 500 ml 5 %ige Glukoselösung über 2 h intravenös verabreicht. Ein Therapiezyklus war definiert als der Zeitraum von der Gabe der Doxil-Infusion bis zur Kontrolle der Laborparameter und des körperlichen Status nach 14 Tagen. Remissionskriterien: Vor Beginn der Therapie wurden 5 KS als Markerläsionen ausgewählt. Diese wurden vor und während der Therapie photodokumentiert und nach Größe, Farbe, Dicke, und umgebendem Ödem beurteilt. Die Kriterien wurden gemäß einem Vorschlag der ACTG definiert [12]. Nebenwirkungskriterien: Die Nebenwirkungen wurden klinisch und anhand von Laborparametern gemäß den WHO-Kriterien untersucht [16]. Im Falle einer toxischen Wirkung des Doxils wurde die Dosis um die Hälfte reduziert. Ab Hämoglobinwerten unter 8 g/dl erhielten die Patienten Erythropoietin. Bei weniger als 800 Neutrophilen/µl erhielten sie G-CSF. In Abhängigkeit von pathologischen Laborparametern wurde der Therapiezyklus um bis zu 1 Woche verlängert.

Ergebnisse

Es konnten die Daten von 25 Patienten der 27 therapierten Patienten ausgewertet werden (Tabelle 2). Nach Abschluß der Induktionsphase, die bis zum Ende des 6. Therapiezyklus festgelegt wurde, wiesen 22 Patienten (88 %) eine partielle Remission auf. 17 Patienten (68 %) zeigten klinisch eine Vollremission. Bei ihnen ließ sich das KS nur noch histologisch nachweisen, während man makroskopisch dunkelpigmentierte Maculae sah. Drei Patienten (12 %) zeigten eine Tumorprogression. Die durchschnittliche Behandlungsdauer betrug 43 Wochen. Es wurden durchschnittlich 17 Therapiezyklen durchgeführt, wobei die längsten Therapien bisher 118 und 127 Wochen dauern. Im Rahmen der Konsolidierungstherapie, in der bei einigen Patienten die Therapiezyklen auf 3 Wochen verlängert wurden, kam es zu Tumorprogressionen. Diese ließen sich jedoch durch Verkürzung der Therapieintervalle und/oder Erhöhung der Doxildosis auf 30 mg/m² KO wieder remittieren. Drei Patienten befinden sich seit 26 Monaten trotz kurzzeitiger Tumorrezidive in partieller Remission. Die häufigsten Nebenwirkungen waren Granulozytopenien und Anämien. Diese traten

Tabelle 1. Patientendaten vor Beginn der Therapie

	(n)	[%]
Anzahl der Patienten	27	100
Mukokutane Kaposi Sarkome	27	100
Lungenbeteiligung	7	26
Gastrointestinalbeteiligung	6	22
Lymphknotenbefall	6	22
Opportunistische Infektionen in der Anamnese	13	48
Karnofski-Index < 70 %	11	41
CD 4-Zellen		
200–400/µl	4	15
100–200/µl	4	15
< 100/µl	19	70

Tabelle 2. Behandlung und Krankheitsverlauf

	n
Anzahl der untersuchten Patienten	25
Durchschnittliche Behandlungsdauer (Wochen)	37,8 ± 29,6
Durchschnittliche Anzahl der Zyklen	13,4 ± 10,3
Remissionsrate insgesamt	88 %
Komplette Remission	0
Teilremission	22
Stabiler Krankheitszustand	0
Fortschreiten der Erkrankung	3
Tod im Beobachtungszeitraum	11
Opportunistische Infektionen während der Studie	7
Anzahl der Patienten, die G-CSF erhalten haben	12
Anzahl der Patienten, die Erythropoietin erhalten haben	7

jedoch erst nach Abschluß der Induktionsphase (6 Zyklen) auf. Nach durchschnittlich 8 Therapiezyklen entwickelten 14 Patienten (56 %) eine Granulozytopenie. Bei 9 Patienten (36 %) trat nach durchschnittlich 11 Zyklen eine Anämie auf. Eine Thrombozytopenie wurde nur bei 2 Patienten (8 %) beobachtet. Haarausfall und Stomatitis traten bei 4 bzw. 3 von 25 Patienten auf. Weitere gravierende Nebenwirkungen wurden nur zu einem geringen Prozentsatz gesehen. Bei 7 Patienten traten opportunistische Infektionen auf: atypische Mykobakteriose (2), CMV-Retinitis (2), Pneumocystis-carinii-Pneumonie (2) und rezidivierende Bronchopneumonie (1). Elf Patienten starben während des Beobachtungszeitraums. Pulmonale bzw. ein gastrales KS waren bei 3 Patienten die Todesursache. Die übrigen 8 Patienten starben an HIV-assoziierten opportunistischen Infektionen (Abb. 1).

Diskussion

Die Ergebnisse unserer Studie belegen, daß mit liposomal verkapseltem Doxorubicin eine hohe Remissionsrate bei der Therapie des KS erzielt werden kann. Obwohl keine kompletten Remissionen erzielt wurden, lagen Teilremissionen bei 22 von 25 Patienten (88 %) der Fälle vor. Lediglich 3 Patienten zeigten eine Tumorprogression. Diese Daten sind übereinstimmend mit früheren veröffentlichten Ergebnissen [1, 9]. Fischl et al. [3] führten bei 26 Patienten mit HIV-assoziiertem KS eine Therapie mit herkömmlichem Doxorubicin durch. Dieses wurde in einer wöchentlichen Dosis von 15 mg/m^2 KO verabreicht. Die monatliche Dosierung lag mit 60 mg/m^2 KO um 50 % höher als die in unserer Studie verabreichte Dosis. Die Patienten befanden sich in vergleichbaren Tumorstadien. Komplette Remissionen wurden nicht erzielt. Bei 18 Patienten

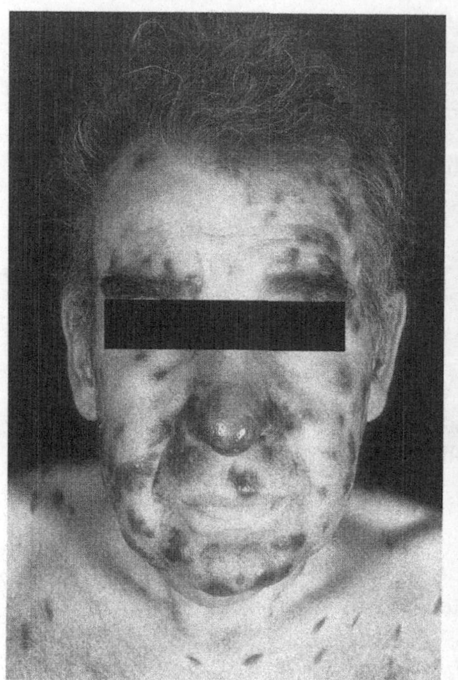
a

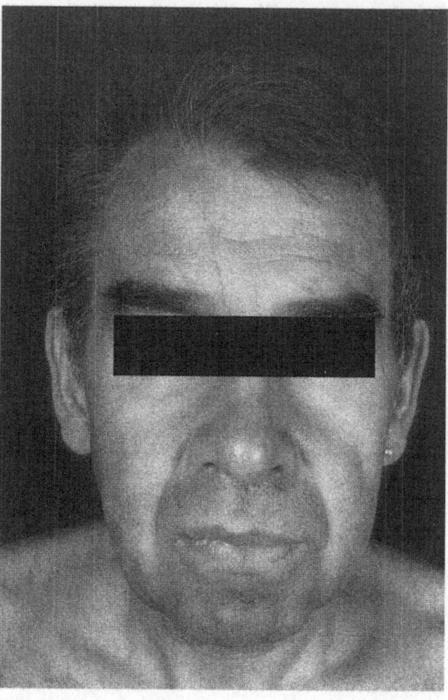
b

Abb. 1 a, b. Patient vor (**a**) und nach (**b**) Induktionstherapie (6 Zyklen liposomal verkapseltes Doxorubicin 20 mg/m² KO alle 2 Wochen)

(69 %) wurde eine kleine Remission erzielt, die definiert war als die Abflachung nodulärer KS. Eine partielle Remission konnte nur bei 10 % der Patienten erreicht werden. Da in beiden Studien unterschiedliche Remissionskriterien benutzt wurden, sind die Ergebnisse nicht direkt vergleichbar. Andere Studien, in denen eine Chemotherapie mit den Monosubstanzen Vinblastin, Vincristin und Bleomycin durchgeführt wurde, zeigten Ansprechraten von 26 und 48 % [14, 17, 23]. Diese Ergebnisse sind mit unseren ebenfalls nicht direkt vergleichbar, weil sowohl die Patientenkollektive als auch die Remissionskriterien unterschiedlich waren. Unter der Zielsetzung bei gleicher Wirksamkeit eine Senkung der Nebenwirkungsrate herbeizuführen, wurden Studien mit unterschiedlichen Kombinationschemotherapien durchgeführt. Durch die Gabe von Doxorubicin, Bleomycin und Vinblastin wurde eine Remissionsrate (komplette und Teilremissionen) von 84 % erzielt [7]. In einer weiteren Studie wurden Doxorubicin, Bleomycin und Vincristin kombiniert. Die Remissionsrate betrug 79 % [5]. Opportunistische Infektionen traten während der Therapie mit herkömmlichem Doxorubicin oder der unterschiedlichen Kombinationschemotherapien bei 61–89 % der Patienten auf. In unserer bzw. vergleichbaren Studien lag diese Rate zwischen 28 und 57 % [1]. Nach diesen Daten ist die Therapie mit liposomal verkapseltem Doxorubicin anderen Therapieschemata in bezug auf

das Auftreten opportunistischer Infektionen überlegen. Übelkeit, Stomatitis, Obstipation und Alopezie treten jedoch bei beiden Therapieformen gleichermaßen auf. Eine häufige Begleiterscheinung bei der Gabe von Doxil ist die Neutropenie. Diese kann jedoch durch den Einsatz von G-CSF wirksam behandelt werden, so daß nur bei 15 % der Patienten eine Therapiezyklusverlängerung vorgenommen werden mußte und bisher aufgrund dieser Nebenwirkung kein Therapieabbruch notwendig wurde. Zusammenfassend kann gesagt werden, daß Doxil von unseren Patienten gut vertragen wurde und die Lebensqualität der Patienten sich deutlich besserte.

Literatur

1. Bogner JR, Kranowitta U, Rolinski B, Truebenbach K, Goebel FD (1994) Liposomal doxorubicin in the treatment of advanced AIDS-related Kaposi sarcoma. J Acquir Immune Defic Syndr 7 : 463–468
2. Boyle MJ, Marshall NE, Dolan GM, Ryan S, Milliken ST, Cooper DA, Goldstein D (1993) A phase II study of Stealth liposomal doxorubicin HCl (S-DXR) in HIV-associated Kaposi's sarcoma (KS). IXth International Conference on AIDS I : 397 (Abstract)
3. Fischl MA, Krown SE, O'Boyle KP, Mitsuyasu R, Miles S, Wernz JC, Volberding PA, Kahn J, Groopman JE, Feinberg J, Woody M, and the AIDS clinical trail group (1993) Weekly doxorubicin in the treatment of patients with AIDS-related Kaposi's sarcoma. J Acquir Immune Defic Syndr 6 : 259–264
4. Gill PS, Akil B, Colletti P, Rarick M, Loureiro C, Bernstein Singer M, Krailo M, Levine AM (1989) Pulmonary Kaposi's sarcoma: clinical findings and results of therapy. Am J Med 87 : 57–61
5. Gill PS, Rarick M, Espina B et al. (1989) Advanced acquired immunodeficiency syndrome-related Kaposi's sarcoma. Cancer 65 : 1074–1078
6. Gill PS, Rarick M, McCutchan JA, Slater L, Parker B, Muchmore E, Bernstein Singer M, Akil B, Espina BM, Krailo M, Levine A (1991) Systemic treatment of AIDS-related Kaposi's sarcoma: results of a randomized trials. Am J Med 90 : 427–433
7. Gelman EP, Longo D, Lane HC et al. (1987) combination chemotherapy of disseminated Kaposi's sarcoma patients with the acquired immune deficiency syndrome. Am J Med 82 : 456–462
8. Gompels MM, Hill A, Jenkins P, Peters B, Tomlinson D, Harris JR, Stewart S, Pinching AJ (1992) Kaposi's sarcoma in HIV infection treated with vincristine and bleomycin. AIDS 6 : 1175–1180
9. Hengge UR, Brockmeyer NH, Baumann M, Reimann G, Goos M (1993) Liposomal doxorubicin in AIDS-related Kaposi's sarcoma. Lancet 342 : 497
10. Ireland Gill A, Espina BM, Akil B, Gill PS (1992) Treatment of acquired immunodeficiency syndrome-related Kaposi's sarcoma using bleomycin-containing combination chemotherapy regimens. Semin Oncol 19 : 32–36
11. Jakobsen LP, Munoz A, Fox R, Phair JP, Dudley J, Obrams GI, Kingsley LA, Polk BF (1990) Incidence of Kaposi sarcoma in a cohort of homosexual men infected with the human immunodeficiency virus type 1. The Multicenter AIDS cohort Study Group. J Acquir Immune Defic Syndr 3 : S 24–S31
12. Krown SE, Metroka C, Werntz JZ (1989) Kaposi's sarcoma in the acquired immunodeficiency syndrome: A proposal for uniform evaluation, response and staging criteria. J Clin Oncol 7 : 1201–1207

13. Krown SE, Myskowski PL, Paredes J (1992) Medical management of AIDS patients. Kaposi's sarcoma. Med Clin North Am 76 : 235–252
14. Lassoued K, Clauvel JP, Katalana C et al. (1990) Treatment of the acquired immune deficiency syndrome related Kaposi's sarcoma with bleomycin as a single agent. Cancer 66 : 1869–1872
15. Laubenstein LJ, Krigel RL, Odajnyk CM, Hymes KB, Friedman-Kien A, Wernz JC, Muggia FM (1984) Treatment of epidemic Kaposi's sarcoma with etoposide or a combination of doxorubicin, bleomycin and vinblastine. J Clin Oncol 2 : 1115–1120
16. Miller AB, Hoogstraten B, Staquet M, Winkler A (1981) Reporting results of cancer treatment. Cancer 47 : 207–214
17. Mintzer DM, Real FX, Jovino L et al. (1985) Treatment of Kaposi's sarcoma and thrombocytopenia with vincristine in patients with the acquired immunodeficiency syndrome. Ann Int Med 102 : 200–202
18. Niedt GW, Schinella RA (1985) Acquired immuno deficiency syndrome. Clinicopathological study of 56 autopsies. Arch Pathol Lab Med 109 : 727–734
19. Northfelt DW, Kahn JO, Volberding PA (1991) Treatment of AIDS-related Kaposi's sarcoma. Hematol Oncol Clin North Am 5 : 297–310
20. Northfeldt DW, Martin FJ, Kaplan LD (1993) Pharmacokinetics (PK), tumor localization (TL) and safety of Doxil (liposomal doxorubicin) in AIDS patients with Kaposi's sarcoma (AIDS-KS). Proc Am Soc Clin Oncol 12 : 51, Abstract 8A
21. Papahadjopoulos D, Allen TM, Gabizon A, Mayhew E, Matthay K, Huang SK, Lee KD, Woodle MC, Lasic DD, Redemann C, Martin J (1991) Sterically stabilized liposomes: improvements in pharmakokinetcs and antitumor therapeutic efficacy. Proc Natl Acad Sci USA 88: 11460–11464
22. Rahman A, Treat J, Roh JK, Potkul LA, Alvord WG, Forst D, Wooley PV (1990) A phase I clinical trial and pharmacokinetic evaluation of liposome-encapsulated doxorubicin. J Clin Oncol 8 : 1093–1100
23. Volberding PA, Abrams DI, Conant CM et al. (1985) Treatment of epidemic Kaposi's sarcoma in the acquired immunodeficiency syndrome. Ann Int Med 103 : 335–338

5-Aminolävulinsäure in der topischen photodynamischen Therapie oberflächlicher Hauttumoren

R.-M. Szeimies, S. Karrer, U. Hohenleutner und M. Landthaler

Zusammenfasung

Ziel jeder Tumortherapie ist die Zerstörung der Geschwulst unter Schonung gesunden Gewebes. Viele heutzutage eingesetzte Behandlungen (Chemotherapie oder Radiatio) wirken teilweise unspezifisch und führen zu einer Schädigung auch gesunder Strukturen. Die photodynamische Therapie, eine Kombination aus der Gabe lichtsensibilisierender Farbstoffe und nachfolgender Bestrahlung mit sichtbarem roten Licht, führt zu einer selektiven Zellzerstörung. Insbesondere die topische Applikation von 5-Aminolävulinsäure erscheint für bestimmte dermatologische Indikationen von Interesse zu sein. Die mögliche Anwendbarkeit dieser Therapieform für oberflächliche Hauttumoren soll hier dargestellt werden.

Schlüsselwörter

5-Aminolävulinsäure – photodynamische Therapie – Protoporphyrin IX – oberflächliche Hauttumoren

Prinzip der photodynamischen Therapie

Das Prinzip der photodynamischen Therapie (PDT) beruht auf 3 Faktoren, die gleichzeitig vorhanden sein müssen: sensibilisierender Farbstoff, Licht und Sauerstoff. Fehlt einer dieser Faktoren, findet keine Reaktion statt [6]. Kernpunkt und Effekt, der die PDT überhaupt zum Einsatz in der Tumortherapie sinnvoll macht, ist die Eigenschaft der Photosensibilisatoren sich selektiv im Tumor anzureichern [6]. So kommt es nach systemischer Gabe von Hämatoporphyrinderivat (HPD) zu einer relativ homogenen Verteilung im Organismus. Nach etwa 48 Stunden allerdings baut sich ein Konzentrationsgefälle zugunsten von Geweben hoher Stoffwechselaktivität (insbesondere Tumoren) auf. Die so erhaltene Farbstoffverteilung zwischen Tumor und benachbartem Normalgewebe bewirkt bei nachfolgender Bestrahlung mit rotem Licht eine bevorzugte Schädigung des Tumors (Abb. 1. [5, 6]). Rotes Licht wird deshalb verwendet, weil die verwendeten Porphyrine und ihre Derivate bei etwa 630 nm noch ein Absorptionsmaximum aufweisen und Licht dieser Wellenlänge ausreichend tief in das Gewebe eindringen kann. Neben Lasersystemen können im

Bereich der Dermatologie auch konventionelle Bestrahlungssysteme (Lampen mit entsprechenden Filtervorsätzen) zur Oberflächenbestrahlung eingesetzt werden.

PDT in der Dermatologie

Bislang wurden im Bereich der Dermatologie etwa 2 000 Patienten mit der systemischen PDT behandelt. Hauptindikationen waren dabei Basaliome, initiale spinozelluläre Karzinome, M. Bowen sowie aktinische Keratosen (Übersicht bei [4, 5]). Allerdings ist der Einsatz der PDT nach intravenöser Gabe von HPD für kleinere Tumoren der Haut problematisch, da es auch zu einer starken Akkumulation des Sensibilisators in gesunder Haut kommt, welche zu einer, über Wochen anhaltenden, kutanen Photosensibilisierung führt [7]. Eine wirkungsvolle Alternative stellt hier die topische Sensitizer-Applikation dar: Es entfällt die Nebenwirkung der anhaltenden kutanen Photosensibilisierung.

5-Aminolävulinsäure als topisch applizierbarer Photosensibilisator

Allerdings sind nicht alle Sensibilisatoren in der Lage, die Haut nach lokaler Applikation in ausreichender Konzentration zu penetrieren. Unter den derzeit klinisch eingesetzten Photosensibilisatoren weist 5-Aminolävulinsäure (5-ALA) die besten Penetrationseigenschaften auf [10]. 5-ALA, ein Häm-Precursor, wird nach topischer Gabe in die Zellen aufgenommen und dann zum eigentlichen Sensibilisator, dem Protoporphyrin IX (PP IX) umgewandelt, es wirkt gewissermaßen als „Prodrug". Durch ein gestörtes Stratum corneum,

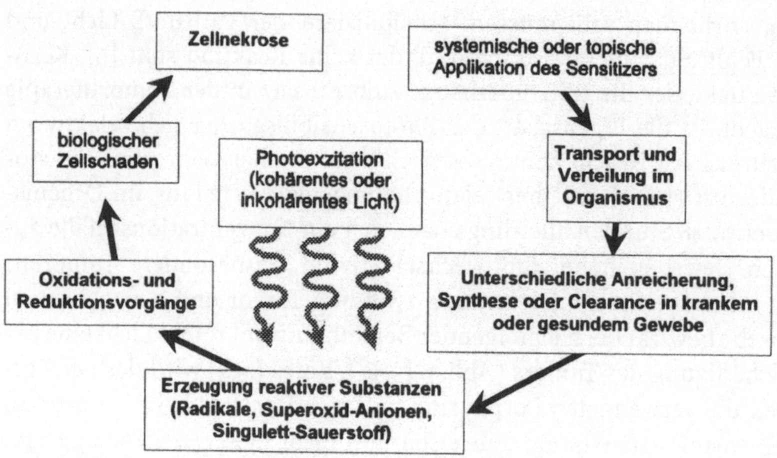

Abb. 1. Prinzip der photodynamischen Therapie

wie man es häufig über entzündlich oder tumorös veränderter Haut findet, penetriert 5-ALA sehr gut und akkumuliert bevorzugt in Geweben epithelialen Ursprungs [3]. Ist nun 5-ALA in der Zelle im Überschuß vorhanden, wird PP IX in den Mitochondrien gebildet. PP IX ist ein potenter Photosensibilisator und wird rasch vom Organismus eliminiert, eine langfristige kutane Photosensibilisierung der Patienten wie nach HPD-Gabe tritt somit nicht auf [3].

Kennedy et al. berichteten 1990 über den Einsatz von 5-ALA als Sensibilisator zur Behandlung von aktinischen Keratosen, Basaliomen und kutanen Mammakarzinommetastasen im Rahmen der PDT [3]. Sie verwendeten dazu eine 20 % 5-ALA-haltige Salbe, die für mehrere Stunden auf die Krankheitsherde aufgetragen wurde. Anschließend wurden die Herde mit rotem Licht aus einem Diaprojektor mit vorgeschalteten Filtern bestrahlt. Bei 80 solchermaßen behandelten Basaliomen zeigte sich zum Zeitpunkt einer klinischen Nachkontrolle nach zwei bis drei Monaten eine komplette Remission in 90 % der Fälle. Ähnliche Ergebnisse wurden für initiale spinozelluläre Karzinome und aktinische Keratosen beschrieben [3].

Wolf et al. behandelten 37 oberflächliche Basaliome mit einer 20 %-5-ALA Öl-in-Wasser-Emulsion und bestrahlten mit polychromatischem Licht aus einem Diaprojektor, teilweise auch mit herausgefiltertem roten Lichtanteil. 36 dieser Tumoren zeigten nach einer mittleren Nachbeobachtungszeit von 7 Monaten kein Tumorrezidiv [11]. Komplette Remissionen erzielten die Autoren auch bei 9 behandelten aktinischen Keratosen. Wesentlich schlechter waren die Ergebnisse bei ulzerierten, knotigen Basaliomen: Hier kam es bei 9 von 10 Tumoren zu Rezidiven [11].

Cairnduff et al. erzielten eine komplette Remissionsrate von 89 % in einem mittleren Nachbeobachtungsintervall von 17 Monaten in der topischen PDT nach Applikation von 20 % 5-ALA-Salbe bei Morbus Bowen. Zur Bestrahlung wurde ein Kupferdampf-/Farbstofflaser bei $\lambda = 630$ nm benutzt. Die Ergebnisse bei Basaliomen lagen mit nur 50 % Remissionsrate (16 Läsionen, 17 Monate Follow-up) deutlich unter denen der anderen Arbeitsgruppen [2]. Möglicherweise beruhen diese Ergebnisse auf unterschiedlich gewählten Einwirkzeiten der 5-ALA-Salbe: Während längere Inkubationszeiten von 5–6 Stunden zur kompletten Remission führten (2/2), lag die Zahl der kompletten Remissionen bei kürzerer Inkubationszeit deutlich niedriger (3–4 h: 2/7; 4–5 h: 4/7). Wie bereits in der Arbeit von Kennedy erwähnt, benutzten die Autoren ein topisch applizierbares Lokalanästhetikum, um die bei der Bestrahlung auftretenden Sonnenbrand-ähnlichen Beschwerden zu lindern [2].

Svanberg et al. verwendeten eine 20 %-5-ALA Wasser-in-Öl-Zubereitung und bestrahlten ihre Patienten mit einem gepulsten, frequenzgedoppelten Nd : YAG-Laser, der einen Farbstofflaser pumpte ($\lambda = 630$ nm) [8]). Sie behandelten 80 Basaliome bei 21 Patienten und erzielten eine komplette Remissionsrate nach einer einmaligen Behandlung von 100 % bei oberflächlichen Basaliomen, noduläre Varianten lagen mit 64 % deutlich niedriger. Die Nachbeobachtungszeit der Patienten lag dabei zwischen 6 und 14 Monaten. Ferner wurden 10 Morbus-Bowen-Läsionen behandelt, die bis auf einen Herd ebenfalls komplett abheilten [8].

Nach Ansicht aller Autoren stellt die PDT nach topischer Applikation von 5-ALA eine wirkungsvolle Alternative in der Behandlung oberflächlicher Hauttumoren dar. Zum jetzigen Zeitpunkt, bei Fehlen klarer Indikationen, standardisierter Therapieverfahren sowie gut dokumentierter klinischer Phase-III-Studien, welche die Wirksamkeit der PDT mit anderen therapeutischen Maßnahmen vergleichen, ist das Verfahren noch als experimentell einzustufen. Vielleicht kommt in naher Zukunft der PDT nicht nur ein Stellenwert in der Therapie von epithelialen Hauttumoren zu, sondern auch bei nichtonkologischen Indikationen, insbesondere chronisch-stationärer Formen der Psoriasis [1].

Literatur

1. Boehncke WH, Sterry W, Kaufmann R (1994) Treatment of psoriasis by topical photodynamic therapy with polychromatic light. Lancet 343 : 801
2. Cairnduff F, Stringer MR, Hudson EJ, Ash DV, Brown SB (1994) Superficial photodynamic therapy with topical 5-aminolevulinic acid for superficial primary and secondary skin cancer. Br J Cancer 69 : 605–608
3. Kennedy JC, Pottier RH (1992) Endogenous protoporphyrin IX, a clinical useful photosensitizer for photodynamic therapy. J Photochem Photobiol [B] 14 : 275–292
4. Landthaler M, Rück A, Szeimies RM (1993) Photodynamische Therapie von Tumoren der Haut, Hautarzt 44 : 69–74
5. Lui H, Anderson RR (1992) Photodynamic therapy in dermatology. Arch Dermatol 128 : 1631–1636
6. Pass HI (1993) Photodynamic therapy in oncology: mechanisms and clinical use. J Natl Cancer Inst 85 : 443–456
7. Razum N, Balchum OJ, Profio AE, Carstens F (1987) Skin photosensitivity: duration and intensity following intravenous hematoporphyrin derivates HpD and DHE. Photochem Photobiol 46 : 925–928
8. Svanberg K, Andersson T, Killander D, Wang I, Stenram U, Andersson-Engels S, Berg R, Johansson J, Svanberg S (1994) Photodynamic therapy of non-melanoma malignant tumours of the skin using topical δ-amino levulinic acid sensitization and laser irradiation. Br J Dermatol 130 : 743–751
9. Szeimies RM, Landthaler M (1993) Treatment of Bowen's disease with topical photodynamic therapy. J Dermatol Treat 4 : 207–209
10. Szeimies RM, Sassy T, Landthaler M (1994) Penetration potency of topical applied delta-aminolevulinic acid for photodynamic therapy of basal cell carcinoma. Photochem Photobiol 59 : 73–76
11. Wolf P, Rieger E, Kerl H (1993) Topical photodynamic therapy with endogenous porphyrins after application of 5-aminolevulinic acid. J Am Acad Dermatol 28 : 17–21

Photodynamische Therapie bei kutanen Lymphomen und Psoriasis

W.-H. Boehncke und R. Kaufmann

Zusammenfassung

Im Rahmen der photodynamischen Therapie (PDT) wird die Applikation von im sichtbaren Spektralbereich absorbierenden Photosensibilisatoren mit Licht korrespondierender Wellenlänge kombiniert. In unseren Untersuchungen konnten wir zeigen, daß 1) maligne transformierte Lymphozyten aufgrund höherer Resorption der Photosensibilisatoren erheblich sensibler gegenüber PDT sind als residente Zellen der Haut, 2) polychromatische Bestrahlung mindestens ebenso effektiv ist wie monochromatische Bestrahlung, 3) in vivo eine Aufnahme von Photosensibilisatoren in Lymphomherde und Psoriasis-Plaques erfolgt, wobei der Photosensibilisator präferentiell von T-Zellen aufgenommen wird, 4) eine Behandlung der Psoriasis vulgaris mittels topischer polychromatischer PDT mindestens ebenso effektiv ist wie mit Dithranol.

Schlüsselwörter

Kutane Lymphome – Photochemotherapie – Photodynamische Therapie – Psoriasis

Im Rahmen der Photochemotherapie (PUVA) gehört der Einsatz von ultraviolettem Licht zum Standard in der Behandlung kutaner Lymphome und disseminierter Psoriasis [7]. Nachteilig sind die limitierte Eindringtiefe des UV-Lichtes und die Diskussion um eine potentielle Photokanzerogenität [8]. Im Gegensatz dazu ermöglicht das Konzept der photodynamischen Therapie (PDT) die Anwendung von diesbezüglich unbedenklichem längerwelligen Rotlicht, welches zudem eine tiefere Penetration im Bestrahlungsfeld zur Folge hat [4]. Während die PDT unter Applikation systemischer Photosensibilisatoren bereits in verschiedenen Fachgebieten zur Therapie von Malignomen Anwendung findet, ist zur Behandlung von Dermatosen eine topische PDT unter Umgehung systemischer Nebenwirkungen wie beispielsweise generalisierter Photosensibilisierung und Immunsuppression praktikabel. Eine in Zusammenarbeit mit der Industrie entwickelte polychromatische Rotlichtquelle (Prototyp Waldmann PDT 1200) ermöglicht im Gegensatz zum Einsatz defokussierter Laserstrahlung überdies eine Behandlung größerer Hautareale.

Unsere bisherigen in-vitro experimentellen Untersuchungen konnten zeigen, daß PDT die Proliferation maligne transformierter humaner Lymphozyten ähnlich hemmen kann wie PUVA. Bei der Induktion einer Proliferationshemmung erwies sich polychromatisches Licht der o.g. Lichtquelle als mindestens ebenso effektiv wie monochromatisches Licht eines Farbstofflasers [5]. Im Vergleich zu residenten Zellen der Haut (Keratinozyten, Fibroblasten) waren Lymphozyten etwa 30fach empfindlicher gegenüber PDT. Dieser Unterschied beruht höchstwahrscheinlich auf einer unterschiedlich hohen Absorptionsrate des Photosensibilisators durch die untersuchten Zellarten, da eine positive Korrelation zwischen Proliferationshemmung und Fluoreszenzintensität als Maß für die Photosensibilisator-Konzentration besteht (Tabelle 1, 2).

Kürzlich wurde gezeigt, daß PUVA die Sekretion der Zytokine TNF-α und Il-1β durch periphere mononukleäre Zellen von Psoriatikern supprimiert, was die antiinflammatorische Wirkung dieser Therapie erklären könnte. Mittlerweile konnten wir nachweisen, daß PDT das Zytokinsekretionsmuster dieser Zellen in ähnlicher Weise beeinflußt [2].

Mittels on-line Fluoreszenz-Messungen sind wir der Frage nachgegangen, ob topisch applizierte Photosensibilisatoren tatsächlich in die Haut eindringen. Es zeigte sich, daß dies in Hautveränderungen von Patienten mit kutanen T-Zell-Lymphomen [1] oder Psoriasis [2] tatsächlich der Fall ist und daß die Sensibilisatoren auf das behandelte Areal begrenzt bleiben. Auch die dosisabhängige Induktion photodynamischer Reaktionen ist in vivo möglich.

Es ist bekannt, daß sich Porphyrine nach systemischer Applikation präferentiell in Tumoren und nicht in dem sie umgebenden normalen Gewebe anreichern [6]. Daß dies auch nach topischer Applikation bei kutanen T-Zell-Lymphomen der Fall ist, zeigen fluoreszenzmikroskopische Unter-

Tabelle 1. ED_{50} [J/cm^2] von HACAT (Keratinozyten), NIH/3T3 (Fibroblasten), HuT78 (T-Zellen), and RA1 (B-Zellen) nach Inkubation mit 10 µg/ml Photosensibilisator unter Verwendung von monochromatischem oder polychromatischem Licht. *ALA* Aminolävulinsäure, *PS3* Photosan-3, *MB* Methylenblau

	ALA	PS3	MB
Monochromatisches Licht:			
HACAT	> 30	6,5	30
NIH/3T3	> 30	0,8	1,3
HuT78	4,0	0,6	2,9
RA1	10	0,2	0,8
Polychromatisches Licht:			
HACAT	> 30	2,8	2,8
NIH/3T3	> 3	0,8	0,5
HuT78	0,7	0,8	0,3
RA1	4,8	0,9	0,2

Tabelle 2. Relative Fluoreszenzintensität der Zell-Linien HACAT, NIH/3T3, HuT78, und RA1 nach 2 h Inkubation mit 10 µg/ml Photosensibilisator. - negativ, + schwach, ++ stark, +++ sehr stark

	ALA	PS3	BM
HACAT	-	+	-
NIH/3T3	+	+	+
HuT78	++	+	+
RA1	++	++	++

suchungen an Probebiopsien aus entsprechend vorbehandelten Läsionen. Wir konnten zeigen, daß das T-Zellinfiltrat eine intensive (orange bis rote) Fluoreszenz - bedingt durch das aus Aminolävulinsäure in diesen Zellen synthetisierte Protoporphyrin IX - aufweist. Diese ist intensiver als die Fluoreszenz der Keratinozyten (Abb. 1). Das Bindegewebe zeigt lediglich (grüne) Autofluoreszenz (Abb. 2). Diese Daten zusammen mit den in vitro gemessenen Differenzen bzgl. der Empfindlichkeit verschiedener Zellarten gegenüber PDT könnten möglicherweise eine selektive Therapie bestimmter Zielzellen erlauben.

Inzwischen wurden an der Universitäts-Hautklinik mehrere Patienten mit Psoriasis erfolgreich mit topischer PDT unter Verwendung einer polychromatischen Lichtquelle (Waldmann PDT 1200) behandelt [3]. Im Verlauf einer 3-wöchigen Therapie mit 3 Bestrahlungen pro Woche beobachteten wir eine Besserung des Befundes, die parallel zu den Veränderungen von Plaques verlief, die mit Dithranol behandelt wurden. Bei einem Patienten mit Psoriasis guttata trat eine vollständige klinische Remission sogar schneller auf als in den Dithranol-behandelten Kontroll-Arealen. Alle Patienten berichteten über ein brennendes Gefühl unter der Bestrahlung, das allerdings nach mehreren Stunden spontan verschwand. Längerfristige Nebenwirkungen wie Pigmentverschiebungen oder Narbenbildung wurden während einer mehrmonatigen Nachbeobachtungsphase nicht registriert.

Wir konnten zeigen, daß

1. maligne transformierte Lymphozyten aufgrund höherer Resorption der Photosensibilisatoren erheblich sensibler gegenüber PDT sind als residente Zellen der Haut,
2. polychromatische Bestrahlung mindestens ebenso effektiv ist wie monochromatische Bestrahlung,
3. in vivo eine Aufnahme von Photosensibilisatoren in Lymphom-Herde und Psoriasis-Plaques erfolgt, wobei der Photosensibilisator präferentiell von T-Zellen aufgenommen wird,
4. eine Behandlung der Psoriasis vulgaris mittels topischer polychromatischer PDT mindestens ebenso effektiv ist wie mit Dithranol

1 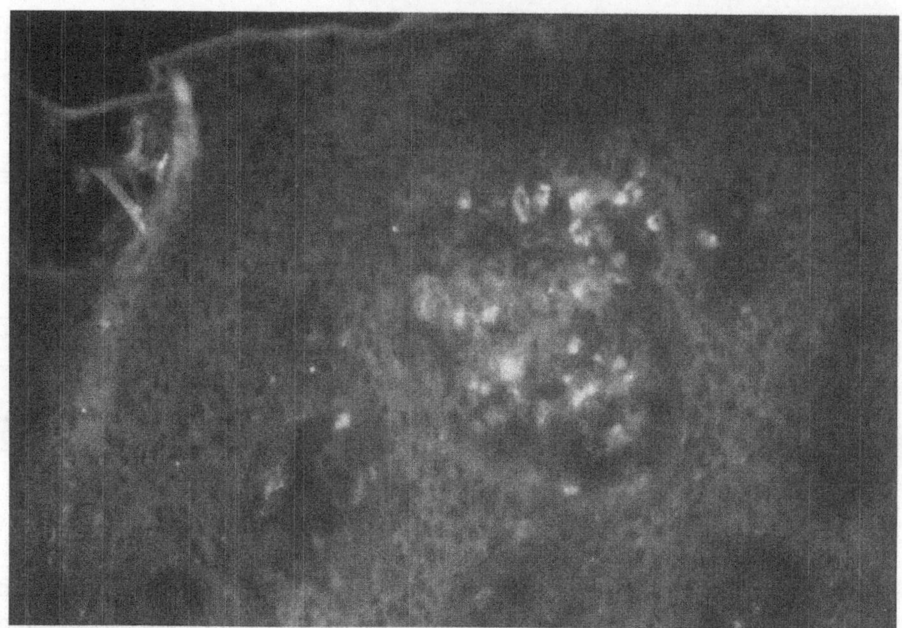

2 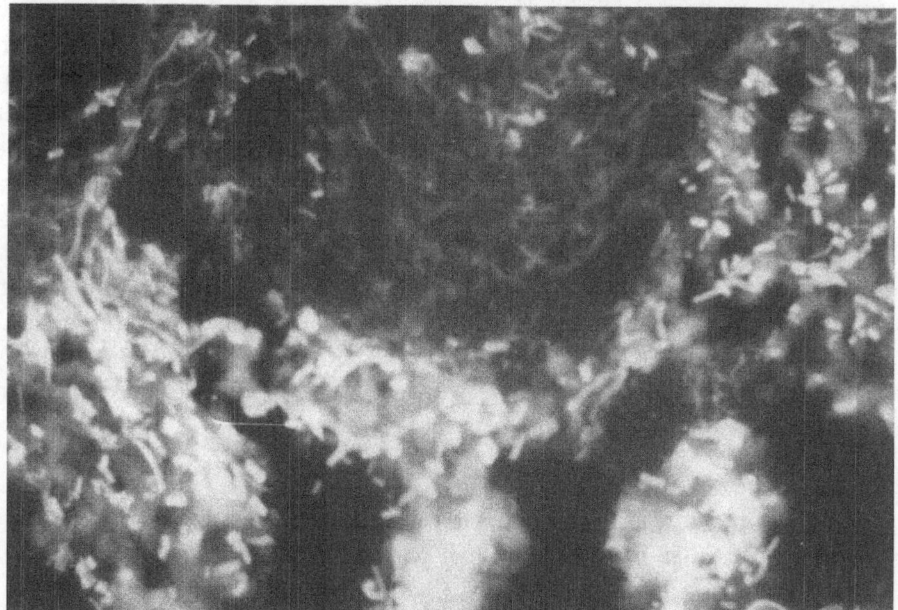

Abb. 1. Anreicherung von Protoporphyrin IX in epidermotropen T-Zellen nach topischer Applikation von Aminolävulinsäure bei Mycosis fungoides

Abb. 2. Selektive Aufnahme des Photosensibilisators in infiltrierende Zellen nach topischer Applikation von Aminolävulinsäure bei Mycosis fungoides. Das Bindegewebe zeigt lediglich grüne Autofluoreszenz

Gegenüber PUVA hat PDT die Vorteile einer tieferen Gewebepenetration aufgrund der größeren Wellenlänge sowie den Wirkort außerhalb des Zellkerns, wodurch kanzerogene Effekte unwahrscheinlich werden.

Literatur

1. Boehncke W-H, König K, Rück A, Kaufmann R, Sterry W (1994) In vitro and in vivo effects of photodynamic therapy in cutaneous T cell lymphoma. Acta Derm Venerol 74 : 201–205
2. Boehncke W-H, König K, Kaufmann R, Scheffold W, Prümmer O, Sterry W (1994) Photodynamic therapy in psoriasis: suppression of cytokine production in vitro and recording of fluorescence modification during treatment in vivo. Arch Dermatol Res 286 : 300–303
3. Boehncke W-H, Sterry W, Kaufmann R (1994) Treatment of psoriasis by topical photodynamic therapy with polychromatic light. Lancet : 801
4. Dougherty TJ (1987) Photosensitizers: therapy and detection of malignant tumors. Photochem Photobiol 45 : 879–889
5. Kaufmann R, Rück A, Scheffold W, Boehncke W-H (1993) Comparative in vitro effects of mono- and polychromatic photodynamic therapy on malignant transformed B- and T-cells. J Invest Dermatol 101 : 464 (A)
6. Mukhtar H, Agarwal R, Athar M, Lewen RL, Elmets CA, Bickers DR (1991) Photodynamic therapy of murine skin tumors using Photofrin-II. Photodermatol Photoimmunol Photomed 8 : 169–174
7. Parrish JA, Fitzpatrick TB, Tanebaum L, Pathak MA (1974) Photochemotherapy of psoriasis with oral methoxsalen and long-wave ultraviolet light. N Engl J Med 291 : 1207-1211
8. Stern RS (1992) Risks of cancer associated with long-term exposure to PUVA in humans: current status 1991. Blood Cells 18 : 91–97

Kombinierte Radio-Chemo-Therapie zerebraler Metastasen beim malignen Melanom

J. Ulrich, C. Rosin, G. Michael, G. Gademann und K.-H. Kühne

Zusammenfassung

Berichtet wird über erste Erfahrungen einer konservativen Behandlung zerebraler Metastasen maligner Melanome mit einer Kombination von Bestrahlung und Chemotherapie. Bislang konnten 7 Patienten nach diesem Schema behandelt werden. Die objektive Responserate lag bei 85%, die mittlere Überlebensdauer bei 28 (17–38+) Wochen. Als häufigste Nebenwirkungen wurden bei insgesamt guter Verträglichkeit eine Knochenmarkdepression sowie eine Alopezie beobachtet. Diese Kombinationsbehandlung stellt unseres Erachtens eine Bereicherung der bisher nicht sehr erfolgreichen konservativen Therapie von Hirnmetastasen beim malignen Melanom dar.

Schlüsselwörter

Malignes Melanom – Hirnmetastasen – Chemotherapie – Radiotherapie – Fotemustine

Einleitung

Maligne Melanome gehören neben dem Mamma- und den Lungenkarzinomen zu den Tumoren, die ein sehr hohes Risiko für die Ausbildung zerebraler Metastasen aufweisen. Autoptische Untersuchungen zeigten, daß in über 50% der Patienten, die an den Folgen eines malignen Melanoms starben, Hirnmetastasen als direkte Todesursache angeschuldigt werden konnten [4, 11]. Bisher war die Therapie zerebraler Metastasen maligner Melanome die Domäne der Neurochirurgen und/oder Strahlentherapeuten [3, 7]. Die Chemotherapie von Hirnmetastasen scheiterte an der ungenügenden Permeation der meisten Chemotherapeutika durch die Blut-Liquor-Schranke. In der jüngeren Literatur finden sich eine Reihe von Hinweisen über Remissionen zerebraler Metastasen nach systemischer Applikation eines neuen Nitrosoharnstoffderivates, dem Fotemustine [6, 9, 10, 13]. Aufgrund seiner Lipophilie vermag es die Blut-Hirn-Schranke zu überwinden und konnte in höheren Konzentrationen im Liquor nachgewiesen werden [12]. Weiterhin wird auf eine geringere Toxizität und Mutagenität als bei anderen Nitrosoharnstoffderivaten (z.B. BCNU) hingewiesen [6].

Es wurde daraufhin der Versuch unternommen, den chemotherapeutischen Effekt des Fotemustine mit der einzigen zur Zeit zur Verfügung stehenden Möglichkeit der konservativen Therapie zerebraler Melanommetastasen, der Bestrahlung, zu kombinieren.

Methodik

Das Therapieschema besteht in der Induktionsphase aus einer einstündigen i.v.-Infusion von Fotemustine (100mg/m² Körperoberfläche, KOF) einmal pro Woche für zunächst 3 Wochen. Parallel dazu erfolgt eine Bestrahlung der Metastasen mit einer Gesamtdosis zwischen 32 und 58 Gy, wobei die ersten Patienten eine befundadaptierte Herdbestrahlung erhielten, in letzter Zeit jedoch eine Ganzhirnbestrahlung bis 40 Gy mit einem eventuellen Boost des Herdes favorisiert wurde. Bei zwei Patienten (Fall 6 und 7) erfolgte außerdem eine nicht sequentielle Kombination von Fotemustine und Dacarbazin, wobei die Patienten in der ersten und zweiten Woche des Induktionszyklus am Tag 3 und 5 jeweils 200mg/m² KOF DTIC erhielten (s. Tabelle 1). Nach einer Therapiepause von 4 Wochen schloß sich eine Erhaltungsphase mit einer Fotemustine-Infusion (100mg/m² KOF) alle 4 Wochen bis zum Progreß an. Als Begleitmedikation wurden Dexamethason (4–12 mg/die), 5-HT-Rezeptorantagonisten (Navoban; Zofran) zur Antiemese und bei Leukozytopenie (< 1,5 Gpt/l) G-CSF (Neupogen) eingesetzt. Die Einleitung der Therapie erfolgte unter stationären Bedingungen, während die Fortführung in der Regel ambulant möglich war.

Ergebnisse

Bisher wurden 5 weibliche und 2 männliche Patienten mit einem Durchschnittsalter von 53 ± 9 Jahren nach dem Kombinationsschema behandelt, wobei eine objektive Ansprechrate bezüglich der Hirnmetastasen von 85% (4 komplette Remissionen, 2 partielle Remissionen, 1 progressive Erkrankung) beobachtet werden konnte (s. Tabelle 1). Die mittlere Überlebenszeit nach Diagnosestellung betrug 28,6 (17–38+) Wochen. Von 7 behandelten Patienten sind 6 verstorben, wobei 3 Patienten an den Folgen einer weiteren zerebralen Metastasierung verstarben. Drei Patienten kamen aufgrund einer fortschreitenden extrazerebralen Metastasierung ad exitum.

Das Ausmaß der Nebenwirkungen, insbesondere Thrombozyto- und Leukozytopenie sowie Haarausfall, ist in Tabelle 2 aufgeführt. Eine Patienten (Pat. 7) bekam unter der laufenden Therapie bei kompletter Remission der Metastase eine Hirnblutung mit vollständiger Hemiparese, die sich jedoch im Laufe von 2 Monaten fast komplett zurückbildete. Der klinische Verlauf der Remission der Patientin ist in Ab. 1 und 2 im computertomographischen Bild dokumentiert.

Tabelle 1. Patientensynopsis. *CR* komplette Remission; *PR* partielle Remission; *PD* progressive Erkrankung; *GD* Gesamtherddosis

Patient	Primärtumor	Chemotherapie (Fotemustine)	Radiatio	Ansprechen	Überlebenszeit
1	NMM; 1,6 mm; Level IV linke Schläfe (1983)	5 Zyklen	GHD 54 Gy (befundadaptiert)	PR	24 Wochen (viszerale Filiae)
2	UCM; 3,8 mm; Level IV linke Flanke (1989)	5 Zyklen	GHD 60 Gy (befundadaptiert)	PR	40 Wochen + (neue zerebrale Filiae)
3	NMM; 4,6 mm; Level III rechter OS (1980)	5 Zyklen	GHD 52,2 Gy (befundadaptiert)	CR	23 Wochen (viszerale Filiae)
4	SSM; TD? Level ? Gesäß links (1990)	5 Zyklen	GHD 60 Gy (befundadaptiert)	CR	17 Wochen (viszerale Filiae)
5	SSM; 5 mm; Level IV Rücken (1986)	6 Zyklen	GHD 58 Gy (befundadaptiert)	PD	32 Wochen (zerebrale Filiae)
6	NMM; 2,3 mm; Level IV linke Schulter (1984)	10 Zyklen (+ DTIC)	GHD 36 Gy (Ganzhirn)	CR	38 Wochen +
7	ALM; 2 mm; Level III linker Fuß (1989)	4 Zyklen (+ DTIC)	GHD 32 Gy (Ganzhirn)	CR	26 Wochen (neue zerebrale Filiae)

Tabelle 2. Nebenwirkungen der Therapie

WHO (n)	Grad 0	Grad 1	Grad 2	Grad 3	Grad 4
Leukozyten	2	–	3	2	–
Thrombozyten	2	1	3	1	–
Nausea/Emesis	3	4	–	–	–
Alopezie	–	–	5	–	2

Diskussion

Die Kombination von Chemo- und Radiotherapie zerebraler Metastasen maligner Melanome bei primärer Inoperabilität oder multipler Metastasierung scheint, trotz eingeschränkter Aussagekraft aufgrund des kleinen, bisher behandelten Kollektivs, eine synergistische Wirkung zu haben, wofür auch die ob-

1
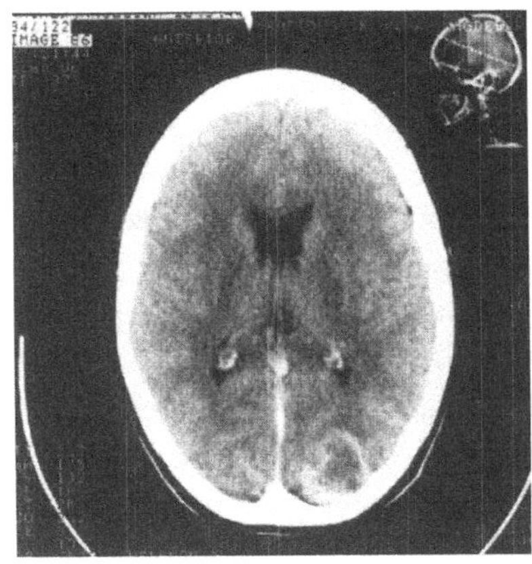

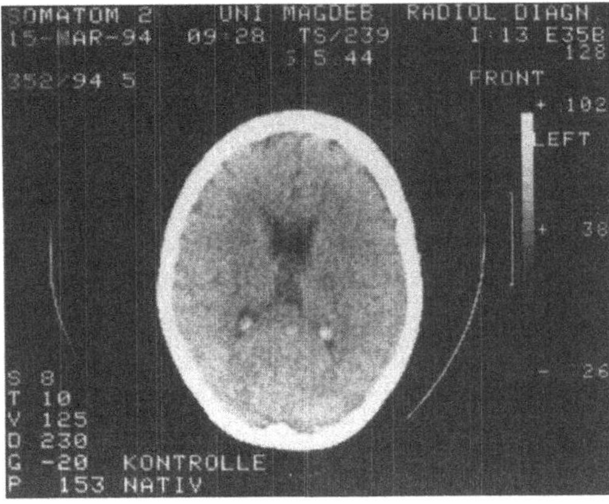

2

Abb. 1. Hirnmetastase bei Therapiebeginn (Patient 6), okzipital links. Herdgröße 3,0 x 2,5 cm

Abb. 2. Komplette Remission 10 Wochen nach Therapiebeginn, okzipital links, kein pathologischer Befund

jektive Ansprechrate der Therapie von 85% und die mittlere Überlebenszeit nach Therapiebeginn von 28,6 Wochen sprechen. Carella et al. [5] beobachteten bei alleiniger Radiotherapie zerebraler Melanommetastasen bei 60 Patienten mit differenten Bestrahlungsmodalitäten eine mittlere Überlebenszeit von 14 Wochen. In unseren Untersuchungen konnte eine doppelt so hohe Überlebenszeit bei insgesamt geringen Nebenwirkungen und damit guter Lebensqualität erreicht werden.

Jacquillat et al. [8] berichten im Rahmen einer Phase-II-Multizenterstudie bei einer Fotemustine monotheraphie des disseminiert metastasierten Melanoms von einer objektiven Ansprechrate von 24,2%, wobei 9 von 36 Patienten mit zerebralen Filiae Remissionen aufwiesen. An einem kleineren Kollektiv von 19 Patienten beobachteten Schallreuter et al. [14] eine erstaunliche objektive Ansprechrate bei Fotemustinemonotherapie von 47%, wobei auch bei Hirnmetastasen Remissionen erreicht werden konnten. Binder et al. [2] fanden bei 19 multipel metastasierten Patienten eine objektive Ansprechrate einer kombinierten Fotemustine-DTIC-Therapie von 26% und in 42% der Fälle eine Stabilisierung der Erkrankung, wobei im Gegensatz zu anderen Arbeitsgruppen eine Remission von Hirnmetastasen nicht beschrieben wurde. Bei unseren Patienten, die neben der Bestrahlung Fotemustine und DTIC erhielten, wurde besonders bei einer Patientin (Fall 6) neben der kompletten Remission einer Hirnmetastase eine anhaltende Stabilisierung multipler subkutaner und viszeraler Metastasen beobachtet.

Ähnliche Ergebnisse fanden Avril et al. [1], die unter einer Kombination von Fotemustine und DTIC bei 119 metastasierten Melanompatienten eine Gesamtresponserate von 27 bei 26% Remission zerebraler Filiae beobachteten.

Die Nebenwirkungen der Therapie sind insgesamt als tolerabel einzuschätzen. Thrombozyto- und Leukozytopenie sind in der Regel bei der Fotemustinemonotherapie kein therapeutisches Problem. Bei einer Kombination von Fotemustine mit DTIC (Fall 6 und 7) jedoch konnten wir eine anhaltende Thrombozytopenie, die substitutionspflichtig wurde, beobachten. In diesem Zusammenhang verwiesen wir auf eine Patientin (Fall 7), die unter einer kombinierten Chemotherapie mit Fotemustine und DTIC eine akute Hirnblutung bekam, die wir neben der Tatsache, daß zerebrale Melanommetastasen sehr gut durchblutete Tumoren darstellen, auf die Thrombozytopenie zurückführen.

Insgesamt stellt die Kombination von Radiotherapie und Chemotherapie eine praktikable Alternative in der palliativen Behandlung zerebraler Melanommetastasen dar. Die Indikation zu einer solchen Behandlung sollte in enger Kooperation von Dermatologen, Neurochirurgen und Strahlentherapeuten gestellt werden. Entscheidend für den Patienten ist neben einer möglichen Lebensverlängerung vor allem die Lebensqualität.

Literatur

1. Avril MF, Bonneterre J, Cupissol D, Grob JJ, Kalis B, Fumoleau P, Kerbrat P, Isreal L, Fargeot P, Lambert D, Delaunay M, Dreno B, Vilmer C, Bizzari JP, Cour V (1992) Fotemustine Plus Dacarbazine for Malignant Melanoma. Eur J Cancer 28A21807–1811
2. Binder M, Winkler A, Dorffner R, Glebowski E, Wolff K, Pehamberger H (1992) Fotemustine plus Dacarbazine in Advanced Stage III Malignant Melanoma. Eur J Cancer 28A:1814–1816
3. Brega K, Robinson WA, Winston K, Wittenberg W (1990) Surgical treatment of brain metastases in malignant melanoma. Cancer 66:2105–2110
4. Buckner J (1992) Surgery, radiation therapy, and chemotherapy for metastatic tumors to the brain. Cur Op Oncol 4:518–524
5. Carella RJ, Gelber R, Hendrickson F, Berry HC, Cooper JS (1980) Value of radiation therapy in the management of patients with cerebral metastases from malignant melanoma. Cancer 45:679–683
6. Cour V, Langenbahn H (1990) Fotemustin, ein neues Nitroso-Harnstoff-Derivat. Onkologie 13:7–11
7. Engenhart R, Kimmig BN, Höver KH, Wowra B, Romahn J, Lorenz WJ, Kaick G van (1992) Long term follow-up for brain metastases treated by percutaneous stereotactic single high-dose irradiation. Cancer 71:1353–1361
8. Jacquillat C, Khayat D, Banzet P, Weil M, Fumoleau P, Avril MF, Namer M, Bonneterre J, Kerbrat P, Bonerandi JJ, Bugat R, Montcuquet P, Cupissol D, Lauvin R, Vilmer C, Prache C, Bizzari JP (1990) Final report of the French Multicenter Phase II Study of the Nitrosourea Fotemustine in 153 evaluable patients with disseminated malignant melanoma including patients with cerebral metastases. Cancer 66:1873–1878
9. Khayat D, Avril MF, Gerad B, Bertrand P, Bizzari JP, Cour V (1992) Fotemustine: an overview of its clinical activity in disseminated malignant melanoma. Melanoma Res 2:147–151
10. Merimsky O, Inbar M, Gerad B, Chaitchik S (1992) Fotemustine – an advance in the treatment of metastatic melanoma. Melanoma Res 2:401–406

11. Merimsky O, Reider-Groswaser I, Inbar M, Kovner F, Chaitchik S (1992) Cerebral metastatic melanoma: correlation between clinical and CT findings. Melanoma Res 2:385–391
12. Meulemanns A, Giroux B, Hannoun P, Robine D, Henzel D (1991) Comparative diffusion study of two nitrosoureas: carmustine and fotemustine in normal rat brain, human and rat brain biopsies. Chemoth 37:86–92
13. Rosin C, Ulrich J, Hübener H, Kühne KH (1993) First results of cerebral metastatic malignant melanoma with fotemustine and radiation. Melanoma Res 3:37
14. Schallreuter KU, Wenzel E, Brassow FW, Berger J, Breitbart EW, Teichmann W (1991) Positive phase II study in the treatment of advanced malignant melanoma with fotemustine. Cancer Chem Pharm 29:85–87

Der Einfluß von Interferon-α2b auf den Metabolismus von Dacarbazin in vivo und in vitro

M. Weigand, H. Meyer-Bremen, M. Thome, F. Oberdorfer und W. Tilgen

Zusammenfassung

Unsere Untersuchungen sollten zeigen, ob Interferon-α (IFNα) einen Einfluß auf die metabolische Aktivierung und die Pharmakokinetik von Dacarbazin (DTIC) in vitro und bei Patienten mit metastasierendem Melanom besitzt. Die Analyse von DTIC und dessen Metaboliten AIC im Plasma von Patienten erfolgte mittels Hochleistungsflüssigkeitschromatografie (HPLC). 9 Patienten erhielten DTIC-Monotherapie, 11 Patienten DTIC/IFN α-Kombinationstherapie. Die in vitro-Untersuchungen wurden an einer Melanomzellinie unter Zusatz von Kaninchenlebermikrosomen durchgeführt. Patienten mit Chemoimmuntherapie zeigten eine signifikant niedrigere Bioverfügbarkeit von DTIC als Patienten mit Monotherapie. Die Plasmaspiegel von AIC blieben in beiden Therapieformen unverändert. Geht man davon aus, daß AIC ein Maß darstellt für die metabolische Aktivierung von DTIC zum therapeutisch wirksamen methylierenden Agens, so führt IFNα nicht zu einer Induktion DTIC-aktivierender hepatischer Enzymsysteme. Beide Therapeutika üben lediglich einen additiven zytostatischen Effekt auf Tumorzellen in vitro aus.

Schlüsselwörter

Dacarbazin – Interferon-α2b – Pharmakokinetik in vivo, in vitro – Malignes Melanom – HPLC

Einleitung

In klinischen Studien zum Erfolg einer Chemoimmuntherapie des malignen Melanoms mit DTIC (5-(3,3-Dimethyl-1-triazeno)-imidazol-4-carboxamid) und IFN α2b liegen widersprüchliche Ergebnisse vor [7, 10].

IFNα besitzt immunmodulatorische Wirkung und wirkt direkt antiproliferativ auf Tumorzellen [11]. DTIC wird in der Leber durch die mikrosomalen Oxidasen (Cytochrom P450) zu MIC (Monomethyl-5-aminoimidazol-4-carboxamid) demethyliert. MIC tautomerisiert spontan zu AIC (5-Aminoimidazol-4-carboxamid) und setzt dabei ein Methyldiazoniumion frei. Aus diesem entsteht das eigentliche methylierende Agens, ein Methylkation ([9], Abb. 1).

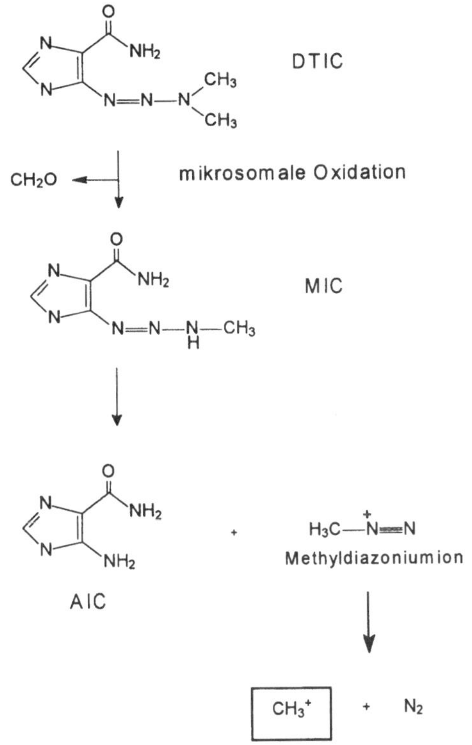

Abb. 1. Aktivierungsmechanismus von DTIC

Für unsere Studie ergaben sich folgende Fragestellungen, die wir anhand der Pharmakokinetik von DTIC im Patienten und eines In-vitro-Modells untersuchten:

- Hat IFNα einen Einfluß auf die metabolische Aktivierung von DTIC?
- Wird die Pharmakokinetik von DTIC durch IFNα verändert?
- Wie könnte der Mechanismus einer Kombinationswirkung von IFNα + DTIC aussehen?

Therapieprotokoll

20 Patienten im Alter von 25–79 Jahren mit malignem Melanom im metastasierten Stadium stellten sich für 6 Blutabnahmen bis 4 h nach Infusionsbeginn zur Verfügung. Sie wurden folgendermaßen behandelt:

Gruppe 1:
DTIC (Detimac 100, Medac, Hamburg) als Monotherapie mit 850 mg/m² in 20-minütiger i.v.-Infusion, 9 Patienten.

Gruppe 2:
Kombinationstherapie DTIC und IFNα2b (Intron A, Essex, München) mit 5 Mio IE IFN s.c. jeweils 1 h vor und direkt nach DTIC-Infusion, 10 Mio IE 24 h nach DTIC-Infusion und nochmals 5 Mio IE alle 24 h über 4 Tage, 11 Patienten.

Der Urin wurde über 24 h gesammelt.

Methoden

Hochleistungsflüssigkeitschromatographie (HPLC)

Nach Gewinnung des Plasmas aus den Blutproben wurden Proteinfällungen durchgeführt. Urinproben wurden filtriert und direkt oder verdünnt analysiert. Als HPLC-Säule diente eine LiChrospher 100 RP-18-Säule, 5 µM (reversed phase) mit einer LiChroCART 4-4 (reversed phase)-Vorsäule. Für die Detektion von DTIC wurde 2 mM NaH_2PO_4, pH 8 + 1 % Triethylamin mit Methanol pH 5,3 im Mischungsverhältnis 32 : 68 verwendet. Für AIC wurde als Laufmittel 2 mM NaH_2PO_4 + 1 % Triethylamin pH 2,7 verwendet [1, 2].

Zellkultur

Im Zellkulturmodell (Melanomzellinie MML-I) wurde die Wirkung von DTIC und IFNα mit und ohne mikrosomale Aktivierung getestet. Der Inkubationsmodus für IFNα oder DTIC/IFNα-Kombination wurde dem Therapieschema der Patienten angeglichen. Der Verlauf des Zellwachstums wurde 24stündlich mit Trypanblaubestimmung überprüft. Ein Ansatz in 5 ml Medium (RPMI 1640) setzte sich wie folgt zusammen: DTIC 100 µM, Kaninchenlebermikrosomen (1 mg Protein), IFNα 1000 IU, NADPH 500 µM, Penicillin/Streptomycin 0,5 mg [8]. Zum Nachweis der mikrosomalen Aktivierung von DTIC wurden AIC und DTIC mit HPLC analysiert.

Datenauswertung

Die Berechnung der pharmakokinetischen Parameter erfolgte mit Topfit 2.0 [5], die statistische Auswertung mit SAS (Statistical Analysis System) und anhand der Wilcoxon Scores.

Ergebnisse

Nachweis der mikrosomalen Aktivierung von DTIC in vitro

Die eingesetzte DTIC-Menge wurde unmittelbar nach Versuchsansatz zu durchschnittlich 90 % wiedergefunden, AIC war nicht nachweisbar. Nach 15stündiger Inkubation mit DTIC wurden in den Ansätzen mit Mikrosomen 65 % der eingesetzten DTIC-Menge äquimolar als AIC wiedergefunden, 53 % unverändert als DTIC. In den Ansätzen ohne Mikrosomen war kein AIC nachweisbar, jedoch DTIC zu 100 %. IFNα hatte keinen Einfluß auf die gebildete AIC-Menge.

Wirkung von DTIC und IFNα in vitro

Die DTIC-Behandlung der Zellen ohne Zusatz von Mikrosomen weist kaum Unterschiede zu unbehandelten Zellen der Kontrolle auf. Aktivierung von DTIC durch Mikrosomen führt zu einer deutlichen Wachstumshemmung der Melanomzellen (Abb. 2). AIC übt keine wachstumshemmenden Effekte auf die Tumorzellen aus.

Auch IFNα allein wirkt wachstumshemmend auf Melanomzellen. Aus den Wachstumskurven nach Inkubation mit der DTIC/IFNα-Kombination wird ersichtlich, daß sich die zytostatischen Wirkungen der beiden Therapeutika addieren (Abb. 3).

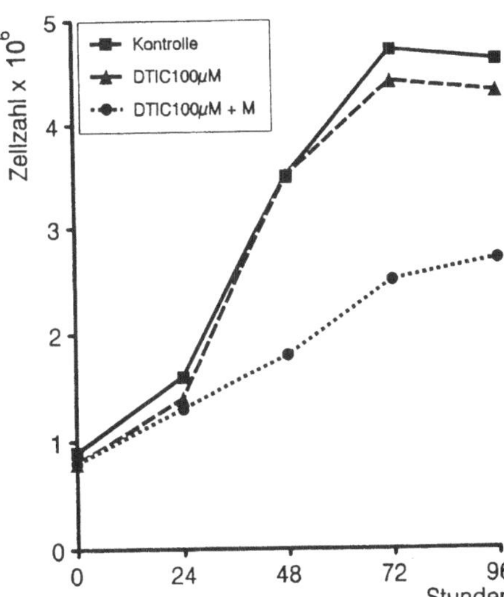

Abb. 2. Wirkung von DTIC mit (+ M) oder ohne mikrosomale Aktivierung auf der Melanomzellinie MML-I

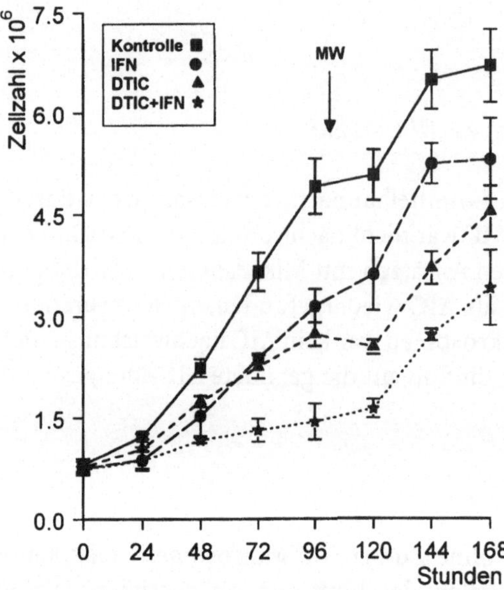

Abb. 3. Wirkung von IFNα, DTIC und der Kombination IFNα/DTIC mit mikrosomaler Aktivierung auf der Melanomzellinie MML-I.
MW Mediumwechsel

Pharmakokinetik von DTIC mit und ohne Kombination mit IFNα in Patienten

Der Verlauf der Plasmakonzentrationen von DTIC folgt einem Zwei-Kompartiment-Modell. Die maximalen DTIC-Konzentrationen liegen zwischen 24,0 und 91,5 µg/ml Plasma, für AIC liegen sie zwischen 5,8 und 28,2 µg/ml Plasma (Abb. 4).

Die Werte der AUC (area under the curve) als Maß für die Bioverfügbarkeit von DTIC zwischen beiden Therapieformen sind signifikant verschieden, während für die maximale Plasmakonzentration (c_{max}) und die Plasmahalbwertszeit (t1/2) keine signifikanten Unterschiede bestehen (Tabelle 1). Über 24 h werden im Urin 29,2 % der gegebenen Gesamtdosis DTIC unverändert ausgeschieden. Für den Metaboliten AIC bestehen hinsichtlich der Pharmakokinetik zwischen Mono- und Kombinationstherapie keine signifikanten Unterschiede (Tabelle 2). 9,3 % der Gesamtdosis DTIC sind äquimolar als AIC im 24 h-Urin nachweisbar. Insgesamt wurden 38,5 % der DTIC-Gesamtdosis unverändert oder indirekt als Metabolit im 24 h-Urin nachgewiesen.

Diskussion

Die Veränderung der Pharmakokinetik von DTIC durch andere Zytokine wie z. B. Interleukin-2 wurde beschrieben [3]. IFNα verändert die Pharmakokinetik (Resorption, Verteilung, Proteinbindung und Ausscheidung) von DTIC in ähnlicher Weise. Durch die Kombination mit IFNα in unserem Therapieschema

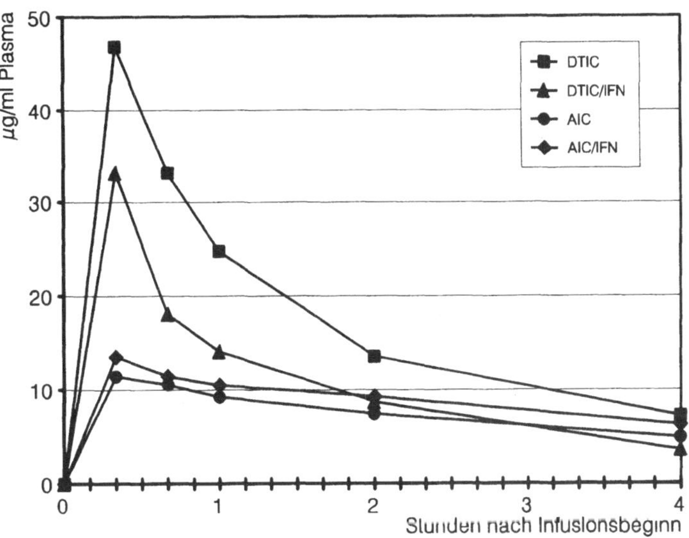

Abb. 4. DTIC-vs. DTIC/IFN-Therapie. Vergleich der Plasmakonzentrationen (Mittelwerte) von DTIC und AIC von Patienten mit DTIC-Monotherapie (n = 9) oder DTIC/IFNα-Kombinationstherapie (n = 11)

wird die innere Exposition (AUC) von DTIC herabgesetzt (Tabelle 1). Daraus läßt sich jedoch nicht schließen, daß auch die Pharmakodynamik (Konzentrations-Wirkungs-Beziehung) negativ beeinflußt wird, denn die AIC-Mengen und damit wahrscheinlich auch die Konzentration des eigentlich wirksamen methylierenden Agens, bleiben unverändert (Abb. 4). Der Mechanismus, der zur Verringerung der Bioverfügbarkeit von DTIC durch IFNα führt, ist unklar. Für IFNα sind verschiedene Effekte auf die hepatischen Cytochrom P450-Enzyme beschrieben, die sowohl inhibitorischer [4] als auch induktiver Natur [6] sein können. Nimmt man AIC als Maß für die metabolische Aktivierung von DTIC, so führt IFNα in unseren Experimenten nicht zu einer Induktion der DTIC-aktivierenden Enzymsysteme. Weder in Patienten (Tabelle 2), noch in Zellkulturversuchen konnte eine Erhöhung der gebildeten AIC-Menge nachgewiesen werden.

Die zytostatischen Wirkungen von DTIC und IFNα auf Tumorzellen in vitro addieren sich. Ein Einfluß von IFNα im Sinne einer synergistischen Wirkung konnte nicht nachgewiesen werden (Abb. 3). Dies unterstreicht die Hypothese, daß IFNα eher durch seine zytostatischen Effekte auf die Tumorzellen selbst wirkt, als durch Inhibition oder Induktion der Zytostatika-metabolisierenden Enzyme.

Unsere Untersuchungen verdeutlichen die Schwierigkeiten beim Vergleich von Ergebnissen aus In-vitro-Modellen mit klinischen Daten.

Tabelle 1. Pharmakokinetische Parameter von DTIC (Mittelwerte). c_{max} maximale Plasmakonzentration, $t\,^1\!/_2$ Plasmahalbwertszeit, *AUC* area under the curve, *CI* Clearence

Therapie	Patienten (n)	C_{max} [μg/ml]	$t^1\!/_2$ [h]	AUC [μg h/ml]	CI [ml/min]
DTIC-Mono	9	47,3	2,1	95,2	364,9
DTIC/IFNα	11	33,1	1,7	53,6	564,1

Tabelle 2. Pharmakokinetische Parameter von AIC (Mittelwerte)

Therapie	Patienten (n)	C_{max} [μg/ml]	$t^1\!/_2$ [h]	AUC [μg h/ml]	CI [ml/min]
DTIC-Mono	9	12,3	5,6	79,6	457,2
DTIC/IFNα	11	14,0	5,8	109,2	319,6

Literatur

1. Breithaupt H, Dammann A, Aignar K (1982) Pharmacokinetics of Dacarbazine (DTIC) and its metabolite 5-aminoimidazole-4-carboxamide (AIC) following different dose schedules. Cancer Chemother Pharmacol 9 : 103–109
2. Buesa JM, Urréchaga E (1991) Clinical Pharmacokinetics of high-dose DTIC. Cancer Chemother Pharmacol 28 : 475–479
3. Chabot GG, Flaherty LH, Valdivieso M, Baker LH (1990) Alteration of decarbazine pharmacokinetics after interleukin-2 administration in melanoma patients. Cancer Chemother Pharmacol 27 : 157–160
4. Goodman & Gilman's (1991) The Pharmacological basis of therapeutics. Volume II, Eighth Edition, Pergamon Press New York
5. Heinzel G, Woloszczak R, Thomann P (1993) Pharmacokinetic and Pharmacodynamic Analysis System for the PC, Topfit 2.0. Gustav Fischer, Stuttgart Jena New York
6. Mannering GJ (1986) Measurement of effect of interferon on drug metabolism. Methods in Enzymology 119 : 95
7. Parmiani G, Rivoltini L (1991) Biologic agents as modifiers of chemotherapeutic effects. Cur Opin Oncol 3 : 1078–1086
8. Parsons PG, Smellie SG, Morrison LE, Hayward IP (1982) Properties of human melanoma cells resistant to 5-(3´,3´-Dimethyl-1-triazeno)-imidazole-4-Carboxamide and other Methylating Agents. Cancer Res 41 : 1454–1461
9. Skibba JL, Bryan GT (1971) Methylation of nucleic acids and urinary excretion of 14C-labeled 7-methylguanine by rats and man after administration of 4(5)-(-3,3-dimethyl-1-triazeno)-imidazole 5(4)-carboxamide. Toxicol Appl Pharmacol 18 : 707–719
10. Tilgen W (1994) Therapie des malignen Melanoms. In: Macher E, Kolde G, Bröcker E-B (Hrsg) Jahrbuch der Dermatologie 1994/95, Tumoren der Haut. Biermann, Zülpich, S 123–150
11. Zouboulis C, Garbe C, Orfanos CE (1989) Wachstumshemmung von Melanomzellen durch Interferone in vitro. Hautarzt 40 : 65–69

Evaluation der Durchblutung von Tumoren vor und nach photodynamischer Therapie mittels Natrium-Fluoreszein-Fluxmetrie

C. Fritsch, W. Lumper, G. E. H. Kuhnle, C. Abels und A. E. Goetz

Zusammenfassung

Die photodynamische Therapie (PDT) führt über primär zytotoxische und sekundär vaskuläre Mechanismen zur Tumorischämie und zur selektiven Nekrose des neoplastischen Gewebes. Um die Auswirkung der PDT auf die Tumormikrozirkulation beurteilen zu können, wurde die Natrium-Fluoreszein-Fluxmetrie (NaFF) zur Messung der Tumorperfusion vor und nach PDT durchgeführt. Zellen des amelanotischen Melanoms (A-Mel-3) wurden in transparente Rückenhautkammern tragende Syrische Goldhamster transplantiert. Die PDT wurde 48 h nach intravenöser Injektion des Photosensibilisators Photofrin II durch Bestrahlung mit einem Argonionen-gepumpten Farbstofflaser (630 nm, 50 J/cm2) durchgeführt. Nach intravenöser Injektion von Natrium-Fluoreszein wurde dessen Kinetik vor und nach PDT im Tumor- und Normalgewebe anhand der emittierten Fluoreszenz intravitalmikroskopisch dargestellt und mittels digitaler Bildauswertung quantitativ analysiert. Vor PDT wurde das Maximum der Fluoreszenz im Tumor 3 min und im Normalgewebe 10 min nach Injektion gemessen. Direkt nach PDT zeigte sich initial im Tumorgewebe noch ein Anstieg der Fluoreszenzintensität, 24 h nach PDT jedoch blieb die Fluoreszenzanreicherung aus. Diese Ergebnisse zeigen, daß die PDT zu einer raschen Induktion der Tumorischämie führt. Die hier vorgestellte Methodik der NaFF kann ohne großen Aufwand klinisch zur Beurteilung der Effektivität der PDT eingesetzt werden.

Schlüsselwörter

Photodynamische Therapie (PDT) – Tumormikrozirkulation – Fluoreszenzintensität – Photofrin

Einleitung

Die photodynamische Therapie (PDT) gewinnt in der Behandlung von oberflächlichen Tumoren, insbesondere in der Dermatologie, zunehmende Bedeutung [3, 8, 15]. Bei der PDT werden durch Licht aktivierbare Substanzen eingesetzt, die sich nach systemischer oder topischer Applikation bevorzugt im neoplastischen Gewebe anreichern. Bei Anwendung von Hämatoporphyrinderivaten erfolgt die Bestrahlung des Tumors 24–48 h nach Injektion des Photosensibilisators, da zu diesem Zeitpunkt ein maximales Fluoreszenzverhältnis von Tumor zu Normalgewebe vorliegt [9]. Wird das sensibilisierte Tumorgewebe mit Licht der Wellenlänge eines Absorptionsmaximums des Photosensibilisators belichtet, absorbiert der Photosensibilisator Photonen und wird dadurch von dem Grundzustand oS-Singulett in einen höherenergetischen Zustand 1S-Singulett oder 2S-Singulett gebracht. Dieser ist von kurzer Lebensdauer und kann entweder unter Abgabe von niederenergetischem Fluoreszenzlicht in den Grundzustand zurückfallen oder über das „intersystem crossing" in den 1T*-Triplett-Zustand übergehen und die Produktion von hoch reaktiven Singulett-Sauerstoff-Molekülen und anderen reaktiven Sauerstoff-Spezies anregen. Diese Radikale reagieren mit allen der Oxidation zugänglichen Zellbestandteilen mit nachfolgender Schädigung von Tumorzellen und Tumormikrozirkulation [11]. Die Bestrahlung wird vor allem mit niedrigenergetischem Licht (< 100 mW/cm²) von Argonionen-gepumpten Farbstofflasern oder Golddampflasern durchgeführt, obwohl sich auch konventionelle und inkohärente Lichtquellen, wie Quecksilber- und Xenonlampen oder sogar Diaprojektoren eignen [14]. Während der PDT kommt es gelegentlich zu lokalen Mißempfindungen, kurz danach zur Rötung, Überwärmung und Schwellung des bestrahlten Gebietes und innerhalb der folgenden Tage zur Tumornekrose [3,4]. Unterschiedliche experimentelle und klinische Untersuchungen zeigen, daß es nach PDT anhand der enormen Schwellung zum Anstieg des basal erhöhten interstitiellen Flüssigkeitdruckes in Tumoren und nachfolgend zur Durchblutungsminderung im Tumor bis hin zur Tumorischämie kommt [1, 4, 10]. Für die klinische Anwendung der PDT ist daher von Bedeutung, inwieweit diese frühzeitigen mikrozirkulatorischen Veränderungen als Indikator für die therapeutische Effektivität der PDT eingesetzt werden können.

Ziel der vorliegenden Untersuchungen war es, die Gewebeperfusion vor und nach PDT im Tumorgewebe und im umliegenden Normalgewebe mittels NaFF zu evaluieren.

Material und Methodik

Als Versuchstiere dienten männliche Syrische Goldhamster (ca. 70 g KG). Nach Rasur und chemischer Depilation der Rückenhaut wurde den Hamstern eine transparente Rückenhautkammer implantiert. Die Präparation wurde täglich photomakroskopisch hinsichtlich Entzündungsfreiheit und freier Perfusion der Gefäße kontrolliert. Als Tumormodell diente das amelanotische Hamstermelanom A-Mel-3 [2]. Etwa 10^5 Zellen wurden 2 Tage nach Präparation in die Rückenhautkammer inokuliert. Nach etwa 7 Tagen zeigte sich das typische dichte und wirre Tumorgefäßsystem. Vor Versuchsbeginn wurde den Tieren unter intraperitonealer Narkose (Nembutal, 60 mg/kg KG) ein Polyäthylenkatheter in die rechte Vena jugularis als Dauerverweilkatheter implantiert. Als Lichtquelle zur Fluoreszenzanregung diente eine Quecksilberhochdrucklampe. Über einen Filterblock konnte das gewünschte Absorptions- bzw. Emissionsspektrum ausgewählt werden. Zur Detektion der Fluoreszenz wurde eine SIT Kamera eingesetzt. Alle Fluoreszenzintensitätsmessungen in dem aufgenommenen Bild wurden auf dem im Bild stets mitgemessenen Fluoreszenzstandard bezogen und in relativen Fluoreszenzgrauwertintensitäten (%rFG) verrechnet. Nach Subtraktion der Autofluoreszenz wurden die gewonnenen Fluoreszenzbilder digital gespeichert und in einem eigens hierfür entwickelten Bildverarbeitungsprogramm ausgewertet. Als Photosensibilisator wurde Photofrin II (5 mg/kg KG) intravenös als Bolus injiziert. Zur photodynamischen Behandlung wurde die Bestrahlung mit einem Argonionen-gepumpten Farbstofflaser bei 630 nm (50 J/cm^2, 100 mW/cm^2) durchgeführt. Vor, 10 min, 3 h und 24 h nach Bestrahlung wurde Natrium-Fluoreszein (2 ml, 0,04 %) als Bolus injiziert. Jeweils 10 s, 30 s, 1, 2, 3, 5, 7, 10, 15, 20 und 30 min nach Injektion des Natrium-Fluoreszeins wurden Fluoreszenzbilder der transparenten Rückenhautkammer aufgenommen. Die Versuchs (VG)- und Kontrollgruppen (KG) wurden wie in Tabelle 1 beschrieben eingeteilt. Die Fluoreszenzgrauwerte wurden in Median ± SEM ausgedrückt.

Ergebnisse

Fluoreszenzmessungen des Photosensibilisators

Die Autofluoreszenz in der VG und den KG 1–3 betrug vor Injektion des Photosensibilisators im Tumor 8,71 ± 1,18 % bzw. 11,12 ± 1,45, 9,45 ± 2,1 und 10,33 ± 1,69 % und im Normalgewebe 8,29 ± 0,42 % bzw. 8,77 ± 1,38, 9,28 ± 1,0 und 10 ± 2,37 % ohne signifikanten Unterschied (n. s.). Die Fluoreszenzratios (Tumor/Normalgewebe) lagen zwischen 0,99 ± 0,07 und 1,11 ± 0,20 % (n. s.). 48 h nach Injektion fanden sich in der VG und in der KG1 im Tumor Fluoreszenzwerte von 67,62 ± 3,75 bzw. 70,43 ± 4,53 % und im Normalgewebe von 28,04 ± 4,34 % bzw. 28,12 ± 8,66 % (n. s.). Die korrespondierenden Ratios lagen zu diesem Zeitpunkt bei 2,41 ± 0,17 und 2,51 ± 0,54 (n. s.). In den beiden KG 2 und 3 fanden sich 48 h nach Photofrin II-Injektion erneut die Ausgangswerte (Tumor: VG vs KG2 $P < 0{,}0001$; Normalgewebe: VG vs KG2 $P < 0{,}001$).

Tabelle 1. Versuchs- und Kontrollgruppeneinteilung

Gruppen	Photosensibilisator [mg/kg KG]	Inkubationszeit [h]	Energie [J/cm^2]
V1	5	48	50
K1	5	0	∅
K2	∅	∅	∅
K3	∅	∅	50

Fluoreszenzmessungen des Natrium-Fluoreszeins

In der NaFF vor PDT zeigten sich in allen Versuchs- und Kontrollgruppen im Tumor und im Normalgewebe vergleichbare Fluoreszenzkinetiken ohne signifikanten Unterschied. Die maximale Fluoreszenz wurde nach 3 min im Tumor (VG 53,52 ± 6,84, KG1 56,06 ± 5,89, KG2 54,76 ± 7,68, KG3 60,51 ± 8,66 %rFG) und nach 10 min im Normalgewebe (VG 37,45 ± 7,74, KG1 45,31 ± 6,23, KG2 40,18 ± 3,83, KG3 37,57 ± 5,86 %rFG) erreicht. Die Fluoreszenzkinetiken in den NaFF nach PDT verliefen in allen KG 1–3 unverändert zu diesen Ausgangskinetiken. Die folgenden statistischen Angaben vergleichen das Fluoreszenzmaximum einer NaFF in der VG mit dem korrespondierenden der KG, die wiederum den Ausgangswerten der VG entsprachen. In der NaFF 10 min nach PDT fanden sich im Tumor in der VG ein initialer Fluoreszenzanstieg mit einem Maximum nach 10 sec ($P < 0,01$). Nach 30 min lag die Fluoreszenz wieder bei Basiswerten. Im Normalgewebe fand sich keine Veränderung in der Fluoreszenzkinetik mit einem Maximum nach 7 min (n.s.). In der NaFF 3 h nach PDT zeigten sich im Tumor in der VG initial ein verzögerter Fluoreszenzanstieg und ein Maximum nach 7 min ($P < 0,05$), wobei nach 30 min die Fluoreszenz wieder bei Basiswerten lag. Im Normalgewebe fand sich keine Veränderung der Fluoreszenzkinetik. In der NaFF 24 h nach PDT konnte im Tumor in der VG kein Fluoreszenzanstieg mehr detektiert werden ($P < 0,001$). Im Normalgewebe fand sich eine gering reduzierte Fluoreszenzanreicherung ($P < 0,05$).

Diskussion

Zur Untersuchung der Mikrozirkulation von photodynamisch behandelten Tumoren wurde die NaFF als Perfusionsindikator eingesetzt. Die Ergebnisse dieser Methodik korrelieren mit den Durchblutungsmeßmethoden von Mikrosphären und des Rb^{86} – ein löslicher Tracer, der durch eine kleine Molekulargröße und einem Verteilungsvolumen ähnlich dem Natrium-Fluoreszein charakterisiert ist [6, 7, 12]. Darüber hinaus wurde eine enge Korrelation der NaFF mit der 133Xenon-Clearance Technik ($r = 0,94$) und der elektromagnetischen Blutflußmessung ($r = 0,86$) nachgewiesen [12]. Mit der NaFF können zum einen die in das Gewebe verteilte Fraktion des Herzauswurfs und zum anderen die Blutflußgeschwindigkeit gemessen werden. Im Vergleich zu allen anderen Methoden kann diese Methodik problemlos in der Klinik eingesetzt werden. Das nicht invasive und nicht radioaktive Monitoring der Tumorperfusion mit der NaFF wurde zur frühen Beurteilung der Effektivität der PDT eingesetzt, da der vaskuläre Schaden und die Tumorischämie als entscheidend für den Therapieerfolg angesehen werden [1].

Die NaFF zeigt in unbehandelten Tieren im Tumor ein früheres und höheres Fluoreszenzmaximum als im Normalgewebe. Dies könnte Indiz für eine stärkere Perfusion bzw. erhöhte vaskuläre Permeabilität des Tumorgewebes sein. Messungen der Tumordurchblutung an soliden Tumoren desselben Tumortyps mittels C14-Jod-Antipyrin zeigen jedoch keinen Unterschied zum umgebenden Gewebe, so daß die erhöhte Permeabilität als wesentliche Ursache der früheren und stärkeren Fluoreszenzmaxima angesehen werden muß [1]. Die intensive Fluoreszenzzunahme im Tumor nach Belichtung muß der speziellen vaskulären Struktur des Tumors zugerechnet werden [5, 13], kann aber auch durch Entzündungsreaktionen oder andere Zustände mit erhöhter mikrovaskulärer Permeabilität verursacht sein [10]. Ein entsprechender Verlauf der NaFF wie in den vorliegenden Untersuchungen konnte auch an humanen Basaliomen gemessen werden [4]. Die initiale Zunahme der Fluoreszenzintensität und das frühere Maximum im Tumorgewebe 10 min nach PDT legen nahe, daß es in der Zeitspanne unmittelbar nach Behandlung zur Perfusionszunahme bzw. zur Permeabilitätssteigerung in den behandelten Tumoren kommt [4]. 24 h nach PDT dagegen bleibt, nach Injektion des Natrium-Fluoreszeins, eine Fluoreszenzanreicherung im Tumorgewebe aus. Dies ist Zeichen der vaskulären Schädigung und deutet auf einen totalen Perfusionsstopp im Tumor hin. Die mit den Ausgangswerten vergleichbare Fluoreszenzkinetik im Normalgewebe spricht dafür, daß die vaskuläre Schädigung im Normalgewebe unter unseren Versuchsbedingungen nur geringfügig bzw. zu vernachlässigen ist. Somit scheint die relativ geringe Ratio (Tumor/Normalgewebe) des Photosensibilisators von etwa 2,5 ausreichend für die selektive Tumortoxizität zu sein. Die Ergebnisse zeigen, daß die mikrozirkulatorischen Veränderungen nach PDT durch die vorgestellte Methodik der NaFF festgehalten und sowohl qualitativ als auch quantitativ ausgewertet werden können. Die NaFF könnte somit als einfache und praktische Methodik klinisch zur Beurteilung der Effektivität der PDT oder anderer Therapieformen von Tumoren eingesetzt werden, insbesondere, da Natriumfluoreszein eine klinisch zugelassene Substanz ist.

Literatur

1. Dellian M, Walenta S, Gamarra F, Kuhnle GEH, Mueller-Klieser W, Goetz AE (1994) High energy shock waves enhance hyperthermic response of tumors: Effect on blood flow, energy metabolism, and tumor growth. J N Cancer Inst 86 : 287-293
2. Fortner JG, Mahy AG, Schrodt GR (1961) Transplantable tumors of the Syrian (Golden) Hamster. Part I: Tumors of the alimentary tract, endocrine glands and melanomas. Cancer Res 21 : 161–196
3. Fritsch C, Lehmann P, Bolsen K, Ruzicka T, Goerz G (1994) Photodynamische Diagnostik und photodynamische Therapie von aktinischen Keratosen. Zschr Hautkr 69 : 713–716
4. Goetz AE, Feyh J, Müller W, Fritsch C, Kastenbauer E, Brendel W (1990) Photodynamische Lasertherapie am Patienten – Photosensibilisatorfluoreszenz und photodynamisch induzierte Perfusionsänderungen. Langenbecks Arch Chir Suppl Chir Forum: 259–265

5. Hammersen F, Osterkamp-Baust B, Endrich B (1983) Ein Beitrag zum Feinbau terminaler Strombahnen und ihre Entstehung in bösartigen Tumoren. Mikrozirk Forsch Klin 1 : 15–51
6. Klein SG, Hansell JR, Brousseau DA, Silverman DG (1983) Fluorescein and microsphere distribution in ischemic skin and bowel. Surg Forum 36 : 542–544
7. Kumlein J, Perbeck L (1986) Fluorescein flowmetry in human nasal mucosa. Acta Otolaryngol Stockh 101 : 286–289
8. Landthaler M, Rück A, Szeimies RM (1993) Photodynamische Therapie von Tumoren der Haut. Hautarzt 44 : 69–74
9. Leunig M, Richert C, Gamarra F, Lumper W, Vogel E, Jocham D, Goetz AE (1993) Tumor localisation cinetics of photofrin and three synthetic porphyrinoids in an amelanotic melanoma of the hamster. Br J Cancer 68 : 225–234
10. Leunig M, Goetz AE, Gamarra F, Zetterer G, Messmer K, Jain RK (1994) Photodynamic therapy induced alterations in interstitial fluid pressure volume and water content of an amelanotic melanoma in the hamster. Br J Cancer 69 : 101–103
11. Pass HI (1993) Photodynamic therapy in oncology. Mechanism and clinical use. J Natl Cancer Inst 85 : 443–456
12. Perbeck L, Olsson L, Thulin L (1984) Comparison between fluorescein angiography and fluorescein microscopy. Microcirculation, endothelium and lymphatics 1 : 611–628
13. Ribbert H (1904) Über das Gefäßsystem und die Heilbarkeit der Geschwülste. Dtsch Med Wochenschr 30 : 801–803
14. Szeimies R-M, Hein R, Bäumler W, Heine A, Landthaler M (1994) A possible new incoherent lamp for photodynamic treatment of superficial skin lesions. Acta Derm Venereol (Stockh) 74 : 117–119
15. Wolf P, Rieger E, Kerl H (1993) Topical photodynamic therapy with endogenous porphyrins after application of 5-aminolevulinic acid: an alternative treatment modality for solar keratoses, superficial squamous cell carcinomas, and basal cell carcinomas? J Am Acad Dermatol 28 : 17–21

TPS – Kein Marker für das maligne Melanom in vivo

A. GEYER und U. WOLLINA

Zusammenfassung

Am Patientengut des Melanomdispensaires der Universitätshautklinik Jena wurde die Eignung des TPS-Spiegels im Serum (Tissue-Polypeptid-Antigen) als Tumormarker überprüft. Es wurden von 198 Patienten über 2 Jahre 566 Serumproben mittels ELISA-Technik untersucht. 150 Patienten hatten normale TPS-Spiegel, 5 Patienten zeigten falsch-negative Spiegel bei gesicherten MTS, 37 Patienten falsch-positive Spiegel, davon wiesen 17 Patienten eine Steatosis hepatis auf, 4 Patienten mit Melanommetastasen hatten wechselnde Spiegel, 2 konstant erhöhte Werte.

Das Tissue-Polypeptid-Antigen ist als Marker des malignen Melanoms zur Verlaufskontrolle nicht geeignet. Eine Korrelation zwischen Serumspiegel und Tumorstadium konnte nicht nachgewiesen werden. In vitro-Studien lassen eine generelle Beziehung von TPS im Kulturüberstand zur Proliferation als fragwürdig erscheinen.

Schlüsselwörter

Tumormarker – Malignes Melanom – TPS-Zellkultur

Einleitung

Die Suche nach Tumormarkern ist seit den 60er Jahren erfolgreich gewesen und hat in den 70er Jahren zur Etablierung einiger im klinischen Einsatz bewährter Assays geführt.

TPS ist die wesentliche Komponente des Substanzgemisches Polypeptid-Antigen (TPA), das erstmals von Björklund 1957 beschrieben wurde [1]. TPS gilt als ein Proliferationsmarker, der in der späten S- und G2-Phase des Zellzyklus gebildet und während oder sofort nach der Mitose freigesetzt wird (s. Abb. 1). Maligne Zellen epithelialen oder hämatopoetischen Ursprungs enthalten in der Proliferationsphase TPS.

Material und Methode

Im Rahmen der Tumornachsorge erfolgte innerhalb von 2 Jahren bei 198 Melanompatienten (122 Frauen und 76 Männer) die quantitative Bestimmung der

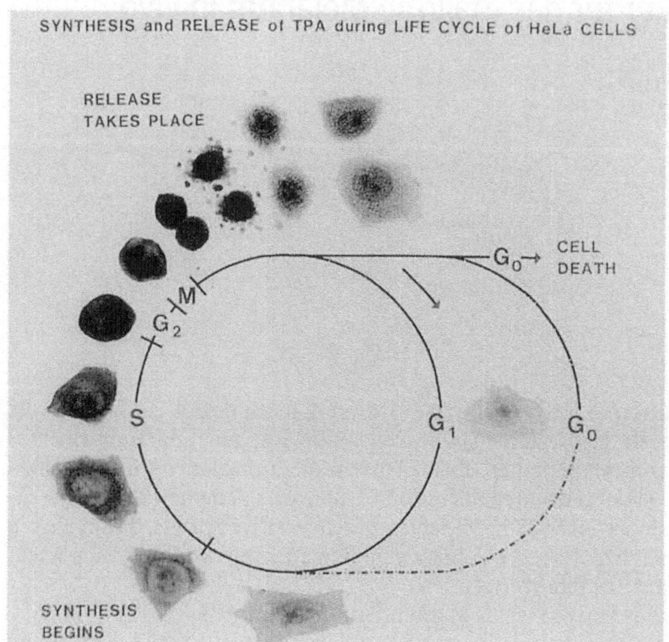

Abb. 1. Expression von TPS im Zellzyklus

TPS-Konzentration. Insgesamt wurden 566 Serumproben (durchschnittlich 2,86 Proben pro Patient) mittels ELISA-Technik untersucht, wobei die Charakterisierung des Tissue Polypeptid Antigens durch Bestimmung des M3-Epitops mit monoklonalem Antikörper erfolgte. Die Serumspiegel wurden in U/l bestimmt. Der Normbereich war < 100 U/l.

Ergebnisse

Unter den Patienten ergab sich folgende Verteilung bezüglich ihrer TPS-Spiegel:
150 Patienten mit TPS-Spiegeln im Normbereich;
5 Patienten mit falsch-negativen Spiegeln bei gesicherten MTS,
37 Patienten mit falsch-positiven Spiegeln, davon 17 Patienten mit Steatosis hepatis;
4 Patienten mit wechselnden Spiegeln bei gesicherten MTS;
2 Patienten mit konstant erhöhten Spiegeln und gesicherten MTS (Abb. 2).

Diskussion

Eine Erhöhung des TPS-Spiegels im Serum von Patienten mit metastasierenden Melanomen trat nur in 6 Fällen auf, bei Kontrolle erwies sich lediglich bei 2 Pa-

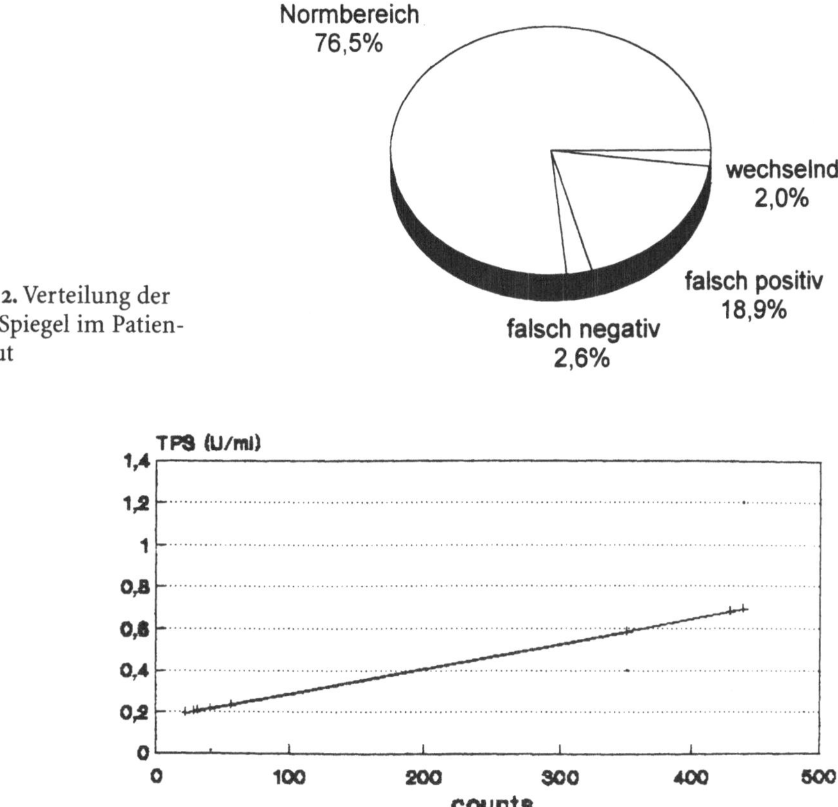

Abb. 2. Verteilung der TPS-Spiegel im Patientengut

Abb. 3. Positive Korrelation von TPS im Kulturüberstand mit Fibroblastenproliferation (3T3)

tienten die Erhöhung als persistent. Diesen Befunden stehen 5 Patienten mit nachgewiesener Metastasierung ohne ein Ansprechen der Serum-TPS-Werte gegenüber. Damit können wir die Ergebnisse einer Pilotstudie (Einmalbestimmung in 50 Seren), die TPS als sinnvollen Serummarker für die Therapieüberwachung, Verlaufskontrolle und Früherkennung von Metastasierung bei malignem Melanom erscheinen lassen, nicht stützen [5].

37 Patienten wiesen reproduzierbar erhöhte TPS-Spiegel auf, eine sonografisch gesicherte Steatosis hepatis könnte bei 17 Patienten eine mögliche Erklärung darstellen.

Erhöhungen der TPS-Spiegel sind weiterhin unspezifisch in der Schwangerschaft (in den Trophoblasten der Placenta sind große Mengen TPS enthalten), bei bestehender Leberzirrhose, bei Nierenversagen, bei generalisierten Infektionen und im Rahmen des Diabetes mellitus bekannt.

Den Erfahrungen aus Untersuchungen hinsichtlich der Rolle des TPS-Serumspiegels beim Malignem Melanom stehen optimistische Ergebnisse bezüg-

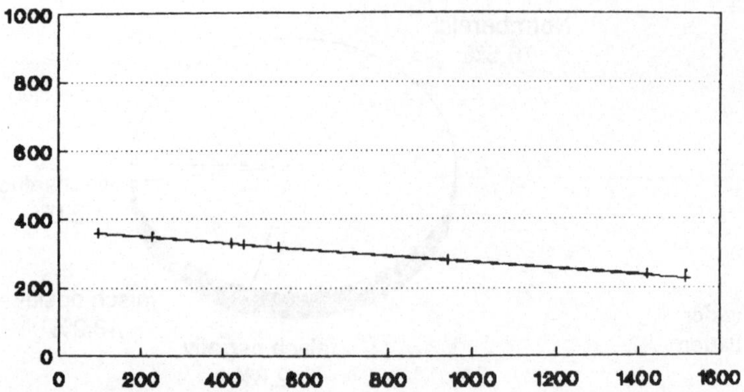

Abb. 4. Schwach-negative Korrelation von TPS im Kulturüberstand mit Keratinozytenproliferation (HaCaT)

lich positiver Korrelation erhöhter TPS-Werte und Metastasierung sowie Tumorwachstum beim Mamma- und Ovarialkarzinom gegenüber [2, 3]. Auch in der Therapie und Verlaufskontrolle anderer Tumoren (z. B. Kolon- und Lungenkarzinom) stellt die Bestimmung der TPS-Spiegel eine Unterstützung der Therapie- und Verlaufskontrolle dar [4]. In vitro zeigt sich eine positive Korrelation der TPS-Spiegel im Überstand zwar bei mesenchymalen 3T3-Fibroblasten, nicht jedoch bei epithelialen HaCaT-Keratinozyten (Abb. 3, 4), was eine generelle Einschätzung des nicht-zellulären TPS als Proliferationsmarker weiterhin relativiert. Eine weitere wichtige Quelle für Serum- und Kulturüberstand-TPS scheint nach unseren Erfahrungen auch der Zellzerfall und die nicht lethale Zellschädigung zu sein [6].

Literatur

1. Björklund B, Björklund V, Brunkener M, Grönlund H, Back M (1987) The enigma of a human tumor marker:TPA revised. In: Cinimo F, Birkmayer GD, Klavius JV, Pimentel E, Salvatore F (eds) Human tumor markers. de Gruyter, Berlin, pp 169–180
2. Klingler W, Bremer K, Bremer G, Kißing F, Richter K, Kasparek C (1991) Bestimmung der Proliferationsaktivität von Tumoren mit dem TPS-IRMA. In-vitro Diagnostica Special 2 : 28–34
3. Liu Q, Oehr P (1991) CEA, TPS, CA 15-3, MCA, CA27.29 und CA 549 beim Mamakarzinom. In-vitro Diagnostica Special 2 : 14
4. Marino P, Buccheri G, Preatoni A, Ferrigno D, Luporini AC, Pravettoni G (1991) Tissue polypeptid specific antigen (TPS) and objective response to treatment in solid tumors. Int J Biol Mark 7 : 65–67
5. Wagner S, Kaiser HW, Kreysel HW (1993) TPS and NSE in malignant melanoma. First results of a pilot study (nicht veröffentlicht)
6. Wollina U, Huschenbeck J, Knöll B (1993) Various synthetic dressings evaluated in an in vitro keratinocyte epithelialization model. Wound Repair Regeneration 1 : 133

Hauptthema V
Operative Dermatologie im interdisziplinären Grenzbereich

Operative Dermatologie im Grenzbereich

B. Konz

Zusammenfassung

Die operative Dermatologie ist mit ihren heute etablierten Methoden ein wesentlicher Bestandteil dermatotherapeutischer Maßnahmen. Ihr Arbeitsgebiet läßt sich in sechs Punkten beschreiben: 1) benigne Hautveränderungen, 2) maligne Hautveränderungen, 3) ästhetisch-störende Hautläsionen, 4) die chronisch-venöse Insuffizienz, 5) die Proktologie und 6) die Andrologie. In allen Gruppen sind Grenzbereiche beziehungsweise Grauzonen zu benachbarten organgebundenen Fachdisziplinen zu finden. Die Berührungspunkte beziehen sich einmal auf die lokalisatorische Verteilung der zu behandelnden Hautveränderungen und zum anderen auf die für eine Behandlung notwendigen Methoden. Durch die Prädilektion von epithelialen Hauttumoren im Gesichtsbereich ergeben sich hier Verbindungen zur HNO- und Augenheilkunde sowie zur Mund-Kiefer-Gesichtschirurgie. In anderen Lokalisationen lassen sich Verknüpfungen zur plastischen Chirurgie und allgemeinen Chirurgie herstellen. Viele der chirurgischen Verfahren werden auch in den genannten Fachbereichen verwandt, doch hat die operative Dermatologie diese Methode entsprechend dem Einsatz am Hautorgan modifiziert.

Schlüsselwörter

Tumorchirurgie – Chronisch-venöse Insuffizienz – Proktologie – Andrologie – Ästhetisch-korrektive Chirurgie

Das Fachgebiet Haut- und Geschlechtskrankheiten ist sowohl von seiner historischen Entwicklung als auch bezüglich des Behandlungsorgans „Haut" ein Bereich der Grenze. Die historischen Wurzeln liegen in der Inneren Medizin und der Chirurgie. Der internistische Zweig der Dermatologie wird heute von den konservativen therapeutischen Behandlungsmethoden eingenommen, während die operative Therapie sich aus der Chirurgie herleitet [3, 4, 6, 7]. Neben diesen Verbindungspunkten bestehen solche zur Gynäkologie, zur Urologie, zur plastischen Chirurgie und zu organbezogenen Fachdisziplinen wie Hals-Nasen-Ohren- und Augenheilkunde sowie zur Mund-Kiefer-Gesichtschirurgie. Gerade zu den letztgenannten chirurgischen Fächern hat die operative Dermatologie enge und überlappende Berührungspunkte. In dieser Grauzone ist die interdisziplinäre Zusammenarbeit gefragt. Der gewissenhafte operative Dermatologe wird die Kooperation immer anstreben und versuchen, mit verantwortungsbewußter Selbsteinschätzung die anstehenden Probleme gemeinsam zu lösen.

Obwohl der Satz von Gottron „der Dermatologe soll nicht alles operieren, was er operieren kann" schon einige Jahrzehnte alt ist [5] und die operative Dermatologie sich in der Zwischenzeit gut gerüstet hat, um den modernen Gegebenheiten mit einem weitgehend standardisierten operativen Behandlungskatalog gerecht zu werden, ist der Sinngehalt unverändert geblieben. Die Spezialisierung der anderen angesprochenen Fachbereiche, insbesondere die Etablierung spezifischer chirurgischer Behandlungsmöglichkeiten wie zum Beispiel freie vaskularisierte Lappentransplantate, die außerhalb der dermatochirurgischen Möglichkeiten liegen, macht bezüglich Qualitätssicherung und Erfolgskontrolle eine Überprüfung der operativen Möglichkeiten des Dermatologen immer wieder notwendig.

Andererseits sollte die operative Dermatologie ihr Licht nicht unter den Scheffel stellen. So wurden bestimmte Methoden, wie zum Beispiel die mikrographische Chirurgie, die Dermabrasion bei kongenitalen Riesennävi und die Lasertherapie weiterentwickelt und perfektioniert. Auch die Diagnostik und Therapie maligner Melanome wurden in den letzten Jahrzehnten vornehmlich von Dermatologen bearbeitet, wobei die operative Therapie die Grundlage für eingehende histopathologische Studien war. Die sorgfältige Nachsorge der chirurgisch behandelten Melanompatienten war zugleich die Voraussetzung für epidemiologische Untersuchungen. Dies kann zahlenmäßig durch die Meldung der Melanompatienten an das Tumorzentrum München veranschaulicht werden, da von den seit 1976 bis heute ca. 6 000 registrierten Patienten 90 % aus der dermatologischen Klinik und Poliklinik der Ludwig-Maximilians-Universität eingebracht wurden. In der Behandlung von Melanompatienten hat es sich in der Vergangenheit als richtig erwiesen, den umfassenden Therapieplan, ausgehend von der Tumordiagnose über die notwendigen operativen Maßnahmen bis hin zur konsequenten Nachsorge in einer Hand zu belassen, nämlich im dermatologischen Fachbereich, um verläßliche Aussagen zu bekommen und dem einzelnen Patienten oft frustrane Wege zu ersparen.

Betrachtet man die sechs Bereiche unseres Fachgebietes, in denen aktive Behandlungsmaßnahmen zu ergreifen sind, so wird deutlich, daß sich interdisziplinäre Überschneidungen nicht vermeiden lassen. Die operative Therapie von 1) benignen Hautveränderungen, 2) malignen Hautveränderungen, 3) ästhetisch-störenden Hautläsionen, 4) operativen Maßnahmen bei der chronisch-venösen Insuffizienz sowie 5) bei proktologischen Problemen und 6) im Bereich der Andrologie machen das weite Betätigungsfeld erkennbar.

In diesem Zusammenhang sei auf die Ausführungen von O. Braun-Falco anläßlich des Symposiums für Dermatochirurgie 1975 in München auszugsweise hingewiesen:

„Der Dermatologe, besonders der klinisch tätige Dermatologe, hat gegenüber seinen Kollegen in manch anderen Fachdisziplinen den großen Vorteil, nach sichergestellter Diagnose einer pathologischen Veränderung an der Haut ohne jeden Zwang zu einem bestimmten therapeutischen Vorgehen die Frage zu prüfen, welcher therapeutischen Maßnahme der Vorzug zu geben ist. In jedem Einzelfall erfolgt erst nach sorgfältiger Abwägung verschiedener Faktoren wie beispielsweise Sitz, Ausdehnung und Art einer Hautveränderung oder eines Hauttumors, allgemeinem Gesundheitszustand des Patienten, Leistungsfähigkeit der betreffenden Methode und ihrer optimalen Durchführung durch den behandelnden Arzt die Entscheidung über Art und Durchführung der jeweiligen therapeutischen Maßnahme. Die dem Dermatologen zur Verfügung stehende Breite seines therapeutischen Arsenals befähigt ihn zur besten Versorgung seiner Patienten" [2].

Trotz dieser klaren Standortbestimmung der operativen Dermatologie war diese im Laufe ihrer Entwicklung immer wieder Zielscheibe kritischer Angriffe anderer operativer Fachdisziplinen. Hauptargument war die Feststellung, daß der Dermatologie als ehemals internistischem Fach eine operative Tätigkeit nicht zustünde. Dabei wurde von Kritikern übersehen, daß sich auch in anderen konservativen Fachgebieten, wie zum Beispiel der Inneren Medizin, durch die Entwicklung neuer diagnostischer und therapeutischer Techniken ein Wandel hin zu mehr aktiveren Verfahren vollzogen hat. Außerdem haben sich in den chirurgisch am Hautorgan tätigen Fächern, ebenfalls durch die Fortentwicklung der operativen Techniken und der Innovation neuer Methoden, fachliche Überschneidungen ergeben [1, 9]. Die zur operativen Therapie von Hauterkrankungen notwendigen Methoden haben meist ihren Ursprung in der Allgemeinen Chirurgie des 19. Jahrhunderts und sind nicht spezifisches Eigentum eines Fachgebietes, wurden aber entsprechend der jeweiligen fachlichen Notwendigkeit modifziert [11]. Auch für die Dermatologie sollte daher akzeptiert werden, daß durch den Wandel der dermatotherapeutischen Ansätze chirurgische Methoden notwendig sind, um eine zeitgerechte Versorgung der hautkranken Patienten zu sichern. Hierbei scheint erwähnenswert, daß der Dermatologe aufgrund einer besseren Kenntnis ätiologischer Zusammenhänge eine differenzierte Therapieauswahl treffen kann und bezüglich dem Einsatz chirurgischer Verfahren oft einem gewebeschonenderem Vorgehen den Vorzug gibt, ohne den kurativen Erfolg infrage zu stellen.

Ein weiterer Ansatz zur Kritik an der operativen Dermatologie kommt dann auf, wenn in anatomischen Regionen von dermatologischer Seite chirurgisch gearbeitet wird, die von anderen Fächern gleichermaßen beansprucht werden, wie zum Beispiel der Gesichtsbereich. Andere Sektoren sind weitgehend neutralisiert, wie zum Beispiel die operative Behandlung von Aknenarben, die operative Therapie der Hyperhidrosis axillaris, die Behandlung von Tätowierungen, die Laser- und Kryotherapie.

Abgrenzungsschwierigkeiten werden sich also immer dann ergeben, wenn operative Methoden und die Lokalisation einer Hautveränderung in den überlappenden Kompetenzbereich verschiedener Fachgebiete reichen. Zur Lösung dieser Problematik kann letztlich nur die Beantwortung der Frage beitragen, wie und wo aufgrund der gestellten Diagnose eine chirurgische Therapie erfolgreich durchgeführt werden kann [10]. Dabei sind zahlreiche Faktoren zu berücksichtigen wie Dignität der Hautveränderung (benigne, maligne, Ausdehnung und Lokalisation) zur Auswahl stehende operative Methoden, persönliche Erfahrungen und technische Voraussetzungen des Operateurs, Beherrschung eintretender Komplikationen und die Sicherung der postoperativen Betreuung.

Die Schwierigkeiten und kompetenzbezogenen Diskussionen über die Abgrenzung der operativen Dermatologie konnten in den letzten Jahren durch die erfolgreiche Arbeit operativ tätiger Dermatologen abgebaut werden. Im interdisziplinären Grenzbereich war die Darstellung des Betätigungsfeldes der operativen Dermatologie hierfür Voraussetzung sowie die Beschreibung der verwendeten chirurgischen Methoden und deren Effektivitätskontrolle von großem Nutzen. So sind die interdisziplinären Überschneidungen zwischen der operativen Dermatologie und den anderen Fachbereichen heute nicht mehr durch schroffe Grenzen geprägt, sondern von der Bereitschaft zur konsiliarischen Zusammenarbeit bestimmt. Wohl kaum deutlicher als in der Kopf-Hals-Region lassen sich die interdisziplinären Berührungspunkte der operativen Dermatologie aufzeigen: Hier ist die Hauptlokalisation der malignen epithelialen Tumoren, hier finden sich die meisten anatomisch-regional spezialisierten Fachdisziplinen, und in keinem anderen Gebiet sind die ästhetisch-rekonstruktiven und funktionellen Ergebnisse von höherem Anspruch. Da sich in speziellen Patientensituationen keine allgemeingültigen Verfahrensweisen entwickeln lassen, ist der operative Dermatologe dazu aufgerufen, ausgehend von der dermatologischen Diagnose einschließlich der Interpretation der histo-pathologischen Befunde sowie der Kenntnis der Tumorbiologie, Möglichkeiten der chirurgischen Behandlung zu bedenken. Bei dieser Meinungsbildung sollte es unerheblich sein, ob der Dermatologe selbst die operative Maßnahme übernimmt oder diese an andere abgibt. Im interdisziplinären Grenzbereich zählt vor allem, mit welcher bestmöglichen Therapiemaßnahme der Patient in kürzester Zeit und mit dem besten Resultat geheilt werden kann.

Literatur

1. Biemer E (1991) Die plastische Chirurgie, Aufgaben und Möglichkeiten. Dtsch Ärztebl 88 : B-1249-B-1254
2. Braun-Falco O (1977) Einführung. In: Konz B, Burg G (Hrsg) Dermatochirurgie in Klinik und Praxis. Springer, Berlin Heidelberg New York, S 4–6
3. Bruck H, Riehl G (1961) Plastische Chirurgie und Dermatologie. Hautarzt 12 : 541–548
4. Elste G (1966) Die operative Behandlung von Krankheiten und kosmetischen Schäden der Haut vom Standpunkt des Dermatologen. Aesth Med 15 : 160–166
5. Friederich HC (1977) Gedanken zur Dermatochirurgie – Operative Therapie des Dermatologen (Kleine-Natrop). Z Hautkr 52 : 450–458
6. Kleine-Natrop HE (1948) Aus der Geschichte der operativen Dermatologie in den Ländern des deutschen Sprachgebietes. In: Müller RPA, Friederich HC, Petres J (Hrsg) Operative Dermatologie im Kopf-Hals-Bereich. Springer, Berlin Heidelberg New York, S 3–19
7. Körner W (1966) Die operative Behandlung von Krankheiten und kosmetischen Schäden der Haut vom Standpunkt des Chirurgen. Aesth Med 15 : 167–173
8. Lang E (1898) Der Lupus und dessen operative Behandlung. Safar, Wien
9. Mang WL, Schwab W (1991) Aufgaben und Möglichkeiten der regionalen plastischen Chirurgie aus der Sicht des Gebietes „Hals-Nasen-Ohren-Heilkunde, Kopf- und Hals-Chirurgie". Dtsch Ärztebl 88 : B-1299-B-1304
10. Operative Dermatologie (1979) Round-Table-Diskussion. In: Salfeld K (Hrsg) Operative Dermatologie. Springer, Berlin Heidelberg New York, S 253–261
11. Webster RC (1984) On dermatologic plastic or cosmetic surgery. J Dermatol Surg Oncol 10 : 513–514

Muskeltranspositionsplastik beim Ulcus cruris laterale

A. Miller und W. Hach

Zusammenfassung

Das chronisch venöse Stauungssyndrom läßt sich nach einer neuen Konzeption in vier Stadien unterteilen. Maßgebend ist das Symptom der Gewebssklerose (Tabelle 1) und seine Beziehung zur Fascia cruris.

Das chronisch rezidivierende und persistierende Ulcus cruris venosum laterale beruht auf der Dermatolipofasciosclerosis regionalis infolge einer schweren chronischen Erkrankung des tiefen Venensystems. Bisher war es keiner speziellen chirurgischen Therapie zugänglich.

Bei der lateralen Muskeltranspositionsplastik werden das Ulkus und anschließend die Faszie über dem Kompartiment der Dorsalflexoren und der peronealen Muskelgruppe bis unter den Wundrand reseziert. Dann erfolgen die Transposition des M. peroneus brevis und des M. extensor digitorum longus über die Fibula und die Fixation mit einzelnen Knopfnähten. Auf den neu geschaffenen Wundgrund kann entweder sofort oder später eine Hauttransplantation erfolgen.

Schlüsselwörter

Chronisch-venöses Stauungssyndrom – Gewebssklerose – Muskeltranspositionsplastik – Ulcus cruris

Einleitung

Die Einteilung des chronisch venösen Stauungssyndroms nach Widmer (Tabelle 2 [9]) wird den Ansprüchen der modernen Chirurgie des Ulcus cruris venosum nicht mehr gerecht. Wir schlagen deshalb als Einteilungsprinzip die Ausdehnung der Gewebssklerose vor. Im Stadium I findet sich klinisch ein Ödem ohne Gewebssklerose. Solange die Sklerose allein auf die Haut und das subkutane Fettgewebe beschränkt ist, sprechen wir vom Ulcus cruris simplex (Stadium II). In der Therapie haben konservative Maßnahmen den Vorrang. Bei Einbeziehung der Faszie in die Sklerosierung tritt eine entscheidende Veränderung im Krankheitsverlauf ein. Die fibrosierte Faszie paßt sich dem Volumen der Muskulatur bei der Bewegung nicht mehr an. Es kommt zu ungewöhnlich hohen Druckspitzen, die als orthostatisches Kompartmentsyndrom bezeichnet werden. Zunächst ist die Dermatolipofasziosklerose nur regionär

Tabelle 1. Einteilung des chronisch-venösen Stauungssyndroms. (Aus [3])

Stadium	Gewebssklerose	Klinik	Therapie
I	keine	Ödem	Konservativ
II	Dermatoliposklerose	Ulcus simplex	Konservativ; Dermatolipektomie
III	Dermatolipofasciosclerosis regionalis	Ulcus complexum	Paratibiale Fasciotomie; laterale Muskeltranspositionsplastik
IV	Dermatolipofasciosclerosis circularis	Chronisches Faszienkompressionssyndrom	Krurale Fasziektomie

Tabelle 2. Einteilung der chronisch-venösen Insuffizienz. (Aus [9])

Stadium	Klinik
I	Corona phlebectatica paraplantaris und/oder retikuläre Varizen Ödem Spannungsgefühl Schmerzen
II	Dystrophie Hyperpigmentierungen Siderosklerose Atrophie blanche Pachydermie Angiodermatitis Verschwielung Fibrosierung
III	Ulkus

lokalisiert (Stadium III). Das Endstadium der Entwicklung bezeichnen wir als Dermatolipofasciosclerosis circularis (Stadium IV), die mit dem typischen Manschettenulkus einhergeht; wir sprechen von dem Faszienkompressionssyndrom.

Operationsmethode

Die laterale Muskeltranspositionsplastik stellt eine operative Therapie der Dermatolipofasciosclerosis regionals beim chronisch rezidivierenden oder

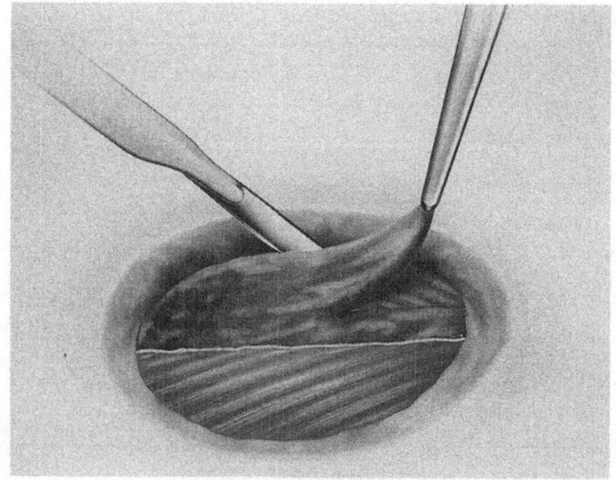

Abb. 1. Resektion der Faszie am Wundgrund

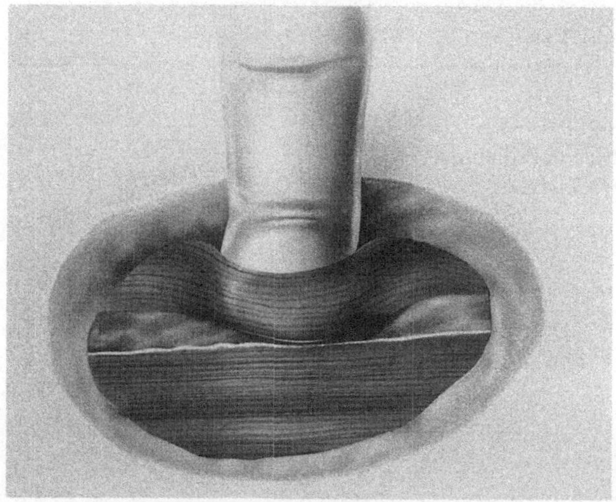

Abb. 2. Eröffnung des peronealen und des dorsalen Kompartiments

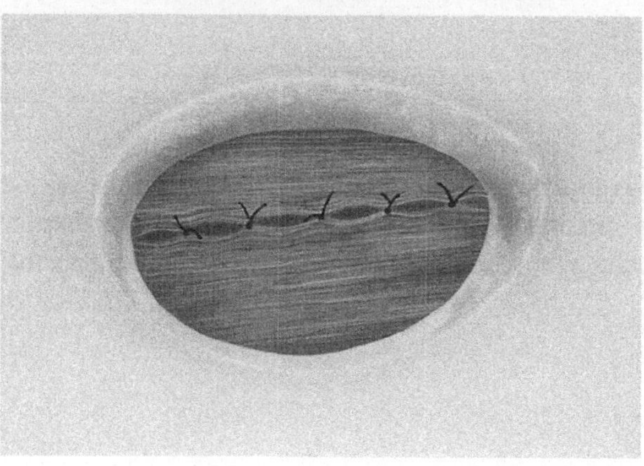

Abb. 3. Fixation mit Einzelknopfnähten

chronisch persistierenden Ulcus cruris laterale dar. Es wird das Homansche Prinzip mit einer weiten Exzision des gesamten sklerosierten Gewebsbereiches verfolgt. Nach der Resektion der Faszie am Wundgrund vor und hinter der Fibula (Abb. 1) eröffnen wir das Kompartiment der Dorsalflexoren und der peronealen Muskelgruppe (Abb. 2). Die Resektion der Faszie muß so weiträumig wie möglich erfolgen, auf jeden Fall bis unter den Wundrand. Anschließend werden der M. extensor digitorum longus und der M. peroneus brevis aus ihren Logen herausgehoben, über die Fibula transponiert und mit einzelnen Knopfnähten fixiert (Abb. 3). Die tiefe Operationswunde läßt sich mit einem Schaumstoffpolster mild komprimieren. Der Patient erhält abschließend einen fixierten Wundverband.

Der gut durchblutete Wundgrund stellt eine optimale Basis für das Wachstum frischer Granulationen dar. Eine Hauttransplantation kann entweder direkt im Anschluß an die Operation oder einige Tage später erfolgen.

Mit der endgültigen Wundheilung ist innerhalb weniger Wochen zu rechnen.

Diskussion

Als pathophysiologische Grundlagen des chronisch venösen Stauungssyndroms sind bislang mehrere Theorien bekannt.

Entscheidender Faktor ist sicher die dynamische venöse Hypertonie. Durch die Cockettsche Perforansinsuffizienz wird das Krankheitsgeschehen zumeist auf die Innenseite der Knöchelregion gelenkt. Aber auch außenseitig oder entlang der Stauungsstraßen am Fuß können sich die schweren Hautveränderungen manifestieren.

Browse u. Burnand [1] fanden heraus, daß die Kapillaren im Bereich der Dermatoliposklerose mit Fibrinmanschetten umgeben sind. Dadurch wird ein Sauerstoffblock erzeugt, der die Zellfunktion beeinträchtigt.

Von Colerdige Smith et al. [2] stammt die Hypothese des White-Bloodcell-Trapping. Durch den erhöhten Venendruck vermindert sich der Perfusionsdruck. Die Folge ist ein reduzierter Flow in den Kapillaren. Die Granulozyten treten mit dem Endothel in engen Kontakt, werden aktiviert und schädigen die Gefäßwand. Für Makromoleküle wie Fibrinogen besteht dadurch eine erhöhte Permeabilität.

Langer et al. [5] und Pflug [7] beschrieben beim schweren chronisch-venösen Stauungssyndrom infolge sekundärer Leitveneninsuffizienz oder postthrombotischen Syndroms eine hohe orthostatische Drucksteigerung in den dorsalen Muskelkompartimenten des Unterschenkels.

Eine zunehmende Sklerosierung der Faszie ist die Folge. Dabei scheint die Faszie eine weitaus größere Bedeutung zu haben, als bisher angenommen. Im Rahmen des chronisch venösen Stauungssyndroms tritt zunächst nur eine Sklerosierung der Dermis und des subkutanen Fettgewebes auf (Stadium II).

Später wird die Faszie regional und dann zirkulär in den Krankheitsprozeß miteinbezogen. Die Folgen sind häufig therapieresistente Ulzera.

Staubesand u. Li [8] sahen bei elektronenmikroskopischen Untersuchungen, daß die Faszie unter normalen Bedingungen eine strenge Textur von längs, quer und schräg angeordneten Kollagenfibrillen aufweist. Beim chronisch-venösen Stauungssyndrom ist diese Textur gänzlich aufgehoben. Fehlende Elastizität und Anpassungsfähigkeit mit Störungen der Mikrozirkulation sind die Folge. Eine Heilung des Ulcus cruris venosum ist demzufolge nur durch die Behandlung des orthostatischen Kompartmentsyndroms zu erzielen.

Bei der lateralen Muskeltranspositionsplastik exzidiert man das gesamte sklerotische Gebiet einschließlich der Faszie und erreicht so eine Verbesserung der Mikrozirkulation; ob auch eine Senkung des orthostatischen Druckes in den Extensorenkompartimenten eine Rolle spielt, ist unklar. Um nun eine transplantattragende Grundlage zu erhalten, werden die angrenzenden Muskeln über die Fibula transponiert. Eine Einschränkung der Mobilität entsteht dadurch nicht. Wir haben sowohl mit der Reverdin Plastik, als auch mit Spalthautdeckung gute Erfahrungen gemacht.

Wir haben in den vergangenen 1 1/2 Jahren den Eingriff in dieser isolierten Form fünfmal durchgeführt und bei jahrelangem Krankheitsverlauf immer eine Abheilung der Ulzera erreichen können. Langzeitergebnisse stehen noch aus.

Literatur

1. Browse N, Burnand KG (1982) The cause of venous ulceration. Lancet 2 (8292): 243–245
2. Coleridge Smith PD, Thomas P, Scurr JH, Dormandy JA (1988) Causes of venous ulceration: a new hypothesis. Br Med J Clin Res 296 (6638) : 1726–1727
3. Hach W (1994) Einteilung des chronisch-venösen Stauungssyndroms nach therapeutischen Aspekten. Vasa (im Druck)
4. Hach W, Hach-Wunderle V (1994) Die Rezirkulationskreise der primären Varikose. Pathophysiologische Grundlagen zur chirurgischen Therapie. Springer Verlag, Heidelberg New York London Paris Tokio Hongkong Barcelona Budapest
5. Langer C, Vorpahl U, Atamar C, Schück R Die endoskopische Laserfasziotomie. (1993) In: Schütz RM, Bruch HP, Weis HD. Neue Trends in Diagnostik und Therapie der Venenleiden. Schmidt-Römhild, Lübeck
6. Partsch H, Mostbeck A (1984) Constriction of varicose veins and improvement of venous pumping by dihydroergotamine. Vasa 14 : 74–80
7. Pflug JJ (1990) The resting inforstitial tissue pressure in primary varicose veins. J Vasc Surg 11 : 411–417
8. Staubesand J, Li Y (1993) Zur funktionellen Anatomie der Fascia cruris. Workshop Neue Operationstechniken beim chronisch-venösen Stauungssyndrom. Frankfurt
9. Widmer LK (1978) Venenkrankheiten. Häufigkeit und sozialmedizinische Bedeutung. Hans Huber, Bern Stuttgart Wien

Möglichkeiten, Grenzen und Gefahren bei dermatoproktologischen Eingriffen

A. Lentner und V. Wienert

Zusammenfassung

Die Hauttumoren, Marisken und Kondylome ebenso wie die Analfisteln können in der Regel problemlos ambulant operiert werden. Die Mariske kann nach Unterspritzung mit einem Lokalanästhetikum leicht mit der elektrischen Schlinge abgetragen werden. Bezüglich der Therapie von Kondylomen bevorzugen wir nach Probebiopsie die flüssigkeitsunterstützte Elektrokoagulation mit anschließender Abtragung mittels scharfen Löffels. Die operative Sanierung der Analfissur oder der analen Fistel dagegen bedarf neben detaillierter anatomischer Kenntnisse auch einer größeren praktischen Erfahrung, weil in der Regel spinktermyotomiert werden muß, mit der möglichen Folge einer Kontinenzstörung. Bei der chronischen Analfissur führen wir die Fissurektomie nach Gabriel durch; wegen der Folge der häufigen Fein- und Grobkontinenzstörungen lehnen wir die laterale Sphinkterotomie generell ab. Während bei chronischer Kryptitis die Kryptektomie auch vom Dermatologen problemlos durchgeführt werden kann, sollte die Sanierung des analen Fistelleidens nur dem auf diesem Gebiet sehr erfahrenen Hautarzt vorbehalten bleiben.

Schlüsselwörter

Marisken – Analfistel – Kryptitis – Analfissur – Condylomata acuminata – Operative Therapie

Marisken

Marisken sind perianale, hautfarbene, scharf begrenzte, pyramidenförmige, schlaffe, indolente Knoten weicher Konsistenz. Sie haben eine glatte bis leicht runzlige Oberfläche und kommen solitär oder multipel vor. Bei entsprechender Größe können sie bei der Analhygiene stören, ein Analekzem unterhalten und zum Juckreiz führen. In diesen Fällen besteht die Indikation zur Entfernung. Dabei kann die Mariske nach Unterspritzung mit einem Lokalanästhetikum ohne weiteres mit der elektrischen Schlinge abgetragen werden. Handelt es sich um einen Kranz von Marisken, müssen breite Hautbrücken belassen werden, damit es postoperativ nicht zur Stenosebildung oder zum Narbenanus kommt. Von diesen einfachen Marisken muß das Symptom der „fleischigen“ Marisken

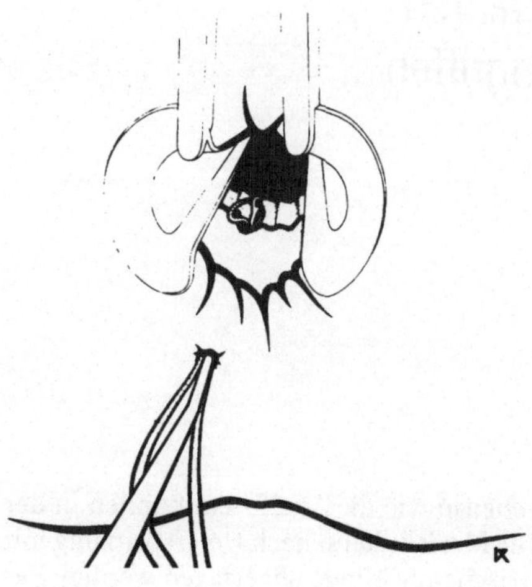

Abb. 1. Einbringen des Drainagefadens in die Analfistel mittels extrafeiner Lochsonde

beim Morbus Crohn unterschieden werden. Inspektorisch fallen dabei an typischer Stelle prall elastische Knoten mit eventuell spiegelnder Oberfläche auf. Die Ränder der Knoten sind scharfkantig ausgezogen. Aufgrund der verstärkten Konsistenz, die bei der Palpation leicht gummiartig wirkt, haben sie einen „fleischigen" Aspekt. Operativ sollte die „fleischige" Mariske nur in Ausnahmefällen angegangen werden, da besonders beim akuten Schub des Morbus Crohn mit sehr schlechter, bisweilen völlig ausbleibender Wundheilung gerechnet werden muß [10, 11].

Analfisteln

Analfisteln sind häufige Befunde in der proktologischen Praxis. Besonders die unkomplizierten intersphinktären, transsphinkteren und submukösen Fisteln können problemlos auch vom proktologisch erfahrenen Dermatologen behandelt werden. Wir bevorzugen bei allen Lokalisationen die Langzeitfadendrainage, die neben geringen Rezidiven auch selten zu Inkontinenzproblemen führt. Die Einlage des Drainagefadens wird in der Regel ohne Betäubung, bei erfolglosem oder schmerzhaften Versuch in Lokal- oder kurzer Allgemeinanästhesie durchgeführt. Mittels extrafeiner Knopf-Lochsonden wird ein nichtresorbierbarer geflochtener Faden mittlerer Stärke (z. B. Mersilene) von außen in die Fistel eingeführt, bis zu ihrer Mündung in den Analkanal durchgezogen und durch diesen wieder nach außen geführt; die beiden Fadenenden werden locker miteinander verknotet (Abb. 1, 2). Liegt eine inkomplette innere Fistel vor, wird nach entsprechender Anästhesie die Sondierung mit Faden retrograd durch das innere Fistelostium vorgenommen und die Fistel dann nach außen durch die Haut komplettiert. Der Faden löst eine fortwährende Drainierung der Fistel aus; der tägliche Stuhlgang bewirkt außerdem ein moderates Ziehen am

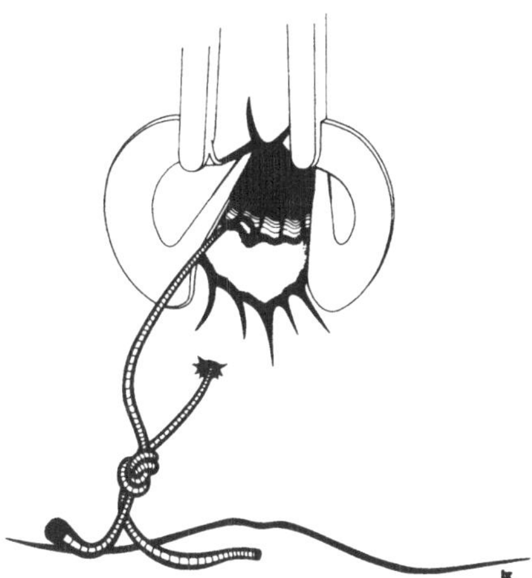

Abb. 2. Zustand nach Verknoten des Drainagefadens

Faden mit der Folge, daß sich die Fistel allmählich, aber stetig verkürzt. Meßbar wird der Vorgang an der Zunahme der sichtbaren Fadenlänge. Entweder „durchschneidet" der Faden in einem angemessenen Zeitraum die Anal- und Perianalhaut von alleine, d. h., die Fistel hört auf zu existieren oder eine noch bestehende Restfistel wird operativ gespalten. Das kann dann in der überwiegenden Zahl der Fälle in Lokalanästhesie ambulant geschehen. Diese Methode, bei der der Faden locker geknüpft wird und über einen längeren Zeitraum verbleibt, unterscheidet sich grundlegend von derjenigen Fadendrainage, bei der ein oder mehrere Fäden unter Zug geknüpft werden. Sie schneiden die Fistel zwar in der Regel innerhalb weniger Tage durch, verursachen aber Schmerzen. Aufgrund der starken Beschwerden, der Rezidivhäufigkeit und der Gefahr der Inkontinenz muß diese „Fadenzugmethode" unseres Erachtens als überholt eingestuft werden [7, 10].

Kryptitis

Es handelt sich um eine entzündliche Schwellung der Proktodäaldrüsen (in den Morgagnischen Krypten), die im Bereich der Linea dentata in den Darm münden. Als Ursache der Erkrankung gelten zu häufige breiige oder gar durchfallartige Stühle. Daneben besteht regelmäßig ein Hämorrhoidalleiden, das als mitverantwortlich für die Erkrankung angesehen wird. Die Patienten berichten über einen charakteristischen Spätschmerz, der 10 bis 30 Minuten nach Defäkation beginnt und bis zu Stunden anhält. Der Verlauf der Beschwerden ist in der Regel chronisch progredient, selten kommt es zu spontanen Abheilungen. Aus einer Kryptitis kann sich ein anales Fistelleiden (Abszeß und komplette Analfistel) entwickeln. Die Verdachtsdiagnose wird anhand der Anamnese gestellt. Bei der Untersuchung palpiert der erfahrene Arzt in Höhe der Linea den-

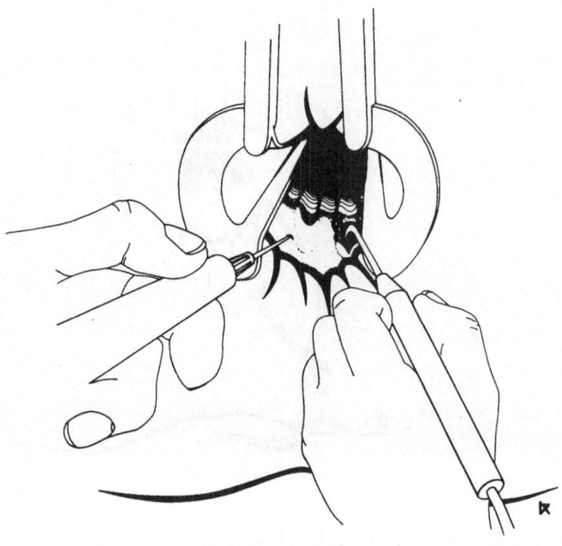

Abb. 3. Kryptektomie mit dem retrograden elektrischen Messer in Lokalanästhesie

tata Verhärtungen, die den entzündlich verdickten Krypten entsprechen. Im Analspekulum können sie mit der Hakensonde retrograd sondiert werden. Dabei ist die Wand dieser Taschen auffallend derb, die Spitze der Hakensonde scheint nicht in das Darmlumen durch, wie dies bei orthologischen Krypten üblich ist. Oft lassen sie sich auch besonders tief sondieren; das muß als Hinweis für eine beginnende Fistelbildung angesehen werden. Die Behandlung erfolgt zunächst konservativ; bei einem gleichzeitig bestehenden Hämorrhoidalleiden wird eine Sanierung eingeleitet. Der Patient wird zu einer ballaststoffreichen Ernährung angehalten. Lokal können Tamponsuppositorien Linderung bringen (z. B. Dolo Posterine N Hämotamp). Gehen die Beschwerden nicht zurück, wird eine Kryptotomie oder eine Kryptektomie durchgeführt. Bei der Kryptotomie wird die veränderte Tasche nur mit dem retrograden elektrischen Messer aufgeklappt und die entstehende strichförmige Wunde bis zur Perianalhaut durchgezogen. Dies gewährleistet einen freien Sekretabfluß mit ungestörter Wundheilung. Bei der Kryptektomie wird der gesamte entzündlich veränderte Bereich ausgeschnitten, ohne daß der innere Sphinkter verletzt wird. Auch hierbei ist es wichtig, den exzidierten Bereich strichförmig bis in die Perianalhaut fortzuführen, um einen freien Sekretabfluß zu ermöglichen und eine erneute Taschenbildung zu vermeiden (Abb. 3). Diese Eingriffe sind weitestgehend risikolos [1–4, 8, 10, 15].

Analfissur

Bei der Analfissur, auch Darmriß oder Afterriß genannt, handelt es sich um einen ovulären bis kreisförmigen gutartigen Defekt im hochsensiblen Anoderm

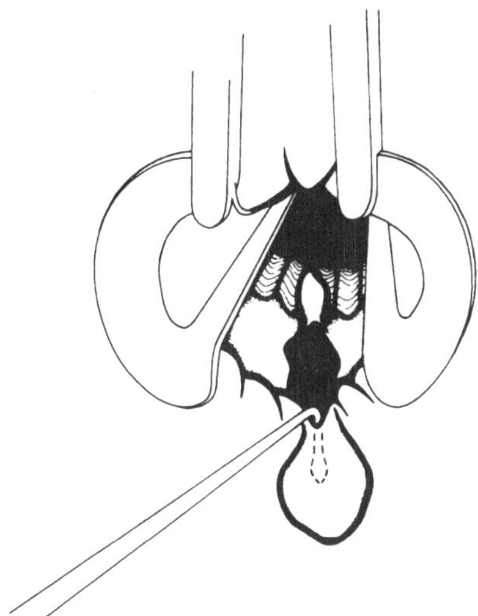

Abb. 4. Chronische Analfissur mit Vorpostenfalte (außen) und Analpolyp (im Bereich der Linea dentata)

des Analkanals. Nicht zuletzt wegen der divergenten Behandlungsformen ist es notwendig, die akute, die subakute und die chronische Analfissur voneinander zu unterscheiden. Die akute oder frische Analfissur imponiert als Erosion oder Rhagade, d. h. als oberflächlicher Defekt im sensiblen Anoderm. Die Patienten klagen über Schmerzen bei der Defäkation, und zwar beim Durchtritt des Stuhls; sie bemerken einen kleinen hellroten Blutstreifen am Stuhl oder Toilettenpapier. Heilt der Defekt nicht spontan ab oder wird er durch die Therapie nicht zur Abheilung gebracht, entsteht die subakute Fissur, d. h., es bildet sich ein echtes Ulkus, auf dessen Boden die querverlaufenden weißen Fasern des inneren Schließmuskels sichtbar werden. Die Patienten geben dann heftigste, brennende, krampfartige Schmerzen bei der Defäkation an, die oft mehrere Stunden anhalten und bis in den Rücken, die Beine oder das Genitale ausstrahlen. Aus der subakuten Fissur (Bestand mehr als 4 Wochen) entwickelt sich zwangsläufig nach Wochen eine chronische. Der innere Schließmuskel verändert sich entzündlich im Sinne einer Myositis; das führt zu einer subfissuralen Abszeßbildung, die distal eine Mariske (sog. Vorposten) und proximal eine hypertrophe Analpapille entstehen läßt (Abb. 4). Der Spasmus des Sphincter internus bewirkt eine schlechte Drainage des Geschwürs; das Sekret kann nicht abfließen, die Folge ist eine distale Taschenbildung oder sogar die Fistelbildung. Desweiteren verursacht der Hypertonus eine Kontraktion der nutritiven Gefäße des Anoderm, die eine Abheilung verhindert. Bei längerem Bestehen einer Fissur kann es zu einer narbigen Analstenose kommen. Bei frischen Fissuren wird konservativ vorgegangen, bei chronischen operativ. Folgende Therapie hat sich bei uns bewährt: Die akute und auch die subakute Fissur ohne Vorposten und ohne Papille werden zunächst konservativ behandelt: Die gut zu dosierende Bougierung des Analkanals mit einem konischen Analdilatator, bestri-

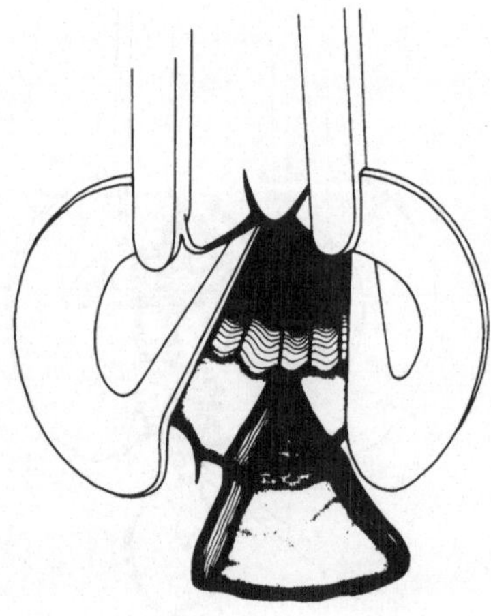

Abb. 5. Zustand nach Operation einer chronischen Analfissur mittels Fissurektomie nach Gabriel

chen mit Xyclocain-Salbe wird vom Patienten selbst jeden Tag durchgeführt. Es muß vor der Anwendung lokaler Kortikoidzubereitungen gewarnt werden, weil sie die einmal vorhandene Entzündung noch verschlimmern. Das Unterspritzen der Fissur mit Sklerosierungslösung wie das Verschorfen mit Silbernitratlösung oder dem Elektrokauter bringen nach unserer Erfahrung keine Heilung, im Gegenteil: Durch diese Manipulationen entsteht häufig eine chronische Fissur. Besonders wichtig erscheint uns die gleichzeitige Sanierung der inneren Hämorrhoiden mittels Sklerotherapie oder Ligaturbehandlung; alleine durch diese Maßnahme konnten wir derartige Fissuren zur Abheilung bringen. Heilt die Fissur unter den konservativen Maßnahmen nicht ab oder liegt sogar eine chronische Analfissur vor, entscheiden wir uns für die ambulant durchzuführende Fissurektomie nach Gabriel mit partieller Sphinktermyotomie in Lokalanästhesie. Dabei wird das gesamte pathologische Gewebe, einschließlich der oberflächlichen, durch den Ulkusrand laufenden Fasern des inneren Schließmuskels, in Form eines Dreiecks exzidiert, so daß die hypertrophe Analpapille an der Spitze und die Vorpostenfalte an der breiten Basis des Dreiecks gelegen ist. Dadurch entsteht ein flaches, taschenloses Hautdrainagedreieck (Abb. 5). Die Myotomie sollte aber nur so weit wie nötig und nicht so weit wie möglich durchgeführt werden, weil der Musculus sphincter ani internus kein überflüssiger Muskel ist, sondern ein für die Feinkontinenz des Anus äußerst wichtiger. Wir halten die von einigen Autoren empfohlene generelle laterale (subkutane und transkutane) Sphinkterotomie zur Therapie der Analfissur für nicht indiziert: Einerseits kommt es häufig zu Grob- und Feinkontinenzstörungen, und andererseits muß dann die Vorpostenfalte zusätzlich exzidiert werden, um durch eine gute Drainage der Fissur der Entstehung einer inkompletten inneren Fistel vorzubeugen. Auch die Sphinkterdehnung in Vollnarkose halten wir wegen der schlechten Reproduzierbarkeit und wegen der Gefahr der übermäßigen Muskelzerreißung für nicht zweckmäßig [10, 12, 13].

Condylomata acuminata

Die Diagnose ist aufgrund des meist recht charakteristischen Befundes, besonders in der Perianalregion, problemlos durch Inspektion bei guter Beleuchtung zu stellen. Stets sollte die intraanale und/oder intrarektale Manifestation mittels Proktoskopie, Rektoskopie oder Spreizspekulumuntersuchung ausgeschlossen werden. So ist zum Beispiel beim Befall des Rektums das Rezidiv vorprogrammiert, wenn hier nicht auch saniert wird. Eine Inspektion des Genitale ist erforderlich, und es sollte wenn möglich eine Untersuchung und gegebenenfalls eine Behandlung des Sexualpartners erfolgen. Prädisponierende Begleiterkrankungen, besonders ein Hämorrhoidalleiden, sollten ausgeschlossen oder behandelt werden. Solitär stehende, „banale" Kondylome können mit konservativer Behandlung angegangen werden. Es wird vom Arzt eine 5- bis 20%ige Podophyllinlösung 3mal pro Woche auf die befallenen Areale appliziert, die der Patient jeweils 4 Stunden später abbadet. Diese Therapie eignet sich wegen der erheblichen Toxizität der Lösung nicht für sehr große oder stark vaskularisierte Kondylome. Im Analkanal darf sie wegen der Gefahr der Verätzung nicht angewandt werden. Auch Schwangerschaft ist eine Kontraindikation. Als Alternative kommt die Abtragung mit Schere oder scharfem Löffel in Betracht, nachdem die Kondylome zuvor mit einem Lokalanästhetikum unterspritzt wurden. Ausgedehnte, flächenhafte oder rezidivierte Kondylombeete sollten in Vollnarkose operativ behandelt werden. Hier können die flüssigkeitsunterstützte Elektrokoagulation und die Laserchirurgie mit dem CO_2-Laser angewandt werden. Eine Exzision mit dem Skalpell und der anschließende Nahtverschluß verbieten sich, da Kondylomreste „eingenäht" werden können. Unabhängig von der Wahl der Methode ist es wichtig, daß die Patienten postoperativ im wöchentlichen Abstand kontrolliert werden, damit Randrezidive frühzeitig erkannt und entfernt werden können. Nur so ist eine Sanierung des Patienten gewährleistet. Der adjuvante lokale und systemische Einsatz von Interferonen befindet sich in einem Stadium der klinischen Erprobung und kann daher im Augenblick weder zur Therapie noch zur Rezidivprophylaxe empfohlen werden [5, 9, 10, 14].

Literatur

1. Alexander-Williams J, Bensaude A, Birkner H, Mann CV, Roschke W (1979) Fragen zur analen Kryptitis. Proktologie 1 : 62–63
2. Brühl W (1987) Behandlungsergebnisse bei der Kryptitis. In: Mahlke G, Mann CV, Willital GH (Hrsg) Aktuelle Koloproktologie 12. Nymphenburg, München, S 118–121
3. Brühl W (1985) Erkrankungen der Analpapillen und Analkrypten. Internist Prax 25 : 687–692
4. Frank W, Reichel U (1981) Die konservative Behandlung der analen Kryptitis mit einer topischen Vakzine. Colo-proctology 3 : 83–88
5. Grußendorf-Conen E-I (1993) Behandlung von HPV-induzierten klinischen Veränderungen. Dtsch Ärztebl 90 : A1–2326–30

6. Lentner A, Rübben A, Wienert V (1992) Klinisches Erscheinungsbild und Therapie der Pyodermia fistulans sinifica (Acne inversa). Z Hautkr 67 : 988–992
7. Lentner A, Wienert V (in Vorbereitung) Langzeitfadendrainage beim analen Fistelleiden – Indikation, Technik, Ergebnisse anhand von 192 Fällen.
8. Mittermeyer C, Hagedorn M (1979) Die anale Kryptitis – Versuch ein Rätsel zu lösen. Proktologie 1 : 60–61
9. Wienert V (1987) Feigwarzen. Verdauungskrankheiten 5 : 195–196
10. Wienert V (1985) Einführung in die Proktologie. Schattauer, Stuttgart
11. Wienert V, Albrecht O, Gahlen W (1978) Häufigkeitsanalytische Ergebnisse über Marisken. Hautarzt 29 : 536–540
12. Wienert V (1985) Die Analfissur. Hautarzt 36 : 234–236
13. Wienert V (1978) Das Risiko der Sphinkterotomie. Ergebnisse der Angiologie, Bd 19. Schattauer, Stuttgart, S 211–226
14. Wienert V (1986) Virusinduzierte anorektale Tumoren. Chirurg 57 : 493–495
15. Zimmermann F (1982) Die chirurgische Therapie der vertieften entzündlichen Krypte (anale Kryptitis). Colo-Proctology 4 : 214–218

Entwicklungen in der operativen Phlebologie

G. Sattler, K. Mössler und M. Hagedorn

Zusammenfassung

Die Phlebochirurgie hat als Teilgebiet der Dermatochirurgie in den letzten Jahren zunehmend an Bedeutung gewonnen. Neuere Operationsmethoden wie die paratibiale Fasziotomie nach Hach, die technische Weiterentwicklung der endoskopischen Perforansvenendiszision und der Einsatz von Rollmanschetten haben das operative Spektrum der Varizen und Ulcus-cruris-Therapie erheblich erweitert. Durch den Einsatz spezieller Instrumente zur Phlebektomie sowie modifizierter Stripping-Verfahren bei der Stammvenenexhairese werden im Rahmen dieser sogenannten Minichirurgie optimale funktionelle und kosmetische Resultate erzielt. Durch die Einführung der Tumeszenzlokalanästhesie in den Bereich der Phlebochirurgie können auch ausgedehnte Eingriffe wie das Stripping der Stammvenen und die paratibiale Fasziotomie in örtlicher Betäubung vorgenommen werden.

Schlüsselwörter

Phlebochirurgie – Tumeszenzlokalanästhesie – Minichirurgie – Endoskopische subfasziale Perforansvenendiszision – Paratibiale Fasziotomie

Einleitung

Durch die Novellierung des Weiterbildungskataloges in der Dermatologie hat die Phlebochirurgie im Rahmen der operativen Dermatologie noch mehr an Bedeutung gewonnen. Der ständige interdisziplinäre Erfahrungsaustausch hat zu einer Vielzahl von Entwicklungen auf diesem Gebiet geführt.

Methoden

Lokalanästhesie in der Phlebochirurgie

Die meisten phlebochirurgischen Eingriffe werden bisher in Allgemeinanästhesie durchgeführt. Seit einiger Zeit werden aber auch zunehmend ausgedehnte Varizenoperationen in Lokalanästhesie vorgenommen, auch die Strip-

Tabelle 1. Zusammensetzung der Tumeszenzlokalanästhesielösung für phlebochirurgische Eingriffe

Wirkstoff	Dosierung (ml)
Lidocain 1 % oder Prilocain 1 % sine Adrenalin	80
Suprarenin 1:1000	1
Natriumbicarbonat 8,4 %	12,5
Triamcinolonacetonid 10 mg	1
NaCl 0,9 %	1000
Tumeszenz-LA 0.073 %	1094,5

ping-Operation der Stammvenen. Hierbei werden 0,5%ige Lokalanästhesielösungen verwendet.

Durch den Einsatz der Tumeszenzlokalanästhesie mit einer Konzentration von 0,07 bis 0,1 % [7, 14, 15] ist es nun möglich, ausgedehnte Eingriffe einschließlich Crossektomie und Stripping und die Phlebektomie aller Seitenäste an beiden Extremitäten mit einer sehr geringen Menge eines Lokalanästhetikums zu praktizieren [13]. Die Zusammensetzung der Tumeszenzlokalanästhesielösung ist in Tabelle 1 dargestellt.

Invaginiertes Stripping

Beim Stammvenenstripping wird von vielen Varizenchirurgen das invaginierte Verfahren empfohlen, da hierbei die Traumatisierung des Stripperkanals bzw. benachbarter Nerven weniger ausgeprägt ist, die Seitenäste stumpf abreißen und eine geringere postoperative Hämatombildung zu beobachten ist.

Pin-Stripping

Eine Modifikation des flexiblen Babcock-Strippers und verschiedener zur Verfügung stehender Einmalstripper stellt der starre Pin-Stripper nach Oesch dar. Sein an der Spitze abgewinkeltes spatelartiges Ende erlaubt die Entfernung der Stammvene über eine nur 1–2 mm kleine, punktförmige Inzision. Dies ist möglich, weil die abgewinkelte Spitze am distalen Ende das Gefäß perforiert und den Inzisionspunkt unter der Haut markiert. Somit wird das Auffinden des distalen Insuffizienzpunktes der Stammvene erheblich erleichtert.

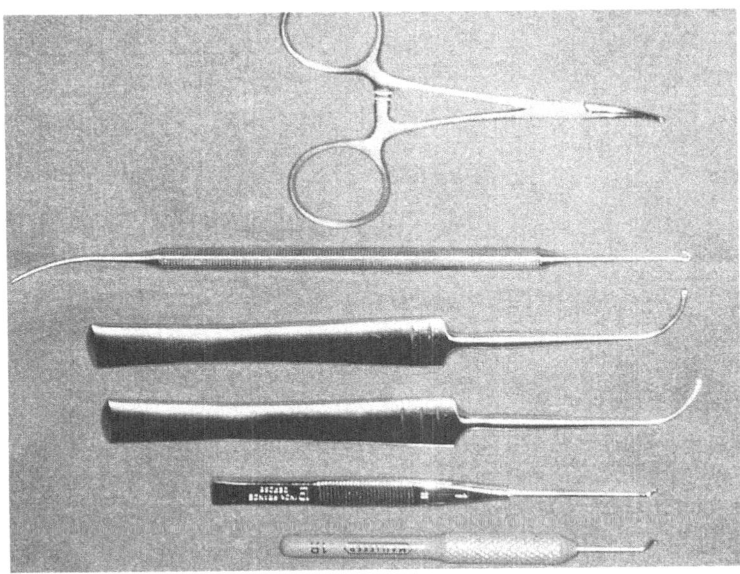

Abb. 1. Verschiedene Instrumente zur Phlebektomie (von oben nach unten): Phlebektomieklemme nach Müller [9], Häkchen nach Varady [16], Oesch-Häkli der Größe 2 und 3, Häkchen nach Müller [9], Häkchen nach Ramelet [12]

Kryo-Stripping

Eine weitere Variante des Strippings der Stammvenen und der Seitenastexhairese stellt das Kryo-Stripping dar. Hierbei werden unterschiedlich lange Kryo-Sonden in die varikösen Gefäßabschnitte eingeführt und diese nach einem ca. 10 Sekunden dauernden Gefriervorgang ohne distale Inzisionen nach proximal entfernt.

Minichirurgie der Seitenastvarikosis

Im Rahmen der sogenannten Minichirurgie zur Exhairese varikös degenerierter Seitenäste haben sich verschiedene häkchenartige Instrumente durchgesetzt [1, 9–12]. Zu erwähnen sind die seit längerem bekannten Phlebektomiehäkchen und -klemmen nach Robert Müller, das Phlebektomiebesteck nach Varady, welches an seinem anderen Ende einen Präparierspatel aufweist, das Häkchen nach Ramelet und das erst im Januar 1993 vorgestellte Oesch-Häkli (Abb. 1). Jedes Häkchen gibt es in verschiedenen Größen, und sie verfolgen alle den gleichen Zweck: über eine punktförmige Inzision einen mehr oder weniger großen Anteil des varikösen Gefäßes herauszuluxieren und mit Hilfe von Klemmen einen möglichst großen Anteil der Varize zu entfernen. Die Handha-

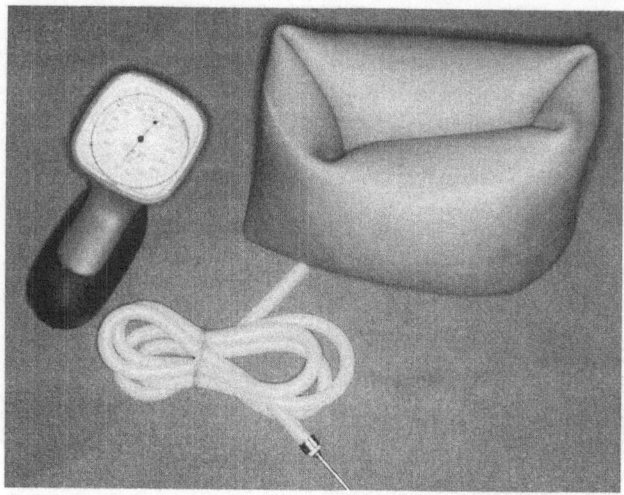

Abb. 2. Rollmanschette nach Löfqvist [8] samt Zubehör

bung der Häkchen bedarf einer gewissen Übung, doch aus dem breiten Angebot wird jeder Phlebochirurg seinen Favoriten wählen.

Phlebochirurgie in Blutleere

Eine wesentliche Weiterentwicklung bei der Vermeidung postoperativer Komplikationen bedeutete die Einführung der Blutleere in die Varizenchirurgie [3]. Insbesondere die einfache Anwendung der Rollmanschette nach Löfqvist [8] ermöglicht im Vergleich zur Esmarch'schen Blutleere ein schnelles und flexibles Operieren. Ein mit 120 mm Hg Luft gefüllter Gummischlauchring wird von distal nach proximal über die angehobene Extremität gerollt und mittels Gummikeil oder Metallhalterung arretiert. Hierbei entsteht je nach Umfang der Extremität ein Kompressionsdruck von 280–320 mm Hg (Abb. 2).

Als Alternative hierzu sind die Verfahren nach Hartmann und Stenger anzusehen. Beide führen die Phlebexhairese bei Hochlagerung der Extremität durch, welche mit Hilfe einer flaschenzugartigen Einrichtung ermöglicht wird. Der Effekt und die postoperativen Vorteile durch eine deutliche verminderte Hämatombildung sind vergleichbar.

Paratibiale Fasziotomie

1982 hat Wolfgang Hach die Operationstechnik der paratibialen Fasziotomie vorgestellt [4, 5]. Obwohl die Durchführung wie auch ihre Interpretation seit-

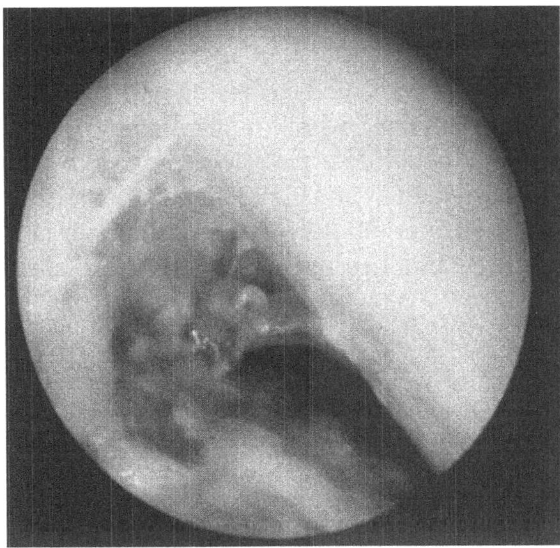

Abb. 3. Zustand nach endoskopischer subfaszialer Koagulation und Diszision einer insuffizienten Perforansvene

dem einigen Wandlungen unterlegen haben, hat sie sich heute als chirurgische Behandlungsmethode der Wahl bei therapieresistenten venösen Ulzera etabliert. Frühere Kontraindikationen der paratibialen Fasziotomie wie das postthrombotische Syndrom und das arthrogene Stauungssyndrom stellen heute eindeutige Indikationen für diese Operationsmethode dar, die zunehmend in Blutleere und unter endoskopischer Kontrolle durchgeführt wird. Außerdem kann die paratibiale Fasziotomie mit dem Hach-Fasziozomieinstrumentarium der 2. Generation leichter und sicherer und zudem auch in Tumeszenzlokalanästhesie vorgenommen werden [13].

Endoskopische Perforansvenenchirurgie

Durch den Einsatz der Endoskopie hat sich in den letzten 10 Jahren die Methode der subfaszialen Perforansvenendiszision entwickelt [2, 6]. Der Subfaszialraum des medialen und dorsalen Unterschenkels wird perivenös endoskopisch nach insuffizienten Perforansvenen abgesucht. Solche korkenzieherartig dilatierten oder wandverdickten Perforansvenen werden mit speziellen Instrumenten präpariert, bipolar koaguliert und anschließend mit der Schere durchtrennt (Abb. 3). Wesentliche Vorteile der endoskopischen Methode sind in der sichtkontrollierten definitiven Diszision einer insuffizienten Perforansvene so nah wie möglich an ihrem proximalen Insuffizienzpunkt und der geringen postoperativen Hämatombildung zu sehen. Diese Methode kombiniert Diagnostik und definitve Therapie nach lediglich 2 cm langer Inzision am proximalen medialen Unterschenkel.

Schlußfolgerung

Die diagnostische und technische Weiterentwicklung auf dem Gebiet der Phlebologie hat eine Vielzahl moderner Instrumente, neuer Operationsverfahren und veränderter Interpretationen nach sich gezogen. Der Grundsatz, die Varikosis der Stamm- und Perforansvenen am proximalen Insuffizienzpunkt zu sanieren und varikös degenerierte Gefäße nur in tatsächlich pathologisch veränderten Abschnitten zu entfernen, bleibt hierdurch unberührt.

Literatur

1. Feuerstein W, Feuerstein P (1990) Ambulante Eingriffe am Venensystem. Z Hautkr 66 (Suppl 3) : 104–105
2. Fischer R (1992) Erfahrungen mit der endoskopischen Perforantensanierung. Phlebol 21 : 224–229
3. Fischer R (1994) Erfahrungen mit der Blutleere oder Blutsperre bei der Varizenoperation. Phlebol 23 : 1–6
4. Hach W (1982) Diagnostic de la maladie variqeuese de récidive postopératoire par la phlébographie ascendante avec manoevre de valsalva. Phlébologie 35 : 493
5. Hach W, Vanderpuye R (1985) Operationstechnik der paratibialen Fasziotomie zur Behandlung des chronisch-venösen Stauungssyndroms bei schwerer primärer Varikose und beim postthrombotischen Syndrom. medwelt 36 : 1616–1618
6. Hauer G (1985) Die endoskopische subfasziale Diszision der Perforansvenen. Vasa 14 : 59–61
7. Klein JA 81990) Tumescent technique for regional anesthesia permits lidocaine doses of 35 mg/kg for liposuction. J Dermatol Surg Oncol 16 : 248–263
8. Löfqvist J (1988) Chirurgie in Blutleere mit Rollmanschetten. Chirurg 59 : 853–854
9. Müller R (1966) Traitement des varices par la phlébectomie ambulatoire. Bull Soc Fr Phléb 19 : 277–279
10. Oesch A (1992) Persönliche Mitteilung. Phlebologiewoche 1992, Leukerbad
11. Ramelet A, Müller R (1991) Phlebectomy, a new phlebectomy hook. J Dermatol Surg Oncol 17 : 814–816
12. Ramelet A (1993) Die Behandlung der Besenreiservarizen: Indikation der Phlebektomie nach Müller. Phlebol 22 : 163–167
13. Sattler G (1993) Paratibiale Fasziotomie in Tumeszenzlokalanästhesie. Jahrestagung der Deutschen Gesellschaft für Phlebologie 1993, Ulm
14. Stewart JH, Cole GW, Klein JA (1989) Neutralized lidocaine with epinephrine for local anesthesia. J Dermatol Surg Oncol 15 : 1081–1083
15. Stewart JH, Chinn SE, Cole GW, Klein JA (1990) Neutralized lidocaine with epinephrine for local anesthesia – II. J Dermatol Surg Oncol 16 : 842–845
16. Varady Z (1988) 3. Internationaler Workshop für Phlebologie, Frankfurt

Einsatz gepulster Laser bei Pigmentläsionen der Haut

R. Kaufmann, R. Hartmann und W. H. Boehncke

Zusammenfassung

Schonende Abtragungsmöglichkeiten superfizieller pigmentierter epithelialer Nävi haben sich unter Vermeidung thermischer Gewebeschäden durch gepulste Mittel-Infrarotlaser (Erbium-YAG-Laser) eröffnet. Tiefergelegene Pigmenteinlagerungen lassen sich hingegen durch eine Laserablation in der Regel nicht narbenfrei entfernen. Hiervon sind melanozytäre Pigmentläsionen (N. Ota) und auch Laien- oder Schmutztätowierungen betroffen. Das Konzept der selektiven Pigmentphotothermolyse mittels gepulster Laser verfolgt daher das Ziel, entsprechende Pigmente unter Schonung der Hautoberfläche durch tiefer pentrierendes Laserlicht zu zerstören. Vorzugsindikationen für den gütegeschalteten Rubinlaser (694 nm) und den gepulsten Farbstofflaser (510-nm) sind melaninhaltige Pigmentläsionen. In eigenen Vergleichsuntersuchungen hat sich der gütegeschaltete ND:YAG-Laser (532 nm, 1064 nm) aufgrund seiner großen Eindringtiefe als überlegenes Instrument zur Beseitigung schwarzblauer (1064 nm) oder roter (532 nm) Laientätowierungen erwiesen. Die der selektiven Pigmentphotothermolyse zugrunde liegenden Phänomene sind bisher noch weitgehend unverstanden.

Schlüsselwörter

Laser – Tätowierungen – Lentigines – Nävus Ota

Einleitung

Vaporisierende oder gewebeablative Lasertechniken werden heute alternativ zur Dermabrasio bei superfiziellen pigmentierten epithelialen Fehl- und Neubildungen der Haut alternativ zur Dermabrasio eingesetzt. Schonende Abtragungsmöglichkeiten haben sich durch die Anwendung des CO_2-Lasers im Superpulsmodus und unter Vermeidung jeglicher thermischer Randschädigung durch neuentwickelte gepulste Infrarotlaser eröffnet. Für tiefergelegene Pigmenteinlagerungen (Melanin, Tätowierungspigmente, „Eyeliner"), die einer narbenfreien operativen Entfernung oder Laserabtragung nicht zugänglich sind, bietet in geeigneten Fällen die selektive Pigmentphotothermolyse eine neue und narbenfreie Behandlungsmöglichkeit.

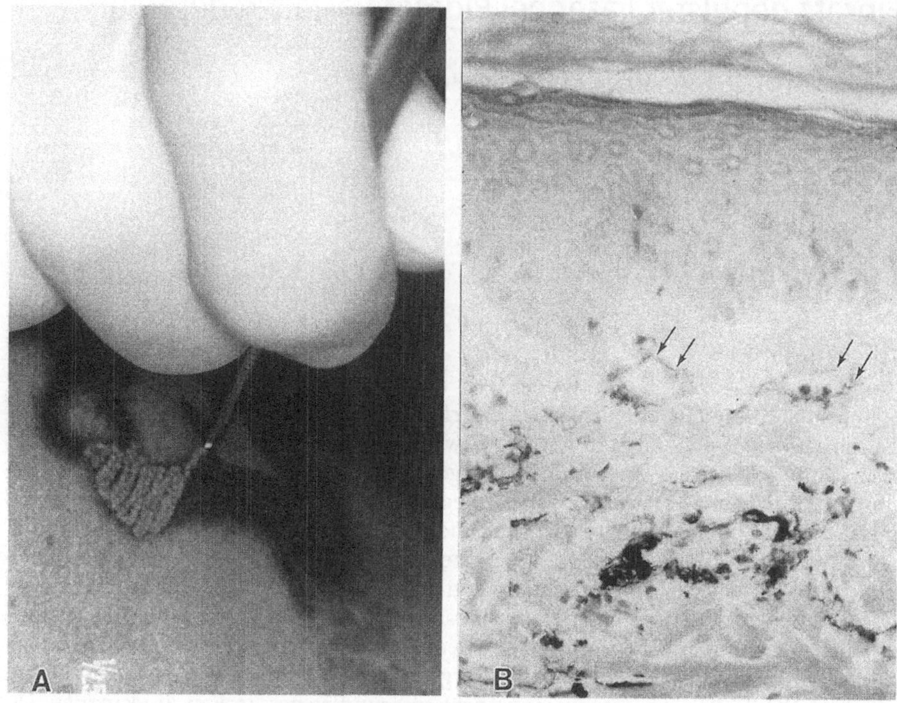

Abb. 1 A, B. Selektive Photothermolyse tiefliegender Laientätowierungspigmente mittels gütegeschaltetem Nd:YAG Laser. **A** Initiales Ausbleichen der bestrahlten Punkte. **B** Histologischer Befund nach einmaliger Behandlung. Ausbleichung der Pigmente entlang der oberen Kapillargefäße (Pfeile), wohingegen tiefergelegene Partikel erst in weiteren Sitzungen getroffen werden

Gewebeablation mittels gepulster Infrarotlaser

In den vergangenen Jahrzehnten wurde der CO_2-Laser als schneidendes Instrument (Lichtskalpell) und auch zur flächenhaften Abtragung (Vaporisation) der Hautoberfläche bei zahlreichen Indikationen (Tätowierungen, epidermale Nävi, Syringome, Rhinophym u. a.) erprobt. Aufgrund seiner starken Absorption im Gewebewasser wird die Energie des eingestrahlten CO_2-Laserlichtes mit einer Wellenlänge von 10 600 nm bereits oberflächlich entladen und führt daher zur superfiziellen Vaporisation der bestrahlten Gewebeteile. Im Dauerstrichmodus („cw-mode") mit relativ langen Einstrahlzeiten (Größenordnung Millisekunden- bis Sekunden) sind die Wechselwirkungen mit dem Gewebe primär thermischer Art. Daher zeigt die abgetragene Oberfläche klinisch Zeichen der Karbonisation mit angrenzender Koagulationszone. Dies ist einerseits günstig zur Hämostase („trockene" Wundfläche), andererseits nachteilig hinsichtlich der Wundheilung. Demzufolge hat der Einsatz des CO_2-Laser auch

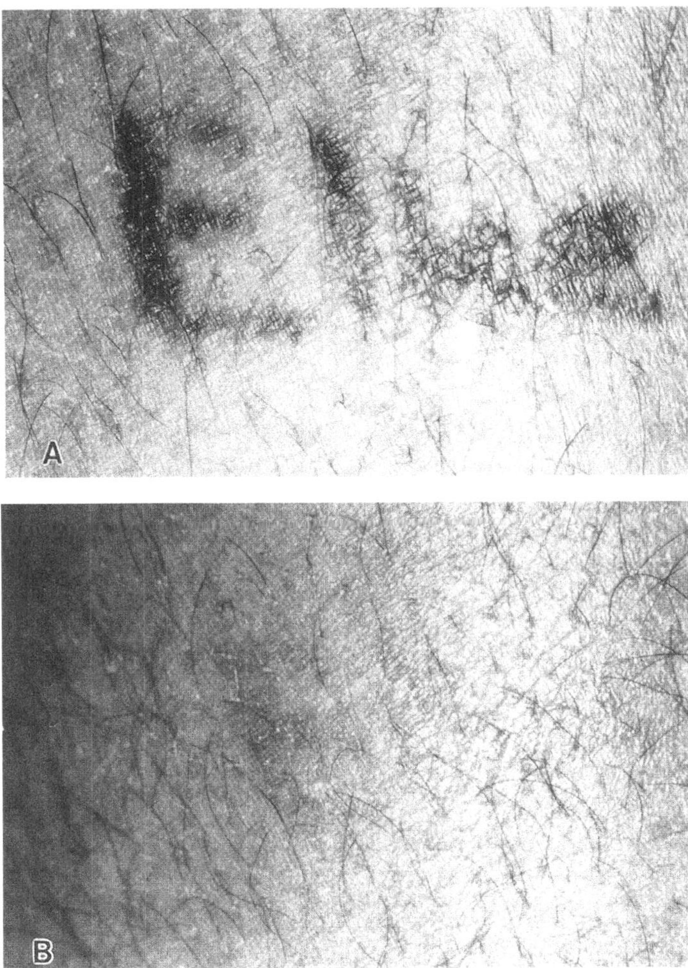

Abb. 2 A, B. Nd:YAG-Lasertherapie einer älteren tiefgelegenen Laientätowierung. **A** Prätherapeutischer Ausgangsbefund. **B** Zustand nach 3 Behandlungssitzungen mit bereits weitgehender Ausbleichung der Buchstabenmotive

keine überzeugenden Vorteile gegenüber der Dermabrasion in der Entfernung von Tätowierungsfarbstoffen gebracht. Einzig seine punktuelle Applikationsmöglichkeit ist bei entsprechenden Motiven oder in Problemregionen (z. B. Buchstaben am Handrücken), ferner bei aggregiert papulösen pigmentierten epidermalen Nävi von Nutzen [10].

Jüngste Laserentwicklungen zielen u. a. auf eine Reduktion thermischer Nebenwirkungen. Dies wird teilweise realisiert durch Verkürzung der Einstrahlzeiten (Superpuls- oder Ultrapulsmodus des CO_2-Lasers) und weiter optimiert durch die Anwendung gepulster Lasersysteme (minimale thermische Diffu-

Tabelle 1. Lasersysteme zur selektiven Pigmentphotothermolyse

Laser	Modus	Wellenlänge	Zielchromophore(n)	Literatur
Farbstoff	gepulst	510	Melanin	[6]
Alexandrit	Q-switch	755	Tätowierung (grün)	[4]
Rubin	Q-switch	796	Tätowierung, Melanin	[3, 13]
Nd:YAG	Q-switch	532	Tätowierung (rot)	
			Melanin	
		1064	Tätowierung (schwarz-blau)	[4, 5, 13]
			„eyeliner"	[14]

sion), deren Absorption ihr Maximum im Gewebewasser hat. Insbesondere der gepulste Erbium:YAG-Laser (2 940 nm) erfüllt beide Bedingungen und zeigt demzufolge experimentell und im klinischen Einsatz eine vollkommen schädigungsfreie Hautabtragung [7, 8]. Geeignet ist er u. a. zur flächenhaften Abtragung superfizieller Profitätowierungen und zur punktuellen gezielten Ablation pigmentierter epidermialer Nävi [9]. Aufgrund seiner nahezu fehlenden thermischen Wirkung kommt es beim Eröffnen papillärer Kapillargefäße allerdings zu Sickerblutungen. Die Wundheilung bei „kalter" Laserablation verläuft analog derjenigen bei Dermabrasion, ist also im Gegensatz zur Laservaporisation nicht infolge thermischer Wundgrundschäden verzögert.

Pigmentdestruktion mittels selektiver Photothermolyse

Während superfizielle kleinmakulöse Pigmentläsionen (z. B. Lentigines) in geeigneten Fällen auch einer Entfernung mittels Dermabrasion zugänglich sind, ist bei ästhetisch störenden tiefliegenden Pigmenteinlagerungen in der Haut eine operative Entfernung narbenfrei nicht möglich. Hiervon sind melanozytäre Pigmentläsionen (z. B. Nävus Ota) und in besonderem Maße auch Laien- und Schmutztätowierungen betroffen. Das Konzept der selektiven Pigmentphotothermolyse mittels gepulster resp. gütegeschalteter Laser verfolgt das Ziel, entsprechende Pigmente unter Schonung der Hautoberfläche durch Laserlicht zu zerstören [2]. Die Auswahl einer geeigneten Wellenlänge (maximale Absorption in den Zielchromophoren) zusammen mit extrem kurzzeitig eingestrahlten Laserpulsen (minimale thermische Diffusion) ermöglicht eine derartige Pigmentdestruktion unter weitgehender Schonung der benachbarten Hautstrukturen. Im günstigsten Fall läßt sich mit Hilfe des Verfahrens eine im Gegensatz zu allen anderen operativen Techniken narbenfreie Beseitigung der behandelten Läsionen erzielen. Zu diesem Zwecke wurden in den vergangenen Jahren unterschiedliche Laser erprobt. Hierzu zählen der gepulste Farbstofflaser (510 nm, [6]), der gütegeschaltete Rubinlaser (694 nm, [3, 13]), der Alexandrit-Laser (755 nm, [11]) und schließlich der gütegeschaltete Nd:YAG Laser (532 nm, 1064 nm, [5, 12, 13], Tabelle 1). Vorzugsindikationen für den Rubinlaser und den gepulsten 510-nm-Farbstofflaser sind melaninhaltige Pigmentläsionen. In eigenen Vergleichsuntersuchungen hat sich der Nd:YAG-Laser hingegen als günstiges Instrument zur Beseitigung tiefergelegener Laientätowierungen erwiesen [4]. Diese Ergebnisse waren aufgrund der physikalischen Parameter (Wellenlänge mit großer Eindringtiefe, extrem kurze Pulsdauer mit hohen Leistungsdichten im Gewebe) erklärbar. In der Regel sind zur Erzielung befriedigender Therapieergebnisse mehrere Behandlungssitzungen erforderlich (Abb. 1, 2). Rote Tätowierungen sind einer Behandlung mit dem frequenzgedoppelten Nd:YAG-Laser (532 nm Grünlicht) zugänglich. Nicht alle Tätowierungen sind gleichermaßen gut geeignet. Bei schwarztätowierten Motiven besteht beispielsweise die Möglichkeit der graubraunen Verfärbung, rote Motive können sich infolge oxidativer Veränderungen schwarz [1] oder bei Farbstoffgemischen auch rosafarben umwandeln. Durch begleitende In-vitro-Untersuchungen konnten diese Phänomene z. T. bestimmten Tätowierungsfarben zugeordnet werden, wobei im Einzelfall der Farbstoff des Patientenmotivs meist unbekannt bleibt. Daher sind initiale Probebehandlungen kleinerer repräsentativer Tätowierungsareale in allen Fällen unerläßlich.

Literatur

1. Anderson RR, Geronemus R, Kilmer SL, Farinelli W, Fitzpatrick RE (1993) Cosmetic tattoo ink darkening. A complication of Q-switched and pulsed-laser treatment. Arch Dermatol 129 : 1010–1014
2. Anderson RR, Parrish JA (1983) Selective photothermolysis: precise microsurgery by selective absorption of pulsed radiation; Science 220 : 524–527
3. Ashinoff R, Geronemus RG (1993) Rapid response of traumatic and medical tattoos to treatment with the Q-switched ruby laser. Plast Reconstr Surg 91 : 841–845
4. Boehncke WH, Hibst R, Kaufmann R (1994) Within-individual comparison of Q-switched Nd:YAG and alexandrite lasers in the treatment of monochromatic-black amateur tattoos. J Dermatol Treat 5 : 29–32
5. Brunner F, Hafner R, Giovanoli R, Zala L, Hunziker T, Krebs A (1987) Entfernung von Tätowierungen mit dem Nd:YAG-Laser. Hautarzt 38 : 610–614
6. Grekin RC, Shelton RM, Geisse JK, Frieden I (1993) 510-nm pigmented lesion dye laser. Ist characteristics and clinical uses. J Dermatol Surg Oncol 19 : 380–387
7. Kaufmann R, Hartmann A, Hibst R (1994) Cutting and skin-ablative properties of pulsed mid-infrared laser surgery. J Dermatol Surg Oncol 20 : 112–118
8. Kaufmann R, Hibst R (1989) Pulsed Er:YAG and 308 nm UV-excimer laser: an in vitro and in vivo study of skin-ablative effects. Lasers Surg Med 9 : 132–140
9. Kaufmann R, Hibst R (1990) Er:YAG laser skin ablation: experimental results and first clinical application. Clin Exp Dermatol 15 : 389–393
10. Kaufmann R, Landes E (1992) Dermatologische Operationen. 2. Aufl. Thieme, Stuttgart New York

11. Kaufmann R, Boehncke WH, König K, Hibst R (1993) Comparative study of Q-switched Nd:YAG and alexandrite laser treatment of tattoos. Laser Surg Med [Suppl]5 : 54 (Abstract)
12. Kilmer SL, Lee MS, Grevelink JM, Flotte TJ, Anderson RR (1993) The Q-switched Nd:YAG laser effectively treats tattoos. A controlled, dose response study. Arch Dermatol 129 : 971–978
13. Kilmer SL, Anderson RR (1993) Clinical use of Q-switched ruby and the Q-switched Nd:YAG (1964 nm and 532 nm) lasers for treatment of tattoos. J Dermatol Surg Oncol 19 : 330-338
14 Watts MT, Downes RN, Collin JR, Walker NP (1992) The use of Q-switched Nd:YAG laser removal of permanent eyeliner tattoo. Ophthalmic Plast Reconstr Surg 8 : 292–294

Der Blitzlampen gepumpte gepulste Farbstofflaser in der Behandlung von Naevi flammei bei Erwachsenen

K. Wiek, W. Vanscheidt, M. Zoppelt und E. Schöpf

Zusammenfassung

Der Blitzlampen gepumpte gepulste Farbstofflaser (Candela SPTL 1a) stellt in der Therapie der Naevi flammei aufgrund seiner Behandlungsparameter eine wesentliche Verbesserung gegenüber dem Argonlaser dar. Von über 400 Patienten mit Feuermalen, die mit diesem Lasersystem therapiert wurden, konnten die Behandlungsergebnisse von 61 erwachsenen Patienten anhand von Fotodokumentationen ausgewertet werden. In mehr als 70 % der Fälle konnte schon nach 2,16 Behandlungszyklen eine Aufhellung zwischen 33 und 100 % erreicht werden. Dabei sprachen plane hellrote Naevi flammei besser auf die Therapie an als erhabene und dunklere Naevi flammei.

Schlüsselwörter

Naevus flammeus – Blitzlampen gepumpter gepulster Farbstofflaser – Laser

Einleitung

Mit Einführung des Blitzlampen gepumpten gepulsten Farbstofflasers konnten deutliche Fortschritte in der Therapie der Naevi flammei erzielt werden, bei dessen Behandlung seit den siebziger Jahren der Argonlaser die Therapie der Wahl darstellte.

Mit dem Argonlaser war eine nebenwirkungsfreie Therapie nicht möglich und die kosmetischen Resultate häufig unbefriedigend. Vor allem bei hellroten Naevi flammei und bei Behandlung im Kindesalter resultierten oft Narben bei unzureichender Aufhellung.

Naevi flammei, die mit einer Inzidenz von 0,1–0,9 % [6, 8, 10] auftreten, stellen nicht nur ein kosmetisches Problem, sondern eine oft massive psychosoziale Belastung dar. Während sie im Kindesalter meist eine hellere Farbe aufweisen, dunkeln sie häufig im Lauf des Lebens nach und können im vierten bis fünften Lebensjahrzehnt tuberöse Erhebungen ausbilden, die eine kosmetische Abdeckung zusätzlich erschweren.

Als histologisches Äquivalent sieht man im Kindesalter zwar vermehrte, nicht jedoch erweiterte Gefäße. Bei lividen Naevi flammei im Erwachsenen-

Tabelle 1. Behandlungsparameter von Argonlaser und Farbstofflaser bezogen auf die Therapie von Naevi flammei

	Argonlaser	Farbstofflaser
Wellenlängen	488,514 nm	585 nm
Impulsdauer	0,1–0,3 s	450 μs
Energiedichte	18–24 J/cm^2	7–8 J/cm^2
Strahldurchmesser	1–2 mm	5 mm
Eindringtiefe	bis 0,8 mm	bis 1,3 mm

alter bleibt die Anzahl der Gefäße zwar gleich, sie zeigen jedoch eine deutliche Ektasie [3, 4]. Mit dem Blitzlampen gepumpten gepulsten Farbstofflaser konnten im Vergleich zum Argonlaser die Therapieerfolge bei der Behandlung des Naevus flammeus wesentlich verbessert werden. Die Gründe hierfür werden bei der vergleichenden Betrachtung der Behandlungsparameter deutlich (Tabelle 1).

Die verglichen mit dem Argonlaser längere Wellenlänge des Farbstofflasers ermöglicht einerseits eine erhöhte Eindringtiefe des Lichts in die Haut, zum anderen liegt sie nahe einem der Absorptionsmaxima des oxygenierten Hämoglobins. Auch zeigt das Melanin in diesem Bereich eine geringere Absorption als bei kürzeren Wellenlängen [11]. Dadurch steht ein größerer Prozentsatz des in die Haut eindringenden Lichts zur Verödung der Gefäße zur Verfügung, und das Melanin wird durch das auftretende Laserlicht nicht geschädigt, so daß Hypopigmentierungen vermieden werden.

Für die Therapie mit dem Farbstofflaser wurde zur Schonung der die Gefäße umgebenden Gewebe eine kürzere Impulsdauer gewählt. Eine Wärmeleitung und Schädigung in die Umgebungsgewebe kann so vermieden werden [1, 7].

Der breitere Strahldurchmesser ermöglicht zudem eine zügige Behandlung auch größerer Flächen.

In der Universitäts-Hautklinik wurden seit 1993 über vierhundert Patienten mit dem Blitzlampen gepumpten gepulsten Farbstofflaser behandelt. 61 der im ersten halben Jahr therapierten erwachsenen Patienten konnten anhand einer Fotodokumentation bezüglich der Therapieerfolge ausgewertet werden.

Patientengut und Methoden

In die Studie einbezogen wurden 61 Patienten (20 Männer, 41 Frauen) zwischen 18 und 74 Jahren mit einem Durchschnittsalter von 38,2 Jahren.

Die Farbtöne der Naevi flammei wurden in hellrot, rot und livide aufgeteilt, die Oberflächenstrukturen in makulös, tuberös (Erhebungen bis zu 1 mm) und nodulär (Erhebungen von mehr als 1 mm). Über die Verteilung gibt Tabelle 2 Auskunft.

Tabelle 2. Verteilung der Farbtöne und Oberflächenstrukturen innerhalb des Patientenguts

Hellrot	21 (34,42%)	Makulös	36 (59,01%)
Rot	20 (32,78%)	Tuberös	21 (34,42%)
Livide	20 (32,78%)	Nodulär	4 (6,55%)

Die Patienten wurden mit Energiedichten zwischen 7,0 und 8.0 J/cm² mit einem Blitzlampen gepumpten gepulsten Farbstofflaser, Candela SPTL 1a (Candela Cop., Wayland, Massachusetts) behandelt. Die Lichtimpulse wurden in der Point-by-point-Technik unter Einbehaltung möglichst geringer Zwischenräume plaziert. Dabei wurden bei helleren Naevi flammei niedrigere, bei dunkleren Naevi flammei höhere Energiedichten verwendet.

Sechs bis acht Wochen nach jedem Behandlungszyklus wurden die Patienten unter standardisierten Bedingungen fotografiert, und es folgte eine weitere Behandlung der gesamten Fläche.

Auswertung

Die Auswertung geschah anhand der vor Behandlung und 6 bis 8 Wochen nach der letzten Behandlung aufgenommenen Farbdiapositive. Zum Farbabgleich wurde eine im Fachhandel erhältliche Farbtafel verwendet.

Der Grad der Aufhellung wurde in drei Kategorien aufgeteilt:

0 = keine Aufhellung,
1 = Aufhellung 0%–33%,
2 = Aufhellung 33%–66%,
3 = Aufhellung 66%–100%.

Ergebnisse

Wie aus Abbildung 1 ersichtlich, zeigten hellrote Feuermale die besten Ergebnisse im Vergleich zu dunkleren Naevi flammei. Bezogen auf die Oberflächenstruktur wurde deutlich, daß plane Naevi flammei deutlich besser auf die Therapie ansprachen als tuberöse oder noduläre Naevi flammei (Abb. 2.).

Direkt nach der Behandlung zeigte die Haut einer der Fläche des Laserimpulses entsprechende hellgraue Verfärbung, die nach Minuten bis Stunden einen dunkelgrauen Farbton annahm. Nach ca. 14 Tagen verblaßten diese Veränderungen langsam. Zurück blieb noch immer eine Rötung, die im Verlauf der folgenden 6–8 Wochen langsam aufhellte (Abb. 3 und 4).

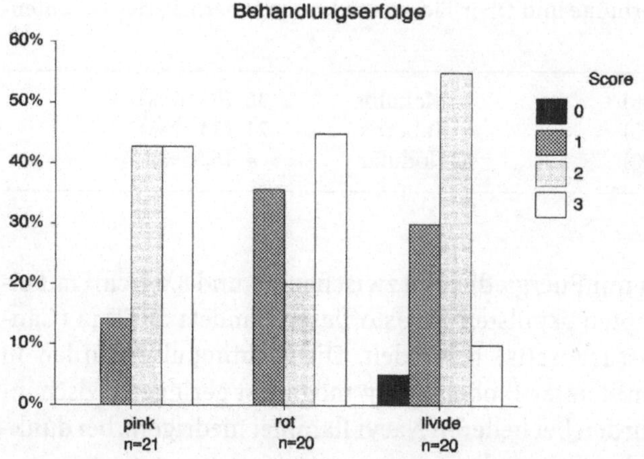

Abb. 1. Aufhellungsergebnisse, bezogen auf den Farbton des Naevus flammeus. Score 0: keine Aufhellung, Score 1: Aufhellung bis zu 33 %, Score 2: Aufhellung 33–66 %, Score 3: Aufhellung 66–100 %. Die Prozentzahlen beziehen sich auf den Anteil der dem jeweiligen Score zuzuordnenden Patienten innerhalb einer Farbgruppe

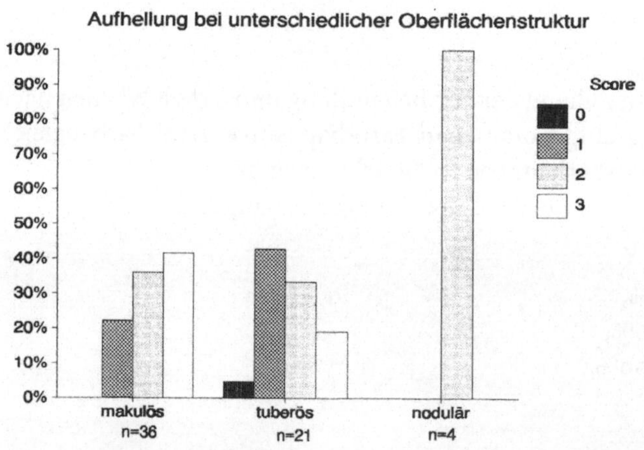

Abb. 2. Aufhellungsergebnisse, bezogen auf die Oberflächenstruktur des Naevus flammeus. Score 0: keine Aufhellung, Score 1: Aufhellung bis zu 33 %, Score 2: Aufhellung 33–66 %, Score 3: Aufhellung 66–100 %. Die Prozentzahlen beziehen sich auf den Anteil der dem jeweiligen Score zuzuordnenden Patienten innerhalb einer Gruppe mit derselben Oberflächenstruktur

Bei der Auswertung zeigte sich, daß in über 70 % der Fälle Aufhellungen zwischen 33 % und 100 % erzielt werden konnten. Nur bei 1,6 % konnte keinerlei Effekt erreicht werden (Tabelle 3).

Nebenwirkungen wurden nur bei drei Patienten (4,9 %) beobachtet, davon wiesen zwei Hyperpigmentierungen und einer Hypopigmentierungen auf.

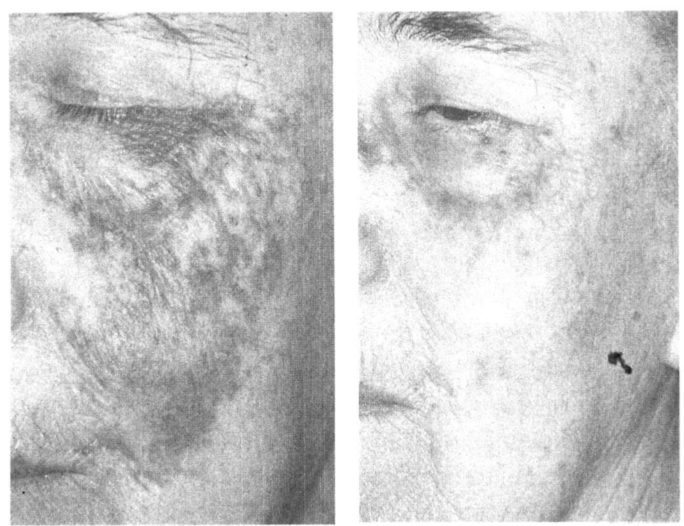

Abb. 3. a Naevus flammeus auf der linken Wange einer 70jährigen Patientin, der im Kindesalter mit Kohlensäure-Aceton-Schnee behandelt wurde. **b** Derselbe Naevus flammeus nach 4 Behandlungszyklen mit 7,5 J/cm²

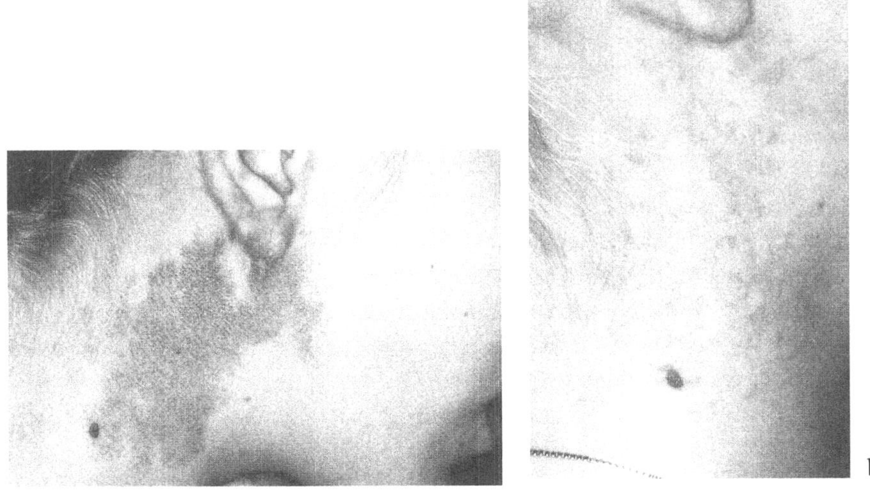

Abb. 4. a Naevus flammeus am Hals einer 18jährigen Patientin. **b** Derselbe Naevus flammeus nach 3 Behandlungszyklen mit 7,25 J/cm²

Tabelle 3. Aufhellungseffekte

Aufhellung	0%	0%–33%	33%–66%	66%–100%
Patienten	1 (1,63%)	17 (27,28%)	24 (39,43%)	19 (31,14%)

Es wurde mit durchschnittlich 2,16 Behandlungszyklen therapiert.

Diskussion

Die hier vorliegenden Ergebnisse stimmen weitgehend mit denen in der Literatur publizierten überein. In einer Studie an Kindern konnte nach 3,8 Behandlungszyklen eine 75%ige Aufhellung erzielt werden, bei durchschnittlich 2 Behandlungszyklen wird von einer Aufhellung von 66 % berichtet [2]. Dabei scheint die größte Farbdifferenz nach dem ersten Behandlungszyklus aufzutreten. Jede folgende Behandlung hellt den Naevus flammeus um weitere 10 % auf [5], so daß bis zu einer vollständigen Farbangleichung 8–10 Behandlungszyklen notwendig sind. Eine Studie berichtet über eine 100%ige Aufhellung nach 6,5 Behandlungszyklen bei Kindern [12].

Die Angaben über die Nebenwirkungsrate schwanken zum Teil erheblich. In allen Studien wird nur in geringem Ausmaß über Narbenbildungen berichtet. Hyperpigmentierungen werden häufiger beobachtet. Konnten sie teilweise nur vereinzelt nachgewiesen werden, so stellten andere Autoren bei 22–57 % [9, 12] der Patienten Hyperpigmentierungen fest. Alle Pigmentierungsstörungen waren jedoch nach mehreren Monaten vollständig rückläufig.

Die deutlich besseren Ergebnisse des Farbstofflasers im Gegensatz zum Argonlaser bei der Therapie von hellroten Naevi flammei hängen vermutlich mit der geringen Gefäßfläche in der behandelten Haut zusammen. So ist für die relativ gefäßunselektive Wirkung des Argonlichts zu wenig Zielstruktur vorhanden, und zuviel Strahlung wird vom umgebenden Gewebe absorbiert, so daß eine Narbenbildung resultiert.

Zusammenfassend läßt sich sagen, daß die Therapie mit dem Farbstofflaser Candela SPTL 1a einen deutlichen Fortschritt in der Behandlung von Naevi flammei bedeutet und hervorragende kosmetische Resultate erbringt. Bei Therapieplanung und Patientenaufklärung muß jedoch beachtet werden, daß die Entfernung des Naevus flammeus in den meisten Fällen nur sukzessive in mehreren Behandlungszyklen erfolgen kann.

Literatur

1. Anderson RR, Parrish JA (1983) Selective photothermolysis. Precise microsurgery by selective absorption of pulsed radiation. Science 220 : 524–527
2. Ashinoff R, Geronemus RG (1991) Flashlamp-pumped pulsed dye laser for port wine stains in infancy: earlier versus later treatment. J Am Acad Dermatol 24 : 467–472
3. Barsky SH, Rosen SH, Geer DE, Noe JM (1980) The nature and evolution of port wine stains: A computer-assisted study. J Invest Dermatol 74 : 154–157
4. Geronemus RG, Ashinoff R (1991) The medical necessity of evaluation and treatment of port-wine stains. J Dermatol Surg Oncol 17 : 76–77

5. Goldman MP, Fitzpatrick RE, Ruiz-Esparza J (1993) Treatment of port-wine stains (capillary malformation) with the flashlamp-pumped pulsed dye laser. Pediatr 122 : 71–77
6. Jacobs AH, Waltton RG (1976) The incidence of birthmarks in neonate. Pediatr 58 : 218–222
7. Nakagawa H, Tan OT, Parrish JA (1985) Ultrastructural changes in human skin after exposure to a pulsed laser. J Invest Dermatol 84 : 396–400
8. Osborn K, Schosser RH, Everett MA (1987) Congenital pigmented and vascular lesions in newborn infants. J Am Acad Dermatol 16 : 788–792
9. Reyes BA, Geronemus R (1990) Treatment of port-wine stains during childhood with the flash-lamp pumped pulsed dye laser. J Am Acad Dermatol 23 : 1142–1148
10. Rivers JK, Fredriksen PC, Dibdin C (1990) A prevalence survey of dermatoses in the australian neonate. J Am Acad Dermatol 23 : 77–81
11. Tan OT, Morrison P, Kurban AK (1990) 585 nm for the treatment of Port-Wine stains. Plast Reconstr Surg 6 : 1112–1117
12. Tan OT, Sherwood K, Gilchrest BA (1989) Treatment of children with port-wine stains using the flashlamp pulsed tunable dye laser. N Engl J Med 320 : 416–421

Lasertherapie von kindlichen Hämangiomen

M. LANDTHALER, U. HOHENLEUTNER und T. ABD EL-RAHEEM

Zusammenfassung

Die Behandlung kindlicher Hämangiome wird durch die Laser entscheidend bereichert. Kleine umschriebene Hämangiome können mit dem Argonlaser koaguliert oder dem CO_2-Laser vaporisiert werden. Mehr flächige und flach erhabene Läsionen sprechen zu 60 % auf eine Behandlung mit dem Blitzlampen-gepulsten Farbstofflaser (FPDL) an. Da die Behandlungen mit diesem Laser einfach durchzuführen und Komplikationen selten sind, kann die Indikation zur Therapie mit diesem Laser großzügig gestellt werden. Bei dicken Hämangiomen kann durch Koagulation mit dem Nd:YAG-Laser oft eine deutliche Befundbesserung erreicht werden. Allerdings sind diese Behandlungen nur in Vollnarkose möglich und Komplikationen wie Narbenbildung sind häufiger.

Schlüsselwörter

Hämangiom – Argonlaser – Farbstofflaser – Nd:YAG-Laser

Einleitung

Gefäßfehl- und Neubildungen sind bei Neugeborenen und Säuglingen häufig. Prinzipiell müssen die Hämangiome als echte Tumoren mit Proliferationsneigung von den Fehlbildungen unterschieden werden. Hämangiome finden sich bei bis zu zehn Prozent der Neugeborenen und Säuglinge in den ersten Lebensmonaten [11, 22–25]. Die Progressionsphase der Hämangiome dauert 1–9 Monate, gefolgt von einer Regressionsphase, die bis zum 10. Lebensjahr andauern kann. Etwa 60 % der Hämangiome bilden sich bis zum 6. Lebensjahr spontan zurück, etwa 90 % bis zum 10. Lebensjahr. Zu den Komplikationen der Hämangiome zählen Ulzerationen, Blutungen, Infektionen und Verlegung wichtiger Strukturen wie Augen, Mund, Nase und Ohren. Bei etwa 50 % der Kinder findet sich nach Rückbildung der Hämangiome normale Haut. Residuen von Hämangiomen sind aber häufig Narben, fibrös-lipomatöse Lappen und Teleangiektasien [11, 22].

Die therapeutischen Möglichkeiten bei Hämangiomen waren bislang beschränkt. Die systemische Therapie von rasch proliferierenden Tumoren mit

Tabelle 1. Lasertherapie von kindlichen Hämangiomen

	Jahr	Laser	(n)	Ergebnisse
Apfelberg et al.	1981	Argon	3	Rückbildung der oberflächlichen Hämangiome
Hobby	1983	Argon	6	Rückbildung der oberflächlichen Hämangiome
Achauer u. Vander Kam	1985	Argon	13	gute Ergebnisse bei 8 Patienten
Hobby	1986	Argon	24	gute Ergebnisse bei frühzeitig behandelten Patienten, Induktion der Rückbildung bei fortgeschr. Hämangiomen
Achauer u. Vander Kam	1989	Argon, Nd:YAG	55	52 % sehr gute bis gute Ergebnisse mit dem Argonlaser, 72 % sehr gute bis gute mit dem Nd:YAG-Laser
Glassberg et al.	1989	FPDL	1	Rückbildung behandelter kutaner Hämangiome, Wachstum nicht behandelter Schleimhauthämangiome
Apfelberg et al.	1989	Nd:YAG + Steroide	17	deutliche Rückbildung bei 15 Patienten
Sherwood u. Tan	1990	FDPL	1	fast vollständige Aufhellung
Achauer u. Vander Kan	1991	Argon	1	Rückbildung
Ashinoff u. Geronemus	1991	FPDL	10	70 % Rückbildung
Morelli u. Weston	1992	FPDL	55	Besserung aller oberflächlichen Hämangiome, Verschlechterung gemischter Hämangiome
Garden et al.	1992	FPDL	24	80–100 % Rückbildung bei oberflächlichen Hämangiomen, keine Auswirkung auf gemischte Hämangiome
Ashinoff u. Geronemus	1993	FPDL	4	Wachstum von tiefen Hämangiomanteilen
Hohenleutner et al.	1993	Argon, Nd:YAG, CO_2	27	67 % gute Ergebnisse
Waner et al.	1994	FPDL	6	vollständige Aufhellung oberflächlicher Hämangiome
Landthaler et al.	1995	FDPL, Nd:YAG, Argon, CO_2	43	gute Ergebnisse bei etwa 60 % der Patienten

Kortikosteroiden zeigte Ansprechraten von 30–50 % [22]. Neuerdings wurde Interferon-α für die Behandlung von lebensbedrohlichen Hämangiomen im Kindesalter empfohlen [4], allerdings konnten diese Ergebnisse in einer späteren Studie nicht bestätigt werden [28]. Die örtliche Behandlung von Hämangiomen schließt chirurgisches Vorgehen, arterielle Embolisation, Injektion von Kortikosteroiden, Installation von Magnesiumnadeln und die Kryotherapie ein [10, 22, 27]. Die Behandlung von Hämangiomen mit ionisierenden Strahlen wurde wegen der Nebenwirkungen verlassen. Durch die Einführung von Lasern in die Medizin wurden die Behandlungsmöglichkeiten von Hämangiomen in den letzten 20 Jahren aber wesentlich erweitert.

Biophysikalische Grundlagen [19]

Der *Argonlaser* ist ein kontinuierlich betriebener Laser, der blaues und grünes Licht (488 und 514 nm) aussendet, das stark im Melanin und Hämoglobin absorbiert wird. Dieser Laser eignet sich deshalb zur Koagulation von vaskulären Fehl- und Neubildungen. Bei Anwendung relativ kurzer Impulse (bis zu 0,3 s) ist die Tiefe der Koagulation auf etwa 1 mm begrenzt. Durch Kühlung der Hautoberfläche und längere Bestrahlungszeiten kann die Koagulationstiefe bis zu 3,6 mm erhöht werden.

Der *Nd:YAG-Laser* emittiert im nahen Infrarot bei einer Wellenlänge von 1 060 nm. Da diese Strahlung von Melanin, Hämoglobin und Wasser nur schwach absorbiert wird, dringt sie relativ tief in die Haut ein und ermöglicht Koagulationstiefen von bis zu 6 mm.

Der *CO_2-Laser* ist ein kontinuierlicher Laser, der ebenfalls infrarote Strahlung mit einer Wellenlänge von 10 600 nm aussendet. Diese Strahlung wird im Gewebewasser stark absorbiert, unabhängig davon, ob Pigmentpartikel wie Hämoglobin oder Melanin vorhanden sind. Mit einem fokussierten CO_2-Laserstrahl ist es möglich, Gewebe zu schneiden, mit einem defokussierten Strahl Gewebe unter Dampf- und Rauchentwicklung abzutragen.

Der *Blitzlampen-gepulste Farbstofflaser* emittiert gelbes Licht der Wellenlänge 585 nm in Pulsen von 450 µs Dauer. Mit diesem Laser ist das Prinzip der selektiven Photothermolyse (Anderson u. Parrish [5]) verwirklicht. Dabei wird durch Auswahl der optimalen Wellenlänge und sehr kurze Impulszeiten erreicht, daß ohne Schädigung der Umgebung und der bedeckenden Epidermis nur die Zielstruktur, nämlich das ektatische Gefäß, durch die Lasereinwirkung zerstört wird.

Therapie

Bereits 1981 berichteten Apfelberg et al. [6] erstmals über die Behandlung von kindlichen Hämangiomen mit einem Argonlaser. Seither erschienen zahlreiche Arbeiten über die Anwendung von Argon-, Nd:YAG-, CO_2- und Blitzlampen-gepulsten Farbstofflasern bei Kindern mit Hämangiomen (Tabelle 1). Es zeigt sich, daß ca. 60 % der kleinen Patienten von einer solchen Behandlung profitieren.

Vor allem die Anwendung des Blitzlampen-gepulsten Farbstofflasers ist bereits sehr früh möglich und Komplikationen sind selten. In einer eigenen Studie wurden 29 oberflächliche Hämangiome bei Neugeborenen und Säuglingen

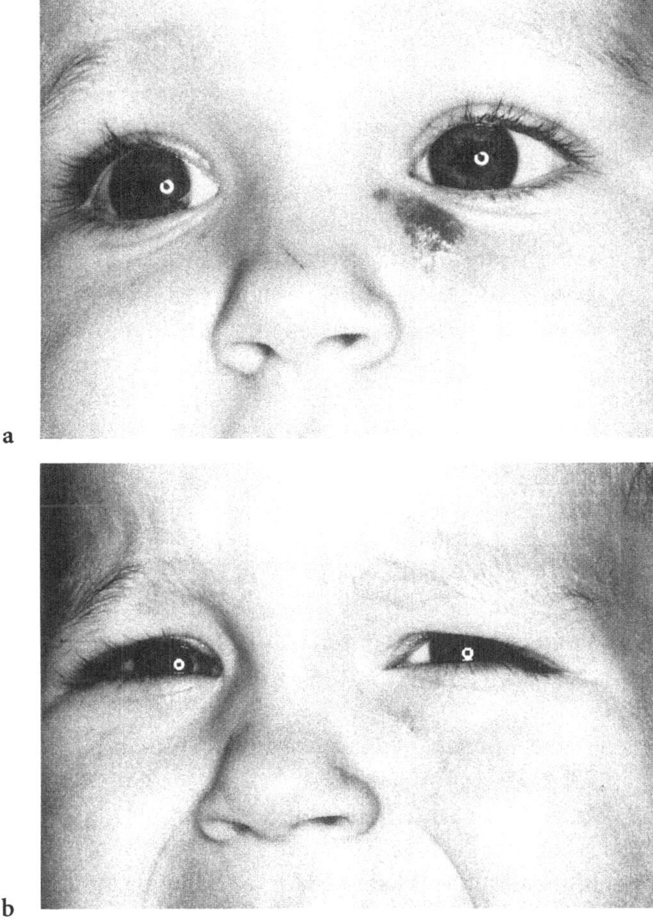

Abb. 1. a Kutanes Hämangiom bei einem 6monatigen Säugling vor Lasertherapie. **b** Ergebnis von 2 Behandlungen mit dem FPDL

mit dem Blitzlampen-gepulsten Farbstofflaser behandelt. Bei 60 % der kleinen Patienten mit oberflächlichen kutanen Angiomen konnten sehr gute Ergebnisse erzielt werden, d. h. die Hämangiome bildeten sich fast vollständig zurück (Abb. 1). Bei tiefer sitzenden, gemischten Hämangiomen ließ sich allerdings nur bei 3 von 8 Patienten eine Rückbildung erzielen.

Bei drei von vier Patienten mit kutan-subkutanen Hämangiomen war mit dem Nd:YAG-Laser eine deutliche Rückbildung der Hämangiome zu erreichen [20].

Kleinere Angiomen konnten bei einzelnen Patienten erfolgreich mit dem Argonlaser koaguliert oder mit dem CO_2-Laser vaporisiert werden [20].

Insgesamt zeigen die Daten der Literatur und unsere Ergebnisse, daß etwa 60 % der Kinder von einer frühen Behandlung mit dem Blitzlampen-gepulsten

Farbstofflaser profitieren (Tabelle 1). Bei dickeren Hämangiomen ist eine Koagulation mit dem Nd:YAG-Laser aussichtsreich [2, 7, 14, 19].

Schlußfolgerungen

Die Behandlung von kindlichen Hämangiomen wurde durch Einführung der Laser entscheidend bereichert. Ziel zukünftiger Studien muß es sein, aufzuzeigen, ob durch die frühere Behandlung von Hämangiomen bei Neugeborenen und Säuglingen eine Progression der Hämangiome bei einem Teil der Patienten verhindert werden kann. Da die Behandlungen leicht durchzuführen und Komplikationen selten sind, glauben wir, daß ein Behandlungsversuch bei nahezu jedem Patienten gerechtfertigt ist, wenn eine der folgenden Indikationen vorliegt:

- initiale makulöse oder flach erhabene Angiome,
- periorifizielle Angiome, die wichtige Strukturen verlegen (Augen, Mund, Nase, Anus),
- Angiome mit Komplikationen (Ulzeration, Blutung) und
- rasches Wachstum.

Kleine umschriebene Angiome können mit dem Argonlaser koaguliert oder dem CO_2-Laser vaporisiert werden. Dazu ist jedoch meist eine Lokalanästhesie notwendig. Alternativ ist hier eine Kryotherapie möglich. Initiale makulöse und flach erhabene, flächige Angiome sind eine Domäne des FPDL. Die Behandlungen sind oft ohne lokale Anästhesie oder nur mit Anwendung einer anästhesierenden Creme (EMLA-Creme) möglich. Dickere Angiome erfordern Koagulation mit dem Nd:YAG-Laser, die allerdings nur in Vollnarkose möglich ist.

Da aber die Hämangiome nicht 100%ig auf die Therapie ansprechen, muß vor übertriebenen Hoffnungen gewarnt werden, da zum jetzigen Zeitpunkt ein nicht unerheblicher Teil der Patienten noch nicht von dieser Behandlung profitiert.

Literatur

1. Achauer BM, Vander Kam VM(1985) Argon laser treatment of strawberry hemangioma in infancy. West J Med 143 : 628–632
2. Achauer BM, Vander Kam VM (1989) Capillary hemangioma (strawberry mark) of infancy: Comparison of argon and Nd:YAG laser treatment. J Plast Reconstr Surg 84 : 60–69
3. Achauer BM, Vander Kam VM (1991) Strawberry hemangioma of infancy: Early definitive treatment with an argon laser. J Plast Reconstr Surg 88 : 486–489

4. Alan R, Ezekowitz B, Mulliken JB, Folkman J (1992) Interferon alfa-2a therapy for life-threatening hemangiomas of infancy. N Engl J Med 326 : 1456–1463
5. Anderson RR, Parrish JA (1983) Selective photothermolysis: precise micro-surgery by selective absorption of pulsed radiation. Science 220 : 524–527
6. Apfelberg DB, Greene RA, Maser R, Lash H, River JL, Laub DR (1981) Results of argon laser exposure of capillary hemangiomas of infancy – Preliminary report. J Plast Reconstr Surg 67 : 188–193
7. Apfelberg DB, Maser MR, White DN, Lash H (1989) A preliminary study of the combined effect of neodymium:YAG laser photocoagulation and direct steroid instillation in the treatment of capillary cavernous hemangiomas of infancy. Ann Plast Surg 22 : 94–104
8. Ashinoff R, Geronemus R (1991) Capillary hemangiomas and treatment with the flash lamp-pulsed dye laser. Arch Dermatol 127 : 202–205
9. Ashinoff R, Geronemus R (1993) Failure of the flashlamp-pumped pulsed dye laser to prevent progression to deep hemangioma. Pediatric Dermatol 10 : 77–80
10. Djawari D, Cremer HJ (1993) Kontaktkryochirurgische Frühbehandlung des Säuglingshämangioms. Akt Dermatol 19 : 317–321
11. Enjolras O, Mulliken JB (1993) The current management of vascular birthmarks. Pediatric Dermatology 10 : 311–333
12. Garden JM, Bakus AD, Passer AS (1992) Treatment of cutaneous hemangiomas by the flashlamp-pumped pulsed dye laser: Prospective analysis. J Pediatr 120 : 555–560
13. Glassberg E, Lask G, Rabinowitz L, Runnessen WW (1989) Capillary Hemangiomas: Case study of a novel laser treatment and a review of therapeutic options. J Dermatol Surg Oncol 15 : 1214–1223
14. Grantzow R, Schmittenbecher PP, Schuster T (1995) Frühbehandlung von Hämangiomen – Lasertherapie. Monatsschr Kinderheilkd 143 : 369–374
15. Hobby LW (1983) Further evaluation of the potential of the argon laser in the treatment of strawberry hemangiomas. J Plast Reconstr Surg 71 : 481–485
16. Hobby LW (1986) Argon laser treatment of superficial vascular lesions in children. Lasers Surg Med 6 : 16–19, 46–49
17. Hohenleutner U, Donhauser G, Kaudewitz P, Landthaler M (1993) Lasertherapie im Kindes- und Jugendalter. Z Hautkr 68 : 196–301
18. Landthaler M, Hohenleutner U (1993) Lasertherapie. Angebot und Anwendung. Hautarzt 44 : 413–425
19. Landthaler M, Haina D, Brunner R, Waidelich R, Braun-Falco O (1986) Neodymium-YAG laser therapy for vascular lesions. J Am Acad Dermatol 14 : 107–117
20 Landthaler M, Hohenleutner U, Abd El-Raheem T (in press) Lasertherapy of childhood hemangiomas. Br J Dermatol
21. Morelli J, Weston WL (1992) Pulsed dye laser treatment of hemangiomas. In: Tan OT (ed) Management and treatment of benign cutaneous vascular lesions. Lea & Febiger, Philadelphia, London, pp 124–132
22. Mulliken JB (1992) The classification of vascular birthmarks. In: Tan OT (ed) Management and treatment of benign cutaneous vascular lesions. Lea & Febiger, Philadelphia London, pp 1–23
23. Osburn K, Schosser RH, Evert MA (1987) Congenital pigmented and vascular lesions in newborn infants. J Am Acad Dermatol 16 : 788–792
24. Queißer-Luft A, Schlaefer K, Schicketanz K-H, Spranger J (1994) Erfassung angeborener Fehlbildungen bei Neugeborenen: Das Mainzer Modell. Dtsch Ärztebl 91 : 567–570
25. Rivers JK, Frederiksen PC, Dibbin C (1990) A prevalence survey of dermatoses in the Australian neonate. J Am Acad Dermatol 23 : 77–87

26. Sherwood KA, Tan OT (1990) Treatment of a capillary hemangioma with the flashlamp pumped-dye laser. J Am Acad Dermatol 22 : 126–137
27. Staindl O (1989) Treatment of hemangiomas of the face with magnesium seeds. Arch Otorhinolaryngol 19 : 213–217
28. Teillac-Hamel D, Prost Y de, Bodemer C, Andry P, Enjolras O, Sebag G, Brunelle F, Hubert P, Nihoul-Fekete C (1993) Serious childhood angiomas: unsuccessful alpha-2b interferon treatment. A report of four cases. Br J Dermatol 129 : 473–476
29. Waldschmidt J, Berlien HP, Hauck GW, El-Dessouky M (1988) Auswahl verschiedener Lasertypen bei der Behandlung von oberflächlichen und tiefen Gefäßanomalien. Z Kinderchir 43 : 6–10
30. Waner M, Yee Suen J, Dinehart S, Mallory SB (1994) Laser photocoagulation of superficial proliferating hemangiomas. J Dermatol Surg Oncol 20 : 43–46

Die CO_2-Laserexzision oraler Präkanzerosen

A. Dunsche, B. Fleiner und H. Terheyden

Zusammenfassung

In einem Zeitraum von drei Jahren wurden an unserer Klinik 95 Präkanzerosen der Mundschleimhaut mit dem CO_2-Laser in fokussierter Einstellung bei Leistungen von 3–5 Watt exzidiert. Alle Exzisate konnten pathohistologisch aufgearbeitet werden. Die Wunden wurden der freien Granulation und der sekundären Epithelisation überlassen. Wir sahen gute funktionelle Ergebnisse, insbesondere an der beweglichen Mundschleimhaut. Fünf Patienten zeigten ein Rezidiv der Leukoplakie, in 5 Fällen fand sich ein invasives Karzinom in Läsionen, die unter dem klinischen Bild einer Präkanzerose vollständig exzidiert wurden. Die CO_2-Laserexzision ist bei oralen Leukoplakien, die sich nach Ausschaltung möglicher ursächlicher Faktoren nicht spontan zurückbilden, Behandlungsmethode der Wahl.

Schlüsselwörter

Orale Präkanzerosen – Leukoplakie – CO_2-Laser-Exzision

Einleitung

Von 1980 bis 1991 wurden 161 histologisch gesicherte Leukoplakien der Mundschleimhaut im Durchschnitt 37 Monate nachbeobachtet. Alle Leukoplakien mit mäßigen und schweren Dysplasien wurden exzidiert. Leukoplakien ohne Dysplasien oder mit geringen Dysplasien wurden in jährlichen Abständen kontrolliert. Unter diesem strengen Therapieregime kam es in 6,2 % der Fälle durchschnittlich 36 Monate nach Diagnosestellung zu einer malignen Entartung. Eine Karzinomentstehung kam auch bei planen homogenen Leukoplakien und bei Veränderungen, deren Probeexzisionen keine Epitheldysplasien aufwiesen, vor [3]. Daraus zogen wir die Konsequenz, daß jede Leukoplakie, die sich nach Ausschaltung möglicher ursächlicher Faktoren nicht zurückbildet, vollständig entfernt und pathohistologisch aufgearbeitet werden muß. Hierzu haben wir seit 1991 den CO_2-Laser angewandt [2]. Dieser wurde bis dahin von anderen Arbeitsgruppen vorwiegend defokussiert bei Leistungen zwischen 15 und 20 Watt zur Vaporisation der gesamten Läsion eingesetzt [6, 7, 9, 20]. Bei niedrigeren Leistungen um 10 Watt verwandten Chiesa et al. [1] und Frame et al. [5] den CO_2-Laser in fokussierter Einstellung zur Exzision. Sowohl nach Vaporisation als auch nach Exzision wird über eine niedrigere Rezidivrate bei Präkanzerosen, eine komplikationsarme Wundheilung sowie gute funktionelle Ergebnisse berichtet [1, 2, 5–7, 9, 10].

Material und Methode

Von 1991 bis 1994 wurden mit dem Gerät medilas 1025 der Firma Sharplan insgesamt 197 Veränderungen der Mundschleimhaut exzidiert. Drei Viertel der Veränderungen waren benigne. In 95 Fällen handelte es sich um Präkanzerosen. Neben 88 Leukoplakien wurden in 5 Fällen Erythroplakien und in 2 Fällen ein oraler Lichen planus mit dem CO_2-Laser exzidiert. Bei Leistungen von 3–5 Watt wird der CO_2-Laser in fokussierter Einstellung mit dem Handapplikator – teilweise mit einem 90°-Ablenkspiegel – oder mit einem Mikromanipulator unter dem Operationsmikroskop angewandt [2]. Unter dem Mikroskop ist ein sicheres Auffinden der Gewebeschichten und eine präzise Schnittführung möglich. Zunächst wird die Resektionsgrenze in Intervallpulsstellung markiert, dann erfolgt die Resektion in kontinuierlicher Einstellung. Die Wundflächen werden der freien Granulation und sekundären Epithelisation überlassen. In der postoperativen Phase führen die Patienten für ca. eine Woche Mundspülungen mit Chlorhexidinlösung durch. Alle Exzisate werden mit Nadeln markiert, zwischen den Nadeln aufgespannt, in Formalin fixiert und pathohistologisch aufgearbeitet.

Ergebnisse

Die Wundheilung mit vollständiger Epithelisation des Resektionsdefektes war, abhängig von der Größe, nach 2 bis 4 Wochen abgeschlossen. Bei einem Patienten kam es am Operationstag zu einer Nachblutung. Die meisten Patienten gaben nur geringe postoperative Schmerzen an, welche mit Paracetamolgaben ausreichend behandelt werden konnten. Trotz großer Resektionsdefekte waren die funktionellen Ergebnisse, insbesondere nach Resektionen an der Zunge und im Mundboden, gut (Abb. 1, 2). Nach ausgedehnten Resektionen im vorderen Mundboden kam es bei zwei Patienten zu einer bewegungseinschränkenden Fixierung der Zunge, die Sprachlautbildung war bei keinem Patienten behindert. In den ersten Monaten der Anwendung haben wir bei insgesamt 13 Patienten (einschließlich der Patienten mit Plattenepithelkarzinomen und sonstigen Veränderungen) den Speicheldrüsenausführungsgang im Mundboden durchtrennt. Sieben von ihnen zeigten nach durchschnittlich 4 Wochen eine Gangstenose, weshalb wir dazu übergegangen sind, intraoperativ den Ausführungsgang zu marsupialisieren. Bei der Exzision von Leukoplakien unter Verwen-

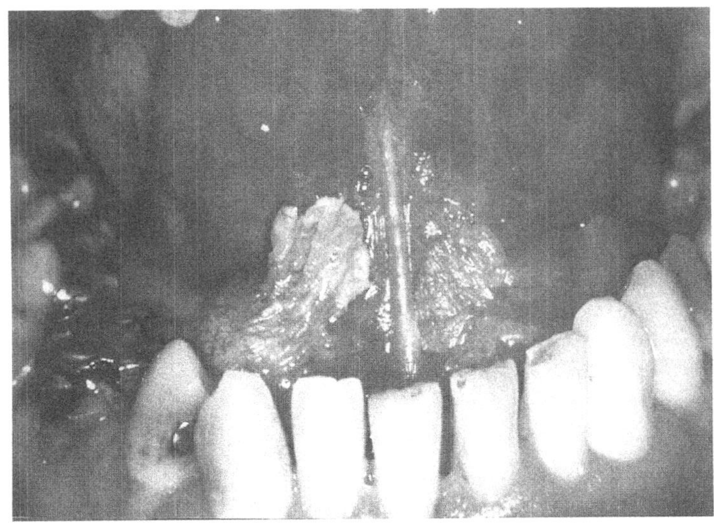

1

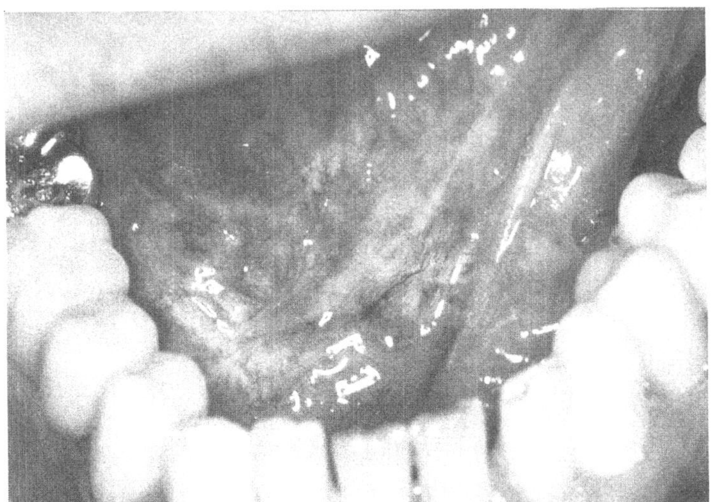

2

Abb. 1. 46jähriger Patient mit einer inhomogenen Leukoplakie vorderer Mundboden beidseits mit geringer Dysplasie. Die Läsion blieb nach Zahnsanierung und Aufgabe des Zigarettenrauchens bestehen

Abb. 2. Derselbe Patient wie in Abb. 1 ein Jahr nach CO_2-Laserexzision der Veränderung. Die Zungenfunktion ist trotz der flächigen reizlosen Narbe nicht eingeschränkt

dung des Mikromanipulators ist eine Präparation auf dem Gang ohne seine Verletzung möglich. Lediglich bei Veränderungen, die die Papille miterfassen, empfiehlt sich dann eine Marsupialisation. Bei einem Patienten kam es postoperativ zur Entwicklung einer Ranula im vorderen Mundboden.

Die histologische Untersuchung der Exzisate war in allen Fällen möglich. Sowohl die Epitheldysplasie als auch die Basalmembran konnten sicher beurteilt werden. An den Resektionsrändern zeigt sich eine 0,3 bis 0,9 mm breite, nicht beurteilbare Zone thermischer Schädigung. Dies erfordert einen zusätzlichen Resektionsabstand von 1 mm [4]. In 5 Läsionen, die unter dem klinischen Bild einer Präkanzerose exzidiert wurden, lag bereits ein invasiv wachsendes Karzinom vor. Innerhalb des ersten Jahres nach Exzision traten 5 Lokalrezidive (5,9 %) einer Leukoplakie auf.

Diskussion und Schlußfolgerung

Die CO_2-Laserexzision hat gegenüber der Vaporisation den großen Vorteil, daß die gesamte Veränderung pathohistologisch aufgearbeitet werden kann [4]. Invasive Karzinome, die eine ausgedehntere Resektion notwendig machen, werden dadurch nicht übersehen. Chiesa et al. [1] fanden in 10 % der durch Probebiopsie als gutartig eingestuften Präkanzerosen invasive Karzinome in den Exzisaten. Schon diese Tatsache rechtfertigt den höheren Zeitaufwand einer Exzision im Gegensatz zur Vaporisation. Die Wundheilung ist aufgrund der Karbonisation verzögert, läuft jedoch fast schmerzfrei ab. Viele Autoren schreiben die gute Funktion nach CO_2-Laser-Behandlung einer geringen Narbenbildung zu [1, 5–7, 9]. Wir haben bei den meisten Patienten eine ausgeprägte Narbenbildung gesehen und führen die guten funktionellen Resultate auf die verzögerte Wundheilung mit der Möglichkeit einer funktionellen Anpassung der umgebenden Schleimhautareale zurück. Der größte Vorteil der CO_2-Laserexzision gegenüber der Skalpellexzision ist die Möglichkeit, die Wunde der freien Granulation und der sekundären Epithelisation zu überlassen. Durch den Verzicht auf eine plastische Deckung wird Operationszeit eingespart. Ein weiterer Vorzug der CO_2-Laserchirurgie ist die geringe intraoperative Blutung und damit gute Übersicht im Operationsgebiet.

Nachteile der CO_2-Laserchirurgie sind neben den Kosten die Gefahr der thermischen Schädigung von Periost und Pulpa. Bei den bisher vorliegenden Untersuchungen ist die Rezidivrate von Leukoplakien nach CO_2-Laserbehandlung niedriger als nach Skalpellexzision, wo sie zwischen 20 und 35 % liegt [8, 11]. Nach Vaporisation kommt es in ca. 15 % der Fälle zu einem Rezidiv [6]. Bei zusätzlicher Verwendung des Operationsmikroskopes kann die Rezidivrate auf ca. 10 % gesenkt werden [6]. Frame beobachtete nach CO_2-Laserexzision lediglich in 8 % der Fälle ein Rezidiv [5]. Dies führt der Autor auf die gewählte Exzisionstiefe zurück [8]. Bei unseren Patienten muß ein längerer Beobachtungszeitraum abgewartet werden, um die Rezidivrate von 5,9 % abschließend zu beurteilen.

Aufgrund der guten funktionellen Ergebnisse, der Möglichkeit einer histologischen Untersuchung der gesamten Läsion und der niedrigen Rezidivrate ist die CO_2-Laserexzision der Mundschleimhautleukoplakien als ihre Therapie der Wahl anzusehen.

Literatur

1. Chiese F, Tradati N, Sala L, Costa L, Podrecca S, Boracchi P, Bandieramonte G, Mauri M, Molinari R (1990) Follow-up of Oral Leukoplakia After Carbon Dioxide Laser Surgery. Arch Otolaryngol Head Neck Surg 116 : 177–180
2. Dunsche A, Fleiner B, Hoffmeister B (1994) Die Exzision von Mundschleimhautveränderungen mit dem CO_2-Laser. Dtsch Zahnärztl Z 49 : 148–150
3. Dunsche A, Kreusch Th, Sauer M (1992) Die Leukoplakie der Mundschleimhaut – eine retrospektive Studie an 161 Patienten. Dtsch Zahnärztl Z 47 : 869–871
4. Fleiner B, Lüttges I, Hoffmeister B (1993) Histologische Beurteilbarkeit von Mundschleimhautveränderungen nach CO_2-Laserresektion. Dtsch Zahnärztl Z 48 : 53–55
5. Frame JW (1985) Removal of Oral Soft Tissue Pathology with the CO_2 Laser. J Oral Maxillofac Surg 43 : 850–855
6. Gerlach KL, Pape H-D, de Lacroix WF, Roodenburg JLN, Panders AK, Herzog M, Horch H-H (1993) Die Therapie oraler Präkanzerosen mit dem CO_2-Laser – Langzeitergebnisse aus drei Kliniken. Dtsch Zahnärztl Z 48 : 48–50
7. Horch H-H, Gerlach KL, Schaefer HE, Pape H-D (1983) Erfahrungen mit der Laserbehandlung oberflächlicher Mundschleimhauterkrankungen. Dtsch Z Mund Kiefer Gesichts Chir 7 : 31–35
8. Mincer HH, Coleman SA, Hopkins KP (1972) Observations on the clinical characteristics of oral lesions showing histologic epithelial dysplasia. Oral Surg 33 : 389–399
9. Roodenburg JLN, Panders AK, Vermey A (1991) Carbon dioxide laser surgery of oral leukoplakia. Oral Surg Oral Med Oral Pathol 71 : 670–674
10. Roodenburg JLN, Panders AK, Verscheuren RCJ, Vermey A (1983) Die Behandlung der oberflächlich liegenden Abweichungen der oralen Mukosa mit dem CO_2-Laser. Dtsch Z Mund Kiefer Gesichts Chir 7 : 36–39
11. Vedtofte P, Holmstrup P, Hörting-Hansen E, Pindborg J (1987) Surgical treatment of premalignant lesions of the oral mucosa. Int J Oral Maxillofac Surg 16 : 656–664

Entfernung von Amateurtätowierungen mit einem gütegeschalteten Rubinlaser

H. Strempel und G. Klein

Zusammenfassung

Innerhalb eines halben Jahres wurden von uns 37 schwarze Amateurtätowierungen bei 29 Patienten mit einem gütegeschalteten Rubinlaser behandelt. Es wurde ein Lasersystem der Firma Lumonics (HLS 4) mit einer maximalen Ausgangsenergie von 14J verwendet. Bei einem Strahldurchmesser von ca. 16 mm ergaben sich folgende Bestimmungsgrößen für die Behandlung: Wellenlänge 694 nm, Pulsbreite 30 ns, Energiedichte ca. 6J/cm². Es wurde keine Analgesie verwendet. Zum Zeitpunkt des vorläufigen Endes der Studie waren 27 Motive vollständig gebleicht, hierfür waren im Mittel 3, 7 Behandlungsserien erforderlich. Die übrigen 10 Motive waren zu diesem Zeitpunkt deutlich aufgehellt und wurden in der Folge weiteren Bestrahlungen ausgesetzt. Die histologische Untersuchung von makroskopisch vollständig abgeblaßten Tätowierungen vier Wochen nach der letzten Behandlung ergab noch Residuen stark zerkleinerter Tuschepartikel in perivaskulären Fibroblasten. Es kam weder zu einer Narbenbildung noch haben wir die in der Literatur bisweilen beschriebenen schattenartigen, therapieresistenten Restpigmentierungen beobachten können. Letzteres führen wir auf den von uns verwendeten ungewöhnlich großen Strahldurchmesser und die damit verbundene größere Eindringtiefe zurück. Die vorgestellte Methode ist in der Lage, schwarze Amateurtätowierungen vollständig, nichtinvasiv, narbenfrei und schmerzarm zu entfernen.

Schlüsselwörter

Rubinlaser – Amateurtätowierungen

Einleitung

Bereits vor mehr als 20 Jahren gab es erste Publikationen, die von erfolgreichen Tätowierungsentfernungen mit kurzpulsigen Festkörperlasern handelten [9, 10, 18, 33]. Trotz ihres überzeugenden theoretisch-physikalischen Therapiekonzepts und der praktischen Vorteile für den Patienten, dominierten dennoch in der Folgezeit Therapieempfehlungen für die verschiedensten Dauerstrichlaserverfahren mit den bekannten Nachteilen wie Narbenbildung, Pigmentverschiebung, wochenlange Wundbehandlung, Schmerz etc. [3–5, 11, 16, 17, 27]. Nachdem in der letzten Zeit kommerzielle, gütegeschaltete Festkörperlaser auf den medizinischen Markt kamen, ist das Interesse an jener Therapieform wieder erwacht [6–8, 13, 16, 19–22, 24–26, 28–32].

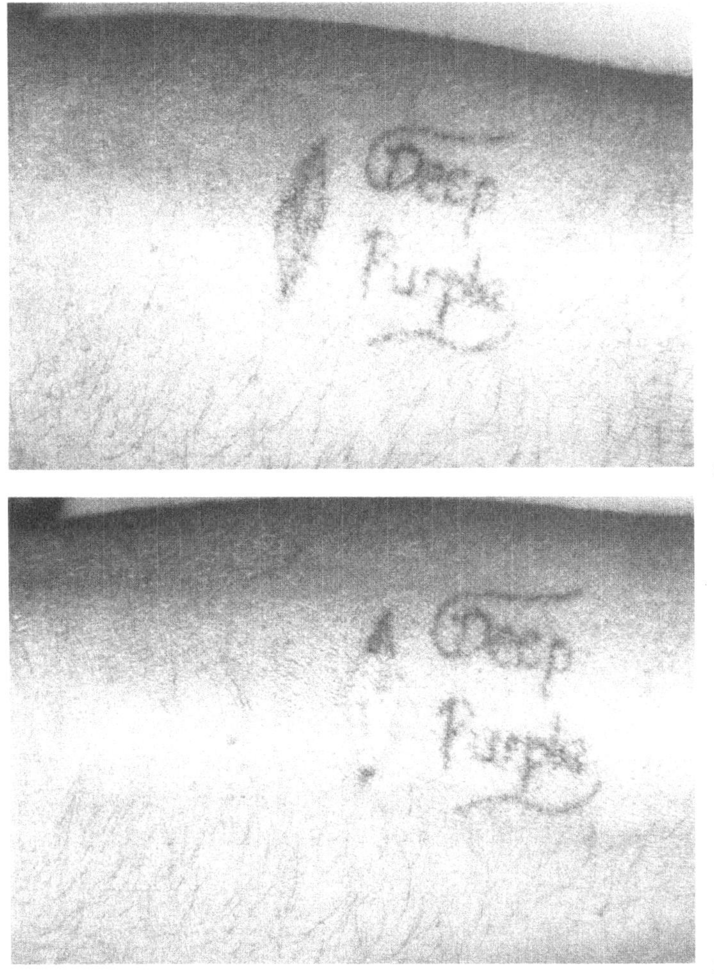

Abb. 1. Amateurtätowierung vor Behandlung

Abb. 2. Amateurtätowierung eine Minute nach erster Teilbehandlung mit Rubinlaser

Methodik/Ergebnisse

Wir haben innerhalb eines Zeitraumes von einem halben Jahr 37 schwarze Amateurtätowierungen bei 29 Patienten (24 Männer und 5 Frauen) mit einem gütegeschalteten Rubin-Lasersystem (Lumonics HLS 4) behandelt. Die Bestrahlungsparameter waren: Wellenlänge 694 nm, Pulsbreite 30 ns, Energiedichte ca. $6J/cm^2$ und Strahldurchmesser auf der Haut ca. 16 mm.

Der Laserschuß löste beim Patienten eine kurze helle stechende Schmerzempfindung aus, die jedoch in keinem Fall eine Analgesie nötig machte. Im gleichen Moment gibt es intradermal ein weißes Aufleuchten im Bereich der ge-

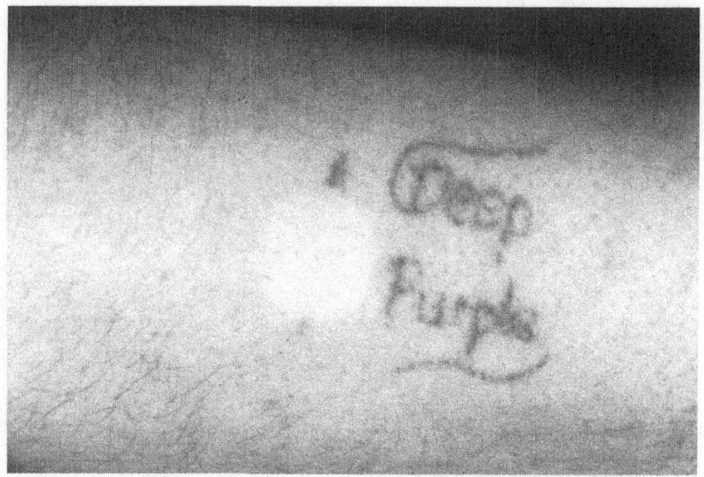

3

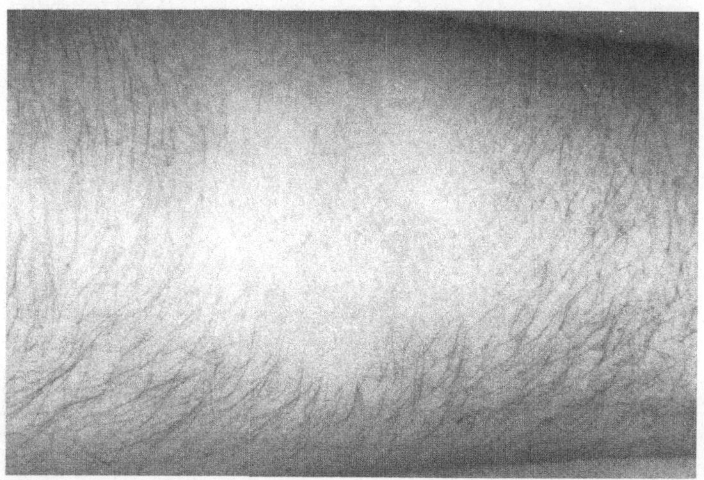

4

Abb. 3. Amateurtätowierung 2 Wochen nach erster Teilbehandlung mit Rubinlaser

Abb. 4. Amateurtätowierung 2 Wochen nach dritter Komplettbehandlung mit Rubinlaser

troffenen Konturen der Tätowierung. Unmittelbar danach erscheint dort eine weißliche Auftreibung der Haut, die sofort und hochselektiv den bestrahlten Tätowierungsteil kaschiert (Abb. 2). Obwohl im vorliegenden Fall das Bestrahlungsareal weit über die Tätowierungslinien hinausgeht, ist die tätowierungsfreie Haut im Bestrahlungsbereich makroskopisch nicht verändert. Bei starker Bräunung der Haut (8 Patienten) kam es jedoch auch zu einer nennenswerten Energieaufnahme durch epidermales Melanin (Abb. 3), welches dann eine vorübergehende, nach ca. 4 bis 6 Monaten sich von selbst restituierende Hypopigmentierung im bestrahlten Bereich zur Folge hatte. Dies kann durch vorherige konturengetreue Aufbringung einer schnelltrocknenden, diffus reflektierenden weißen Farbe verhindert werden.

Die immediate Kaschierung des Tätowierungspigments (Abb. 2) löst sich nach ca. 30 bis 60 min auf und gibt den Blick frei auf eine bereits jetzt eingetretene Aufhellung der Tätowierung. Eine weitere graduelle Bleichung findet dann innerhalb der nächsten 3 bis 4 Wochen statt.

27 Motive brauchten bis zur vollständigen Ausbleichung (Abb. 1–4) zwischen 1 und 6 Behandlungsserien (im Mittel 3,7). Die zum Zeitpunkt des vorläufigen Abschlusses der Studie noch nicht vollständig ausgebleichten 10 Motive waren durchschnittlich 3,9mal behandelt worden. Diese sind weiteren Behandlungen zugeführt worden. Darüber wird an anderer Stelle berichtet werden. Bei keinem der Patienten führte die Behandlung zu einer Narbe oder zu einer bleibenden Pigmentverschiebung. Es kam lediglich in 9 Fällen zu einer passageren Veränderung der Oberflächentextur der Haut nach Abstoßen einer Hornschuppe etwa eine Woche post radiationem.

Diskussion

Die vom Rubinlaser abgestrahlte Wellenlänge von 694 nm wird auch in bedeutsamem Umfang vom Melanin absorbiert [1]. Dies führte auch in unserem Kollektiv bei stärkerer Pigmentierung der Haut zu Hypo- oder Depigmentierungen (Abb. 3 und 4). Die von uns gewählte Energiedichte von 6J/cm^2 bietet die Gewähr [2, 13, 22], daß dies nur eine vorübergehende und von den Betroffenen nach Aufklärung gut tolerierte Nebenwirkung bleibt.

Die sofortige Kaschierung der Tätowierungspigmente ist am ehesten auf eine lokalisierte Ödembildung durch Gewebszerreißung bzw. Gewebserhitzung in unmittelbarer Nähe der absorbierenden Pigmente zurückzuführen. Die ganz offensichtlich bereits zu diesem frühen Zeitpunkt eingetretene Aufhellung der Tätowierungszeichnung ist ein Phänomen, welches auch nicht ansatzweise geklärt ist. Es ist möglich, daß Kohlenstoff verdampft wird, daß sich die optischen Eigenschaften der Haut augenblicklich ändern oder daß die Tuschepakete zerkleinert werden auf Partikelgrößen, die etwa der Wellenlänge des sichtbaren Lichtes entsprechen. Durch den damit vergrößerten Anteil isotroper Lichtstreuung wären diese noch vorhandenen Kohlepartikel weniger sichtbar. Auch über den auslösenden Mechanismus gibt es bis heute nur Spekulationen. So sprechen einige Anzeichen für eine intradermale Plasmabildung. Damit könnten z. B. mechanische Schockwellen generiert werden. Auch sind photoakustische Energieumwandlungen möglich, ebenso wie andere nichtlineare Multiphotonen-Prozesse.

Die weitere Beseitigung der zerkleinerten Tuschepartikel durch Makrophagen ist demgegenüber ein Vorgang von erheblich größerem Zeitbedarf. Er kann nur für die protrahierte zweite Phase der Aufhellung (ca. 3 bis 4 Wochen) verantwortlich sein. In der Literatur sind bei ausbehandelten Tätowierungen bisweilen schattenartige Residuen beschrieben, die noch kosmetisch stören. Obwohl wir die gleichen Leistungsparameter des Lasers benutzt haben, konnten wir solche Erscheinungen nicht beobachten. Wir gehen zum jetzigen Zeitpunkt davon aus, daß dieses womöglich sehr tief gelegene Tuschepartikel sind, für die die Nutztiefe des Laserstrahls nicht ausreichte. Wir verwendeten einen erheblich größeren Strahlendurchmesser (ca. 16 mm) als er international üblich ist (2–3 mm). Das bedeutet, daß die von uns pro Schuß exponierte Fläche bis zu 70mal größer war. Aufgrund experimenteller Ergebnisse und theoretischer Modellrechnungen [1, 12, 14, 23] sollte dies wegen der deutlich stärkeren, nutzbaren Rückstreuung zu einer größeren wirksamen Eindringtiefe des ansonsten gleichartigen Laserstrahls führen.

Literatur

1. Anderson RR, Parrish JA (1981) The optics of human skin. J Invest Derm 77 : 13–19
2. Andersen RR, Margolis RJ, Watanabe S (1989) Selective Photothermolysis of Cutaneous Pigmentation by Q-switched Nd : YAG Laser Pulses at 1064, 532, 355 nm. J Invest Derm 93 : 28–32
3. Apfelberg DB, Maser MR, Lash H (1979) Extended clinical use of the argon laser for cutaneous lesions. Arch Derm 115 : 719–722
4. Apfelberg DB, Maser MR, Lash H (1985) Comparison of the argon laser and CO_2 laser treatment of decorative tattoos: a preliminary report. Ann Plast Surg 14 : 6–15
5. Bailin PL, Ratz JR, Levine HL (1980) Removal of tattoos by CO_2 laser. J Derm Surg Oncol 6 : 997–1001
6. Brunner F, Hafner R, Giovanoli R, Hundziker T, Krebs A (1987) Entfernung von Tätowierungen mit dem Nd-YAG-Laser. Hautarzt 38 : 610–614
7. DeCoste SD, Anderson RR (1991) Comparison of Q-switched ruby laser and Q-switched Nd-YAG laser treatment of tattoos. Lasers Surg Med [Suppl 3] 64
8. Fitzpatrick RE, Ruiz-Esperaza J, Goldman MP (1992) The alexandrite laser for tattoos: a preliminary report. Lasers Surg Med [Suppl 4] 72
9. Goldman L, Wilson RG, Hornby P, Meyer RG (1965) Radiation from a Q-switched ruby laser: Effect of repeated impacts of power output of 10 Mega watts on a tattoo in man. J Invest Derm 44 : 69–71
10. Goldman L, Rockwell RJ, Otten MR, Wilson RG, Kitzmiller KW (1967) Laser treatment of tattoos. A preliminary survey of 3 years clinical experience. JAMA 201 : 841–844
11. Groot DW, Arlette JP, Johnston PA (1986) Comparison of infrared coagulator and the carbon dioxide laser in the removal of decorative tattoos. J Am Acad Derm 15 : 518–522
12. Hohenleutner U, Wlotzke U, Bäumler W, Landthaler M (1994) Einfluß des Strahlendurchmessers bei der Argonlasertherapie des Feuermals. In: Waidelich W, Hofstetter A (Hrsg) Laser in der Medizin. Springer, Heidelberg New York Tokyo, S 223–225
13. Hruza GJ, Dover JS, Flotte TJ, Goetschkes M, Watanabe S, Anderson RR (1991) Q-switched ruby laser irradiation of normal human skin. Arch Derm 127 : 1799–1805
14. Keijzer M, Pickering JW, v. Gemert MJC (1991) Laser Beam Diameter for Port Wine Stain Treatment. Lasers Surg Med 11 : 601–605

15. Kimmig W, Ismail C (1992) Narbenlose Entfernung mit dem gepulsten Neodym-YAG-Laser. Vortrag 5. Jahrestagung der Deutschen Gesellschaft für Ästhetische Medizin e.V. Lindau/Bodensee. 11.–13.9.1992
16. Klein G (1981) Ein Beitrag zur chirurgischen Entfernung von Tätowierungen. Med. Dissertation, Universität Marburg
17. Lanigan S, Sheehan-Dare RA, Cotteril JA (1989) The treatment of decorative tattoos with carbon dioxide laser. Br J Derm 120 : 819–825
18. Laub DR, Yules RB, Arras M (1986) Preliminary histological observation of Q-switched ruby laser radiation on dermal tattoo pigment in man. J Surg Res 8 : 220–224
19. Levine V, Geronemus R (1993) Tattoo removal with the Q-switched ruby laser and the Q-switched Nd : YAG laser. A comparative study. Lasers Surg Med 13 [Suppl 5]53
20. Levins PC, Grevelink JM, Anderson RR (1991) Q-switched ruby laser treatment of tattoos. Lasers Surg Med [Suppl 3] 63–64
21. Linzmeier Kilmer S, Lee M, Farinelli M, et al (1992) Q-switched Nd-YAG laser (1064 nm) effectively treats Q-switched ruby laser resistant tattoos. Lasers Surg Med [Suppl 4]72
22. Linzmeier Kilmer S, Lee MS, Grevelink JM, Flotte TJ, Anderson RR (1993) Q-switched Nd-YAG laser (1064 nm) effectively treats tattoos. A controlled dose response study. Arch Derm 129 : 971–978
23. Melnik J, Meier T, Steiner R (1992) In vivo Dosimetrie der Lichtverteilung im Gewebe. Jahresbericht ILM Universität Ulm. 83–85
24. Reid WH, Miller ID, Murphy MJ, et al (1990) Q-switched ruby laser treatment of tattoos: a 9-year experience. Br J Plast Surg 43 : 663–669
25. Reid PH, McLeod PJ, Ritchie A, Ferguson-Pell M (1983) Q-switched ruby laser treatment of black tattoos. Brit J Plast Surg 36 : 455–459
26. Scheibner K, Kenny G, White W, Wheeland RG (1990) A superior method of tattoo removal using the Q-switched ruby laser. J Derm Surg Oncol 16 : 1091–1098
27. Strempel H (1982) Über die Behandlung von Tätowierungen mit dem Argonlaser. Z Hautkr 57 : 3–7
28. Strempel H (1992) Ansätze für eine selektive Laser-Therapie in der Dermatologie. In: Laser 92 (Hrsg. Willital, Maragakis & Lehmann) Verlag Shaker, Aachen 78
29. Strempel H, Klein G (1994) Narbenfreie Bleichung von Amateurtätowierungen mit einem gütegeschalteten Rubinlaser. Zbl Haut 164 : 206
30. Tan OT, Lizek R (1992) Alexandrite (760 nm) laser treatment of tattoos. Lasers Surg Med (Suppl 4)72–73
31. Taylor LR, Gange RW, Dover JS, et al (1990) Treatment of tattoos by Q-switched ruby laser. Arch Derm 126 : 893–899
32. Wheeland RG (1991) Q-switched ruby laser treatment of tattoos. Lasers Surg Med (Suppl 3)64
33. Yules RB, Laub DR, Honey R, Wassiliadis A, Crowley L (1967) The effect of Q-switched ruby laser radiation on dermal tattoo pigment in man. Arch Surg 95 : 179–180

Entfernung von Tätowierungen: Erfahrungen mit der Dermabrasio und der Chemo-Laser-Technik

S. E. Budeus, A. Kurte, M. Padberg, S. Lange-Ionescu und P. J. Frosch

Zusammenfassung

Bis heute stellt die Entfernung von Tätowierungen, insbesondere großflächige Laientätowierungen, eine Herausforderung für die operative Dermatologie dar. In den vergangenen Jahren hat sich das folgende Vorgehen in unserer Klinik sehr bewährt: oberflächliche Dermabrasio (Aesculap-Microtron) bis zur Darstellung der Pigmentdepots; anschließend mechanische Pigmententfernung (Bürste, scharfer Löffel, Skalpell); Vaporisierung von besonders tief gelegenen Pigmentinseln mit dem CO_2-Laser (Heraeus); postoperativ tägliche semi-okklusive Applikation einer 40%igen Harnstoffsalbe zur Entfernung des restlichen Pigments. Das Verfahren wird ggf. ergänzt durch Exzision linearer Anteile. Insgesamt 17 Patienten (11 Männer, 6 Frauen) wurden auf diese Weise behandelt. Das postoperative Ergebnis wurde mit Hilfe eines Score-Systems unter Berücksichtigung klinischer Parameter (Schmerzen, Narbenzustand, Pigmentierung) evaluiert und photodokumentiert. Die Nachbeobachtungsphase erstreckt sich in Einzelfällen bereits über zwei Jahre. In zehn länger beobachteten Fällen fanden sich bei sieben Behandelten sehr gute funktionelle und kosmetische Ergebnisse, bei zwei Patienten können diese als gut bezeichnet werden. Lediglich ein Patient entwickelte eine hypertrophe Narbe. Die Kombination von Chemo-Laser-Technik mit Dermabrasio und ggfs. Verwendung konzentrierter Harnstoffsalbe zeigt in der Entfernung von Tätowierungen sehr gute funktionelle und kosmetische Ergebnisse. Hauptvorteil ist das im Vergleich zu anderen Verfahren deutlich reduzierte Risiko einer hypertrophen Narbenbildung.

Schlüsselwörter

Tätowierung – Dermabrasio – Chemo-Laser-Technik

Einleitung

Die ästhetisch ansprechende Entfernung von Tätowierungen stellt eine große Herausforderung für die moderne operative Dermatologie dar [3], als besonders problematisch erweisen sich oft großflächige Laientätowierungen mit tief eingebrachten Pigmenten. Die oberflächlichen Operationsverfahren (Exzision und Transplantation) bergen ein hohes Risiko für hypertrophe Narbenbildung, Kontrakturen und Narbendehiszenzen [4]. Aus diesen Gründen wenden wir in

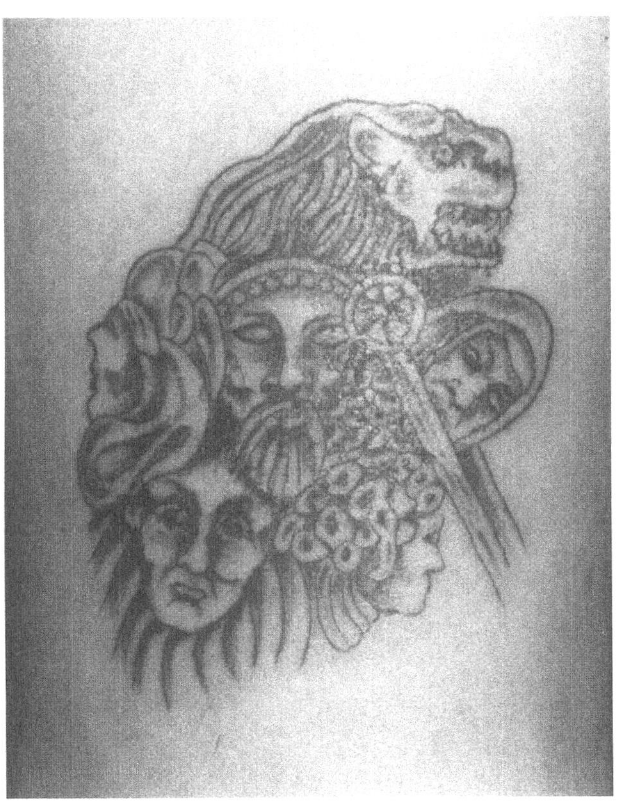

Abb. 1. Profitätowierung am rechten distalen Unterschenkel bei einer 19jährigen Patientin

unserer Klinik die von Ruiz-Esparza 1988 beschriebene Chemo-Laser-Technik [5] in Kombination mit der Dermabrasio an.

Von zahlreichen publizierten Verfahren hat sich diese Vorgehensweise seit drei Jahren in unseren Händen sehr bewährt.

Material und Methode

In allen Fällen wurde die Behandlung in Lokalanästhesie (Xylonest 1 % mit Adrenalinzusatz) durchgeführt. Zunächst erfolgte die oberflächliche Dermabrasio (Aesculap-Microtron) bis zur Darstellung des Pigmentdepots. Um die Umrisse des Motivs zu verwischen, wurde ein annähernd ovalärer Hautbezirk abradiert. Anschließend erfolgte die mechanische Entfernung des Pigmentes mittels Bürste, scharfem Löffel bzw. Skalpell. Besonders tief gelegene Pigmentinseln wurden mit dem CO_2-Laser (Heraeus Laser Sonics) vaporisiert [1, 2]. Postoperativ wurde durchschnittlich über eine Woche 40%ige Harnstoffsalbe (Urea pura 40 % in Dermatop Basiscreme) täglich semi-okklusiv appliziert. Durch die resultierende entzündliche Gewebereaktion wurde verbliebenes Pigment ge-

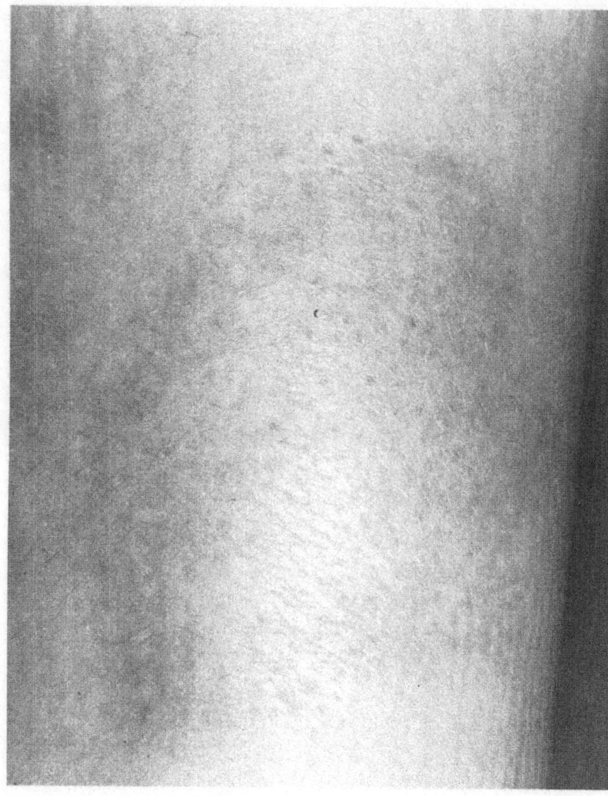

Abb. 2. Ergebnis 17 Monate nach Kombinationstherapie Dermabrasio und Chemo-Laser-Therapie

lockert und mit dem scharfen Löffel entfernt. In einzelnen Fällen wurde das beschriebene Verfahren mit linearen Exzisionen kombiniert. Nachuntersuchungen und Fotodokumentation erfolgten nach ein und drei Monaten, weitere Verlaufskontrollen, wegen häufig mangelnder Compliance in unregelmäßigen Zeitabständen, zwischen 6 und 17 Monaten. Das postoperative Ergebnis, einschließlich subjektiver Einschätzung der Patienten, wurde mit Hilfe eines Score-Systems („sehr gut", „gut", „unbefriedigend") unter Berücksichtigung klinischer Parameter (Schmerzen, Narbenzustand, Pigmentierung) evaluiert.

Patienten

Alle Patienten fühlten sich durch die Tätowierungen erheblich beeinträchtigt und sozial stigmatisiert. Es wurden bisher 17 Patienten (11 Männer und 6 Frauen) im Alter von 19 bis 49 Jahren behandelt. Meist lagen großflächige, tiefeingebrachte Laientätowierungen an Ober- und Unterarmen, Handstreckseiten und am lateralen Unterschenkel vor (Abb. 1). In zwei Fällen erfolgte wegen sehr ausgedehnter Befunde die prophylaktische Antibiotikagabe. Ernsthafte Infek-

Tabelle 1. Ergebnisse der Tätowierungsentfernung im Urteil von Arzt und Patient

Narbenzustand							
Schmerzen	[%]	Arztbeurteilung	[%]	Patientenbeurteilung	[%]	Pigmentierung	[%]
		Erstbeurteilung		Erstbeurteilung			
Keine	6	Unbefriedigend	22	Unbefriedigend	18	Hypopigmentierung	47
Mäßig	70	Gut	56	Gut	75	Eupigmentierung	27
Stark	18	Sehr gut	22	Sehr gut	6	Hyperpigmentierung	27
Unerträglich	6						
		Endbeurteilung		Endbeurteilung			
		Unbefriedigend	13	Unbefriedigend	20		
		Gut	40	Gut	20		
		Sehr gut	47	Sehr gut	60		

tionen wurden nicht beobachtet. Gelegentlich traten mäßige, lokale Entzündungsreaktionen auf. Ein Patient brach die Nachbehandlung nach einer Woche wegen hoher Schmerzbelastung ab.

Ergebnisse

Nach ein, drei und sechs Monaten zeigten sich an den behandelten Arealen Elastizität, Follikelstruktur und Hautrelief gut erhalten. Das Narbenniveau lag in dem der Umgebungshaut. In einem Fall bildeten sich Keloide im Bereich der Narbe aus. Ein Großteil der therapierten Bezirke wies nach einem Monat Pigmentunterschiede zur Umgebungshaut auf, davon in fünf Fällen Hyperpigmentierung und in weiteren fünf Fällen Hypopigmentierung. Im Verlauf zeigte sich nach drei und mehr Monaten eine deutliche Angleichungstendenz. Nach zwölf und mehr Monaten waren sehr gute Ergebnisse hinsichtlich des Hautkolorits vorhanden (Abb. 2). Der Narbenzustand stellte sich nach objektiv-ärztlicher Begutachtung nach drei Monaten in 53 % als „gut“ und in 24 % als „sehr gut“ dar. Drei Patienten empfanden die Therapie als sehr schmerzhaft, zwölf Patienten als mäßig belastend. Das Therapieergebnis hielten nach einem Monat 75 % für „gut“, nach drei Monaten 40 % für „sehr gut“, 40 % für „gut“, nur 20 % hielten es für „unbefriedigend“. In zehn Fällen lag der Nachbeobachtungszeitraum postoperativ über sechs Monate (bis zu 17 Monaten) (Abb. 2). Die Patienten beurteilten das Therapieergebnis in 60 % mit „sehr gut“, in 20 % mit „gut“ und in 20 % mit „unbefriedigend (Tabelle 1).

Kommentar

Die trotz Dermabrasio noch verbliebenen Pigmentdepots werden mit dem Laser erreicht und das Pigment vaporisiert. Durch die postoperative Harnstoffapplikation kommt es zu einer exsudativen Entzündungsreaktion und dadurch zu einer Lockerung eventuell noch verbliebener Pigmentteilchen, die anschließend leicht mit dem scharfen Löffel entfernt werden können. Die Dermabrasio kann so oberflächlicher gehalten werden. Als sehr vorteilhaft hat sich das Verfahren bei den Laientätowierungen mit dem z. T. sehr tief eingebrachtem Pigment erwiesen. Es resultiert eine gut erhaltene Hauttextur und minimale Narbenbildung, funktionelle Einbußen wurden in keinem der Fälle beobachtet. Das in Deutschland wenig verbreitete Verfahren sollte nach unseren positiven Erfahrungen breitere Anwendung finden. Der Hauptvorteil zu anderen Verfahren liegt in einem deutlich reduzierten Risiko für hypertrophe Narbenbildungen.

Literatur

1. Caspar L, Jakop E, Kasler M, Szabo G, Banhidy F (1991) Über die Möglichkeiten der Anwendung von CO_2-Laser in der Behandlung von benignen Hauterscheinungen. Börgyogy vener Szle 67 : 207–212
2. Dismukes D (1976) The Chemo-Laser technique. Laser Surg Med 6 : 59–61
3. Friedrich HC, Splieth B (1991) Operative Entfernung von ornamentalen Tätowierungen an den Handrücken. Z Hautkr 66 : 127–132
4. Penoff JH (1967) The office treatment of tattoos: A simple and effective method. Plast Reconstr Surg 79 : 186–191
5. Ruis-Esparza J (1988) Tattoo removal with minimal scarring. The Chemo-Laser-Technique J Dermatol Surg Oncol 14 : 1372–1376

Sachverzeichnis